临床急危重症急救

姜诗谦　周　庆　张　波
付振帅　李建林　杨　荟　主编

山东大学出版社
SHANDONG UNIVERSITY PRESS
·济南·

图书在版编目（CIP）数据

临床急危重症急救／姜诗谦等主编. —济南：山
东大学出版社，2021.9
ISBN 978-7-5607-6102-2

Ⅰ.①临… Ⅱ.①姜… Ⅲ.①急性病－急救②险症－
急救 Ⅳ.① R459.7

中国版本图书馆 CIP 数据核字（2021）第 194902 号

策划编辑　徐　翔
责任编辑　李昭辉
封面设计　宗　宁

出版发行　山东大学出版社
社　　址　山东省济南市山大南路20号
邮政编码　250100
发行热线　（0531）88363008
经　　销　新华书店
印　　刷　山东麦德森文化传媒有限公司
规　　格　787毫米×1092毫米　1/16
　　　　　19.5印张　4彩插　512千字
版　　次　2021年9月第1版
印　　次　2021年9月第1次印刷
定　　价　158.00元

《临床急危重症急救》编委会

主 编

姜诗谦 周 庆 张 波 付振帅

李建林 杨 荟

副主编

柏 鑫 吴育宇 汪学明 李 娜

梁 颜 龙剑文 李 敏 刘双全

编 委（按姓名笔画排序）

龙剑文（湖北省中医院/湖北中医药大学）

付振帅（阳光融和医院）

刘双全（山东省潍坊市人民医院）

李建林（寿光市人民医院）

李 娜（河北省邯郸市永年区第一医院）

李 敏（襄阳市第一人民医院）

杨 荟（山东省日照市人民医院）

吴育宇（茂名市人民医院）

汪学明（湖北省黄冈市黄州区人民医院）

张 波（高密市人民医院）

周 庆（贵州省铜仁市人民医院）

柏 鑫（湖北省大冶市人民医院）

姜诗谦（山东省泰安市中医二院）

梁 颜（襄阳市第一人民医院）

主编简介

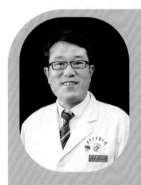

姜诗谦

中共党员，副主任医师。毕业于山东中医药大学，现任山东省泰安市中医二院重症医学科主任、副院长，兼任中国中医药研究促进会脑病学分会常委、中华中医药学会中成药分会委员、山东中医药学会急诊专业委员会委员、泰安市医学会重症医学专业委员会委员。擅长急危重症患者的抢救治疗，并在神经内科常见病、多发病诊疗方面具有丰富的临床经验。发表专业论文多篇，如《番泻叶联合腹部按摩促进重症患者胃肠功能恢复的临床疗效观察》《金芪饮治疗脑卒中后尿失禁临床观察》《复元通栓颗粒在脑梗死急性期中的临床应用研究》《温润止咳法治疗感染后咳嗽验案一则》。主持泰安市科技局课题一项（"温润止咳法治疗感染后咳嗽的临床研究"），参与山东中医药大学教改课题一项。2020年被中共泰安市委授予新时代泰山"挑山工"荣誉称号，同年被中共山东省委组织部授予"抗疫榜样"称号。

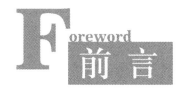

前言

　　现代重症医学水平的高低直接反映了一个国家的医学发展水平。在这方面，我国起步较晚，直至 2008 年汶川大地震之后，重症医学才被批准为临床医学下属的二级学科。经过十余年的发展以及经历的各种公共卫生事件，让我们清晰地认识到，重症医学在急危重症患者的救治和延续生命支持方面有着不可替代的作用，它使得过去偶得一见的起死回生的"奇迹"变成了可望可求的现实。急危重症患者往往表现出多器官、多系统的损害或衰竭，此时需要考虑各器官、各系统的综合影响，而不是专科诊疗方案的简单加减。与传统专科诊疗相比，重症医学在治疗的综合性方面发挥了巨大优势。

　　随着现代医学技术的飞速进步，医疗分工越来越细，重症医学也在朝着专业化、精准化的方向发展，多学科协作是重症医学未来的发展趋势。目前，国家卫生部门在加强医疗建设的同时，加大了对医疗行业的规范要求。这就要求从事急危重症专业方向的医护人员，一要系统接受规范化培训，打好基础；二要长期耐心地学习，以专科为依靠，熟练掌握临床技能。正如康焰教授所说："当务之急是认识并缩小差距，提高整体的科研素质，而不是心急火燎地赶进度。"有鉴于此，我们组织长期从事重症医学工作的医务人员编撰了《临床急危重症急救》一书，意在规范医疗行为，紧贴科技时代的脉动，凸显学科内涵，紧追最新科研动态，更好地为急危重症患者服务。

　　本书按人体生理系统进行章节安排，在内容上，编者围绕主题广纳国内外文献，力争做到客观、科学。为使整体安排合理、逻辑性强，本书特地安排了急危重症医学概述、急危重症常用治疗技术、心搏骤停与心肺复苏、中西医结合诊治急危重症疾病、急危重症疾病护理等内容，以使本书既有一定的针对性，又有临床实用性。

　　本书的编写人员均是目前辛勤工作在临床一线的医务工作者，他们在完成繁忙的医、教、研工作后，利用剩余时间，全面投入了编写工作。由于时间有限且编者编写经验不足，书中难免存在不完美之处，敬请广大读者批评指正。

《临床急危重症急救》编委会

2021 年 4 月

Contents 目 录

第一章 急危重症概述

第一节 急危重症医学发展简史

急危重症医学(critical care medicine,CCM)是一门研究危重病症发生、发展特点和规律,并对其进行诊疗的学科,也是一门多学科互相交叉和渗透的新型学科。急危重症医学及重症监护病房(ICU)从诞生起就引起了人们极大的关注。急危重症医学的发展也在不断影响和推进着人类生命救治的理念和技术手段的发展。

一、国外急危重症医学的发展

急危重症医学作为一门新兴的学科,起源于多位学者的天赋和勤奋。在100多年的探索过程中,不同学科的学者因为共同兴趣走到一起。其中不乏杰出者,在不同发展阶段做出了里程碑式的贡献,逐步形成了明确的学术理念。1854~1856年,英国人佛罗伦萨·南丁格尔(Florence Nightingale)在克里米亚战争的医疗工作中,认为很有必要把危重伤员安置在邻近医师站的地方,以便于及时观察和快速医疗及监护,这是最初萌发的ICU概念。约翰·霍普金斯(John Hopkins)医院的沃尔特·爱德华·丹迪(Walter Edward Dandy)教授是美国神经外科的奠基人之一,1929年,他率先开辟了有3张床位的术后恢复室,创建了美国第一家ICU。1930年,马丁·基尔希纳(Martin Kirschner)相继创建了恢复室与混合型ICU病房,并指出集中精干的医师和护士,统一协调急危重症患者的治疗,可显著提高效益。至20世纪30~60年代,因战争、民间创伤、疾病与灾难救治的需要,欧美许多国家先后建立了不同模式的特殊病房及监护室,对急危重症患者救治的医疗理念和技术手段有着重要的推动作用。其中,1943年在北非和意大利战场上建立的"休克病房"就强调了输血和输液、早期手术和集中护理对抢救战伤士兵生命的重要性。1942年,美国波士顿某家饭店的大火直接导致491人丧生,为此,麻省总医院开辟了"烧伤病房",组织相当数量的医护人员对收治的39名幸存者进行了细致的观察和及时治疗,对后来烧伤的临床医疗和研究起了积极的促进作用。1945年,纽约州一家医院建立了"产后恢复室",使孕妇的产后病死率下降了50%~70%。1949~1952年,斯堪的纳维亚半岛发生的脊髓灰质炎疫情席卷全球,因呼吸麻痹导致的病死率达80%以上。在丹麦哥本哈根的一家医院内,感染科主任拉森(H. C. Lassen)面对即将死亡的患儿,请麻醉科医师易卜生(B. Ibsen)共商对策。面对大量因呼吸肌麻痹导致呼吸衰竭的患者,他们史无前例地为 75 例患者实施了气管内插管,动员了 250 名医学生进行手法正压通气,动员了 260 名护士参加床边护理,共消耗 250 筒氧气,取得的效果极其显著,使患者的病死率降至 25%。1953 年,Ibsen 在哥本哈根第一次建立了不同科室的合作平台,即重症监护病房(ICU),开创了跨学科合作的先例,其合作经验及其对 ICU 发展产生的巨大影响堪称传统的典范,同时也推动了呼吸机的临床应用与发展,使机械通气成为 ICU"生命支持"的重要组成部分。此后,很多教学医院相继成立了呼吸 ICU,这股浪潮也由北欧传向北美。

1968 年美国实验生物学会学术会议期间,有 3 位不同学术背景的学者率先讨论了有关 CCM 成立学科及学会等问题,他们是心内科教授马克思·亨利·威尔(Max Henry Weil)、休克研究中心主任洛斯·安吉列斯(Los Angeles)和麻醉科教授皮特·萨法(Peter Safar)。翌年,Weil 等特邀 28 位不同学科的学者扩大讨论,以达成共识。1971 年,成立了"危重病医学会"(society of critical care medicine,SCCM)。此后,相继成立了"欧洲危重病医学会(ESICCM)""世界危重病医学会联盟(WFSICCM)""澳大利亚-新西兰危重病医学会(ANZICS)"等。1981 年,"西太平洋危重病医学联合会"(WPACCM)成立。2003 年,我国以团体会员资格加入 WPACCM。2004 年,WPACCM 扩编,改名为"亚太危重病医学联合会"(APACCM)。

二、我国急危重症医学的发展

我国的急危重症医学起步较晚。20 世纪 50 年代初期,全国各医疗单位多以"抢救小组"的形式来满足特殊急危重症患者的抢救需求。20 世纪 70 年代,个别医院建立起了专门针对呼吸衰竭、肾衰竭和心力衰竭的"三衰"患者集中救治病房,逐步开始了将急危重症患者集中管理的发展模式。1982 年,北京协和医院的曾宪九、陈德昌教授等率先创办了国内第一个具有国际先进理念的 ICU 病房。1989 年,当国家卫生健康委员会颁发了医院等级评审标准,明确将 ICU 建设作为评级条件之一的政策出台后,国内一些大型综合医院相继建立了 ICU,但在管理和学术方面均处于探索阶段。1991 年召开首届危重病医学学术会议时,仅有 50 余家医院代表 60 个 ICU (336 张床位)参会。1997 年,中国病理生理学会危重病专业委员会成立。2003 年,在非典型肺炎(SARS)的大流行中,使更多的人认识了 ICU 及其所发挥的重要的危重病医疗作用,也促使我国对急危重症患者救治的专业化和管理的规范化成为必然的趋势。2005 年 3 月 18 日,"中华医学会重症医学分会"正式被批准成立。此后,我国的急危重症医学在禽流感、猪链球菌病、甲型 H1N1 流感急危重症患者的救治,特别是 2008 年汶川、2010 年玉树地震等多种自然灾害中凸显了优势作用。2006 年,卫生健康委员会正式颁布了"中国重症医疗病房建设指南",促使中国的急危重症医学进入发展的快车道。2008 年,急危重症医学专业获批二级学科。2011 年的急危重症医学调查显示,全国接受调查的 31 个省、市、自治区共计有 2 410 个 ICU。同时,我国的急危重症医学专业队伍也迅猛壮大,急危重症学术年会的参会人数逐年增加,从 2005 年的首届中华重症医学会学术会议到 2013 年第六届中华重症医学会学术会议,参会代表从 2 000 多人逐年增长到 6 500 多人。现今,随着国家对急危重症医学重点专科的支持,我国的 ICU 无论是基础设施、从业队伍、学术进展还是科学研究均有了长足发展,其发展之快为医学史上所罕见。

急危重症医学之所以具有如此强大的生命力和受到如此大的重视,与其所取得的业绩和现代医学发展的需要是分不开的。急危重症医学学科发展的必然性和重要性应归因于:①现代科学和生物医学技术的快速发展促进了急危重症临床医疗技术的发展。②医疗专科的专业化发展。与其他医疗专科的深入快速发展一样,急危重症医学也在基础理论与研究、医学理念与技术手段方面向着纵深和趋于专业化的方向快速发展。③伴随着国家对卫生事业的日益关注以及人民生活水平和医疗水平的不断提高,人们对高质量医疗的需求也在增长。急危重症医学正是响应了现代社会发展的需求,让更多的急危重症患者得到高质量的、专业化的救护。因此,急危重症医学被认为是 20 世纪 60 年代医学史上最有意义和最为活跃的医疗学科之一。

(付振帅)

第二节　急危重症医学的特点和任务

一、急危重症医学的特点

急危重症医学的主要实践基地是 ICU,其特点为:①集中管理医院各类急危重症和高危患者;②集中了最先进的医疗监护和治疗设备;③集中训练有素的、能掌握急危重症医学理论的、有高度应变能力的专业人才;④实施高质量、高效率的医疗。正是因为急危重症患者群体的特殊性,形成了 ICU 不同于普通病房的人员配置、设备投入、管理和质量控制模式。

二、急危重症医学的任务

急危重症医学的主要服务对象是各类急危重症患者。尽管这些患者的原发病因呈多元性,但在疾病演变到危重阶段,其病理生理表现出“共同通路”特征,即可由单器官功能障碍转向多器官功能障碍,包括心、肺、肝、肾、脑、胃、肠等重要脏器的损害,以及凝血、免疫、代谢、内分泌等全身系统功能紊乱并危及生命。因此,急危重症医学的主要工作任务有:①对已经存在或可能发生危及生命的急性多器官功能障碍或衰竭患者进行紧急复苏,并进行延续多器官功能的生命支持治疗,为原发病的治疗赢得时间和机会;②重建人体内环境的稳定,避免进一步的序贯损伤,创造条件促进器官功能恢复;③针对病因开展积极治疗。

急危重症医学工作任务的实施,就是利用现代化监测设备,对急危重症患者进行连续、定量和动态的监测,及时捕捉病情变化的瞬间信息,综合评断患者的病理生理演变和治疗后反应,并应用最新的医疗思想与方法、先进的生命支持手段对患者实施尽早、尽快、准确、有效的治疗干预,阻断病情恶化的趋势,维持重要器官的功能,协调各器官间的平衡,及时消除不良因素,促使患者病情好转,以挽救患者的生命。

(柏　鑫)

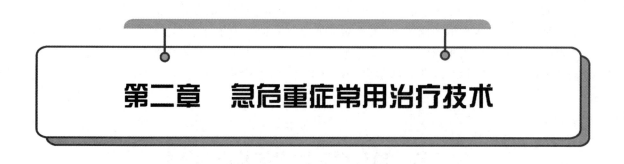

第二章　急危重症常用治疗技术

第一节　气管插管术

将导管插入气管内建立人工气道的方法称为"气管插管术",是抢救及治疗急危重症患者的基本操作之一。气管插管术的作用有:①保持呼吸道通畅;②便于呼吸管理或进行机械通气;③减少无效腔和降低呼吸道阻力,从而增加有效气体交换量;④便于清除气道分泌物或脓血;⑤防止呕吐或反流致误吸、窒息的危险;⑥便于气管内用药(吸入或滴入);⑦特殊类型的气管导管如支气管导管(双腔导管)可分隔两侧肺而实现单肺通气,便于手术操作及防止患侧肺污染健侧肺。因此,气管插管术在急危重症患者的抢救与治疗中有极其重要的作用。

一、适应证

需要接受有创机械通气的患者首先应建立人工气道,提供与呼吸机连接的通道,其主要用于呼吸心搏骤停、呼吸衰竭、呼吸肌麻痹和呼吸抑制者等。

（一）实施机械通气

存在意识障碍的肥胖患者,口、鼻、咽及喉部软组织损伤者,异物等均可引起上呼吸道梗阻。

（二）上呼吸道梗阻

生理性的吞咽、咳嗽反射可以保护呼吸道,如果意识改变或支配这些反射的脑神经(迷走神经为主)受损或麻醉时,气道的保护性机制受损,易发生反流、误吸乃至窒息。

（三）气道保护性机制受损

咳嗽反射受损时,分泌物潴留易导致肺部感染及肺不张。此时,建立人工气道,清除分泌物是控制肺部感染的重要措施。

二、禁忌证

紧急抢救时,经口气管插管无绝对禁忌证,但患者存在上呼吸道烧伤、喉头水肿及颈椎损伤时,应慎重操作或选择其他建立人工气道的方法。其中,各种原因导致上呼吸道水肿且已经出现呼吸困难者,说明狭窄已非常严重,一次插管不成功即可因操作导致患者因水肿进一步加重而窒息,故应尽可能选用气管切开等方式解决气道问题。若别无选择,也应选用可保证患者基本通气

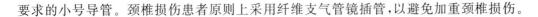

要求的小号导管。颈椎损伤患者原则上采用纤维支气管镜插管,以避免加重颈椎损伤。

三、操作要点

根据插管的途径不同,气管插管术可分为经口腔插管和经鼻腔插管;亦可根据插管时是否用喉镜显露声门,将气管插管术分为明视插管和盲探插管。患者清醒,在表面麻醉下进行插管,为清醒插管,还可行全麻下插管等,但临床急救中最常用的是经口腔明视插管。

(一)经口明视插管

1.物品准备

(1)喉镜:成人用弯镜片,小儿用直镜片。

(2)气管导管:经口插管时,男性一般用内径(ID)7.5～8 号的气管导管,女性用 7～7.5 号的气管导管,经鼻者小 0.5 号;向套囊内注入气体看导管是否漏气,润滑前端。早产儿用 2～2.5 号的气管导管,足月儿用 2.5～3 号的气管导管,6.5 岁以下小儿按年龄/3＋3.5 选用号数,6.5 岁以上按年龄/4＋4.5 选用号数。

(3)管芯:前端勿超出斜口。

(4)牙垫:急用时可用注射器代替。

(5)简易呼吸球囊连接氧气及吸引设备,必要时准备呼吸机、插管钳。

2.麻醉问题

为顺利地进行气管插管术,常需对患者进行麻醉(吸入、静脉或表面麻醉),使嚼肌松弛,咽喉反射迟钝或消失。但用于急救时,应视患者病情而定:①凡嚼肌松弛、咽喉反射迟钝或消失的患者(如深昏迷、心肺复苏时),均可直接行气管内插管;②嚼肌松弛适当,但喉镜下见咽喉反射较活跃者,可对咽喉、声带和气管黏膜进行表面麻醉;③躁动又能较安全地接受麻醉药的患者,可静脉注射地西泮 10～20 mg 或硫喷妥钠 100～200 mg 和琥珀酰胆碱 50～100 mg,待肌肉完全松弛后插管,并应同时进行人工通气;④凡估计气管插管有困难(如体胖、颈短、喉结过高、气管移位等),插管时可能发生反流误吸窒息(如胃胀满、呕吐频繁、消化道梗阻、上消化道大出血等)、口、咽、喉部损伤并出血,气道不全梗阻(如痰多、咯血、咽后壁脓肿等)或严重呼吸循环抑制的患者,应在经环甲膜穿刺或经口施行咽喉喷雾表面麻醉后行清醒插管。

3.体位

患者仰卧,头后仰,颈上抬,使口、咽、喉三轴线接近一直线。对于少数插管困难患者,可于头下垫薄枕使其头部略微前倾,此操作甚至可使患者由勉强窥视会厌变成完全暴露声门。

4.对喉镜的操作

术者用右手拇指推开患者下唇和下颌,示指抵住上门齿,必要时使用开口器。左手持喉镜沿患者右侧口角进入口腔,压住舌背,将舌体推向左侧,镜片得以移至口腔中部,显露腭垂(为暴露声门的第一标志)。喉镜顺弧度前进,顶端抵达舌根,即可见到会厌(为暴露声门的第二标志)。

5.显露声门

成人弯型镜片前端应抵达会厌谷,向上提起镜片即显露声门,而不需要直接挑起会厌;婴幼儿直型镜片前端应放在会厌喉面后壁,即插管体位的会厌下方,需挑起会厌才能显露声门。暴露不佳时,可略微调整镜片前端位置及轻微上挑,上提时一般沿镜柄轴线,亦可略向竖直方向。轻微上挑时注意要以手腕为支撑点,严禁以上门齿为支撑点。助手轻按甲状软骨并调整按压方向有助于暴露声门。

6.直视下插入气管导管

右手以握笔式手势持气管导管(握持部位在导管的中后 1/3 段交界处),沿喉镜片压舌板凹槽送入声门裂 1 cm(心肺复苏时,建议仅于此时停止按压)后,拔出管芯再前进。把气管导管送至距声门 4～6 cm(儿童 2～3 cm)处。一般情况下,男性患者插入深度为距上门齿 22～24 cm,女性患者为 20～22 cm,小儿患者为(年龄/2+12)cm。确认插管深度后,一般充气 5～10 mL。

7.确定导管是否在气管内

(1)出气法:快而轻地冲击样按压患者胸骨,耳听及用脸颊感受管口是否有气流呼出。此法最为实用,所受干扰最少。

(2)进气法:球囊通气,观察患者的双侧胸廓是否均匀抬起,同时听诊患者两肺有无对称的呼吸音,而上腹部无气过水声,以确定导管已在气管内。然后安置牙垫,拔出喉镜。

注意:①导管进入食管亦可因胃部积气外溢而致导管壁出现水雾;②重症哮喘达"静默肺"、肺部大面积实变或大量积液等患者,球囊通气可无呼吸音且胸廓起伏微弱,此时需确保目视导管进入声门并坚持正压通气;③肺及胸壁传导良好的患者,即使导管进入食管也可听到"呼吸音",此时应结合胃部是否有气过水声、逐渐隆起及血氧饱和度变化综合判断;④危重患者插管后血氧饱和度上升可作为插管位置正确的依据,相反则意义不大;⑤呼吸机波形符合设置模式,进出潮气量差值小且稳定,或患者呛咳时呼吸机出现高压提示插管位置正确;⑥按压患者胃部,观察导管中是否有气流溢出,注意区分是否由口腔溢出;⑦插管后双侧呼吸音不对称除考虑插管过深外,可结合叩诊及气管是否居中判断是否为其他原因引起;⑧呼气末二氧化碳水平正常或升高可确定导管已在气管内,二氧化碳水平明显减低接近 0 考虑误入食管内或心脏停搏;⑨胸片有助于调整导管深度,以前端距隆突 2～3 cm 为宜。

8.固定导管

确定导管在气管内以后,再进行外固定:用两条胶布十字交叉,将导管固定于患者面颊部;第一条胶布应先在导管与牙垫上分开缠绕一圈后,再将两者捆绑在一起。

(二)其他类型的插管

1.经鼻盲探插管

(1)准备:鼻咽腔用 1% 的利多卡因表面麻醉,用麻黄碱滴鼻收缩黏膜血管使鼻腔通畅,在鼻腔及导管前 1/2 涂润滑剂。

(2)操作:右手持导管,先沿鼻孔方向插入,导管斜口正对着鼻中隔,以减少对鼻甲的损伤。导管插入鼻孔后,即以与鼻纵线垂直的方向,沿鼻底经总鼻道出鼻后孔,从导管衔接管口即可听到呼吸声。左手托起患者头部调整头位,右手持导管并倾听导管口的吸气声,最响亮时迅速进行探插。如患者清醒探插常出现呛咳,证明插管成功。

盲探插管受阻时的纠正方法如下:①误入梨状隐窝:如盲探插管受阻,管口呼吸声中断,在颈侧近喉结处可见隆起,应退管 2～3 cm,向反方向旋转 45°～90°,再向中线探插,同时用左手压患者的甲状软骨使声门接近插管路径。②误入会厌谷:患者颈部可见甲状软骨上方隆起,常为头位过度后伸,导管前端置于会厌谷所致。应稍退导管,使患者头位抬高前屈,再沿最大气流声探插导管。③导管误入食管:导管探插阻力消失而管口呼吸声也中断,多为患者头前屈过度、导管误入食管所致,应稍退导管,将患者的头后伸,使导管向前转向插入气管。④导管误入咽后间隙:多为导管抵鼻后孔遇阻力时施行暴力探插所致。应将导管逐渐后退,听到气流声后,稍将导管旋转 90°,重新探插,多能离开"盲道"抵达咽喉腔。如盲探插管困难,又允许经口置入喉镜,则可在明

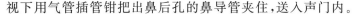

视下用气管插管钳把出鼻后孔的鼻导管夹住,送入声门内。

2.纤维支气管镜引导插管法

本法尤其适用于对插管困难的患者施行清醒插管。本法不需要将患者的头颈摆成特殊姿势,又避免了插管时麻醉或用药可能发生的意外,故更能安全地用于呼吸困难处于强迫体位或呼吸循环处于严重抑制状态患者的气管插管。建议采用经鼻插管,除非存在双侧鼻道狭窄、颅底骨折等问题,否则不建议采用经口插管,因经口插管一旦出现咬管,即使隔着导管也会严重损坏纤维支气管镜。插管时,先润滑鼻道、导管内外及纤维支气管镜,将气管导管套在纤维支气管镜的镜杆上,由鼻腔、鼻咽部到声门,一路朝着视野中的"最大黑洞"前行即可。到达会厌后方时,先不触碰会厌,调整角度近距离对准声门,于患者吸气时快速插入,然后再引导气管导管进入气管,深度以纤维支气管镜抵住隆突后退 3 cm 可见导管尖端为宜。该法插管较可靠,但耗时长,一般需4～5 分钟,患者出血、痰多时耗时尤长,心肺复苏等紧急情况下不宜采用。

气道水肿明显及伴有大量痰液、出血的患者应用纤维支气管镜插管并非易事,因为插管过程中镜头易被痰、血遮盖而使视野不清,反复退出清洗会耽误抢救时间。此时可直接将导管经鼻插入 14～16 cm,并按经鼻盲探插管法调整位置,再行纤维支气管镜插管。因气道水肿、痉挛而插入后无法分辨气管与食管的患者其实并不少见,此时气管环可水肿至完全看不见,气道也可完全痉挛致前后壁紧贴。快速辨别的方法为纤维支气管镜一直前行,途中窥见支气管分叉即为气管,前进至完全深入而管路仍不变窄即为食管。

3.其他方法

其他方法大致为以上方法的改动与结合。

(1)纤维喉镜引导插管法结合了支气管镜引导插管与经口明视插管的特点。

(2)可视喉镜法为普通喉镜前端加一摄像头,并将图像传导至镜柄上方的显示器,操作过程与经口明视插管的方法无异,与塑形管芯配合,可大幅度提高初学者的成功率。

(3)另有顺行、逆行引导气管插管法,随着纤维支气管镜的广泛应用,且引导丝在导管插入过程中存在被插入盲道而起不到引导作用的情况,现已少用。

(4)支气管插管(双腔导管)在急救中较少使用。

四、注意事项

(一)操作

经口明视插管操作不应超过 40 秒,如一次操作不成功,应立即对患者面罩给氧,待血氧饱和度上升后再操作。注入导管套囊内的气量以辅助或控制呼吸时不漏气和囊内压不超过 4 kPa 为宜,一般充气 5～10 mL。高容低压套囊不需要定期放气与充气。

(二)气管导管套囊的管理注意事项

(1)尽可能避免交叉感染。

(2)尽可能避免气管黏膜损伤。

(3)避免因吸痰而引起或加重缺氧。

(4)预防因吸痰而致心搏骤停。

(三)防止意外拔管

(1)正确、牢固地固定气管插管,每天检查,并及时更换固定胶布或固定带。

(2)检查气管插管的深度,过浅容易脱出。

(3)对烦躁或意识不清者,可用约束带将其手臂固定,防止患者拔管。

(4)呼吸机管道不宜固定过牢,应具有一定的活动范围,以防患者翻身或头部活动时导管被牵拉而脱出。

(四)吸痰是气管插管后保持呼吸道通畅的主要措施

每次吸痰前,操作者应把手洗净并消毒,以手指持吸痰管,轻轻送入有痰的部位吸引。吸痰管所处部位有无痰液正在吸出、是否贴壁等是可以用手感受到的,声音也有所不同。无痰时,将吸痰管匀速外退,退至有痰部位停住,吸引干净后继续外退。吸引过程中感觉贴壁时(顿住、无痰音及气音),立即放开吸痰管外侧的通气口,稍向外退后再行吸引。床旁应准备多根无菌吸痰管,每根吸痰管只用一次。先吸导管内的痰,再吸口腔和鼻腔内的痰。

为避免吸痰时引起或加重缺氧,应注意:①每次吸痰前后应输给患者高浓度氧;②视患者自主呼吸强弱,一次吸痰时间原则上不超过 10～15 秒,具体视血氧饱和度及患者生命体征变化、呼气终末正压(PEEP)依赖性而定;③除有特殊需要,吸痰管不要太粗,负压不要太大;④不能边送入吸痰管边吸引,以免吸痰管口贴壁引起气道损伤,可在启动吸引器后进行吸引前,用手指压闭吸痰管外端,待吸痰管进入有痰部位后再松指吸引。气管切开可减少解剖无效腔,部分恢复声带功能,改善气道分泌物廓清情况,增加患者的舒适感,甚至有可能允许患者经口进食。对于数周内拔管无望者,宜早行气管切开,切开时机最好在 1 周左右,也有学者建议 2～3 周。对于小儿、年轻女性及需要反复插管者(如慢性阻塞性肺疾病患者),则需严格掌握切开指征。

(五)气管切开的注意事项

(1)缺氧:每次操作时间不超过 30～40 秒,监测血氧饱和度,一旦低于 90% 应停止插管,保证氧供。

(2)损伤:损伤包括口腔、舌、咽喉部的黏膜擦伤、出血,牙齿脱落和喉头水肿。为了避免损伤,插管动作应规范,严禁以上门齿为杠杆上撬上颌部。

(3)误吸:插管时可引起呕吐和胃内容物误吸,导致严重的肺部感染和呼吸衰竭。必要时可在插管前放置胃管,尽可能吸尽胃内容物,避免误吸。

(4)插管位置不当:导管远端开口嵌顿于隆突、气管侧壁或支气管的情况多见于导管插入过深或位置不当等,应立即调整气管插管的位置。

(5)痰栓或异物阻塞管道:应进行有效的人工气道护理,如充分湿化、保温、气道抽吸等。

(6)气道出血:可因吸痰操作不当引起。

(李建林)

第二节　气管切开术

气管切开术是一种切开颈段气管前壁并插入气管套管,使患者可以通过新建立的通道进行呼吸的手术。

一、适应证

(1)需要长时间接受机械通气的重症患者。

(2)喉阻塞,如喉部炎症、肿瘤、外伤、异物等原因引起的喉阻塞,呼吸困难明显而病因不能消除者。

(3)下呼吸道分泌物阻塞,严重颅脑外伤、胸部外伤、肺部感染,各种原因所致的昏迷、颅脑病变、神经麻痹、呼吸道烧伤或胸部大手术后等,咳嗽反射受抑制或消失,致下呼吸道分泌物潴留者。气管切开不仅可通过气管套管用吸引器充分吸出阻塞之分泌物,减少呼吸道无效腔和呼吸阻力,增加肺部的有效气体交换,而且可将药物直接送入下呼吸道,提高治疗效果。在患者呼吸停止时,还可用人工呼吸器控制呼吸。

(4)预防性气管切开术,作为口腔、咽、喉,或颈部大手术的辅助手术。

(5)极度呼吸困难、无条件行气管插管和无时间、不允许行正规气管切开术时,可行紧急气管切开术。

二、禁忌证

气管切开术无绝对禁忌证,有明显出血倾向时慎用。慢性阻塞性肺疾病(COPD)反复合并呼吸衰竭者应权衡利弊,避免过早行气管切开术。

三、操作要点

(一)传统气管切开术

1.体位

患者一般取仰卧位,肩部垫高,头后仰呈正中位,使颈段气管保持在颈中线上并与皮肤接近,便于手术时暴露气管。若后仰使呼吸困难加重,则可使患者头部稍平,或待切开皮肤分离筋膜后再逐渐将其头部后仰。如呼吸困难严重不能平卧时,可采用半坐位或坐位,但暴露气管比平卧时困难。

2.消毒与麻醉

常规消毒(范围自下颌骨下缘至上胸部)后铺巾,以 1% 的普鲁卡因溶液或 1%～2% 的利多卡因溶液做颈部前方皮肤与皮下组织的浸润麻醉。病情十分危急时,可不消毒麻醉而立即做紧急气管切开术。

3.切口选择

(1)横切口:在环状软骨下约 2 cm 处,沿皮肤横纹横行切开长 2～3 cm 的皮肤及皮下组织。

(2)纵切口:术者站于患者右侧,以左手拇指和中指固定环状软骨,示指抵住甲状软骨切迹,以环状软骨下约 2 cm 处为中点,沿颈正中线切开皮肤与皮下组织(切口长度约 3 cm),暴露两侧颈前带状肌交界处的白线。纵切口所需手术时间稍短,但遗留瘢痕明显。目前的常规气管切开术中,纵切口已逐渐被横切口取代,但对病情严重、颈部粗短或肿胀的患者,宜采用纵切口并使切口加长,以便于操作及缩短手术时间。

4.分离气管前组织

用血管钳沿中线分离气管前组织,将胸骨舌骨肌及胸骨甲状肌向两侧分开。分离时,可能遇到怒张的颈前静脉,必要时可将其切断、结扎。如覆盖于气管前壁的甲状腺峡部过宽,可在其下缘稍行分离后,用拉钩将峡部向上牵引,必要时可将峡部切断、缝扎,以便暴露气管。在分离过程中,始终保持头正中位,切口双侧拉钩的力应均匀,并常以手指触摸环状软骨及气管,以便手术始终沿气管前中线进行。注意不要损伤可能暴露的血管,并禁止向气管两侧及下方深部分离,以免损伤颈侧大血管和胸膜顶而致大出血和气胸。

5.确认气管

分离甲状腺后,可透过气管前筋膜隐约看到气管环,并可用手指摸到环形的软骨结构。确认气管有困难时,可用注射器穿刺,视有无气体抽出,以免在紧急时把颈部大血管误认为气管。在确认气管已显露后,尽可能不分离气管前筋膜,否则切开气管后,空气可进入该筋膜下并下溢,导致纵隔气肿。

6.切开气管

确定气管后,于第3~4软骨环处,用刀尖于气管前壁正中自下向上挑开两个气管环。刀尖切勿插入过深,以免刺伤气管后壁和食管前壁,引起气管食管瘘。切口不可偏斜,否则插入气管套管后容易将气管软骨环压迫塌陷;切开部位过高则易损伤环状软骨而导致术后瘢痕性狭窄。如气管套管需留置较长时间,为避免软骨环长期受压坏死或发生软骨膜炎,可在插管部位的气管前壁切一圆形瘘孔。

7.插入气管套管

切开气管后,用弯血管钳或气管切口扩张器插入切口,向两侧撑开。再将带有管芯的套管外管顺弧形方向插入气管,并迅速拔出管芯,放入内管。若有分泌物自管口流出,证实套管确已插入气管;如无分泌物流出,可将少许纱布纤维置于管口,视其是否随呼吸飘动,不飘动即为套管不在气管内,需拔出套管重新插入。

8.创口处理

插入套管后,仔细检查创口并充分止血。如皮肤切口过长,可缝合1~2针,一般不缝下端,因下端缝合过紧的话,气管套管和气管前壁切口的下部间隙可有空气溢出至皮下组织而致皮下气肿。将套管两侧缚带系于患者颈侧部固定,注意松紧要适度,不要打活结,以防套管脱出而突然导致患者窒息。可用止血带套于缚带外以减轻皮肤损伤,最后在套管底板下垫一剪口纱布。

有时在行气管切开术前,可先插入气管插管,以便有充裕的时间施行手术。也可插入纤维支气管镜以便寻找气管,这适用于病情危急,需立即解除呼吸困难者。方法是以左手拇指和中指固定患者喉部,在正中线自环状软骨下缘向下,一次性纵行切开皮肤、皮下组织、颈阔肌,直至气管前壁,在第2~3气管软骨环处向下切开2个软骨环,立即用血管钳撑开气管切口,或用手术刀柄插入气管切口后再转向撑开,随后迅速插入气管套管。呼吸道阻塞解除后,按常规方法处理套管和切口。

(二)经皮扩张气管切开术

(1)体位、消毒麻醉、切口选择同传统气管切开术,但麻醉进针至2 cm左右开始回抽,回抽出气体后快速注射所剩麻药至气管内,以减轻切开过程中的呛咳程度,同时记住进针深度(局麻会使进针深度比实际增加2~3 mm)。对于原有气管插管者,此步极易刺破套囊导致漏气,故切开前应充分吸痰,并后退导管套囊至声门以下。

(2)切开皮肤时建议不切开皮下组织,宽度2~2.5 cm即可。对于有凝血功能障碍的患者,深度更应尽可能表浅。

(3)穿刺钢丝引导套管时按麻醉过程预计深度估算进针深度,于切口中点垂直进针或略向下肢倾斜,钢针斜面朝向下肢,接近目标深度时回抽,无气体则采用"突发突止"的爆发式进针法,到达目标深度后回抽出气体,固定钢针,前推钢丝引导套管1 cm,退出钢针。

有时用纤维支气管镜观察可见,若缓慢进针(包括后续步骤),则气管前后壁可被挤压至近乎紧贴,反而容易损伤气管后壁。若到达预定深度仍无法回抽出气体,应确认患者的头、气管、进针

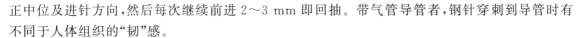

正中位及进针方向,然后每次继续前进2～3 mm即回抽。带气管导管者,钢针穿刺到导管时有不同于人体组织的"韧"感。

(4)沿钢丝引导套管置入引导钢丝,钢丝弯头向下,退出钢丝引导套管。

(5)扩张:套入预扩张器后,由穿刺路径扩张,挤压有突破感证明穿破气管环。退出预扩张器后,可有少量气体溢出。若达目标深度仍无突破感,则考虑预扩张器偏离原路径进入盲道,应后退钢丝3～4 cm看是否扭曲,并依扭曲方向判断偏离方向以便调整,同时理直钢丝,避免钢丝对扩张器边缘造成磨损。预扩张后,有引导管的气切包置入引导管,没有者直接行扩张器扩张,步骤同前,扩张气管环时仍有突破感,同样注意按原路径。有引导管的气切包用扩张器扩张后直接进入下一步操作,没有者接着用专用扩张钳套入钢丝至接近气管深度,扩张气管至浅组织,退出后夹钳再次套入,挤压突破气管环后再次扩张,此时可有大量气体溢出。部分气切包不需用扩张器扩张。

(6)将事先充分放气并润滑的套管套入钢丝后,沿扩张路径置入,退出管芯后有气体呼出即为插管成功。连管芯带钢丝一起退出,套囊充气,缚带固定套管。一般不需缝合。

经皮扩张气管切开术需专门的气管切开包、扩张器,但出血少,除非患者有严重凝血功能障碍,否则即使应用抗血小板药物治疗的患者也可手术。

四、注意事项

在气管两侧、胸锁乳突肌的深部,有颈内静脉和颈总动脉等重要血管。在环状软骨水平,上述血管距中线位置较远,向下逐渐移向中线,于胸骨上窝处与气管靠近。

(一)应注意气管切开的正确部位

气管切开术应在以胸骨上窝为顶,以胸锁乳突肌前缘为边的安全三角区内沿中线进行,不得高于第2气管环或低于第5气管环。术前选好合适的气管套管是十分重要的。气管套管多用合金制成,分外管、内管和管芯三部分,应注意这三部分的长短、粗细是否一致,管芯插入外管和内管插入外管时是否相互吻合(无间歇而又灵活)。套管长短与管径大小要与患者年龄相适合,一般成年女性用5号气管套管(内径9.0 mm,长度75 mm),成年男性用6号气管套管(内径10 mm,长度80 mm)。在合理的范围内,应选用较粗的套管,它有以下优点:①减少呼吸阻力;②便于吸痰;③套管较易居于气管中央而不易偏向一侧;④气囊内注入少量气体即可在较低的压力下使气管密闭。应用塑料套管时,成年男性可用8号,成年女性可用7.5号,并建议采用配备声门下吸引管的套管。

(二)选择合适的气管套管

此为术后护理的关键。应随时吸除过多的分泌物和擦去咳出的分泌物。内管一般12小时清洗和煮沸消毒一次。如分泌物过多,应根据情况增加次数(4～6小时一次),但每次取出内管的时间不宜过长,以防外管分泌物结成干痂发生堵塞,最好有同号的两个内管交替使用。外管使用10天后,每周更换一次。外管脱出或临时、定期换管时,应注意:①换管全部用具及给氧急救药品、器械都应事先准备好;②换管时给予高浓度氧吸入;③首先吸净咽腔内的分泌物;④摆好患者体位,头颈位置要摆正,头后仰;⑤术后1周内,气管软组织尚未形成窦道,若套管脱出或必须更换时,重新插入可能有困难,要在良好的照明下,细心地将原伤口扩开,认清方向,借助气管切开扩张器找出气管内腔,然后送入。也可在吸痰后剪断吸痰管时保留足够长度于套管内,拔除旧套管时不拔出吸痰管,为插入新套管起引导作用。

（三）保证气管套管通畅

室内应保持适宜的温度（22 ℃）和湿度（相对湿度 90％以上），以免分泌物干稠结痂堵塞套管，同时减少下呼吸道感染的机会。可用 1～2 层无菌纱布以生理盐水湿润后覆盖于气管套管口。每 2～4 小时向套管内滴入数滴含有糜蛋白酶或 1％碳酸氢钠的溶液，以防止发生气管黏膜炎症及分泌物过于黏稠。

（四）维持下呼吸道通畅

气管切开后患者若再次发生呼吸困难，应考虑如下几种原因并及时处理：①套管内管阻塞：迅速拔出套管内管患者呼吸即可改善，说明内管阻塞，应清洁后再放入。②套管外管阻塞：拔出内管后患者仍无呼吸改善，滴入无菌液体并吸出管内渗出分泌物后患者的呼吸困难即可缓解。③套管脱出：套管脱出的原因多见于套管缚带太松或是气囊漏气、活结易解开；套管太短或颈部粗肿、皮下气肿及剧烈咳嗽、挣扎等也会造成套管脱出。如套管脱出，应立刻重新插入。应经常检查套管是否在气管内。

（五）防止套管阻塞或脱出

为防止套管阻塞或脱出，应每天至少更换消毒剪口纱布和伤口消毒一次，并酌情应用抗生素。

（六）防止伤口感染

气道阻塞或引起呼吸困难的病因去除后，可以准备拔管。先可试行塞管，用软木塞或胶布先半堵，后全堵塞套管各 12～24 小时（堵管 24～48 小时），使患者经喉呼吸。若患者在活动与睡眠时呼吸皆平稳则可拔管，拔管时应做好抢救准备。确保上呼吸道无梗阻者可在半堵管数小时后拔管。

（七）拔管

拔管时应行床边观察。拔出套管后，用蝶形胶布将创缘拉拢，数天内即可愈合；如不愈合，再考虑缝合。拔管后 1～2 天仍应准备好气管切开器械与气管套管。拔管困难除因呼吸困难的原发病未愈外，还可能为气管软骨塌陷、气管切口部肉芽组织向气管内增生、环状软骨损伤或发生软骨膜炎而致瘢痕狭窄所致，也可因带管时间长，拔管时患者过于紧张与恐惧而发生喉痉挛等所致。需针对不同情况予以相应的处理。

（八）术后并发症的防治

气管切开术常见的并发症如下：①皮下气肿：最常见，多因手术时气管周围组织分离过多、气管切口过长或切口下端皮肤缝合过紧等所致。切开气管或插入套管时发生剧烈咳嗽易促使气肿形成。吸气时，气体经切口进入颈部软组织中，沿肌肉、筋膜、神经、血管壁间隙扩散而达皮下，轻者仅限于颈部切口附近，重者可蔓延至颌面部、胸部、背部、腹部等。皮下气肿一般在 24 小时内停止发展，可在 1 周左右自行吸收。严重者应立即拆除伤口缝线，以利气体逸出。皮下气肿范围太大者应注意有无气胸或纵隔气肿。②气胸与纵隔气肿：患者呼吸极度困难时，胸腔负压很大而肺内气压很小，气管切开后，大量空气骤然进入肺泡，加上剧烈咳嗽，使肺内气压突然剧增，可导致肺泡破裂而形成气胸。手术时损伤胸膜顶也是直接造成气胸的原因。过多分离气管前筋膜时，气体可由此进入纵隔致纵隔气肿。少量气肿可自行吸收，严重者可行胸腔穿刺排气或引流；纵隔气肿可由气管前向纵隔插入钝针头或塑料管排气。③出血：出血分为原发性出血和继发性出血。原发性出血较常见，多因损伤颈前动脉、静脉、甲状腺等，术中止血不彻底或血管结扎线头脱落所致。术后少量出血可在套管周围填入无菌纱条，压迫止血。若出血多，应立即打开伤口，结扎出血点。继发性出血较少见,其原因为气管切口过低,套管下端过分向前弯曲磨损无名动脉、静脉,引起大出血。遇有大出血时,应立即换入带气囊的套管或麻醉插管,气囊充气,在保持呼吸道通畅的同时采取积极的抢救措施。④拔管困难:应行喉镜、气管镜检查及喉侧位 X 线拍片等,了解气管套管的位置是否正常,气道局部有无感染,查明原因后加以治疗。⑤气管切开段再狭窄:拔管后气管切开段结缔组织增生,瘢痕挛缩,可导致气管切开段再狭窄。⑥其他并发症可能有伤口与下呼吸道感染、气管食管瘘、气管狭窄、气管扩张和软化等。

(杨　荟)

第三节　经鼻高流量氧疗

呼吸支持的目的是维持患者的通气和氧合,氧疗是最常见的呼吸支持技术之一。目前常用的氧疗技术包括鼻塞吸氧、鼻导管吸氧和面罩吸氧等方式,但传统的氧疗方式在吸气流速、湿化和温化、吸气氧浓度及患者耐受性上有一定的局限性。近年来,经鼻高流量吸氧(HFNC)逐渐受到关注。HFNC 通过空氧混合器提供精确的吸入氧浓度(21%～100%),流量最高达 70 L/min,并且可提供经过充分温化和湿化(相对湿度 100%,温度 37 ℃)的吸入气体,以达到更佳的氧疗效果。HFNC 于 2000 年应用于临床,最初主要应用于新生儿和儿童患者,目前已在各种类型的呼吸衰竭患者中有广泛的应用。

一、经鼻高流量吸氧的装置及应用

HFNC 由空氧混合装置、加温加湿装置和储氧式鼻塞等组成。近年来生产的 HFNC 装置已经将这三部分整合到一起,但其基本结构与作用仍然是一致的。

空氧混合装置可用来调节氧气的浓度和流量,有不同的种类与型号,以提供准确流量的气体。初期的 HFNC 提供的最大流量为 60 L/min,目前部分机型可达到 70 L/min 的最大流量。HFNC 的氧浓度同样可以通过空氧混合装置进行精确调控,可以提供 21%～100% 的吸入氧浓度。

加温加湿装置有两种类型:一种类型以斐雪派克(Fisher&Paykel)公司生产的 850 型加热器为代表,通过加热底盘和湿化罐连接一根带有温控加热导丝的管路,对吸入气体进行加温加湿,使吸入气体得到充分的湿化和温化;另外一种类型则是 VAPO 公司的加热板加热系统,其技术与传统技术的不同之处在于使用了加热板系统(蒸汽筒技术),使气体先被加热到一定温度,再将水蒸气扩散到呼吸系统中。VAPO 公司的设备采用了三腔循环暖水套包住传输管路来实现上述功能,并且可防止冷凝水的过度沉淀。

储氧式鼻塞是 HFNC 和患者的连接装置,是专为高流量吸氧而设计的,其尖端被设计成柔软的斜面型出口,使用一个带有弹性的头带固定于患者面部,最多可以提供 70 L/min 的流量。

HFNC 的使用非常简单:首先选择适合患者的储氧式鼻塞及管路,然后将管路与湿化器进行连接,湿化器内加入蒸馏水;打开加湿器,温度调节至 37 ℃,调节空氧混合器,设定患者需要的吸入氧浓度和流量,将储氧式鼻塞连接患者鼻部就可使用。

二、经鼻高流量吸氧的作用机制

HFNC 是一个开放的系统,通过加热管道和鼻塞提供经过温化、湿化的精确浓度的高流量含氧气体,其本身并不提供潮气量和呼吸频率,目前在急/慢性呼吸衰竭中均有较多的应用。HFNC 主要有以下几个可能的作用机制。

（一）高流量气体冲洗咽部生理无效腔

HFNC 最高流量可达到 70 L/min,与吸气峰流速基本相当。在呼气末,咽腔内存在高二氧化碳低氧气体,高流量的新鲜气体通过冲洗咽部生理无效腔,使吸气末咽部生理无效腔内的气体被更换为经过温化、湿化的高氧无二氧化碳气体,在下一次吸气的过程中,吸入气体中含有更多的氧和更少的二氧化碳,从而在分钟通气量相同的情况下增加了肺泡通气所占的比例,提高了换气效率。

（二）降低上呼吸道阻力和呼吸功

鼻腔侧壁可提供较大的表面积以接触吸入气体,对吸入气体进行温化和湿化。在吸入气体的过程中,吸入气体的阻力主要来源于鼻腔与吸入气体以及吸入气体内部的摩擦,约占总气道阻力的 50%。鼻腔在呼吸过程中的扩大与缩小会影响气道阻力:在吸气相,鼻咽腔扩张,但是其表面积也相应增大,与呼气相比较,气体经过鼻腔时吸气相阻力反而增大。HFNC 通过给予大于或等于吸气峰流速的温湿化气体流量,使鼻咽部在吸气过程中不需要扩张以对气体进行温湿化,从而降低了吸气阻力和呼吸功。

（三）降低代谢消耗

鼻腔最重要的生理功能之一是将吸入气体温化和湿化（相对湿度 100%,温度 37 ℃）,在此过程中将消耗相应的能量,具体计算公式为:$E_{total}/L = E_g \times (37 - T_{amb}) + E_{vap} \times (44 \ mg - AH_{amb})$,式中,$E_{total}/L$ 是对吸入的 1 L 气体进行温化和湿化所需的能量,E_g 代表使 1 L 气体升温 1 ℃所需能量（大约为 1.2 J）,T_{amb} 代表吸入气体的外界温度,E_{vap} 代表使 1 mg 的水从 37 ℃上升 1 ℃需要的能量加上使 1 mg 水蒸发所需的能量（0.263 J＋2.260 J）,AH_{amb} 代表吸入气体的绝对湿度。假设患者吸入气体的外界温度是 21 ℃,相对湿度是 50%（9 mg/L）,那么人体需要将气体的温度升高 16 ℃,同时需要将 35 mg 的水蒸发后加入吸入气体中。如果一个成人每次呼吸潮气量为 500 mL,频率为 12 次/分,根据上述公式,吸入气体温化、湿化消耗的能量约为653 J/min。HFNC 系统可以将吸入气体加温至 37 ℃,并且湿化至 100%的相对湿度,从而减少鼻黏膜的代谢功。

（四）鼻咽腔正压和肺泡复张效果

尽管 HFNC 是一个开放系统,但高流量也可以在鼻咽腔形成正压。虽然这个压力无法和密闭的无创正压通气（noninvasive ventilation,NIV）的压力相比较,但是也可部分增加肺容积,同时复张萎陷肺泡,其作用类似呼气末正压（positive end expiratory pressure,PEEP）。这个压力并不是持续而恒定的,会随患者的呼吸周期不停变动,也受到患者张口和闭口呼吸的影响。患者在张口呼吸时压力下降,闭口呼吸时压力相应上升。有研究表明,该压力在 0.3～0.4 kPa 波动。由于有鼻咽腔正压的存在,其压力可以向气道远端传递,在肺泡形成类似于 PEEP 的作用,在呼气过程中也保持一定的压力,维持气道和肺泡的开放,防止肺不张的发生。即使出现肺不张,其也有部分的肺泡复张作用,促使肺泡重新开放。有研究人员通过电阻抗断层扫描技术来评估心脏术后患者肺容积的变化,发现使用 HFNC 可以显著增加呼气末肺阻抗和气道压力,呼气末肺阻抗和呼气末肺容积呈线性关系；同时还发现，体重指数大的患者获益更多。该研究表明HFNC可以改善患者的氧合，降低呼吸频率。

（五）保持气道纤毛黏液系统的功能完整

通过传统的氧气面罩或鼻导管等吸氧方式吸入的气体均未能充分温化和湿化，长期吸入存在面部不适、口鼻干燥、眼刺激和胃胀气等不良反应，同时吸入干冷气体也会导致气道纤毛黏液系统功能受损，排痰困难。HFNC可提供经过充分温化和湿化的气体，吸入舒适性更好，并且能保证纤毛黏液系统的正常功能。有研究发现，使用HFNC的患者吸入舒适性更好，并且湿化气体更能维持体外培养的人呼吸道上皮细胞的结构和功能，减少炎症的发生。纤毛黏液清除系统是肺的重要防线，该系统对于湿度非常敏感，在长期吸入干燥气体的情况下，纤毛黏液系统可受损，影响气体交换，其可能的机制为：①黏液层增厚，分泌物附着力增强；②水分的减少导致纤毛活动减慢或停止；③上皮细胞热量丢失，导致纤毛摆动的频率减慢。HFNC可以提供最适宜的吸入温度与湿度，避免气道干燥，减少炎症反应，减少气道收缩并且降低呼吸功，有助于改善氧合。

三、经鼻高流量吸氧的临床应用

（一）高碳酸性呼吸衰竭

高碳酸性呼吸衰竭在临床上很常见，近年来NIV成为该类患者呼吸支持的主要方法，但是部分患者并不能耐受无创面罩，从而导致NIV治疗的失败。有人使用HFNC治疗因NIV不耐受而治疗失败的患者获得了成功。对HFNC在健康志愿者、COPD患者及特发性肺纤维化（idiopathic pulmonary fibrosis，IPF）患者的比较研究结果显示：COPD和IPF患者的潮气量增加，而健康志愿者的潮气量下降；呼吸频率和分钟通气量在三组中均出现下降。有研究证明，只要3小时/天，连续7天的湿化和温化治疗，就可以显著增加肺纤毛黏液系统的清除功能。还有研究对COPD患者使用HFNC进行了12个月的长期温化和湿化吸入治疗（1～2 h/d），结果显示长时间的湿化可以显著减少COPD急性加重天数，延长急性加重的间隔，减少急性加重的频次，提高患者的生活质量。

（二）低氧性呼吸衰竭

维持低氧性呼吸衰竭患者的氧合需要稳定的吸入氧浓度和PEEP。传统的氧疗方式，无论是鼻导管、鼻塞还是面罩等，其输送氧气的流量都较为有限，导致在吸气过程中，吸气峰流速远大于供氧流速，进而导致吸入氧浓度的波动。HFNC由于其高流量，通过储氧式鼻塞对患者鼻咽腔进行冲洗，使患者吸入的氧气浓度与设定的氧浓度基本相当，能够维持一个稳定的吸入氧浓度。在患者呼气的过程中，呼出气体和HFNC输送进入鼻咽腔的气流相互作用，在鼻咽腔产生一个压力，虽然这个压力并不能与机械通气的PEEP相比，但是也能维持气道和肺泡的开放，促进肺复张，并且改善氧合。

多项研究发现HFNC在轻、中度低氧性呼吸衰竭的治疗中有效。有报道称，让20例轻、中度急性呼吸衰竭（acute respiratory failure，ARF）患者先使用面罩吸氧15 L/min，呼吸频率为28次/分，脉氧是93%；再使用HFNC，呼吸频率下降到24.5次/分，脉氧上升到98.5%（$p=0.0003$）。在另外一项研究中，对38例社区获得性肺炎引起呼吸衰竭的患者使用HFNC治疗后，患者呼吸频率下降，心率减慢，呼吸困难评分指数降低，氧合显著改善。在该研究中，最终只有6名患者需要行气管插管机械通气，HFNC可以避免部分患者气管插管，成功率达70%。

还有研究发现,对轻、中度 ARF 患者使用 HFNC 和面罩进行治疗,HFNC组的29例患者中最终只有3例(10.3%)需要气管插管,面罩组的27例患者中则有8例(29.6%)需要进行气管插管。

(三)气管插管前及拔管后应用

对于重症患者,气管插管术很常见,一般使用简易呼吸器或面罩提高患者的氧储备。在插管过程中,由于使用喉镜导致无法使用简易呼吸器或面罩给氧。HFNC的储氧式鼻塞并不影响喉镜的使用,在气管插管的过程中仍可使用并保证氧供给。有研究发现,在给实验动物小猪气管插管的过程中,使用该方法能延迟低氧血症的发生时间。

拔除气管插管后,常规的氧疗方式为面罩或鼻导管给氧。近年来,有研究人员使用 HFNC 缓解拔管后的呼吸窘迫。如有研究发现,相对于文丘里(Venturi)面罩,使用 HFNC 后患者的呼吸频率、氧合、呼吸困难指数和舒适度均有显著改善,并且大大降低了再插管率。

(四)急性心力衰竭

一般情况下,患者的急性心力衰竭稳定后,仍然会有一定程度的呼吸困难和低氧的情况,使用普通氧疗难以纠正。有研究发现,对于经过 NIV 治疗稳定后的心力衰竭的患者,再使用 HFNC 可使其呼吸困难程度明显减轻,呼吸急促症状改善,血氧饱和度提高。其作用机制可能和 HFNC 能提供持续而恒定的氧流量、减少呼吸的生理无效腔以及鼻咽腔内存在一定正压等有关。

(五)阻塞性睡眠呼吸暂停综合征(obstructive sleep apnea syndrome,OSAS)

对于 OSAS,目前最有效的治疗方法是持续气道正压(continuous positive airway pressure,CPAP)通气,但是部分患者因不能耐受鼻面罩而导致治疗失败。有研究发现,无论对于儿童还是成人,HFNC 均能缓解上气道的梗阻,并且能降低呼吸暂停低通气指数(apnea-hypopnea index,AHI)。

(六)支气管镜检查

支气管镜检查过程中,低氧血症是最常见的不良反应,其原因可能为气体交换受阻和(或)通气量下降。一项随机研究发现,相对于文丘里面罩,HFNC 在减少支气管镜检查时出现低氧血症方面有更好的效果,并且更加方便。

(七)在急诊中的应用

呼吸困难和低氧血症是急诊患者常见的症状,而氧疗也是最常用的治疗方法。传统的氧疗方法由于提供的氧气浓度并不准确,并且没有经过很好的温化和湿化,因此患者耐受性较差。在一项前瞻性研究中发现,选择急诊科17例 ARF 且需要大于 9 L/min 氧气治疗或氧气治疗后仍有呼吸窘迫的患者,接受面罩吸氧后,再换用 HFNC,结果发现 HFNC 可以显著改善呼吸困难评分、视觉模拟评分、呼吸频率和指脉氧。

四、小结

HFNC 是一种简便易行的氧疗方式,与传统的鼻导管、鼻塞或面罩等氧疗方式相比,HFNC 有广泛的适应范围,并且有更好的疗效和舒适性。HFNC 不能理解为"简单的 CPAP",其作用机制和生理效应与 CPAP 有类似之处,但不完全相同。这并不是说 HFNC 比 CPAP 更好或更差,只是各有特性,在患者选择哪种呼吸支持方式上,还需要根据病情进行具体分析来决定。但由于 HFNC 操作更加简便,因此可能会有更广泛的应用。对于 HFNC 应用过程中可能出现的感染风险、气道压力和尚未明确的不良反应,需要通过进一步的观察研究来明确。

(张　波)

第四节 心脏电复律

心脏电复律是用较强的脉冲电流通过心肌,使心肌各部分在瞬间同时除极,以终止异位心律,使之恢复窦性心律的一种方法。它是除药物与人工心脏起搏之外治疗异位快速性心律失常的另一种方法,具有作用快、疗效高、比较安全与操作简便的特点,但不能防止心律失常的复发。该方法最早用于消除心室颤动(VF),故称为"电除颤";后来进一步用于纠正心房颤动、心房扑动、阵发性室上速和室性心动过速等,故称为"电复律",又通称"心脏电休克"。

一、心脏电复律器

心脏电复律器就是进行心脏电复律时所用的装置,亦称"心脏电除颤器",由电极、蓄电和放电装置、同步触发装置、心电示波仪、电源供应等几部分组成。直流电复律器是将几千伏的高电压存储在 $16\sim32\ \mu F$ 的大电容中,然后将电容所存储的电能在几毫秒(ms)的极短时间内,直接(体内复律,电极接触心肌)或间接(体外复律,电极接触胸壁)地向心脏放电,从而达到复律或除颤的目的。这种高能脉冲电流波形既往多采用顶端呈椭圆形的单相衰减正弦波(monophonic damped sinusoidal waveform,MDSW)。根据心脏电除颤器发放脉冲是否与 R 波同步,又分为同步电复律与非同步电复律。同步电复律是指除颤器由 R 波的电信号激发放电,即电流刺激落在心室肌的绝对不应期,从而避免在心室的易损期放电导致室性心动过速(VT)或心室颤动(VF),主要用于治疗除 VF、心室扑动以外的快速性心律失常,电复律前一定要核查仪器上的"同步"功能,使其处于开启状态。非同步电复律(即非同步电除颤)是指电除颤器在心动周期的任何时间都可放电,主要用于治疗 VF、心室扑动,此时患者已无心动周期,心电图上也无 QRS-T 波,无从避开心室易损期,应即刻于任何时间放电。

近年来已广泛使用双相波电除颤器,行双相波形电除颤,即一次充电、两次放电除颤。其除颤阈值低,复律除颤成功率高,对心肌的损伤也较小,已逐渐取代了既往的单相波电复律器。目前已有两种不同波形的双相波形电除颤器,即双相截断指数波形(biphasic truncated exponential waveform,BTEW)电除颤器和直线双相波形电除颤器。前者首次电击能量为 $150\sim200$ J,后者电击能量选择 120 J。目前已研制成功并已广泛应用的自动体外除颤器(automated external defibrillator,AED)具有自动分析、操作简单、携带方便的特点,已成为基本生命支持(BLS)设备中的重要组成部分。

二、心脏电复律机制

利用电能终止异位快速性心律失常的基础是:①引起异位快速性心律失常的机制最常见的是环行或折返现象所致,低能量脉冲电流或恰为足量的电流通过心脏,能使折返环路中的一部分心肌除极,而不再接受从折返环传递过来的冲动,从而中断这一折返途径而终止心动过速;②对于因异位兴奋灶的自律性增高(包括触发活动)所致的心律失常,在短时间内给心肌通以高能量脉冲电流,可使心肌各部(不论是处于应激期还是不应激期)在瞬间同时除极,暂时地使各处异位兴奋灶失去自律性,此时心脏起搏传导系统中具有最高自律性的窦房结可以恢复其主导功能,再

17

行控制整个心动和心律。

电刺激的直接作用是在使所有心肌细胞除极的同时，也使心脏自主神经系统兴奋。电复律后短暂出现的各种类型的期前收缩是由于交感神经兴奋、心肌有局部性肾上腺素能介质释放所致。电复律后出现心动过缓，则提示副交感神经被激惹。

心脏电复律过程中所用的高压电流仅能在极短的时间内起作用，复律能否成功取决于下列因素：①所用电击能量的大小：过小的电击能量不足以使心肌整体除极或参与折返环路心肌除极，将不能消除异位兴奋灶或中断折返环路等机制。②心肌异位起搏点兴奋性的高低：如心肌异位起搏点的兴奋性过高，则即使心肌整体除极后，心搏仍有可能再为异位起搏点所控制。③窦房结起搏功能状况：如窦房结起搏功能低下，则心肌整体除极后，窦房结仍将无控制心搏的能力。

发生 VF 时，心室肌所处激动位相很不一致，一部分心肌尚在不应期，而另一部分心肌已经复极，故在任何时候通以高压脉冲电流都足以使所有心肌纤维同时除极，称为"非同步电复律"或"非同步电除颤"。其他异位快速性心律失常中，心室肌激动位相是一致的，任意通以高压脉冲电流时，如电流在心动周期的兴奋期或相对不应期中（尤其是易损期中）通过，则可诱发 VF 而危及生命。因此，对 VF 以外的异位快速性心律失常施行电复律时，电流的发放必须与患者的心搏同步，将电流发放在患者 QRS 波群 R 波的降支或 R 波开始后 30 毫秒以内的心室绝对不应期中，才能达到心肌整体除极而不诱发 VF 的目的，称为"同步电复律"。一般即利用患者自己的 R 波作为同步触发放电。鉴于同步电复律需要患者自己的 R 波来触发放电，在发生 VF 时由于 R 波消失，因而无从触发放电，只能用非同步电复律。

三、非同步电除颤

VF 及心室扑动是非同步电除颤的绝对适应证。当发生 VF 或心室扑动后，患者已失去知觉，电击时无须任何麻醉剂，应在积极行心肺复苏术（CPR）时即刻进行非同步除颤。选用的电功率宜大，如 300～360 J（单相波除颤仪）或 150～200 J（双相波除颤仪），以期一次除颤成功。若室颤波幅小，可注射肾上腺素，以增大颤动波，使再次除颤有希望成功。如诱发 VF 的因素仍存在（如电解质与酸碱平衡失调、缺氧、心肌梗死、休克等），需同时积极加以处理，以防 VF 再发。有时快速的 VT 或预激综合征合并快速房颤均有宽大的 QRS 波和 T 波，除颤仪在同步工作方式下无法识别 QRS 波而不放电，此时也可用非同步电除颤，以免延误病情。

电除颤的操作步骤：①首先通过心电（图）监护确认存在 VF；②打开除颤器电源开关，并检查选择按钮是否置于"非同步"位置（一般为除颤器开机后的定式），将能量选择键调至所需的除颤能量水平；③电极板涂上导电糊或包以数层浸过盐水的纱布，将电极板上缘分别置于患者胸骨右缘第 2 肋间及左腋中线第 4 肋间，两个电极板至少相隔 10 cm；④按下"充电"按钮，将除颤器充电到所需水平，并关闭氧气；⑤环顾患者四周，确定操作者和周围人员与患者无直接或间接接触；⑥对电极板施加一定的压力（3～5 千克力），以保证有较低的阻抗，有利于除颤成功；⑦再次观察心电示波，确认有电复律指征，双手拇指同时按压放电按钮，当观察到除颤器放电后再放开按钮；⑧放电后立即观察患者的心电图，观察除颤是否成功并决定是否需要再次电除颤；若首次电除颤未能成功，则宜继续心肺复苏 2 分钟后再次除颤，所用能量同首次电除颤或稍高于首次电除颤；⑨电除颤完毕，关闭除颤器电源，将电极板擦干净，收存备用。

四、同步电复律

除室扑外,凡异位快速性心律失常药物治疗无效者,均是同步电复律治疗的指征。临床上主要有两种情况需同步电复律治疗:①急性的快速异位心律失常,如室速(VT)、室上速、阵发性快速房颤(扑),尤其是预激综合征(WPW)引起的房颤;②持续性房颤或房扑。在复律前应了解患者的发病原因,做出有针对性的积极处理。

(一)适应证

当 VT 的心室率超过 150 次/分时,常引起明显的血流动力学障碍。当药物治疗效果不佳,出现心力衰竭、休克等情况,或 VT 发生于急性心肌梗死(AMI)时,宜及时进行同步电复律,所需能量一般为 100～200 J,即时成功率可达 97%。洋地黄中毒所致 VT 禁忌电击。

1.室性心动过速

室性心动过速是同步电复律最常见的适应证。对预激综合征并发房颤伴血流动力学障碍者,电复律是首选治疗方法。慢性房颤的复律则需仔细权衡利弊,有下列情况者可考虑电复律治疗:①房颤在半年以内、心脏病变较轻或已做过效果较为令人满意的二尖瓣手术;②甲状腺功能亢进或其他诱因经治疗控制后房颤继续存在;③经足量洋地黄及其他药物治疗后心室率无法控制;④经复律后能维持 3～6 个月以上,并有明显症状改善的复发病例。治疗所需能量一般为 100～200 J。

2.心房颤动

心房颤动的药物治疗效果较差,而同步电复律所需能量较低(仅需 50～100 J),即时转复成功率高达 100%,可作为首选的治疗方法。尤其是伴有心室率快及血流动力学障碍的患者(如房扑 1:1 传导时),更适合同步电复律治疗。

3.心房扑动

用刺激迷走神经的方法和药物治疗无效者,可选用直流电同步电复律,复律能量一般为 100～150 J,成功率为 75%～85%。若已用洋地黄类药物,则宜考虑食管快速心房起搏治疗。

4.室上性心动过速

异位性心动过速性质属室上性(如室上速伴心室差异性传导)抑或室性尚未明确,以致选用药物有困难者;以及 WPW 并快速性心律失常,临床上应用药物有困难者,均可考虑同步电复律治疗。对反复短阵发作(几秒钟)的各类异位快速心律失常不宜用电复律治疗,因为发作能自行停止,而电复律并不能防止其复发。

(二)禁忌证

有下列情况者绝对禁用电复律。

(1)拟进行心脏瓣膜病外科手术者。

(2)洋地黄过量或低血钾患者,电复律应在纠正后进行。

(3)甲状腺功能亢进伴房颤而未对前者进行正规治疗者。

(4)心力衰竭未纠正、在风湿活动期或有急性心肌炎者。

(5)心脏明显扩大者。

(三)电复律操作要点

为了对可能发生的并发症做及时处理,电复律前除了准备心电监护和记录、全身麻醉药物等外,尚应准备心肺复苏的药品、设备,如抗心律失常药、升压药、心脏起搏器、氧气、抽吸器、气管插管和人工呼吸器等设备。复律前应多次检查复律器的同步性能。患者应禁食数小时,并在复律前排空小便,卸去义齿,建立静脉输液通道。具体操作要点如下。

1.体位

患者宜仰卧于硬木板床上,不与周围的金属物体接触,将所有与患者连接的仪器接地,开启复律器电源。

2.心电监护

除常规描记心电图外,选择 R 波较高的导联进行示波观察。电复律器的"工作选择"设置为R 波同步类型,再次检查与患者 R 波同步的准确性。

3.麻醉

用地西泮 20～40 mg 以 5 mg/min 的速度静脉推注,边注射边令患者数数,当其中断数数处于朦胧状态、睫毛反射消失、痛觉消失即可进行电复律。地西泮目前已逐渐被丙泊酚(负荷量1～3 mg/kg)及咪达唑仑(负荷量 0.03～0.3 mg/kg)所替代。麻醉前后应给患者吸氧。

4.安置电极

电极板的放置位置有如下两种:①胸前左右法:一个电极置于患者右锁骨下方、胸骨右缘第2 肋间处,电极板中心在右锁骨中线上;另一电极置于患者左乳头下方心尖处,电极板中心在左腋前线上,两电极板相距应在 10 cm 以上,此法最常用。②胸部前后法:一个电极置于患者前胸部胸骨左缘第 4 肋间,电极板中心在左锁骨中线上;另一电极置于患者背部左肩胛下区,电极板中心在左肩胛中线处。应先将两电极板涂以导电糊或包以浸过生理盐水的纱布,再置于上述位置。

5.充电

按充电按钮,充电到预定的复律能量(房扑 50～100 J,房颤 100～200 J,阵发性室上速100～150 J,室速 100～200 J)。

6.复律

按"放电"按钮,进行电复律,此时患者的胸部肌肉和上肢将抽动一下。随即观察患者的心电图变化,了解复律成功与否,主要是密切观察放电后 10 余秒患者的心电图情况,此时即使出现1～2 次窦性心动,亦应认为该次电复律是有效的,此后心律失常的再现正是说明窦性心律不稳定或异位兴奋灶兴奋性极高。如未转复,可增加复律能量,间隔 2～3 分钟再次进行电击。用地西泮麻醉的患者如需再次放电,常需给原剂量 1/2～2/3 的药量再次麻醉。如反复电击 3 次或能量达到 300 J 以上仍未转复为窦性,应停止电复律治疗。

7.密切观察

转复窦性心律后,应密切观察患者的呼吸、血压、心率与心律变化,直至患者清醒后 30 分钟,让患者卧床休息 1 天。

五、电复律的并发症及其防治

电复律较安全且疗效迅速,其并发症一般不多也较轻,发生严重并发症者多为病例选择失误、操作不慎或电复律前处理不当所致,常见的有以下几种。

(一)皮肤灼伤

几乎所有的患者在电复律后电极接触部位均有皮肤灼伤,可见局部红斑,尤其是在操作时按压不紧、导电糊不足时尤为明显。该情况通常无须特殊处理。

（二）心律失常

心律失常多数在复律后即刻出现，主要有各种期前收缩和逸搏，分别为电刺激和窦房结暂时受抑制所致，无须特殊处理。如室早频发呈二联律或短阵 VT，可静脉注射利多卡因或胺碘酮治疗。VF 极少出现，可因心脏本身病变程度严重、低血钾、洋地黄中毒、酸中毒、对奎尼丁过度敏感等多种因素所致，应立即予以非同步电除颤治疗。心房颤动电击后转为心房扑动，可能是复律能量小，仅使环行节律减慢而未能终止所致；亦有心房扑动电击后转为心房颤动者，可能是电击恰在心房的易损期所致。凡遇上述情况，应先观察片刻，若仍不转复，可加大能量再次电击。

（三）心肌损害

心肌损害的临床表现为局部性 ST 段暂时抬高，血清谷草转氨酶（AST）、乳酸脱氢酶（LDH）、肌酸激酶（CK）水平轻度升高，低热，血压暂时性轻度下降等。心肌损害的程度与复律能量、电极面积及两电极安置的距离有关。因此，应避免使用不必要的高能量，宜用适当大的电极，并避免两电极距离过近。

（四）栓塞

栓塞的发病率为 1.2%～5.0%，多发生于房颤持续时间较长、左房显著增大的患者，尤以术前未接受抗凝治疗者为多，多发生于电复律后 24～48 小时。过去有栓塞史者术前和术后给予抗凝治疗可起到预防作用。

（五）急性肺水肿

急性肺水肿多发生在二尖瓣和（或）主动脉瓣病变伴房颤电复律后 1～3 小时，发病率约 3%，可能系经电击后虽恢复了窦性心律，但左心房及左心室功能不全所致，应按急性左心衰竭处理。极少数可能是由肺栓塞引起，应按肺栓塞处理。

六、自动体外除颤器的操作方法

AED 的使用已成为 BLS 的重要组成部分。AED 仪器面板上有三个不同颜色的按钮：①绿色按钮：开关（ON/OFF）；②黄色按钮：分析（Analysis）；③红色按钮：电击（Shock）。操作时有声音和文字提示，具体操作步骤如下。

（1）开机：按绿色开关按钮。

（2）连接：将一次性使用的除颤电极贴在患者胸廓的前侧位，即前电极放在患者右上胸锁骨下方的胸骨右缘，侧电极则放在患者躯干的左下胸乳头左侧，电极中心点放在患者左腋中线上。同时将电极与 AED 连接，仪器迅速提示正在分析，并告知操作者分析结果。

（3）放电除颤：如 AED 语音提示建议电击除颤，操作者要求相关人员离开患者身体，按压红色电击按钮，即可进行电击除颤。对持续 VF/VT 患者，可做 1 次电击（双相波者电击能量为 150～200 J）。

（4）操作者在为患者除颤后，不应立即检查患者的脉搏，而应先再次做心肺复苏。自胸外按压开始，在 5 个循环（约 2 分钟）的 CPR 后再检查患者的脉搏。如无脉搏，继续 CPR 2 分钟，再次除颤。

（张　波）

第五节　床旁血液滤过

床旁血液滤过(continue blood purification,CBP),是指采用每天 24 小时或接近 24 小时的一种长时间、连续的、以替代受损肾功能的体外血液净化疗法。因其不仅能维护患者的肾脏功能,调节水、电解质平衡,而且具有血流动力学稳定,生物相容性好,可提供营养支持,清除各种代谢产物、毒物和致病性生物分子等优势,已被逐渐应用于各种临床急危重症疾病的救治过程中。但急危重症患者可能存在凝血、纤溶系统功能紊乱,因此切实、有效的抗凝治疗是 CBP 能够正常进行的前提和基础。

连续性肾脏替代治疗(continue renal replace therapy,CRRT)需长时间进行血液体外循环,而急危重症患者往往合并血流动力学异常和凝血功能障碍,同时由于滤器管路材料本身的理化特性,选择正确的抗凝方式就显得尤为重要。CRRT 过程中可能出现的管路和(或)滤器凝血会导致治疗效果下降,血液成分不同程度的丢失,增加治疗费用和(或)发生血栓的风险。所以,必须予以患者恰当的个体化血滤模式,选择效果最佳的滤器材质,采用个体化抗凝方式,以达到治疗效果。本节将对以上三个因素的临床应用情况及研究发展前景进行介绍,可作为临床治疗的参考。

一、血液滤过装置

(一)透析器

透析器也称"血滤器",可为多层平板型或中空纤维型,是血流滤过装置的重要组成部件。血滤器的膜用高分子聚合物制成,此膜为非对称双层结构,内层超薄膜厚 1 μm,为选择层,可滤过水及溶质。膜上的孔径大小均一,孔道长度相等,其间无交通支存在,是根据需要制作的;外层厚 100～300 μm,结构疏松,为支持层,可保证滤过膜承受较大的跨膜压。

(二)血液滤过机

血液滤过机主要由血泵、超滤泵、输液泵组成,用以保持和调整滤出液和置换液的平衡。血液滤过机还辅有肝素泵及监护器等装置。近年来,临床上使用的新型电脑控制的血滤机具有在线式配制输入系统,可自动生成置换液,从而省去了置换液配制、包装、运输等环节,可减少污染,预防铝中毒和实现碳酸氢盐血液滤过,同时操作简单、安全。

(三)血管通路

血液滤过的血管通路与血液透析相同,一般要求血流量大于 250 mL/min。

二、置换液

(一)置换液

血液滤过时需大量补充置换液。置换液的成分及渗透压接近血浆,但不含蛋白质。应用较广泛的置换液基本配方含钠、钾、钙、镁、氯、葡萄糖及碱性物质,其浓度如下:Na^+ 浓度 135～143 mmol/L,K^+ 浓度 1.0～4.0 mmol/L,Ca^{2+} 浓度 1.62～2.00 mmol/L,Mg^{2+} 浓度 0.5～1.0 mmol/L,Cl^- 浓度 101～117 mmol/L,乳酸盐浓度 33.75～45 mmol/L,葡萄糖浓度 0～

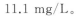

11.1 mg/L。

（二）置换液的输入

1.输入方法

（1）前稀释法：从血滤器的动脉端输入平衡液，血液先被稀释，再经血滤器滤过。前稀释法的优点是血液阻力小，不可滤过物不易在滤过膜上形成蛋白覆盖层，滤过量稳定，停止滤过后血滤器内残留血量少；缺点是需使用较多的置换液（每次血液滤过需置换液50~70 L），清除率较低。

（2）后稀释法：从血滤器的静脉端输入平衡液，血液经血滤器滤过时尚未被稀释。后稀释法的优点是清除率高，使用置换液少（每次需20~35 L）；缺点是膜上易形成覆盖层。

2.置换液输入量的计算

血液滤过清除中，分子物质的量是血液透析的2倍，而对尿素、肌酐等小分子物质的清除率还不到血液透析的1/2，所以要滤出足够多的液量才能达到治疗的目的。目前，后稀释法基本上是每周开展3次，每次置换20 L。为了更好地改善患者症状，应当用更适合个体需要的液量。置换液输入量可按下列公式计算。

（1）尿素动力学计算法：此法可使蛋白摄入量不同的患者在每次治疗前，将BUN维持在理想水平。

$$每周置换量(L)=\frac{每日蛋白摄入量(g)×0.12×7}{0.7\ g/L}$$

式中，0.12为每克蛋白质代谢后所产生的BUN的克数，7为每周天数，0.7 g/L为滤过液中的平均BUN浓度。

（2）体重计算法：要使BUN的浓度降低一半，每次需置换液的量为：$V_{1/2}=0.7×BW-3.03$，式中$V_{1/2}$为BUN降低1/2时每次治疗所需置换液的量，BW为患者体重（kg）。

（3）残余肾功能计算法：HF时，输入1 mL置换液相当于1 mL滤过液的尿素清除率，所以要使患者总清除率维持在一定水平，可按下列公式计算所需置换液的量：

所需平衡液的量(L)=预期达到的总清除率(mL/min)×60 min×24

例如，患者肾功能为0，欲达到总清除率为5 mL/min，所需平衡液的量=5 mL/min×60 min×24=7.2 L。通常每周交换量为60~90 L。

三、抗凝方式

在前两种因素确定的前提下，抗凝方式的选择对血滤效果的影响将尤为重要。抗凝是为了尽量减轻滤器膜和管路对凝血系统的激活作用，尽量降低全身出血的发生率，将抗凝作用局限于体外管路。目前大多数抗凝方式都作用于全身，仅有个别的作用于局部。

（一）普通肝素抗凝

肝素是一种黏多糖酯，大多通过肾脏代谢，其主要通过与血浆中的抗凝血酶Ⅲ（ATⅢ）起作用，抑制Ⅱa因子和Ⅹa因子而达到抗凝效果。对于无出血倾向及凝血障碍的患者，肝素可作为CRRT的抗凝方式。CRRT肝素抗凝分体外肝素化和全身肝素化两种，前者在血液回到体内前需用鱼精蛋白中和，后者则不需要中和。有研究表明，对于活化部分凝血活酶时间（APTT）小于60秒、国际标准化比值（INR）低于2.5、术后超过48小时、血小板超过$60×10^9$/L的患者，两种措施的效果无明显差异。在临床应用中，可根据患者的出血风险分为高、中、低危组，初始肝素剂量分别为10 U/kg、15~25 U/kg、50U/kg，维持APTT在30秒、45秒、60秒，CRRT过程中每

2～4 小时复查 APTT,调整肝素追加剂量。也可定期监测活化的凝血酶原时间(ACT),对于中危和低危患者,该指标需控制在 140～180 秒;对于高危患者,需控制在 120 秒左右。该抗凝方式在临床中应用较为广泛,是目前最常用的抗凝方法之一,具有起效快、半衰期短、过量可用鱼精白中和、使用过程中易监测(APTT、ACT)、价格低廉等优势。大剂量肝素可干扰凝血酶诱发的血小板聚集,导致出血时间延长。随着 APTT 的延长,出血风险逐渐增大。同时,该方式还可能出现肝素诱导性血小板减少症(heparin-induced thrombocytopenia,HIT),且病死率较高。目前有文献报道,CRRT 中 HIT 的发生率为 1‰～6.25‰。患者一旦出现血小板减少,应立即停止使用肝素,并及时给予对症处理。此外,患者还可能出现肝素抵抗、高钾血症、肝功能异常等不良反应。

(二)低分子肝素抗凝

低分子肝素(low molecular weight heparins,LMWH)由普通肝素酶解后生成,与ATⅢ的结合能力强于普通肝素,与Ⅱa 的结合能力弱,具有较强的抗栓活性而抗凝作用较弱,临床中应用较多的包括那曲肝素、达肝素钠、依诺肝素钠等。LMWH 对凝血酶的依赖性低,不易引起血小板减少,产生出血的并发症概率较普通肝素低,但随着 CRRT 治疗时间的延长,管路、滤器凝血的发生率会逐渐升高,且一旦发生出血,鱼精蛋白不能与之充分中和。低分子肝素的临床实际应用方法多种多样,可选用滤过前低分子肝素钙 6 000 U 一次性注射,中途不再追加;也可选用透析前 30 分钟给予低分子肝素钙 1 000～2 000 U;或者初始剂量 15～20 U/kg,追加剂量 7.5～10 U/(kg·h),监测 APTT 以及血管路动脉压和静脉压变化,根据管路及滤器凝血情况调整剂量,治疗结束前 1～2 小时停用。LMWH 在肾脏排泄快,所以对于出血风险高的患者,可减少50%的用量。以依诺肝素钠为例,将其剂量由 0.8～1.0 mg/kg 降为 0.4～0.5 mg/kg 即可起到抗凝作用。在临床使用过程中,该抗凝方法的个体差异性较小,滤器使用时间较长,缺点是半衰期长,约为普通肝素的 2 倍,且由于肾脏为其主要代谢器官,故肾功能损伤者面临的蓄积风险较大。临床治疗时监测的 APTT、PT 不能反映其是否过量,需动态监测 X 因子的活性,但基层医院一般不具备监测该指标的条件,同时缺少特效拮抗剂。

(三)无肝素抗凝

临床常用的肝素抗凝或低分子肝素抗凝措施由于存在出血倾向、血小板减少等风险,因此对于存在活动性出血、高危出血倾向以及存在肝素使用禁忌证者,可选择无体内肝素抗凝,方法是血液透析前使用浓肝素盐水(100 mL 生理盐水含 12 500 IU 肝素)对灌流前管路进行预冲,彻底排气后,再用生理盐水彻底冲净体外循环管路中的肝素。在患者可耐受范围内尽量调快血流速度,一般为 250～300 mL/min,每 30 分钟定时使用生理盐水对管路进行冲洗,以防凝血。有报道认为,无肝素透析已经成为肾衰竭患者的首选治疗方法,安全性高。但该方法管路中发生凝血的可能性较大,同时由于需定时行生理盐水冲洗,故对有液体负荷的患者的超滤带来了困扰。近期有临床病例统计表明,对无肝素抗凝方法进行改进,通过加大预冲肝素量,调整透析过程中生理盐水冲洗的时间,可以达到减少生理盐水用量,提高实际超滤量,延长治疗时间的目的,同时还提高了该方法的安全性。

(四)局部枸橼酸抗凝

局部枸橼酸钠抗凝(regional citrate anticoagulation,RCA)主要通过枸橼酸钠与血液中的钙离子结合,形成螯合的枸橼酸钙,以阻止凝血酶原转化成为凝血酶,同时在外周静脉血中补充足够的离子钙,对恢复体内凝血机制有重要作用,在起到体外抗凝作用的同时而无全身抗凝作用。

枸橼酸根进入体内后在肝脏内参加三羧酸循环,很快被代谢为碳酸氢根,不产生遗留效应。该法适用于合并活动性出血或高出血倾向的患者,仅在肝功能障碍或严重低氧血症患者中应用受限。在 CRRT 中,从体外循环的动脉端输入枸橼酸钠,在静脉端血液返回体内之前补充足够的离子钙,确保体内凝血机制的有效运行,同时枸橼酸根则被代谢。有实验证明,枸橼酸根在血液中浓度为 2.5~5 mmol/L 时,血液不会凝固。在实际的临床应用中,枸橼酸抗凝溶液的配方往往不尽相同,随着医疗水平的提高,目前市场上出现了商品化的枸橼酸-葡萄糖溶液,但其临床效果分析尚不完善。使用本方法抗凝时,需定时检测血气、体内外钙离子浓度、ACT、APTT。监测时间较多选在 CRRT 开始前及开始后第 2、4、24 小时。一般认为,体外静脉端 ACT 较同期体内延长 1 倍以上可达到较为满意的抗凝效果。有前瞻性对照研究显示,实行 CRRT 的危重症患者选择 RCA 抗凝与全身使用普通肝素抗凝相比,可降低出血风险。同时多项关于此抗凝方式的临床试验结果表明,RCA 可降低死亡率,提高肾功能恢复概率,该作用可能与其有一定的抗炎作用有关。近期一项关于普通肝素与 RCA 的荟萃分析表明,两种抗凝方式对 CRRT 滤器寿命的影响没有明显差异,RCA 可使出血减少,但易引起体内酸碱代谢及离子水平(尤其是钙离子)失衡。所以有严重出血倾向的患者进行 CRRT 时可能更适宜采用枸橼酸抗凝,存在严重的碱血症时慎用枸橼酸作为抗凝剂。综合优劣,RCA 是目前临床上较为安全有效的抗凝方式,在使用过程中需密切监测钙离子浓度,避免电解质平衡紊乱。

(五)肝素类似物

传统的肝素类似物是包括肝素、硫酸软骨素和硫酸皮肤素在内的黏多糖类复合物。硫酸皮肤素与肝素结合后形成与Ⅱ因子类似的结构,在钝化Ⅱa因子的过程中起到重要作用,同时其他氨基糖苷类(如达肝素钠)通过 ATⅢ抑制Ⅹa 的活化。人工合成的肝素类似物如磺达肝素、依达肝素正逐渐应用于临床。由于磺达肝素半衰期长达 21 小时,故可在透析前一次性给予负荷量。目前推荐剂量在 RRT 或延长式间断性肾脏替代治疗(PIRRT)前给予 1.5~5.0 mg,可使抗Ⅹa 活性降至0.2~0.4 U/mL。

(六)抗血小板治疗

抗血小板治疗常用的药物包括前列环素、前列腺素 I2、前列腺素 E 等,其通过抑制血小板聚集达到抗凝效果,对体内凝血机制影响小,使用过程中可直接由外周或中心静脉泵入。以前列环素为例,其半衰期仅 2 分钟,无特效拮抗剂,一旦剂量过大可出现严重的低血压、胃肠道反应等。由于前列环素为血管扩张剂,故推荐剂量为血滤前预冲速度为 2.5~10 ng/(kg·min),然后以 0.5 ng/(kg·min)的速度维持,以避免低血压的产生。其中,40%的前列环素在血滤过程中会被清除。前列环素在临床治疗中通常与肝素抗凝合用,往往不单独使用。

(七)其他

阿加曲班为人工合成的高度选择性凝血酶抑制剂,属于第二代直接凝血酶抑制剂。第一代凝血酶抑制剂以重组水蛭素为代表,重组水蛭素在体内的半衰期长,可长达 50 小时。由于其存在时间过长,会导致体内逐渐产生抗重组水蛭素抗体,这种抗体不仅可降低肾小球滤过率,同时还可增强水蛭素的活性,进而导致重组水蛭素在体内的聚集,使患者出血风险增高。而阿加曲班能特异性与凝血酶活性部位可逆性结合,因此具有良好的抗纤维蛋白形成和抗血小板积聚作用。阿加曲班主要通过肝脏代谢,肾功能不全者无须调整剂量。目前有临床试验研究表明,阿加曲班应用方便,抗凝效果好,出血风险低,大剂量使用时可能出现出血,对此只有通过输注新鲜血浆来处理。近年来,关于阿加曲班抗凝的研究逐渐增多,与 RCA 相比,其不会影响体内钙离子水平,且疗效与 APACHEⅡ评分呈负相关,可以通过 APACHEⅡ评分来调整其用量。

萘莫司他是一种人工合成的小分子丝氨酸蛋白酶抑制剂,半衰期 5～8 分钟,不易引起出血,对血脂无影响,是一种很有希望的抗凝剂,其抗凝效果可通过床边检测 ACT、APTT 来实现。有临床试验表明,萘莫司他可延长 CRRT 回路寿命,但不会引起出血风险增加,也很少出现过敏反应、嗜酸性粒细胞增多、粒细胞减少等不良反应。

目前,上述两种抗凝剂的循证医学证据尚不完善,故尚未在临床治疗中广泛使用。

CRRT 可供选择的抗凝方式有多种,理想的抗凝方式具有小剂量即可发挥作用、较强的生物相容性、抗栓作用强、抗凝作用弱、监测简单、存在有特效拮抗剂等特点。目前临床中尚无一种同时具备以上特点的抗凝剂。

四、血液滤过的适应证

血液滤过的适应证基本上与血液透析相同,但在下列情况下血液滤过比血液透析效果更佳。

（一）高血容量所致心衰

高血容量所致心衰行血液滤过能迅速清除体内过多的水分,使血浆蛋白浓度相对增高,减轻水肿。血液滤过治疗中不需使用醋酸盐,避免了血管扩张和对心肌收缩力的抑制,因此是治疗心衰的有效方法。

（二）顽固性高血压

血液滤过可清除体内过多的水和钠及血浆中的加压物质,对血液透析和药物治疗无效的顽固性高血压有良好的降压作用。

（三）低血压伴严重的水、钠潴留

当患者有低血压伴严重的水、钠潴留时,不能通过血液透析排出体内多余的水分,否则患者会出现虚脱现象。改为 HF 则血浆溶质浓度变动小,去甲肾上腺素分泌增加会使外周阻力增加,不引起低血压等不适症状。

（四）慢性肾衰竭

若患者的心血管功能不稳定,则血液透析时易发生低血压和心功能不全,因此血液滤过更安全。慢性肾衰竭合并严重高血压、低血压、高脂血症、高磷血症,易于发生失衡综合征和对血液透析耐受性差的患者常选择血液滤过治疗。由于血液滤过能有效清除中等大小的分子物质,所以治疗与中等大小的分子物质潴留有关的疾病,如尿毒症性心包炎、周围神经病变、代谢紊乱时,血液滤过的疗效较好。

（五）其他

血液滤过可治疗急性肾衰竭;对多脏器功能衰竭的患者,血液滤过比血液透析更安全。血液滤过还可用于治疗急进性肾炎、肝性脑病等疾病。

五、并发症的监测及防护

血液滤过的并发症较血液透析少,比较常见的有以下并发症。

（一）血压下降、抽搐

其主要为液体进出平衡掌握不好,脱水过快所致。目前采用高精密度电脑控制的平衡装置可控制超滤量和置换液平衡。在治疗中应严格记录出入水量,对高血容量需减少体液量的患者可滤出一定的液体后再补充置换液。

（二）液体污染

由于置换液输入量大、污染机会多，可能发生败血症导致发热，所以必须严格行无菌操作，置换液必须保证无菌、无致热原。

（三）体内生物活性物质的丢失

血液滤过可清除体内各种激素，如胃泌素、胰岛素、甲状旁腺激素、促甲状腺激素、游离 T_3 和 T_4 等，还可清除高分子物质，少数患者可出现丢失综合征，因此必要时应补充某些激素、微量元素和氨基酸。

（四）其他

血液滤过患者可出现透析性骨病和某些微量元素慢性中毒，如铅中毒。

（汪学明）

第三章　心搏骤停与心肺复苏

第一节　心　搏　骤　停

心搏骤停是指各种原因所致的心脏射血功能突然中止,其最常见的机制为心室颤动(VF)或无脉性室性心动过速(VT),其次为心室静止及无脉电活动(PEA)。心搏骤停后患者即出现意识丧失,脉搏消失,呼吸停止,经及时有效的心肺复苏部分患者可存活。心脏性猝死(SCD)是指未能预料的于突发心脏症状1小时内发生的心因性死亡。心搏骤停不治是心源性猝死最常见的直接死亡原因。

心肺复苏(CPR)是抢救生命最基本的医疗技术和方法之一,包括胸外按压、开放气道、人工通气、电除颤纠正(VF/VT)以及药物治疗等,目的是使患者的自主循环恢复和自主呼吸恢复,并最终实现脑复苏。

一、心搏骤停的原因

引起心搏骤停的原因有很多,了解并掌握心搏骤停的常见原因(表 3-1)有助于指导心肺复苏和诊断性检查。

表 3-1　心搏骤停的常见原因

分类	原因	疾病或致病因素
心脏		冠心病、心肌病、心脏结构异常、瓣膜功能不全
呼吸	通气不足	中枢神经系统疾病、神经-肌肉接头疾病、中毒或代谢性脑病
	上呼吸道阻塞	中枢神经系统疾病、气道异物阻塞、感染、创伤、新生物
	呼吸衰竭	哮喘、COPD、肺水肿、肺栓塞
循环	机械性梗阻	张力性气胸、心脏压塞、肺栓塞
	有效循环血量过低	出血、脓毒血症、神经源性休克
代谢	电解质紊乱	低钾血症、高钾血症、低镁血症、高镁血症、低钙血症

续表

分类	原因	疾病或致病因素
中毒	药物滥用	抗心律失常药、洋地黄类药物、β受体拮抗剂、钙离子通道阻抗剂、三环类抗抑郁药
	毒品滥用	可卡因、海洛因
	有毒物质中毒	一氧化碳、氰化物
环境		雷击、触电、高/低温、淹溺

二、病理生理机制

心搏骤停会导致全身血流中断,然而不同器官对缺血损伤的敏感性不同,甚至同一器官的不同部位对缺血损伤的敏感性也有所差别。脑是人体中最易受缺血损伤的重要器官,其中尤以分布在大脑皮质层、海马和小脑的神经元损伤最为明显;其次易受缺血损伤的器官是心脏;肾脏、胃肠道、骨骼肌较脑和心脏耐受缺血的能力更强。

正常体温下,心脏停搏10秒,会出现意识丧失、抽搐;心脏停搏20秒,会出现叹气样呼吸或呼吸断续;心脏停搏40秒,会出现瞳孔散大;心脏停搏60秒时,由于延髓缺血缺氧使呼吸中枢抑制,呼吸功能停止;心脏停搏3分钟,开始出现脑水肿;心脏停搏5分钟后,脑细胞开始发生不可逆的缺血损害;心脏停搏8分钟内未行心肺复苏,患者将脑死亡。心搏骤停与心肺复苏相关的缺血再灌注损伤的病理生理机制按时间可依次划分为骤停前期、骤停期、复苏期、复苏后期四个阶段。

(一)骤停前期

心搏骤停前,机体潜在的疾病及促发心搏骤停的因素能明显影响心肌细胞的代谢状态,也将影响复苏后心肌细胞的存活能力。如窒息引起的心搏骤停,之前的低氧血症和低血压状态消耗了细胞能量储备,导致酸中毒,又可明显加剧复苏中缺血损伤的程度。相反,心肌细胞能对慢性或间断性缺血产生预处理效应,从而对较长时间的缺血有较好的耐受性。

(二)骤停期

心搏骤停引起血液循环中断后,数秒内即可导致组织缺氧和有氧代谢中断。在这种情况下,细胞代谢转为无氧代谢。无氧代谢所产生的三磷酸腺苷极少,难以维持细胞存活所必需的离子浓度梯度。能量消耗的速度因组织不同而不同,同时取决于其能量储备和代谢需求程度。心肌能量的消耗与心搏骤停时的心律失常相关,与无脉电活动或心室停搏相比较,发生颤动的心肌要消耗更多的能量。能量的耗竭导致细胞膜去极化,从而触发启动了一系列代谢反应,包括细胞内钙超载、大量自由基产生、线粒体功能异常、基因异常表达、降解酶的激活和炎症反应等。

(三)复苏期

复苏期仍是全身缺血病理过程的延续,标准的胸外按压产生的心排血量仅为正常时的30%左右,并随着复苏开始时间的延迟和胸外按压时间的延长而下降。大量研究表明,标准心肺复苏所产生的灌注压远不能满足基础状态下心和脑的能量需求。最初数分钟,发生内源性儿茶酚胺和血管活性肽的大量释放,增加了次要组织血管的收缩,使血液优先供应脑和心脏。血液灌注的优先分配机制在心肺复苏期具有重要的意义,因为心肺复苏的目的就是产生足够的心肌血液灌注使心脏重新恢复有效的节律性机械收缩功能,减少重要器官(脑)的缺血损伤。然而,机体在自主循环恢复后持续存在着血管收缩状态,对血流动力学有着明显不良的影响。复苏成功后,血管收缩导致后负荷明显增加,给已相当脆弱的心脏增加了额外负担,同时导致一些次要缺血器官继续保持缺血状态。关于该期有以下两个理论。

1.心泵理论

胸外按压时心脏受到胸骨和胸椎的挤压,使心脏和大动脉之间产生压力梯度,这种压力梯度驱使血液流向体循环和肺循环。心脏瓣膜能防止血液倒流,然而随着复苏时间的延长,除了主动脉瓣以外,其他瓣膜的功能将逐渐减弱。

2.胸泵理论

胸外按压时胸腔内压力增高,在胸腔内血管和胸腔外血管之间形成了压力梯度,血液顺着压力梯度流向外周动脉系统。由于上腔静脉和颈内静脉连接部位的静脉瓣具有防止血液逆流的功能,故在按压情况下逆流到静脉系统的血液量受限。根据胸泵理论,由于右心室和肺动脉之间没有压力梯度,故此时具有的作用仅为血流的被动通道。

(四)复苏后期

复苏后期的病理生理类似于休克综合征,其特征表现为持续缺血诱发的代谢紊乱和再灌注启动的一系列级联代谢反应,两者都会导致细胞的继发性损伤。在初始缺血阶段存活下来的心肌细胞可能由于随后的再灌注损伤而导致死亡。复苏后综合征是指严重的全身系统缺血后多器官功能障碍或衰竭。

心搏骤停复苏成功后心脏功能会明显受抑制,受抑制的心肌称为"心肌顿抑"。复苏后心功能不全的程度和可逆性与诱发心搏骤停的前驱致病事件、心搏骤停期间的心脏节律、心搏骤停持续时间以及复苏期间应用肾上腺素能药物的总剂量相关。复苏后内脏器官缺血所释放的心肌抑制因子可使心功能不全进一步恶化。在相当多的患者中,既往和发病时的进行性、局灶性心肌缺血(心绞痛或心肌梗死)可引发心脏其他部位的心肌功能不全。

三、临床表现

心搏骤停的典型临床表现为意识突然丧失、呼吸停止、大动脉搏动消失的"三联征"。

四、诊断

(一)诊断要点

(1)患者意识突然丧失,面色可由苍白迅速呈现发绀。

(2)大动脉搏动消失,触摸不到颈动脉、股动脉搏动。

(3)呼吸停止或开始叹息样呼吸,呼吸逐渐缓慢,进而停止。

(4)双侧瞳孔散大。

(5)可伴有短暂抽搐、大小便失禁或口眼歪斜,随即全身松软。

(6)心电图表现:①心室颤动;②无脉性室性心动过速;③心室静止;④无脉性电活动。

(二)具体诊断方法

1.病史及体征

向家人、目击者和急救医疗服务体系(EMSS)人员详细询问发病过程,可为判断患者的发病原因和预后提供重要信息。收集的发病情况包括患者心搏骤停时是否被目击、发病时间、当时状态(吃饭、运动、受伤)、服用何种药物、开始心肺复苏的时间、初始心电图表现、急救人员所采取的措施等。既往史包括既往健康状况和精神状态,有无心脏、肺脏、肾脏疾病或其他恶性肿瘤史,有无感染或出血,有无冠心病或肺栓塞的高危因素,同时需要了解患者当前服用的药物和过敏史等。

仔细的体格检查具有重要意义,包括:①检查患者气道是否通畅,确保人工通气顺利;②查实患者心搏骤停的诊断依据;③寻找患者心搏骤停病因的证据;④动态监测有无干预措施所引起的并发症。体格检查必须在心肺复苏不受影响的情况下进行,复苏后需多次重复查体,以了解治疗效果和复苏可能带来的并发症(表 3-2)。

表 3-2 异常体征提示心搏骤停可能的原因及相关并发症

查体	异常体征	可能病因
一般表现	苍白、冰凉	出血、低温
气道	分泌物、呕吐物或血液	误吸、气道阻塞
	正压通气阻力异常增高	张力性气胸、气道阻塞、支气管痉挛
颈部	颈静脉怒张	张力性气胸、心脏压塞、肺栓塞
	气管移位	张力性气胸
胸部	胸骨切开术瘢痕	既往心脏手术史
肺脏	单侧呼吸音	张力性气胸、插管进入右侧支气管、误吸
	呼吸音遥远,无呼吸音或无胸廓起伏	插管误入食管、气道阻塞、严重支气管痉挛
	哮鸣音	误吸、支气管痉挛、肺水肿
	啰音	误吸、肺水肿、肺炎
心脏	听不清心音	血容量过低、心脏压塞、张力性气胸、肺栓塞
腹部	膨胀和浊音	腹主动脉破裂、宫外孕破裂
	膨胀和鼓音	气管插管误入食管、胃胀气
直肠	鲜血、黑便	消化道出血
肢体末端	动脉搏动双侧不对称	主动脉夹层
	肾透析动静脉分流或瘘管	高钾血症
皮肤	针孔痕迹或溃疡	静脉药瘾
	烧伤	烟雾吸入、触电

2.复苏的有效性监测

心肺复苏过程中,通常根据心电波形和大动脉搏动判断复苏的有效性。心肺复苏过程中的心肌血流量是由主动脉舒张压和右心房舒张压之差,即冠状动脉灌注压(CPP)决定的。心搏骤停和复苏过程中心电图监测只显示心电活动,不能反映心肌收缩功能。以下搏动指标被用于临床和实验研究。

(1)冠状动脉灌注压:冠状动脉灌注压大小与心肌灌注量呈正相关,被认为是反映心肺复苏有效性的"金标准"和可靠性指标。实验和临床研究均表明,维持冠状动脉灌注压在 2.0 kPa(15 mmHg)以上是复苏成功的必要条件。由于有创性 CPP 监测的操作费时费力,故复苏的紧迫性限制了其实际应用。

(2)中心静脉血液饱和度:这是另一种能较可靠地监测复苏有效性的指标。由于复苏过程中机体氧耗、动脉血液饱和度和血红蛋白浓度相对不变,因此中心静脉血液饱和度能更直接地反映心排血量的多少。正常情况下中心静脉血液饱和度波动于 60%～80%,复苏过程中如中心静脉血液饱和度低于 40%,则几乎没有自主循环恢复的机会。但中心静脉血液饱和度的监测同样牵涉有创置管的问题,限制了其在临床上的广泛使用。

(3)呼气末 CO_2 分压($ET CO_2$):这是心肺复苏期间反映心排血量的可靠指标。研究表明,$ET CO_2$ 与冠状动脉灌注压、脑灌注压变化呈正相关。在未使用血管药物的情况下,$ET CO_2$ 低于 1.3 kPa(10 mmHg)提示预后不良。此指标具有无创、简便、反应灵敏的特点。

(张　波)

第二节　成人基础生命支持

一、目的

成人基础生命支持的目的是早期识别心搏骤停并迅速启动紧急医疗服务体系(emergency medical service system,EMSS),尽快实施心肺复苏术(CPR)以及电除颤,重建患者的自主循环及呼吸功能,最终实现拯救生命的目的。

二、适应证

成人基础生命支持的适应证是心搏骤停,即突然意识丧失,同时无正常呼吸或完全无呼吸,并伴有大动脉搏动消失的患者。呼吸、心跳停止的患者被分为两类,即目击倒地和意识丧失。

三、禁忌证

成人基础生命支持无绝对禁忌证,在下列情况下可不实施心肺复苏。
(1)周围环境可能对施救者产生严重或致命的伤害,且被抢救者无法移动。
(2)被抢救者已经出现不可逆死亡的明显临床体征(如尸僵、尸斑、断头、横断损伤或尸体腐烂等)。
(3)被抢救者立有有效的"不进行心肺复苏"的生前预嘱。

四、操作前准备

(1)施救者必须接受过基础生命救护相关培训。
(2)一旦发现患者突然倒地并失去反应,立即启动 EMSS。
(3)如现场有危险因素存在,应迅速将患者转移至安全地带,在保证施救者、患者及其他人员安全的环境下进行心肺复苏。

五、操作步骤

(一)各项动作要领
1.识别
(1)有反应标准:患者出现任何肢体运动、眼部运动或发出声音(格拉斯哥评分大于 3 分)。

（2）判断意识：双手拍患者的双侧肩部并呼唤患者，看患者是否有反应（图3-1）。

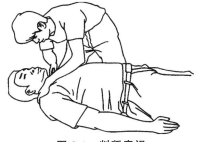

图3-1 判断意识

2.判断呼吸

看患者是否有呼吸动作，无正常呼吸（"倒气"）等同于呼吸停止。判断时间不超过10秒（图3-2）。

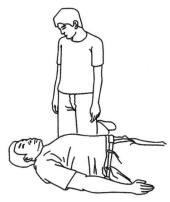

图3-2 判断呼吸

3.检查脉搏

此项操作仅限于医务人员。施救者用一手的示指及中指指尖触患者的甲状软骨，并向近抢救者一侧滑动2 cm左右，在肌间沟处触及颈动脉（在甲状软骨水平、胸锁乳突肌内侧），感受其搏动（图3-3）。检查时间不超过10秒。

此项检查假阳性率、假阴性率都很高，因此对非医务人员不要求操作。

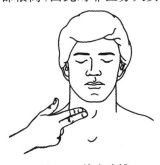

图3-3 检查脉搏

（二）胸外按压

尽快开始有效的胸外按压是心搏骤停复苏成功的基础。

（1）体位：将患者摆放为平卧位，置于硬板床或地上，撤出头及身下的一切物品（图 3-4）。

（2）按压部位：按压患者的胸骨下半部分（图 3-5）。

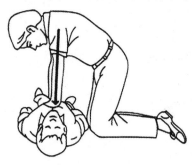 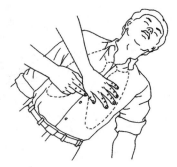

图 3-4   胸外按压体位   图 3-5   胸外按压部位

（3）按压方法：操作者一手掌根部放于按压处，另一手掌重叠于手背上，两手交叉互扣，指尖抬起，避免接触患者胸壁；双臂伸直，身体前倾，使肩、肘、腕关节的连线与地面垂直，双肩在患者胸骨正上方，用上半身的重量及肩臂肌力量向下用力均匀按压（图 3-6）。

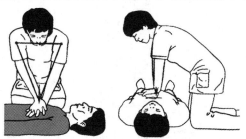

图 3-6   胸外按压方法

（4）按压频率：不少于 100 次/分。

（5）按压深度：按压深度不小于 5 cm。

（三）开放气道

1.仰头举颏法

急救者位于患者一侧，一手的掌根部置于患者的前额，手掌向后方施加压力，另一手的示指和中指托住患者下颏的骨性部分，举起下颏，使患者下颌尖至耳垂的连线与地面垂直（图 3-7）。

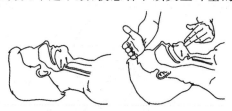

图 3-7   仰头举颏法

2.推举下颌法

怀疑患者颈椎损伤时采用此方法。急救者位于患者头侧，两手拇指置于患者口角旁，其余四指托住患者的下颌部位，保证患者头部和颈部固定，用力将患者的下颌角向上抬起（图 3-8）。

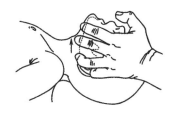

图 3-8 推举下颌法

(四)人工通气

1.口对口人工通气

(1)在开放气道的情况下,急救者用按患者前额的手的拇指与示指捏紧患者鼻孔(图 3-9)。

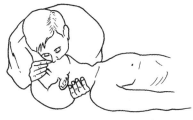

图 3-9 口对口人工通气

(2)急救者自然吸气后,将患者的口完全包被在自己的口中,将气体吹入患者肺内,使患者胸廓抬举。

(3)吹气完毕后,急救者离开患者口部,并松开捏紧患者鼻孔的手指,可见患者胸部向下回弹。继续第二次通气。

(4)每次吹气时间不少于 1 秒。

2.球囊面罩通气

球囊面罩又称"简易呼吸器"或"复苏球",由面罩、氧气导管、球体、单向阀、氧气储气阀和氧气储气囊等部分组成(图 3-10)。

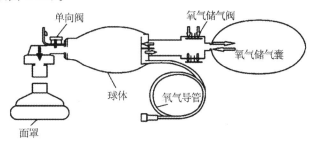

图 3-10 球囊面罩的结构组成

(1)连接球囊相应部件,并将氧气源连好,将氧气流量调至 12~15 L/min。无氧气时,可以直接通空气。

(2)单人操作时,用一只手持球体,另一只手持面罩。

(3)将面罩贴紧扣在患者的口鼻处,尖端朝向患者头部,宽端朝向患者脚侧。

(4)在保持气道开放的条件下,以"E-C 手法"固定面罩,使之不漏气(图 3-11)。

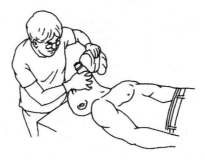

图 3-11　E-C 手法

（5）挤压球体，使气体送入患者肺内。

（6）挤压时间不少于 1 秒，挤压强度以看到患者胸廓有起伏动作为宜。

无论是口对口人工通气还是球囊面罩通气，都不宜送气太快、太强，因为这样可能造成患者气管、口鼻腔内的压力突然升高，超过贲门关闭压而使气体进入胃内。

（五）心肺复苏操作流程

1.胸外按压与通气比例

无论单人复苏还是双人复苏，在没有建立高级气道之前，按压与呼吸之比均为 30∶2。"高级气道"是指能够使全部或大部分气体进入肺内的气道，如喉罩、气管插管等。

2.复苏流程

复苏流程为：判断意识→呼救→判断呼吸、大动脉搏动→心脏按压→开放气道→人工通气→心脏按压。判断意识时，患者可能没有意识，也可能有意识，急救者应当对两者的处理都能够掌握。

（六）特殊情况

1.患者有意识

询问患者跌倒的原因，进行基本检查。

2.患者无意识，有呼吸

将患者摆放为昏迷体位，防止误吸，同时呼叫救援，安排转运。

3.患者无意识，无呼吸，有心跳

进行"只人工呼吸"的复苏操作，按照前述人工呼吸的方法，每分钟 8～10 次。

4.除颤

只要除颤器一到达现场，即刻进行心律检查，如果是可除颤心律，应当立即除颤。除颤后立即开始"以心脏按压为起点的新一轮循环的复苏"。

"可除颤心律"包括心室颤动和无脉室速。心肺复苏的并发症包括胸骨、肋骨骨折，气胸，血胸，腹腔脏器破裂等。

六、相关知识

（一）复苏伦理

（1）理论上，心肺复苏只针对"心搏骤停"的患者，但复苏的目的包括抢救患者，同时也包括对家属的心理安慰，因此除断头和出现尸僵、尸斑等明确死亡者，可能都需要进行"复苏"。

（2）患者有明确的"不接受复苏意愿"，并有明确依据，可以不进行复苏操作。

(3)在不确定患者的意愿时,要采取"患者利益最大化"原则。

(二)时间是最关键因素

(1)当心搏骤停时,脑内储存的氧只能维持使用15秒,而糖只能维持使用4～6分钟,这就是为什么必须在4～6分钟内开始复苏才能保证患者脑组织存活的原因。

(2)恢复自主循环是关键。即使是完全正规的心脏按压,射血量也只有自主心律的30%。对于可除颤心律,除颤是恢复自主循环(ROSC)的最有效方法。除颤每延误1分钟,患者生存的可能性便下降7%～10%。

(三)防止复苏后综合征

防止复苏后综合征也是复苏的关键因素,因此根据指南,生存链的环节增加为5个:尽快识别与呼救急救系统,尽快行CPR,尽快除颤,尽快进行有效的高级心血管生命支持,心搏骤停后的综合治疗。

(张　波)

第三节　高级心血管生命支持

高级心血管生命支持(ACLS)通常由专业急救人员到达现场或在医院内进行,通过应用辅助设备、特殊技术和药物等,进一步提供更有效的呼吸、循环支持,以恢复患者的自主循环和呼吸功能。

ACLS是在基本生命支持的基础上,对已有自主循环恢复和未恢复的心搏骤停患者,使用人工气道或机械通气,建立静脉液体通路并给予复苏药物的进一步治疗,可归纳为A、B、C、D,即A(airway)人工气道;B(breathing)机械通气;C(circulation)建立液体通道,使用血管加压药物及抗心律失常药物;D(differential diagnosis)寻找心搏骤停的原因。ACLS包含了生存链中早期电除颤和早期高级生命支持两个环节。

一、人工气道及机械通气

CPR过程中进行人工通气的目的是维持血液充分氧合和清除二氧化碳潴留。在BLS和ACLS阶段应给患者吸100%的氧、使动脉血液饱和度达到最大化。心搏骤停最初数分钟内,心脑供氧受到血流中断的影响最大,此时胸外按压较人工通气更重要,应尽可能避免因建立人工气道和检查心律等影响胸外按压。

应该熟练掌握球囊-面罩供氧和通气方法。在CPR过程中,插入气管导管或喉罩气道势必会影响胸外按压,因此急救时应该权衡两者当时的重要性,可以在对患者CPR、电除颤无反应,或自主循环恢复后再建立高级人工气道。

二、复苏药物的选择

(一)给药途径的选择

1.静脉途径

急救时应放置较大的外周静脉注射针,一般药物经由外周静脉到达心脏需要1～2分钟的时间,静脉注射后再推入 20 mL 液体有助于药物进入中心循环。但建立外周静脉通路不应中断 CPR,此时 CPR 要比药物干预更重要。

2.经气管途径

如果静脉通路不能建立,复苏药物可经由气管内给予,用量是经静脉给药剂量的 2～2.5 倍。给药应当用 5～10 mL 注射用水或生理盐水稀释后注入气管内。

3.经骨髓途径

由于骨髓内有不会塌陷的血管丛,因此是另一种可供选择的给药途径,其效果相当于中心静脉通道。如果无法建立静脉通道的话,可建立经骨髓给药通道。

(二)给药时机

在 1～2 次电击和(或)CPR 后,如室颤/室性心动过速(VF/VT)持续存在,推荐给予血管加压药物,但不能因给药而中断 CPR。应当在 CPR 过程中和检查心律后尽快给药,其流程为 CPR→检查心律→给药→电除颤。药物准备应当在心律检查前完成,以便其后尽快给药,从而可以在随后的 CPR 中到达中心循环。

在 2～3 组电除颤、CPR 和应用血管收缩药后,若 VF/VT 仍持续存在,可使用抗心律失常药物;对有长 QT 间期的尖端扭转型室性心动过速,可选用镁剂。

(三)复苏药物的选择

1.血管加压药物

有证据表明,应用血管加压药物有助于患者初始阶段的自主循环恢复。

(1)肾上腺素:肾上腺素在复苏过程中的作用主要是激动 α 受体,提高复苏过程中心脏和脑的灌注压。目前推荐成人患者给予肾上腺素 1 mg,每隔 3～5 分钟可重复给药一次。

(2)血管升压素:血管升压素是非肾上腺素能外周血管收缩剂,能同时导致冠状动脉和肾动脉收缩。多个动物实验表明,血管升压素较肾上腺素有益,但无证据证明血管升压素(每次 40 IU)比肾上腺素(每次 1 mg)更有效。可选用血管升压素代替首次或第 2 次肾上腺素治疗。

2.阿托品

目前无前瞻性对照研究支持或反对在心室静止或 PEA 中应用阿托品。由于迷走神经张力过高可导致和(或)加剧心室静止,故阿托品可以用于心室静止或 PEA。推荐剂量为每次 1 mg,每隔 3～5 分钟重复给药一次,最大剂量为 3 mg。

3.抗心律失常药物

(1)胺碘酮:应用胺碘酮(300 mg 或 5 mg/kg)比利多卡因(1.5 mg/kg)更能提高患者的入院存活率,并能提高 VF/VT 对电除颤的反应。对 CPR、电除颤和血管升压素无反应的 VF/VT,可首选胺碘酮 300 mg 静脉注射,无效可再加用 150 mg。

(2)利多卡因:利多卡因可降低自主循环恢复率和使心室静止增加,可以作为无胺碘酮时的替代药物。初始剂量为 1～1.5 mg/kg,静脉注射;如 VF/VT 持续,可给予额外剂量 0.5～0.75 mg/kg,每隔5～10 分钟静脉推注 1 次,最大剂量为 3 mg/kg。

(3)镁剂:镁剂能有效中止尖端扭转型室性心动过速。可用 1～2 g 硫酸镁溶于 5% 的葡萄糖溶液 10 mL 中缓慢静脉推注,而后可用 1～2 g 硫酸镁溶于 5% 的葡萄糖溶液 50～100 mL 中静脉滴注(5～60 分钟)。

三、体外膜肺氧合技术（ECMO）

ECMO是"体外膜肺氧合"的英文简称，又称"体外维生系统"，其起源于体外循环技术（CPB），最初是通过体外血液气体交换来治疗可逆性的呼吸衰竭，继而成为手术室外各种原因引起的心肺功能衰竭的暂时性替代措施，并取得了一定的治疗效果。它是代表一个医院，甚至一个地区、一个国家的危重症急救水平的一门技术。

（一）ECMO的发展简史

1953年投入使用的鼓泡式氧合器为心脏手术的实施提供了体外循环，具有划时代的意义，其不但使心脏外科迅猛发展，同时也将为急救专科谱写新的篇章。1956年，有人研发了气体交换膜，随后膜式氧合器（膜肺）逐渐在临床普及使用。膜肺的气体交换能力强，生物相容性好，血液破坏少，气栓发生率低，尤其是纤维膜肺，其良好的稳定性和安全性为长时间体外氧合应用提供了可能。于是，学者们立即有了将此技术转化为一门支持抢救技术的想法，但始终突破不了维持数小时的时间限制。直到1972年，有人报道了3天的体外循环成功抢救外伤患者，于是一些医院相继开展了ECMO，但很快因成功率低而告一段落。20世纪80年代，一些医院将ECMO用于治疗新生儿呼吸衰竭并取得了成功，这是吸入NO、高频振荡通气、肺泡表面活性物质替代等治疗措施都无法实现的。1989年以来，登记在体外生命支持组织（ELSO）中的临床应用ECMO的例数超过了2.4万例，多数为新生儿，因而ECMO已经成为新生儿急性肺损伤的标准治疗手段。ECMO对成人肺损伤的疗效尚存在争议，但普遍认为此技术是一项安全有效的维持生命的临时救治手段。至1994年有了阶段性的总结：ECMO对新生儿的疗效优于成人，对呼吸功能衰竭的疗效优于心脏功能衰竭。随着医疗技术、材料技术、机械技术的不断发展，ECMO的支持时间不断延长，对成人的疗效不断提高，从而被更广泛地用于临床危重症急救。甚至一些医疗中心将ECMO装置定为救护车的基本配置，使ECMO走向院前而更好地发挥急救功能。

（二）ECMO同传统的体外循环的区别

ECMO同传统的体外循环的区别有以下几点：①ECMO是密闭性管路，无体外循环过程中的储血瓶装置，体外循环则有储血瓶作为排气装置，是开放式管路；ECMO采用的是肝素涂层材质，并且是密闭系统管路，无相对静止的血液。②激活全血凝固时间（ACT）为200～250秒，体外循环则要求ACT大于480秒；ECMO维持时间1～2周，有超过100天的报道，体外循环一般不超过8小时；体外循环需要行开胸手术，需要时间长，要求条件高，很难实施。③ECMO多数不必行开胸手术，可在简陋的条件下以极快的速度建立循环，熟练的团队可将时间缩短到10分钟以内，这使ECMO可广泛应用于临床急救。

（三）ECMO的原理和类型

1.原理

ECMO治疗时，先将患者体内的静脉血液引流至储血罐，然后由机械泵将血泵入氧合器，经膜肺将血液氧合、排出CO_2并加温后，再通过另一路管道回输患者体内。引流体外和泵入体内的管道之间有一备用的短路，其作用是一旦回路发生机械故障时，可迅速将机体与ECMO系统脱离，从而确保临床使用安全。

2.类型

ECMO主要分为两种模式：V-V ECMO模式与V-A ECMO模式。

（1）V-V ECMO模式经静脉将静脉血引出，经氧合器氧合并排出CO_2后泵入静脉。通常选择股静脉引出,颈内静脉泵入,也可根据患者情况选择双侧股静脉。其原理是静脉血在流经肺之前已部分行气体交换,以弥补肺功能的不足。在 ECMO 支持下可降低呼吸机的吸入氧浓度(<60%)和气道压(<4 kPa),从而避免或减轻肺损伤。V-V ECMO 模式适合单纯肺功能受损、无心脏停搏危险的病例,其使血液重复转流,效率低于 V-A ECMO 模式,因而不适用于心功能不能及时得到纠正的心衰患者。

(2)V-A ECMO 模式经静脉将静脉血引出,经氧合器氧合并排出 CO_2 后泵入动脉。成人通常选择股动/静脉,新生儿及幼儿选择颈动/静脉,也可行开胸手术进行动/静脉置管。V-A ECMO 模式的优点是可同时支持心肺功能,其缺点是干扰了正常循环的血液分配和搏动方式,可造成脑、肺、心肌的损害,气栓的发生率较高,此外动脉置管结扎后(尤其在小儿)容易发生血管重构畸形。V-A ECMO 模式适合心功能衰竭、肺功能严重衰竭并有心脏停搏可能的病例。由于 V-A ECMO 管路是与心肺并联的管路,故运转过程中会增加心脏后负荷,同时流经肺的血量减少。当心脏完全停止跳动时,V-A ECMO 模式下心肺血液滞留,容易产生血栓而导致不可逆损害。如果超声诊断心脏完全停止跳动超过 3 小时,则应立即开胸置管,转换成 A-A-A 模式。两条插管分别从左、右心房引出,经氧合器氧合并排除 CO_2 后泵入动脉,防止心肺内血栓形成及发生肺水肿。

ECMO 方式的选择要参照病因、病情,灵活选择。总体来说,V-V ECMO 模式为肺替代的方式,V-A ECMO 模式为心肺联合替代的方式。心脏功能衰竭及心肺衰竭病例选 V-A ECMO 模式,肺功能衰竭选用 V-V ECMO 模式,长时间心跳停止选 A-A-A 模式。而在病情的变化过程中,还可能不断更改转流方式。

(四)ECMO 的适应证

1.新生儿肺疾病

适应 ECMO 治疗的新生儿肺疾病包括胎粪吸入综合征、先天性膈疝、肺部感染等所导致的肺动脉高压。一般认为,新生儿氧合指数(OI)大于等于 40 时为 ECMO 的启用标准(氧合指数=平均气道压力×吸入氧浓度×100÷动脉氧分压)。ECMO 的目标是维持机体的正常气体交换,通常 V-A ECMO 模式应维持回路中静脉血氧饱和度高于 75%,而采用 V-V ECMO 模式时脉搏氧饱和度监测应在 85% 以上。一旦转流稳定,肺内机械通气一般调整为低呼吸频率(5~10 次/分)、低气道压和一定的 PEEP,FiO_2 在21%~40%。因新生儿很少有慢性基础肺疾病,故应用 ECMO 支持后生存率相对较高。对药物和常规呼吸支持治疗无效的持续性肺高压患儿,采用 ECMO 治疗在保证充分氧供的同时,避免了常规机械通气对肺的进一步损伤,并可降低肺血管阻力,从而为患儿重新建立正常的体-肺循环和存活创造了条件。

2.肺损伤

急性呼吸衰竭、急性肺损伤、ARDS 误吸、创伤、严重肺部感染、脓毒血症等可直接或间接造成肺损伤,继而引起的呼吸衰竭和 ARDS 是 ECMO 的适应证,特别适用于小儿或成人的急性肺损伤。在传统方法治疗过程中,如病情继续进展或伴心血管功能不稳定的呼吸衰竭患者,为保持良好的气体交换,避免通气过度和气道高压,ECMO 也不失为一种临时挽救生命的手段。目前对何时该启用 ECMO 尚无统一标准,成人 ARDS 的一个入选指标是吸入纯氧 2 小时后 PaO_2 小于 50 mmHg,但该指标的合理性和严谨性仍需进一步评估和统一。由于 ECMO 只是暂时的替代措施,因此不适用于不可逆的心、肺、脑疾病和预后不良的患者。相对禁忌证则包括老年、免疫抑制、脑外伤、左心衰竭、肝素诱导的血小板减少症等。

3.心脏手术

CPB脱机困难的心脏手术患者,治疗期间必须保证正常肺通气以防肺不张,并注意维持正常的动脉血CO_2和O_2分压。极少数先天性心脏病新生儿行心脏手术前,也有使用ECMO作为心脏过渡训练。

4.肺梗死或气道梗阻

对急性肺梗死和气道梗阻的患者,快速建立ECMO是一种有效的抢救措施。

5.心肺移植手术

ECMO不仅可为晚期心肺功能衰竭而等待移植手术的患者争取足够的时间,也可改善患者的全身状况,对预后有利。ECMO还可为顺利渡过手术和术后恢复期"保驾护航",如肺移植术后的再灌注水肿和呼吸衰竭者,尤其是对肺动脉高压行单肺移植者。在心脏移植术后,心肌顿抑常导致顽固性的心功能衰竭,而ECMO支持则为心肌顿抑的恢复创造了条件。虽然主动脉内球囊反搏更常用于临床,但它只针对左心系统,不能对严重心衰患者提供足够的循环支持,且在股动脉较细的小儿患者中使用受限。在这些情况下,ECMO能代替球囊反搏或两者联合治疗。

6.其他

ECMO在临床上难于处理的代谢性酸中毒、心肌炎、顽固性休克、无心跳供体的脏器保护等方面也能发挥特殊的治疗价值。并发或并存急性肾衰竭、肝衰竭时,需要行血液透析治疗,可将血透机或其他支持装置连接在ECMO回路上,用于支持多脏器功能。

ECMO本身并不能治疗以上疾病,其应用的必要性体现在能克服上述治疗方法的不足,提供暂时性的全身支持,为心肺功能的恢复赢得时间,从而提高患者的生存机会。

(五)ECMO的管理

ECMO支持过程中必须掌握好氧供和氧耗的平衡。氧供在一定程度上反映了膜肺氧合功能,氧耗反映了组织有氧代谢的情况。ECMO可因温度降低、麻醉和肌松药的应用、自身心肺的休息状态使氧耗下降,也可因肌颤、高儿茶酚胺、高温、感染等使氧耗增加。氧供和氧耗的比值在一般情况下为4:1。如果动脉血氧合完全,机体的代谢正常,其最佳的静脉氧饱和度应为75%。当供氧量明显减少时,组织将发生缺氧并伴有酸中毒、低血压、乳酸血症等。在ECMO治疗中,氧供和氧耗比值的重要性比动脉血氧饱和度达到100%更为重要。最好的方法是连续监测静脉氧饱和度,努力使其维持在65%～75%,静脉氧饱和度可大致反映氧代谢情况。也应连续检测血气分析,通常ECMO中PaO_2维持在80～120 mmHg,$PaCO_2$维持在35～45 mmHg。膜肺气体交换有很高的调节作用,以FiO_2控制PaO_2,以通气量控制$PaCO_2$。

ECMO过程中需全身肝素化,除开始给的肝素外,以后每小时给肝素30～60 U/kg,使ACT维持在200～250秒。ACT影响因素多,单纯ACT监测应动态判读。如条件允许,可进行凝血功能检测,另外如血栓弹力图和凝血分析仪(Sonoclot)凝血与血小板功能监测已经在不少临床机构获得应用,从而有助于对凝血机制进行全面、快速的动态监测。

ECMO过程中,维持多少血细胞比容(Hct)为最佳尚无定论。如果溶血较严重,出现血红蛋白尿,应适当碱化尿液,促进血红蛋白的排出,保护肾功能。ECMO期间,如靠药物肾脏不能充分调节酸碱和水电解质平衡,可在ECMO旁路中应用透析器或超滤器,可有效纠正高钾,排出肌酐、尿素氮等物质,但超滤时应注意液体进出平衡。

ECMO支持期间,动脉血压可稍低,特别是在ECMO初期较明显。血压低的原因是多方面的,如血液稀释、平流灌注、炎性介质释放等。ECMO中,平均动脉压不宜太高,在50～

60 mmHg即可。组织灌注的情况主要根据静脉血气或末梢经皮氧饱和度监测来反映。

ECMO需要良好的配合,长期的肝素化、气管插管可使患者口腔、鼻腔出血,要经常对上述部位进行清洗。患者应经常适度翻身,避免发生压疮。常规给予抗生素预防感染。血液在体外循环时温度有下降的趋势,应注意保持体温在35～36 ℃。温度太高,氧耗增加;温度太低,易发生凝血和血流动力学紊乱。ECMO过程中还应重视能量的补充,可通过CO_2的产生量计算出能量的消耗,平均每天补充的热量为238.49 kJ/kg。ECMO过程中膜肺可出现血浆渗漏、气体交换不良、栓塞等一系列功能障碍,如情况严重应紧急更换膜肺。

通常ECMO持续3天到数周。随着ECMO的持续支持,患者的心肺功能也在逐渐恢复。当ECMO循环流量仅为患者血流量的10%～20%,可维持正常代谢时,应考虑终止ECMO。如果患者在终止ECMO 1～3小时内情况稳定,可拔除循环管道,并对血管进行修复。ECMO终止24～48小时后,呼吸机可逐渐撤离。

(六)ECMO治疗的并发症

ECMO治疗的并发症主要包括机械性原因和生理性原因两大类。

(1)机械性原因包括氧合器功能不良、回路血栓堵塞或脱落、机械泵或加热器故障、置管和拔管相关并发症等。一旦发生上述并发症,应迅速让患者机体从ECMO上脱离,并恢复治疗前的机械通气,同时处理相应的回路问题。

(2)生理性原因主要包括出血及血栓形成、脑损伤等。ECMO一般采用全身肝素化,故出血不可避免,但严重出血将危及患者生命。处理原则依然是保证外科充分止血,精确调整抗凝强度,及时补充消耗的凝血因子、血小板和纤维蛋白原,监测患者全身凝血系统变化。婴幼儿由于大多经颈部插管,可能造成脑损伤。另外,无论婴幼儿或成人,都可能出现因颅内出血或血栓造成的脑损伤。

(七)ECMO的终止

终止指标:①不可逆性脑损伤;②其他重要器官严重衰竭;③顽固性出血;④肺部出现不可逆损伤。一旦明确上述情况应终止ECMO,避免人力、物力的浪费。

(八)新型ECMO的研发与应用

1.A-V ECMO

A-V ECMO模式是血液从动脉经过专门用于该模式的低阻力体外膜肺回流到静脉,血流直接依靠动静脉之间的压力差推动,因而无须血泵装置。研究表明,10%～15%的心搏量经过气流量5 L/min的A-V ECMO可满足CO_2的清除,而对O_2交换意义较小。血流量主要取决于管道直径和平均动脉压。A-V ECMO临床应用的可行性和安全性已得到证实,它可使高碳酸血症患者的$PaCO_2$明显下降。A-V ECMO模式的最大优点在于避免了与机械泵有关的并发症,减少了血液破坏和简化了临床管理;缺点为动脉置管并发症增多,心脏负荷增加。A-V ECMO模式适用于急性呼吸衰竭、高碳酸血症、需行保护性肺通气又要避免高CO_2分压的ARDS合并脑损伤患者。其禁忌证包括心衰、休克和外周动脉阻塞性疾病。当然,对于这种新的A-V ECMO模式,尚需更多的研究和临床实践,才能对其作出正确的评价。

2.小型膜肺及微型可植入型膜肺

整合血泵动力和氧合功能,甚至能加热血液的微型人工心肺装置正在开发研制中,其将大大减少血液的破坏和提高效率,更有利于临床操作和应用。其中一种是将简易化设计的微型氧合器置入腔静脉内,但由于压力较低的静脉血经过氧合器时流速缓慢,氧合效率很低,故无法满足

ARDS 患者的氧合需求。于是有人设想研制一种将阻力较小的氧合器和微轴血泵相结合的血管内膜肺。还有一种设想是通过右心房的压力作为泵动力,利用可植入性氧合器获得长期气体交换辅助,这一设计思路已在动物(绵羊)试验中获得成功,正在投入临床试验。

总之,ECMO 的临床应用给体外循环带来了新的理念和定位,是心肺辅助循环的一种拓展。众多实验和临床资料证实,ECMO 对改善机体氧合、排出多余 CO_2、维持血流动力学的稳定、促进心肺功能的恢复十分有效。而只有正确掌握适应证和选择转流方式,加强 ECMO 期间的管理,尽可能降低和减少相关并发症,才能更好地提高对危重症患者治疗的成功率。

（张　波）

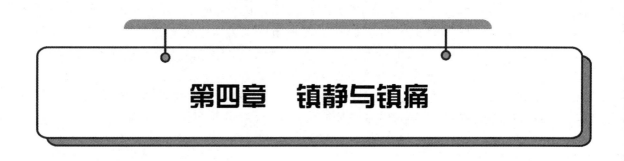

第四章　镇静与镇痛

第一节　镇　静

ICU 的危重患者经常会出现焦虑、不适和疼痛等症状。在意识丧失、无知觉或无感觉的情况下,患者也可能发生躁动,存在自我伤害或伤害他人的危险。镇静措施是重症监护室医护人员对危重患者实施关心和同情的组成部分。监护室医师实施镇静的目的,就是要减少患者的不良感觉和经历,使患者保持在理想的舒适程度和安全水平,增加患者的舒适感,从而改善患者的预后。

在 ICU,危重患者使用镇静药物的意义包括:①保证危重患者能够耐受各种必要的有创监测及治疗过程;②通过降低患者的清醒度和减少活动,来降低氧的消耗;③使患者遗忘某些床旁操作和特殊情况,如气管插管、经皮气管造口术、气管切开术或心脏电复律术等。

使用镇静药维持患者的安全和舒适,对 ICU 治疗计划的实施常常是必要的,因此让接受机械通气的危重患者处于理想的舒适状态是 ICU 加强医疗最基本、也是最重要的目标之一。

一、焦虑

焦虑是指患者经常描述一种不确定的强烈感觉和恐惧,以及伴随或不伴明显刺激的焦虑不安,频繁主诉诸如出汗、心动过速、口干等症状。持续焦虑可能引起躁动、神经症、谵妄或精神病。焦虑是一种刺激或某种对抗反应及逃避反应的前兆,主要是个体的注意力集中在避免损伤或避免进一步受到损伤的反应上。在 ICU,使用镇静药能帮助患者降低和更好地适应这种应激反应。

(一)病因学

导致危重患者焦虑的原因有很多,包括住院或入住 ICU 后,患者担心自己的个人幸福、家庭、工作受影响,以及患者缺乏自主性、无助和(或)有压抑感,担心生存问题等。其他情况也可增加患者的焦虑,如丧失能力、失眠、仪器、搬动、噪声、疼痛、物理治疗、室内温度、气管吸痰等。

患者对陌生的环境和病床感到不舒适都可能会增加患者的焦虑。术后或某些基础疾病(如心肌梗死或胰腺炎)造成的疼痛也会增加患者的焦虑。焦虑和疼痛经常相互伴随,疼痛可以加重焦虑,焦虑也会增加疼痛。焦虑常导致失眠,失眠又会加重焦虑。疼痛、焦虑、监护室噪声、室内温度过高或过低以及周围光线过强等因素可造成失眠。此外,ICU 的其他因素也可加重患者的焦虑、疼痛、不适及失眠等症状,如机器报警、介入治疗和对患者缺乏体谅的医务人员都是造成噪声增加的因素。噪声的增加往往又促进了患者的焦虑和疼痛,据统计,ICU 中有 50％的患者受到影响,内外科 ICU 病房中有 71％的患者至少发生过一次躁动。

除了上述因素外,某些心理学特性也易使患者发生焦虑。有研究发现:住院前属于紧张类型的患者,住院期间更容易出现焦虑,常需要更频繁和更大剂量地使用镇静药和阿片类药。

(二)病理生理学

研究发现,产生焦虑的解剖学基础可能位于大脑的边缘系统。在焦虑发作时期,研究者采用 PET 检测急性焦虑症(一种相对常见的焦虑症)患者的海马部位,发现其血流量增加。而且在发作时,焦虑患者的血清儿茶酚胺水平增高,极有可能是这些介质导致了焦虑过程中伴随的生理变化。也就是说,海马部位的活动刺激了儿茶酚胺释放,而后者又引起了诸多的生理改变,例如焦虑常伴随的心动过速、出汗、呼吸困难等。

此外,最近有证据显示,下丘脑和脑干的神经元也可能是应激的解剖基础。发生对抗或逃避反应时,下丘脑和脑干神经元被激活,它们又刺激和促进交感神经系统的传出活动。

γ-氨基丁酸(GABA)被认为是引起焦虑的另一种内源性生物化学介质,由中枢神经系统的上 1/3 突触释放。激活突触后,$GABA_A$ 受体增加氯离子的传导,从而引起细胞内氯离子浓度增加,快速抑制突触后电位。激活的 $GABA_B$ 受体开放钾离子通道,钾离子通道产生慢抑制作用。因此,任何增加 GABA 活性的药物(例如苯二氮䓬类)或反应都会导致突触后抑制,降低其兴奋性。相反,任何抑制 GABA 活性的药物或反应将增加神经元的兴奋性,引起焦虑加重。

未经治疗的焦虑都可能是病理性的。焦虑的程度与高血压的程度呈正相关,常伴心肌冠脉灌注血流减少。焦虑将影响睡眠,加重疼痛感觉。焦虑如不缓解,可能会出现精神病表现,发展成为 ICU 妄想或 ICU 综合征。焦虑会引起躁动,躁动又可能会导致身体损伤,这种损伤源自:①患者自行拔除监护和治疗仪器设施,如患者自己拔掉气管插管、动脉导管和中心静脉导管;②患者企图下床,增加了摔伤的发生率;③手术吻合口的损伤;④患者对治疗措施的依从性降低,如胸部物理治疗;⑤患者对氧的消耗增加。

氧的消耗增加可以导致心肌缺血伴随心源性疾病发作,例如心律失常、心肌缺血或心肌梗死等。氧的供应和消耗不平衡会引起严重的后果。如果抗焦虑、镇痛或其他方法都不能达到减少氧需求的目的,可以应用神经-肌肉阻滞药使肌肉松弛。

(三)治疗

1.非药物治疗

尽可能改善 ICU 环境,减少压抑程度。监护室工作人员要有意识和注意患者对护理环境的需求,给予患者更多的同情心。首先是要尽可能减少不良环境的刺激,为患者提供舒适的条件,以利于增加患者的睡眠和休息时间。将 ICU 的噪声程度减到最低,夜间干预(如常规胸片、抽血、胸部物理治疗)应尽量减少。夜间应尽可能为患者关上房门,以保证患者的正常夜间睡眠模式。白天,当患者睡着了或正休息时,要尽可能限制医护人员的干预操作。为使患者舒适,减少焦虑,监护人员要掌握放松技术,注意倾听患者的主诉,确保患者的焦虑症状是短暂的,这点是极其重要的。

2.药物治疗

尽管医护人员在护理上尽了最大的努力以减轻患者的焦虑和痛苦,ICU 中仍然会有很多患者存在焦虑和痛苦。因此,大部分 ICU 患者还是需要用药物抗焦虑和镇痛。

(1)镇静的程度:需要镇静的程度依适应证不同而异。例如,控制癫痫持续状态需要较深的镇静,而气管插管则需要较浅的镇静;为使患者感觉舒适,现代模式的机械通气不需要深度镇静。治疗团队应当明确镇静的目的,确定想要达到的镇静程度,并有所记录。一旦确立镇静的方案,就要定期评估镇静的程度。要以制订的方案为基础,争取减少药品费用,提高镇静和镇痛质量。制订镇静方案时,应注意以下问题:①"过度镇静"可能增加患者发生医院获得性肺炎的风险;②需要频繁地定期进行神经系统评估,包括 CT 扫描;③可能延长患者的 ICU 住院时间;④可能增加患者的心理疾病发病率,如外伤后应激性疾病和抑郁。

镇静程度可以通过以下方法进行评估:①拉姆塞(Ramsay)评分标准:根据对标准化刺激反应作出判断,评分分为 6 个等级,范围从焦虑和躁动到无反应。该评分系统可信度较好,操作简单,数字评分适合于在 ICU 观察表上记录和说明。②脑电图能够提供一种脑活动的测量方法,更适合评估麻醉深度,但不适合解释脑病患者。目前已经有了新的易使用的整合脑电图设备,但在 ICU 的应用尚在探索中。③诱发电位。

镇静程度也可以通过监测痛苦体征的生理学参数来进行评估。在每天镇静药完全撤离的非用药期间,记录患者的清醒时间或所达到 Ramsay 评分的预定程度,是评估的最佳方式。

(2)理想镇静药物:目前尚无理想的镇静药物。理想的镇静药物可用于某些特定方面的镇静,如催眠、抗焦虑或遗忘,通常没必要为每位患者都提供全面镇静。理想镇静药物的作用效果包括如下方面:①催眠/睡眠;②抗焦虑;③遗忘;④抗惊厥;⑤非蓄积性的;⑥非经肝脏或肾脏代谢途径的;⑦无呼吸或心血管功能抑制;⑧费用合理;⑨起效快和作用时间短;⑩无长期影响记忆力的不良反应;⑪无长期影响心理的不良反应。

二、镇静的监测

到目前为止,监测镇静的几种主观和客观技术都不理想。ICU 医师应该熟悉 1～2 种或更多监测镇静的技术,并能应用其中一种管理需要抗焦虑治疗的患者。选择的监测方法应当简单、易于使用和记录,并能准确地描述焦虑或躁动的程度,以及要达到的镇静程度。Ramsey 评分已经应用了几十年,具有合理的可信度,但它对镇静分级能力有限。临床证明,赖克(Riker)镇静-躁动评分(sedation-agitation scale,SAS)对 ICU 患者来说是可靠的(表 4-1)。运动活力评分(motor activity assessment scale,MAAS)标准由 Riker SAS 衍生而来,也在 ICU 患者中得到了应用。COMFORT 评分广泛用于对儿童的评估。

表 4-1　Riker SAS

分值	描述	定义
7	危险躁动	试图拔除各种导管,翻越床栏,攻击医护人员,辗转挣扎
6	非常躁动	需要行保护性束缚并反复语言提示劝阻,咬气管插管
5	躁动	焦虑或身体躁动,言语提示劝阻可安静
4	安静	合作安静,容易唤醒,服从指令
3	镇静	嗜睡,可唤醒并能服从简单指令,但又迅速入睡
2	非常镇静	对躯体刺激有反应,不能交流及服从指令,有自主运动
1	不能唤醒	对恶性刺激无或仅有轻微反应,不能交流及服从指令

注:恶性刺激指吸痰或用力按压眼眶、胸骨或甲床 5 秒。

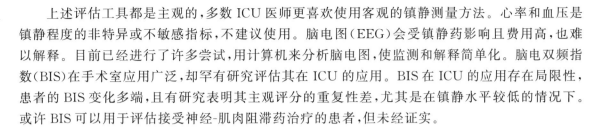

上述评估工具都是主观的，多数 ICU 医师更喜欢使用客观的镇静测量方法。心率和血压是镇静程度的非特异或不敏感指标，不建议使用。脑电图（EEG）会受镇静药影响且费用高，也难以解释。目前已经进行了许多尝试，用计算机来分析脑电图，使监测和解释简单化。脑电双频指数（BIS）在手术室应用广泛，却罕有研究评估其在 ICU 的应用。BIS 在 ICU 的应用存在局限性，患者的 BIS 变化多端，且有研究表明其主观评分的重复性差，尤其是在镇静水平较低的情况下。或许 BIS 可以用于评估接受神经-肌肉阻滞药治疗的患者，但未经证实。

三、ICU 常用的镇静药

（一）苯二氮䓬类药

苯二氮䓬类药是 ICU 最常用的镇静催眠药，具有镇静、催眠、抗焦虑作用，也有良好的抗惊厥作用，还有一定程度的肌肉松弛作用，可导致顺行和逆行遗忘，其逆行遗忘是可以恢复的。该药无镇痛效果，但可通过阻断预期的疼痛反应和阿片类药产生协同作用。该药不良反应少，很少发生与其他药物的相互作用。其作用机制是通过大脑边缘系统的苯二氮䓬受体起作用，该受体使 GABA 的剂量依赖性增强。因此，通过逐步提高剂量，苯二氮䓬类药物可产生从轻微镇静到昏迷的效果。产生的呼吸抑制也存在剂量依赖关系，老年、COPD 以及接受阿片类药物的患者更易发生呼吸抑制。

大部分苯二氮䓬类药物是在肝脏代谢，其代谢产物经肾脏排出。对危重患者，尤其是老年人、肝衰竭或肾衰竭者，该类药半衰期延长，药物和其代谢产物蓄积，且透析不能将其有效清除。如果药物过量将导致治疗效果扩大，引起镇静、机械通气以及 ICU 停留时间的延长，更严重的后果在监护室不常见。苯二氮䓬类和阿片类药物协同产生的镇静和抑制心肺功能作用比单纯的两个药物作用相加更强。

1.地西泮

地西泮是目前了解最多、使用最多的苯二氮䓬类药，可以口服或静脉给药，广泛地用于管理机械通气患者，以及控制各种原因引起的惊厥。地西泮具有遗忘和轻微的肌肉松弛作用，大剂量会产生心脏和呼吸抑制。地西泮可引起注射血管外周血栓性静脉炎，严重者可以发生反常的意识错乱和精神激动，长期使用会出现戒断症状。地西泮清除半衰期长达 50 小时，在肝脏降解产生活性代谢产物去甲地西泮和奥沙西泮，具有长效镇静作用。

静脉给药后，地西泮的血药浓度水平由于快速地进入组织分布而迅速下降，因此初始的镇静作用很快就减退。若持续输注达到组织饱和时，药物的清除就依赖肝脏代谢。一旦饱和，即使肝功能正常，也会造成镇静效果延长。地西泮属非水溶性药物，其稀释剂中含乙醇、丙烯二醇和苯酸钠，其 pH 值为 6.6 的黏稠制剂对静脉有刺激作用，频繁用药可以引起局部疼痛。常规用量是每 1～4 小时 2～5 mg 缓慢静脉注射，最好采用剂量逐渐增加的方式以达到理想效果。酗酒，尤其是同时滥用苯二氮䓬类药物的患者常需要大剂量的地西泮来镇静。控制震颤性谵妄的患者可能需要累计剂量达到 2 g。

2.咪达唑仑

咪达唑仑属短效苯二氮䓬类药物，静脉途径给药不会引起疼痛和静脉血栓形成，其药效是地西泮的 2～4 倍。咪达唑仑易再分布至组织中，快速经肝脏和肾脏清除。咪达唑仑的临床疗效较短，半衰期为 1.5～3.5 小时。该药起效快，静脉或肌肉给药后 1～2 分钟起效，效果好，患者通常在停止给药后迅速苏醒，适合持续输注。对合并低蛋白血症、肾功能减退或肥胖的危重患者,咪达唑仑的清除会减慢,从而导致镇静时间延长。其活性代谢产物 α-羟基-咪达唑仑也会起到延长疗效的作用。持续输注对于危重患者的短期镇静、抗焦虑和遗忘作用效果理想。初始剂量为 $0.1\sim2.5$ mg/kg,随后每 $2\sim3$ 小时给药 $2.5\sim5$ mg/h,也可 $1\sim20$ mg/h 或 $0.5\sim10$ $\mu g/(kg\cdot min)$ 持续静脉给药。某些患者需要加大剂量,曾有机械通气患者安全使用过 20 mg/h 的剂量。

3.劳拉西泮

与其他苯二氮䓬类药物比较,劳拉西泮对心血管和呼吸中枢的影响弱,且因为其通过葡糖醛酸糖苷酶代谢,故与其他药物的相互作用较小。需要镇静超过 24 小时的 ICU 患者建议使用劳拉西泮,使用方法为初始间断地快速静脉注射以达到理想的镇静水平,然后以 $0.5\sim2$ mg/h 的剂量输注维持。过高浓度的劳拉西泮会发生沉淀,必须用葡萄糖或生理盐水配成 1 mg/mL 的浓度输注,因为 2 mg/dL 制剂的溶剂中含聚乙二醇 400 和丙二醇,使用时可能会引起急性肾小管坏死、乳酸性酸中毒和高渗状态等不良反应。口服劳拉西泮可引起腹泻。

(二)异丙酚

异丙酚又名"二异丙基酚",是一种静脉注射的麻醉药,其化学结构与其他麻醉药不同,低剂量具有镇静和催眠的特性。该药是由美国 FDA 批准在 ICU 使用的镇静药,起效快、效果好,静脉给药,30 秒内可致人意识丧失。由于体内的再分布和在肝脏迅速代谢成无活性的代谢产物,血浆半衰期为 $0.5\sim1.5$ 小时,故其作用消除也快。即使持续给药达到深度镇静剂量,一旦停止给药,$30\sim60$ 分钟内患者又可完全恢复清醒。这些特性使它非常适合 ICU 患者的短期镇静或简单麻醉操作,如心脏电复律、内镜检查、气管插管以及烦躁和焦虑患者的镇静;尤其适合那些希望快速从呼吸衰竭中恢复的患者,如有生命危险需要机械通气的哮喘患者。

异丙酚用于镇静时,开始剂量为 $0.5\sim1$ mg/kg,随后以 $25\sim70$ $\mu g/(kg\cdot min)$ 的速度输注,逐渐增加速度以达到理想的镇静水平,通常 ICU 的镇静剂量远低于麻醉所需的 $6\sim12$ mg/(kg·h) 的剂量。一般停止给药后患者 $15\sim20$ 分钟苏醒。

联合使用中、小剂量的芬太尼或吗啡镇痛,可以减少异丙酚的需要量。异丙酚具有高脂溶性,在静脉给药后,将从血浆再分布到脂肪组织储存。由于再分布的速率较慢,持续输注以保持镇静的速率要低于初始镇静速率,因此建议每天以维持镇静最小的速率输注,否则停止使用异丙酚后,将造成镇静时间延长。

前瞻性临床研究表明,短期应用异丙酚和咪达唑仑的苏醒时间相似。一旦持续镇静时间超过 72 小时,异丙酚的苏醒将更快、更可靠。

注意事项:异丙酚可以引起平均动脉压降低,其原因可能是导致外周血管扩张,而不是直接抑制心肌。低血容量或因严重低血压而导致心肌损害者慎用异丙酚。有报道称使用异丙酚的患者突然因代谢性酸中毒死亡,大部分病例是儿童,也有成人停止使用异丙酚后发生肌阵挛者。异丙酚也可用于治疗癫痫状态和颅内高压。异丙酚制剂中含大量脂肪乳,在大量使用异丙酚期间,胃肠外营养的总脂肪含量必须重新调整,适当减少;长时间大量使用可能导致严重的高三酰甘油血症,因此使用期间必须每 $2\sim3$ 天监测血清中三酰甘油的水平。如果三酰甘油水平增高过多,应减少异丙酚用量或停止用药。脂肪乳剂非常适合细菌生长,有报道称细菌可经表面侵入异丙酚的脂肪乳中繁殖,然后当患者接受污染的异丙酚输入时发展成败血症。因此,配制药剂时严格无菌操作非常关键,打开消毒瓶 12 小时的药品应当丢弃。

（三）丁酰苯类

在丁酰苯类中,氟哌啶醇在 ICU 患者中是治疗谵妄最有用的药。丁酰苯类安全性高,几乎对心率、血压无影响,也不影响通气,其作用机制还不清楚,可能与拮抗多巴胺的活动有关。丁酰苯类静脉注射或肌内注射后 5～20 分钟起效,15～45 分钟达到作用峰值,而持续时间变化较大,为 4～12 小时。该药在肝脏代谢,经肾脏排泄,在血浆中的半衰期是 20 小时。该药较少影响血流动力学或呼吸变化。控制烦躁不安的患者时,开始给予 1～2 mg 静脉注射或肌内注射,之后每 8 小时可增加到 2～5 mg;也可以每半小时增加一倍剂量直到患者安静。维持剂量有赖于个体对药物的反应,有报道称 1～2 小时用量高达 50 mg。

氟哌啶醇可以引起锥体外系反应,帕金森病是其绝对禁忌证,其他并发症有抗精神病药的恶性综合征、低血压、癫痫发作和心律失常等。氟哌啶醇可拮抗多巴胺对肾的利尿作用。

（四）巴比妥类药

巴比妥类药是最古老的镇静催眠药之一,具有明显的心血管和呼吸抑制作用。目前在 ICU,该药已大部分被苯二氮䓬类药、异丙酚、丁酰苯类药以及其他较新的药代替,偶尔用于深度镇静或癫痫状态、机械通气患者的麻醉和患有高颅内压的患者。

（李建林）

第二节　镇　痛

重症监护室患者常因基础疾病、有创操作或创伤引起疼痛和不舒服,此外,监护、治疗(如导管、引流、无创通气设备和气管插管)、常规护理(如吸痰、换衣服和翻身)和长期卧床等均会造成疼痛。

一、解剖路径和生理

对疼痛解剖学的物质基础认识要比对焦虑的认识多。疼痛最常发生于外周,通常继发于组织损伤,组织损伤又可引起如组胺、5-羟色胺和前列腺素等炎性介质水平增高,从而刺激神经末梢,导致 C 类和 A 类 δ 神经纤维产生神经电活动,传导至脊髓背角的轴索,使Ⅰ层的边缘层细胞和Ⅴ层的大多角运动神经元被激活,并投射至丘脑的疼痛感知区。脊髓丘脑束是主要的传导路径,其他冲动投射至网状结构、中脑、下丘脑和前脑边缘结构。冲动最终到达脑皮质,形成痛觉。位于脊髓胶状质的细胞调节节段和下行传入,并对脊髓背角的丘脑投射细胞发挥抑制作用。一些内脏疼痛可通过内脏传入神经传导。PET 扫描证明,大脑前扣带皮质区的活动与不愉快的痛觉有关,提示大脑该区域起着连接焦虑和疼痛的桥梁作用。焦虑和失眠的患者感受的疼痛往往更严重,所需要的止痛药比无焦虑、休息好的患者更多。

二、病理生理学

与焦虑一样,疼痛不加控制将导致许多不良后果:一方面,疼痛会起到避免进一步损伤和保存有生能量,促进愈合的有利作用;另一方面,由于儿茶酚胺水平增高引起交感神经兴奋,疼痛会促使心排出量、血压和心脏做功增加,使得心脏以及全身代谢的氧耗量提高,所有这些反应都是危重患者难以承受的负担,其相应的不良后果将是代谢亢进,发生过度分解代谢、免疫功能减退以及伤口愈合延迟。疼痛使患者起床活动受限,导致深静脉血栓和肺栓塞的发生率增加。伤害刺激本身可引起恶心、呕吐,甚至肠梗阻,这些将造成不舒服和并发症的发生率提高,使患者住院时间延长,病死率增加。因此,控制焦虑和疼痛是对患者行良好医疗护理的重要组成部分。

疼痛受很多因素的影响,包括个性、疼痛经历、恐惧、对事件的理解、定向力障碍、人格缺失、年龄、组织损伤程度、慢性疾病和虚弱等。

三、对疼痛的评估

对疼痛程度和意识状态的评估是进行镇痛镇静的基础,是合理、恰当地进行镇痛镇静治疗的保证。疼痛评估应包括疼痛的部位、特点、加重及减轻因素和强度,最可靠有效的评估指标是患者的自我描述。使用各种评分方法来评估疼痛程度和治疗反应时,应该定期进行、完整记录。临床上,有以下几种疼痛评估方法:语言评分法(verbal rating scale,VRS)、视觉模拟评分(visual analogue scale,VAS)、数字评分法(numeric rating scale,NRS)、面部表情评分法(faces pain scale,FPS)和术后疼痛评分法(prince-Henry scale)(表4-2)。VRS按从疼痛最轻到最重的顺序以0分(不痛)至10分(疼痛难忍)的分值来代表不同的疼痛程度,由患者自己选择不同分值来量化疼痛程度。VAS用一条100 mm的水平直线,两端分别定为不痛及最痛,由被测试者在最接近自己疼痛程度的地方画垂线标记,以此量化其疼痛强度。VAS已被证实是一种评价老年患者急、慢性疼痛的有效和可靠方法。NRS是一个从0~10的点状标尺,0代表不疼,10代表疼痛难忍,由患者从上面选一个数字描述疼痛,其在评价老年患者急、慢性疼痛的有效性及可靠性方面已获得证实。FPS由6种面部表情及0~10分(或0~5分)构成,程度从不痛到疼痛难忍,由患者选择图像或数字来反映最接近其疼痛的程度。FPS与VAS、NRS有很好的相关性,可重复性也较好。术后疼痛评分法主要用于胸腹部手术后疼痛的测量,从0分到4分共分为5级,对于术后因气管切开或保留气管导管不能说话的患者,可在术前训练患者用5根手指来表达自己从0~4的选择。也可以通过下列指标判断疼痛程度:①患者反应,如果患者意识清楚,可以通过文字描述主观感觉疼痛程度;②应激状态生理学指标,如心动过速、高血压、出汗、不安。上述指标应当结合临床进行评估,如该病理生理学过程是对疼痛的反应吗?针对某指标予以镇痛能否达到预期效果?

表 4-2　术后疼痛评分法

分值	描述
0	咳嗽时无疼痛
1	咳嗽时有疼痛
2	安静时无疼痛,深呼吸时有疼痛
3	安静状态下有较轻的疼痛,可以忍受
4	安静状态下有剧烈疼痛,难以忍受

四、治疗

疼痛治疗是危重患者医疗护理中的一项重要措施。许多患者在入住 ICU 时就有疼痛,或在

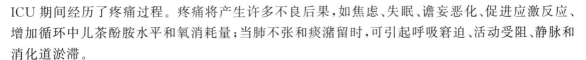

ICU 期间经历了疼痛过程。疼痛将产生许多不良后果,如焦虑、失眠、谵妄恶化、促进应激反应、增加循环中儿茶酚胺水平和氧消耗量;当肺不张和痰潴留时,可引起呼吸窘迫、活动受阻、静脉和消化道淤滞。

（一）非药物治疗

疼痛的非药物治疗包括:①让患者信任医护人员;②提供温暖舒适的环境;③注意减轻受压部位(例如规律地翻身);④热水袋外敷;⑤恰当的肠道和膀胱护理;⑥适当补充水分改善口渴(例如湿润嘴唇);⑦气管插管让患者难以耐受时,尽早行气管切开;⑧骨折时用夹板固定治疗;⑨多种治疗方式补充治疗,如针灸、指压疗法、推拿、经表皮电神经刺激(TENS)。

（二）药物治疗

治疗、缓解疼痛的常用药物有阿片类止痛药、简单止痛药、非甾体消炎药(新药如右旋美托咪啶和曲马朵)、局麻药、吸入药(易挥发的麻药)、氯胺酮等。

1.阿片类药物

阿片类药物仍然是 ICU 中的主要止痛药,包括吗啡及其衍生药物(如二醋吗啡、可待因),半合成和合成的制剂包括苯基哌啶衍生物(如哌替啶、芬太尼)、美沙酮衍生物(如美沙酮、右丙氧芬)、苯并吗啡烷衍生物(如喷他佐辛)、二甲氢吗啡衍生物(如丁丙诺啡)。

阿片类药物的作用效果是通过三个属于 G 蛋白耦联受体和具有抑制磷酸腺苷环化酶作用的主要阿片亚型受体——μ 受体、κ 受体和 σ 受体介导的,其作用包括镇痛(棘上、脊髓和外周)、镇静、瞳孔缩小、抑制呼吸、镇咳、产生欣快感、产生烦躁不安、抑制胃肠动力以及药物的依赖等。理想的阿片类药物应具有以下优点:起效快、易调控、用量少、较少的代谢产物蓄积及费用低廉。阿片类药物的不良反应主要是引起呼吸抑制、血压下降和胃肠蠕动减弱,在老年人中尤其明显。阿片类药诱导的意识抑制可干扰对重症患者的病情观察,在一些患者中还可引起幻觉、加重烦躁。

阿片类药物的治疗剂量要个体化,在 ICU 病房,阿片类药物通常是采取间歇静脉注射或持续静脉输注,逐渐增高剂量直到起效,这种给药方式可以由护士控制（nurse-control ed analgesia,NCA）或由患者自己控制（PCA）。正确的给药方法是将吗啡稀释成 1 mg/mL 后持续静脉输注,逐渐增高剂量直到患者的不适感消失。原则上应以小剂量逐渐增加,以防止血浆药物浓度波动过大,从而以较少的药物剂量达到理想的镇痛、镇静效果,而产生不良反应较少。吗啡类药物常和苯二氮䓬类药联合使用,如机械通气危重患者联合使用咪达唑仑以产生镇静/镇痛的作用。阿片类药物也可通过蛛网膜下腔、硬膜外、经皮和鼻内等多个途径给药。

危重患者应用阿片类药物需要注意如下情况:①滴注镇痛,尤其虚弱和老年患者,同样剂量个体间反应差别较大。②快速给药可以引起严重低血压,尤其是低血容量的患者。芬太尼和舒芬太尼在心血管稳定性方面优于吗啡。③对老年和肝肾功能不全的患者,由于药物及其代谢产物(如吗啡和它的主要代谢产物吗啡 3-葡糖苷酸和吗啡 6-葡糖苷酸)的蓄积,导致药物作用时间延长。应用半衰期较短的药物(如阿芬他尼)或者较少依赖肝肾代谢和排泄的药物会减少这些问题。④便秘时,要注意细节和慎用促胃肠蠕动药(如甲氧氯普胺、西沙比利)。⑤耐药时,必须增加剂量才能达到相同的效果。⑥停止用药或减量时发生的戒断症状。

戒断综合征的特点是易怒、震颤、具攻击性、发热、出汗、立毛、瞳孔扩大、腹泻、失眠等。对于ICU 患者,以上戒断症状要早期被清楚认识也不是轻而易举的,可能被误诊为脓毒血症或谵妄表现。治疗措施是重新给予阿片类药物,然后缓慢撤药,尤其是长期用药者。联合使用长效阿片类药物(如美沙酮)、苯二氮䓬类药物和 α_2 激动药(如可乐定)可以控制戒断症状。

当使用其他阿片类药物时,要注意药物相关的不良反应,如哌替啶和传统的单胺氧化酶抑制药间存在相互作用,大剂量使用或长期使用哌替啶可引起癫痫发作;大剂量使用芬太尼偶尔可以引起胸壁强直。

纳洛酮作为阿片类药物的特异性拮抗药,可以拮抗阿片类药物所致的严重低血压、呼吸抑制以及不必要的镇静,而几乎不拮抗阿片类药物的其他作用。其可以通过快速拮抗阿片类药物的作用来帮助评估神经系统状况。

常用的阿片类药物的作用及其用法如下:

(1)吗啡:吗啡作为阿片受体激动药,通过作用于中枢神经系统产生镇痛作用;也会诱导镇静和欣快感。在成人,其容量分布是 $3.2\sim3.4$ L/kg,分布半衰期是 1.5 分钟,消除半衰期是 1.5 小时。在老年人,消除时间延长到 $4\sim5$ 小时。该药 $1\sim2$ 分钟内起效,30 分钟达作用高峰,药效持续 $2\sim3$ 小时。吗啡主要是在肝脏通过与葡糖醛酸结合来代谢,通过肾小球滤过排泄,只有 $10\%\sim50\%$ 在尿液中以原型排泄或以结合的形式通过粪便排出。

吗啡广泛适用于中到重度疼痛的治疗,可以通过硬膜外、鞘膜内、肌内和静脉注射等多种途径给药。该药也可用于镇静,尤其是伴疼痛患者的镇静,还用于心肌梗死和肺水肿的治疗。由于其肌内或皮下注射的吸收难以预料,故对危重患者首选静脉注射。初始静脉注射剂量 $3\sim5$ mg,必要时每 $2\sim3$ 小时重复给药一次,直至有效剂量,维持剂量可以 $1\sim10$ mg/h 的速度持续输注。

吗啡通过直接作用于脑桥和延髓的呼吸中枢而引起呼吸抑制,降低了呼吸中枢对 CO_2 刺激的反应。剂量依赖的呼吸抑制在静脉注射后迅速出现,而在肌内或皮下注射时出现的时间延迟。除了偶尔心动过缓和轻微静脉扩张外,治疗剂量的吗啡很少影响心血管系统。吗啡可以引起恶心、呕吐、支气管痉挛、奥狄(Oddi)氏括约肌痉挛、便秘、尿急和尿潴留等。有肝肾功能不全或心衰的患者,使用的剂量要少些,间隔时间要长些。肌内或静脉注射 $0.4\sim2$ mg 的纳洛酮能够治疗吗啡引起的呼吸抑制。

(2)哌替啶:哌替啶是苯基哌啶衍生物的阿片受体激动药,药效是吗啡的 1/10,起效较快,作用时间较短。在肝脏,通过脱甲基作用生成一种有活性的代谢产物去甲哌替啶,其分布半衰期 $5\sim15$ 分钟,消除半衰期 $3\sim4$ 小时,作用持续时间 $2\sim4$ 小时。哌替啶可直接引起心肌抑制和组胺释放,并通过迷走神经作用增加心率,过量可抑制呼吸。和吗啡相比,哌替啶较少引起胆道痉挛、尿潴留和便秘。哌替啶镇痛适用于造成中、重度疼痛的短时间操作,也用于诱导镇静。

哌替啶静脉注射的初始剂量是 $25\sim50$ mg,必要时每 $2\sim3$ 小时重复一次。肌内注射的初始剂量为 $50\sim200$ mg,必要时每 $2\sim3$ 小时重复一次。纳洛酮可以拮抗其呼吸抑制作用,不良反应有组胺释放、低血压、恶心、呕吐、幻觉、精神异常和癫痫发作。

(3)芬太尼:芬太尼属于高脂溶性的合成阿片受体激动药,易通过血-脑屏障,镇痛效果比吗啡高 $75\sim125$ 倍。该药起效快(<30 秒),作用持续时间较短,血浆半衰期 90 分钟,消除半衰期 $180\sim220$ 分钟。芬太尼先重新分布到非活性的组织(如脂肪和肌肉组织)中,最后大量在肝脏代谢,经肾脏排泄。

反复给药或持续静脉输注时,芬太尼将逐渐饱和,结果会延长镇痛和呼吸抑制作用的时间。芬太尼引起低血压和心肌抑制的发生率相对较低,这与其不引起组胺释放有关。该药广泛用于心脏病患者的平衡麻醉。芬太尼适用于短时间疼痛的手术操作,如矫形外科的复位术、撕裂伤修复术等。初始静脉给药剂量是 $2\sim3$ μg/kg,镇痛时,给药时间应超过 $3\sim5$ 分钟,间隔时间 $1\sim2$ 小时。肝肾疾病患者应减少用量,延长给药时间。

芬太尼的不良反应包括呼吸抑制、肌肉强直、呼吸困难和呼吸衰竭,其不良反应可用纳洛酮拮抗。

(4)舒芬太尼:舒芬太尼属芬太尼的噻吩基衍生物,对阿片受体具有很强的亲和力,其镇痛效果是芬太尼的 5~10 倍。其脂溶性质决定了舒芬太尼在迅速镇痛起效的同时,可快速通过血-脑屏障。该药的作用效果因在非活跃性组织部位的快速再分配而很快停止,重复给药可以产生蓄积作用。舒芬太尼的中间消除半衰期为 150 分钟,且分布容积较小,在肝脏通过脱烷基作用快速代谢,代谢产物从尿和粪便中排泄。

静脉给予 0.1~0.4 μg/kg 剂量的舒芬太尼比同量芬太尼的镇痛时间长,而呼吸抑制作用要小。舒芬太尼可以引起心动过缓、心排出量减少以及呼吸抑制延长。

(5)阿芬太尼:阿芬太尼属于高脂溶性麻醉药,比芬太尼起效快,作用时间更短,静脉给药后 1~2 分钟起效。由于药物的 pH 值低,更多的非解离型药物可以有效地通过血-脑屏障。阿芬太尼进入体内后再分布到非活跃性组织,其血浆半衰期大约为 30 分钟,在肝脏代谢,经肾脏排泄。

阿芬太尼持续静脉输注不引起蓄积效果,也不引起组胺释放,因此不产生低血压和心肌抑制。该药适用于 COPD 或哮喘患者,大剂量可以导致呼吸抑制。

静脉注射初始剂量是 10~15 μg/kg,给药时间应超过 3~5 分钟,必要时每 30 分钟重复给药一次。维持剂量需要以 25~150 μg/(kg·h) 的速率持续输注。肝肾功能不全者应减少剂量和延长用药时间。阿芬太尼可以引起肌肉强直和呼吸抑制等不良反应。

2.普通镇痛药

影响镇痛药和镇静药的药物代谢动力学的因素有:①患者的液体容量状态;②毛细血管渗漏(导致分布容积改变);③血白蛋白水平;④肾功能;⑤肝功能;⑥肝血流量;⑦药物对携带分子结合的竞争力、代谢和排泄途径。由于以上因素的影响,使危重患者选择适当药物及合适剂量变得困难。普通镇痛药一般包括对乙酰氨基酚、水杨酸盐和非甾体抗炎药物(NSAIDs),应用普通镇痛药来镇痛可以减少对阿片类药物的需要量。

普通镇痛药(如对乙酰氨基酚、水杨酸盐)尤其适用于骨关节疼痛、软组织疼痛、手术期间疼痛、炎性疾病。这类药物可以经口、鼻胃管或肛门途径给予危重患者,以起镇痛作用。由于必须肠内途径给药,使得上述药物的应用存在局限性,且长期或大剂量使用具有导致肝功能不全的危险。

3.非甾体消炎药

非甾体消炎药(nonsteroi-dalanti-inflammatory drugs,NSAIDs)是一组具有解热、镇痛和减轻炎症反应作用的异构化合物。常用的非甾体消炎药包括羧基酸类(如吲哚美辛、布洛芬、甲芬那酸)或烯醇酸类(如吡罗昔康),适用于上述普通镇痛药物的适应证。患者疼痛和发热时,可经口、鼻胃管、肛门或肌内注射等途径给药。不良反应有肾功能不全,胃肠道出血,由于抑制血小板功能引起出血倾向。

新的环氧合酶 2 特异性抑制药(如伐地考昔及其可供肌内注射的前体帕瑞考昔)比传统 NSAIDS 的不良反应少得多。

4.曲马朵

曲马朵是一种最近被归到镇痛药范围内的药物,其作用机制一是通过 μ 受体途径起作用,二是通过抑制 5-羟色胺和去甲肾上腺素吸收(去甲肾上腺素具有在突触前刺激 5-羟色胺释放的作用),从而促进镇痛,降低疼痛系统的感觉。该药适用于术后的中、重度疼痛,成人每次 50~100 mg,可以静脉注射、口服或肌内注射,每 4~6 小时给药一次,最大剂量 600 mg/d。

(李建林)

第五章 电解质与酸碱平衡失调的处理

第一节 低 钾 血 症

人体所需的钾全靠从外界摄入，人每日从食物中摄入钾 50～100 mmol，90％由小肠吸收。肾脏是排钾和调节钾平衡的主要器官，肾小球滤液中的钾先在近曲小管内被完全吸收，然后远曲小管细胞和集合管细胞再将过剩的钾分泌出来从尿排出，使钾在体内维持平衡。但是，人体摄入钾不足时，肾脏不能明显地减少排钾，使钾保留于体内，故易引起缺钾。血清钾浓度为3.5～5.5 mmol/L，平均 4.2 mmol/L。通常血清钾低于3.5 mmol/L 时称低血钾。但是，血清钾降低并不一定表示体内缺钾，只能表示细胞外液中钾的浓度下降，而全身缺钾时血清钾不一定降低，故在临床上应结合病史和临床表现分析判断。

一、病因和发病机制

（一）钾摄入减少

一般的日常饮食中含钾都比较丰富，故只要能正常进食，机体就不致缺钾。消化道梗阻、昏迷、手术后较长时间禁食的患者不能进食，如果给这些患者静脉内输入营养时没有同时补钾或补钾不够，就可导致缺钾和低钾血症。然而，如果摄入钾不足是唯一原因，则在一定时间内缺钾程度可以因为肾的保钾功能而不十分严重。当摄入钾不足时，人体在 4～7 天内可将尿钾排泄量减少到20 mmol/L 以下，在 7～10 天内则可降至5～10 mmol/L（正常时尿钾排泄量为38～150 mmol/L）。

（二）钾排出过多

1.经胃肠道失钾

经胃肠道失钾是小儿失钾最重要的原因，常见于严重腹泻、呕吐等伴有大量消化液丢失的患者。腹泻时，粪便中 K^+ 的浓度可为30～50 mmol/L，此时随粪丢失的钾可比正常时多 10～20 倍。粪钾含量之所以增多，一方面是因为腹泻而使钾在小肠的吸收减少，另一方面是因为腹泻所致的血容量减少可使醛固酮分泌增多，而醛固酮不仅可使尿钾排出增多，而且可使结肠分泌钾的作用加强。由于胃液含钾量只有5～10 mmol/L，故剧烈呕吐时，胃液的丢失并非失钾的主要原因，而大量的钾是经肾随尿丢失的，因为呕吐所引起的代谢性碱中毒可使肾排钾增多，呕吐引起的血容量减少也可通过继发性醛固酮增多而促进肾排钾。

2.经肾失钾

经肾失钾是成人失钾最重要的原因,引起肾排钾增多的常见原因有以下几种。

(1)利尿药的长期连续使用或用量过多。例如,抑制近曲小管钠、水重吸收的利尿药(碳酸酐酶抑制药乙酰唑胺)及抑制髓襻升支粗段 Cl^- 和 Na^+ 重吸收的利尿药(呋塞米、依他尼酸、噻嗪类等)都能使到达远侧肾小管的原尿流量增加,而此处的流量增加是促进肾小管钾分泌增多的重要原因。上述利尿药还能使到达远曲小管的 Na^+ 量增多,从而通过加强 Na^+-K^+ 交换而导致失钾。许多利尿药还有一个引起肾排钾增多的共同机制,即通过血容量的减少而导致醛固酮分泌增多。呋塞米、依他尼酸、噻嗪类的作用在于抑制髓襻升支粗段对 Cl^- 的重吸收,从而也抑制了 Na^+ 的重吸收。所以,这些药物的长期使用既可导致低钠血症,又可导致低氯血症。已经证明,任何原因引起的低氯血症均可使肾排钾增多,其可能的机制之一是低氯血症似能直接刺激远侧肾小管的泌钾功能。

(2)发生某些肾脏疾病,如远侧肾小管性酸中毒时,由于远曲小管泌氢功能障碍,因而 H^+-Na^+ 交换减少而 K^+-Na^+ 交换增多,从而导致失钾。近侧肾小管性酸中毒时,近曲小管对 HCO_3^- 的重吸收减少,到达远曲小管的 HCO_3^- 增多是促进远曲小管排钾增多的重要原因。急性肾小管坏死的多尿期,由于肾小管液中尿素增多所致的渗透性利尿,以及新生肾小管上皮对水、电解质重吸收的功能不足,故可发生排钾增多。

(3)肾上腺皮质激素过多:原发性和继发性醛固酮增多时,肾远曲小管和集合管 Na^+-K^+ 交换增加,因而会起排钾保钠的作用。库欣综合征患者糖皮质激素皮质醇的分泌大量增多,皮质醇也有一定的盐皮质激素样作用。长期、大量的皮质醇增多也能促进远曲小管和集合管的 Na^+-K^+ 交换而导致肾排钾增多。

(4)远曲小管中不易重吸收的阴离子增多,HCO_3^-、SO_4^{2-}、HPO_4^{2-}、NO_3^-、β-羟丁酸、乙酰乙酸、青霉素等均属此类。它们在远曲小管液中增多时,由于不能被重吸收而增大原尿的电负性,因而 K^+ 易从肾小管上皮细胞进入管腔液而随尿丢失。

(5)镁缺失:镁缺失常常引起低钾血症。髓襻升支的钾重吸收有赖于肾小管上皮细胞中的 Na^+/K^+-ATP酶,而这种酶又需 Mg^{2+} 的激活。缺镁时,可能因为细胞内 Mg^{2+} 缺失而使此酶失活,因而该处钾重吸收发生障碍而致失钾。动物实验还证明,镁缺失还可引起醛固酮分泌增多,这也可能是导致失钾的原因。

(6)碱中毒:碱中毒时,肾小管上皮细胞排 H^+ 减少,故 H^+-Na^+ 交换加强,故随尿排钾增多。

3.经皮肤失钾

汗液含钾只有约 9 mmol/L。在一般情况下,出汗不致引起低钾血症。但在高温环境中进行重体力劳动时,大量出汗亦可导致钾的丢失。

(三)细胞外钾向细胞内转移

细胞外钾向细胞内转移时,可发生低钾血症,但机体的含钾总量并不因此而减少。细胞外钾向细胞内转移的情况包括:

(1)低钾性周期性麻痹:发作时细胞外钾向细胞内转移,是一种家族性遗传病。

(2)碱中毒:细胞内 H^+ 移至细胞外以起代偿作用,同时细胞外 K^+ 进入细胞。

(3)胰岛素过量:用大剂量胰岛素治疗糖尿病酮症酸中毒时,发生低钾血症的机制有:①胰岛素促进细胞糖原合成,糖原合成需要钾,血浆钾乃随葡萄糖进入细胞以合成糖原;②胰岛素有可能直接刺激骨骼肌细胞膜上的 Na^+/K^+-ATP 酶,从而使肌细胞内 Na^+ 排出增多而细胞外 K^+

进入肌细胞增多。

（4）钡中毒：抗日战争时期我国四川某地曾发生大批"趴病"病例，临床表现主要是肌肉软弱无力和瘫痪，严重者常因呼吸肌麻痹而死亡。经我国学者杜公振等研究，确定该病的原因是钡中毒，但当时钡中毒引起瘫痪的机制尚未阐明。现已确证，钡中毒引起瘫痪的机制在于钡中毒引起了低钾血症。钡中毒时，细胞膜上的 Na^+/K^+-ATP 酶继续活动，故细胞外液中的钾不断进入细胞，但钾从细胞内流出的孔道却被特异地阻断，因而发生了低钾血症。引起钡中毒的是一些溶于酸的钡盐，如醋酸钡、碳酸钡、氯化钡、氢氧化钡、硝酸钡和硫化钡等。

（四）粗制生棉油中毒

近年来，在我国某些棉产区出现了一种低血钾麻痹症，该病在一些省份又被称为"软病"。患者主要的临床特征是四肢肌肉极度软弱或发生弛缓性麻痹，严重者常因呼吸肌麻痹而死亡，血清钾浓度明显降低。在同一地区往往有许多人发病。经研究，病因与食用粗制生棉油有密切关系。粗制生棉油是农村一些小型油厂和榨坊生产的，这些厂的生产工艺不合规格，棉籽未经充分蒸炒甚至未曾脱壳就用来榨油，榨出的油又未按规定进行加碱精炼，因此棉籽中的许多毒性物质留在了油中。随后的一系列研究表明，"软病"的致病物质都是棉酚。发生"软病"时出现低钾血症的机制尚未阐明。"软病"的发现和随后的一系列研究，都是我国学者进行的。迄今为止，国外的书刊中尚无对该病的记载。

二、临床表现

低钾血症的临床表现与细胞内、外钾缺乏的严重程度相关，更主要的是取决于低血钾发生的速度。血清 K^+ 低于 2.5 mmol/L时症状较严重。短时期内发生缺钾则症状出现迅速，甚至会引起猝死。

（一）神经-肌肉系统

低钾血症的神经-肌肉系统表现为神经、肌肉应激性减退。当血清 K^+ 低于 3.0 mmol/L 时，可出现四肢肌肉软弱无力，肌无力常由双下肢开始，后延及双上肢，双侧对称，以近端较重；血清 K^+ 低于2.5 mmol/L时可出现软瘫，以四肢肌肉最为突出，腱反射迟钝或消失。当呼吸肌受累时则可引起呼吸困难。中枢神经系统表现症状为精神抑郁、倦怠、神志淡漠、嗜睡、意识不清甚至昏迷等。

（二）消化系统

缺钾可引起肠蠕动减弱，轻者有食欲缺乏、恶心、便秘，严重低血钾可引起腹胀、麻痹性肠梗阻。

（三）心血管系统

低血钾时一般心肌兴奋性增强，可出现心悸、心律失常，严重者可出现房室阻滞、室性心动过速及室颤，最后心脏停搏处于收缩状态。此外低血钾还可引起心肌张力减低、心脏扩大、末梢血管扩张、血压下降等。

（四）泌尿系统

长期低钾可引起缺钾性肾病和肾功能障碍，肾浓缩功能下降，出现多尿且尿比重低，尤其是夜尿增多。这可能与肾远曲小管细胞受损，对抗利尿激素的反应性降低，水重吸收能力降低所致。另外，缺钾后膀胱平滑肌张力减退，可出现尿潴留，患者常易合并肾盂肾炎。

（五）酸碱平衡紊乱

低血钾可导致代谢性碱中毒。

三、诊断与治疗

低钾血症的诊断主要根据病史和临床表现来进行。测定血 K^+ 低于 3.5 mmol/L 时，出现症状即可作出诊断。但在缺水或酸中毒时，血清 K^+ 可不显示降低。此外，心电图检查多能较敏感地反映出低血钾情况，心电图的主要表现为 Q-T 间期延长，ST 段下降，T 波低平、增宽、双相、倒置或出现 U 波等。

治疗方面，一般采用口服补钾，成人预防剂量为 10% 的氯化钾 30～40 mL/d 口服（每克氯化钾含钾13.4 mmol）。氯化钾口服易有胃肠道反应，故以枸橼酸钾为佳（1 g 枸橼酸钾含钾 4.5 mmol）。

静脉输注氯化钾常为不能口服或缺钾严重的患者使用，常在浓度为 5% 的葡萄糖液 1.0 L 中加入 10% 的氯化钾 10～20 mL，每克氯化钾必须均匀滴注 30～40 分钟以上，不可静脉推注。补钾量视病情而定，作为预防措施，通常成人补充氯化钾 3～4 g/d；作为治疗措施，则为 4～6 g/d 或更多。

补钾注意点：①尿量必须在 30 mL/h 以上时方考虑补钾，否则可引起血钾过高。②伴有酸中毒、血氯过高或肝功能损害者，可考虑应用谷氨酸钾，每支 6.3 g 含钾 34 mmol，可加入0.5 L葡萄糖液内静脉滴注。③静脉滴注的氯化钾浓度太高可刺激静脉引起疼痛，甚至发生静脉痉挛和血栓形成。④切忌滴注过快，血清钾浓度突然增高可导致心搏骤停。⑤K^+ 进入细胞内的速度很慢，约 15 小时才达到细胞内、外平衡，而在细胞功能不全如缺氧、酸中毒等情况下，钾的平衡时间更长，约需 1 周或更长，所以纠正缺钾需历时数日，勿操之过急或中途停止补给。⑥缺钾同时有低血钙时，应注意补钙，因为低血钙症状往往被低血钾所掩盖，低血钾纠正后，可出现低血钙性搐搦。⑦短期内大量补钾或长期补钾时需定期观察，测定血清钾及心电图，以免发生高血钾。

（付振帅）

第二节　高　钾　血　症

钾离子是细胞内液中含量最高的阳离子，且主要呈结合状态，直接参与细胞内的代谢活动。适当浓度的钾离子及其在细胞膜两侧的比值对维持神经-肌肉组织的静息电位的产生及电兴奋的产生和传导有重要作用，也可直接影响酸碱平衡的调节。钾离子紊乱是临床上最常见的电解质紊乱之一，且常和其他电解质紊乱同时存在。血钾高于 5.5 mmol/L 称为高钾血症，高于 7.0 mmol/L 则为严重高钾血症。高钾血症有急性与慢性两类，急性发生者为急症，应及时抢救，否则可能导致心搏骤停。

一、病因和发病机制

(1)肾排钾减少：①急性肾衰竭少尿期或慢性肾衰竭晚期。②肾上腺皮质激素不足，如艾迪生(Addison)病、低肾素性低醛固酮症、α_1-羟化酶缺乏症。③长期应用保钾利尿剂，如氨苯蝶啶、螺内酯、阿米洛利。

（2）细胞内的钾移出：①溶血，组织损伤，肿瘤或炎症细胞大量坏死，组织缺氧，休克，烧伤，肌肉过度挛缩等。②酸中毒。③高血钾周期性瘫痪。④注射高渗盐水及甘露醇后，由于细胞内脱水，改变了细胞膜的渗透性或细胞代谢，使细胞内钾移出。有报告称应用盐酸精氨酸后发生了高血钾，这可能是精氨酸进入细胞而让钾排出所致。

（3）含钾药物输入过多：大剂量应用青霉素钾盐（每 100 万单位含钾 1.5 mmol）或含钾溶液输入过多、过急。

（4）输入库存血过多。

（5）洋地黄中毒：洋地黄过量可致离子泵活性降低，影响钾进入细胞。

二、临床表现

高钾血症的临床表现主要为心血管系统和神经-肌肉系统症状，其严重性取决于血钾升高的程度和速度，以及有无其他血浆电解质和水代谢紊乱合并存在。

（一）心血管症状

高钾使心肌受抑，心肌张力减低，故有心动徐缓、心脏扩大和心音减弱，易发生心律失常，但不发生心力衰竭；心电图有特征性改变，且与血钾升高的程度相关：当血钾大于 5.5 mmol/L 时，心电图表现为 Q-T 间期缩短，T 波高尖对称，基底狭窄而呈帐篷状；血钾为 7～8 mmol/L 时，P 波振幅降低，P-R 间期延长以至 P 波消失，这可能是窦房结传导阻滞或窦性停搏所致，也可出现"窦-室"传导（窦房结不经心房内正常传导系统，而通过心房内的特殊纤维束传入心室）；血钾升至 9～10 mmol/L 时，室内传导更为缓慢，QRS 波增宽，R 波振幅降低，S 波加深并与 T 波直线相连融合；血钾为 11 mmol/L 时 QRS 波、ST 段和 T 波融合成双相曲折波形，至12 mmol/L时一部分心肌先被激动而恢复，另一部分尚未去极，此时极易引起折返运动而引起室性异位节律，表现为室性心动过速、心室扑动和心室纤颤，最后心脏停搏于舒张期。

（二）神经-肌肉症状

患者早期常有四肢及口周感觉麻木，极度疲乏，肌肉酸疼，肢体苍白湿冷的表现，血钾浓度达 7 mmol/L 时四肢麻木软瘫，先为躯干后为四肢，最后影响呼吸肌发生窒息。中枢神经系统症状可表现为烦躁不安或意识不清。

（三）其他症状

由于高钾血症引起乙酰胆碱释放增加，故可引起恶心、呕吐和腹痛。由于高钾对肌肉的毒性作用，可引起四肢瘫痪和呼吸停止。所有高钾血症患者均有不同程度的氮质血症和代谢性酸中毒，后两者可加重高钾血症。

三、诊断

高钾血症的诊断首先要除外由于溶血等原因所致的假性高钾血症，并除外实验室误差。心电图检查可明确有无严重心脏毒性的发生。心电图若有高钾血症的表现是危险信号，应采取积极的治疗措施。药物（包括钾盐）及肾功能不全是最常见的导致高钾血症的原因。肾功能正常但伴严重肾前性氮质血症的患者可伴高钾血症；醛固酮、胰岛素分泌或作用的缺陷亦可导致高钾血症。在初诊为肾上腺皮质功能不全的患者中，40％伴有高钾血症。持续性高钾血症伴酸中毒可能是高钾性肾小管酸中毒，常见于中度肾功能不全，尤其是伴有糖尿病、间质性肾炎或梗阻的患者。另外，组织坏死、横纹肌溶解及膜的去极化状态（如琥珀酰胆碱的使用和高钾性周期性麻痹等)从临床表现上不难诊断。一些罕见的基因缺陷导致的遗传性疾病亦可导致高钾血症。

四、治疗

高钾血症起病急骤者应采取紧急措施,还应根据病情的轻重采取不同的治疗方法。

（一）急性严重的高钾血症的治疗原则

对抗钾对心肌的毒性,降低血钾。

（二）轻、中度高钾血症的治疗措施

(1)低钾饮食,每天摄入钾限于 $50 \sim 60$ mmol（$50 \sim 60$ mEq）。

(2)停用可导致血钾升高的药物。

(3)应用阳离子交换树脂以减少肠道钾吸收和体内钾的排出。1 mmol 的钠可交换 1 mmol 的钾,如乙烯磺酸钠树脂或多乙烯苯钠可口服,也可保留灌肠,但口服比灌肠效果好。口服剂量为 $40 \sim 80$ g,分 $3 \sim 4$ 次口服,同时服用 20% 的山梨醇 $10 \sim 20$ mL。灌肠时,可将 40 g 树脂置于 200 mL 20% 的山梨醇液中作保留灌肠,保留 1 小时后解出大便。

(4)去除高钾血症的病因或治疗高钾血症。

（三）透析

透析为治疗高钾血症最快和最有效的方法。可采用血液透析或腹膜透析,但后者的疗效相对较差,且见效较慢。应用低钾或无钾透析液进行血液透析,可以使血钾几乎在透析开始后立即下降,$1 \sim 2$ 小时后血钾几乎均可恢复正常。腹膜透析应用普通标准透析液,在每小时交换 2 L 的情况下,大约可交换出 5 mmol 钾,连续透析 $36 \sim 48$ 小时可以去除 $180 \sim 240$ mmol 钾。

要注意及时治疗原发疾病(如清创、排出胃肠道积血)及避免摄入含钾过多的饮食(如水果、咖啡等)。如酸中毒为诱发高钾血症的原因,应尽快同时纠正酸中毒。停用可使血钾水平上升的药物,包括抑制肾素-血管紧张素-醛固酮系统的药物、β-肾上腺素能受体阻断药、吲哚美辛及抑制钾在远端肾小管分泌的药物(如螺内酯、氨苯蝶啶)等。总之,应积极治疗基础疾病,避免诱发因素。

五、急救措施

首先要控制引起高钾血症的原因及治疗原发病,一旦发现高钾血症时,应立即停止补钾,积极采取保护心脏的急救措施,对抗钾的毒性作用,促使钾向细胞内转移,排出体内过多的钾,以降低血清钾浓度。

急救措施:①静脉注射钙剂(10% 的葡萄糖酸钙 $10 \sim 20$ mL),可重复使用,钙与钾有对抗作用,能缓解钾对心肌的毒性作用;或将钙剂 $30 \sim 40$ mL 加入液体滴注。②静脉注射 5% 的碳酸氢钠溶液 $60 \sim 100$ mL,或 11.2% 的乳酸钠溶液 $40 \sim 60$ mL,之后可再注射碳酸氢钠 $100 \sim 200$ mL 或乳酸钠溶液 $60 \sim 100$ mL,这种高渗碱性钠盐可扩充血容量,以稀释血清钾浓度,使钾离子移入细胞内,纠正酸中毒以降低血清钾浓度,还有注入的钠对钾也有对抗作用。③用 $25\% \sim 50\%$ 的葡萄糖 $100 \sim 200$ mL 加胰岛素(4 g 糖加 1 U 胰岛素)静脉滴注,当葡萄糖合成糖原时,将钾转入细胞内。④注射阿托品对心脏传导阻滞有一定治疗作用。⑤透析疗法有腹膜透析和血液透析,肾功能不全者经上述治疗后,血清钾仍不下降时可采用。⑥阳离子交换树脂 15 g 口服,每天 4 次,可从消化道带走较多的钾离子,亦可加入 10% 的葡萄糖 200 mL 中作保留灌肠。

（梁　颜）

第三节　高钙血症

血清钙浓度高于 2.75 mmol/L 即为高钙血症。

一、原因和发生机制

(1)甲状旁腺功能亢进:原发性高钙血症常见于甲状旁腺腺瘤、增生或腺癌,这是导致高血钙的主要原因。继发性高钙血症见于维生素 D 缺乏或慢性肾衰等所致的长期低血钙,可刺激甲状旁腺代偿性增生。甲状旁腺素(PTH)过多可促进溶骨、肾重吸收钙和维生素 D 活化,引起高钙血症。

(2)恶性肿瘤(白血病、多发性骨髓瘤等)和恶性肿瘤骨转移是引起血钙升高的最常见原因。65%的乳腺癌患者有骨转移,多发性骨髓瘤和伯基特(Burkitt)淋巴肉瘤亦多有骨转移。这些肿瘤细胞可分泌破骨细胞激活因子,这种多肽因子能激活破骨细胞。肾癌、胰腺癌、肺癌等即使未发生骨转移,亦可引起高钙血症,这与前列腺素(尤其是 PGE2)增多导致的溶骨作用有关。

(3)维生素 D 中毒:治疗甲状旁腺功能低下或预防佝偻病而长期服用大量维生素 D 可造成维生素 D 中毒,所致高钙/高磷血症可引起头痛、恶心等一系列症状及软组织和肾的钙化。

(4)甲状腺功能亢进:甲状腺激素具有溶骨作用,中度甲亢患者约 20%伴有高钙血症。

(5)其他原因:肾上腺功能不全(如艾迪生病)、维生素 A 摄入过量、类肉瘤病、应用使肾对钙重吸收增多的噻嗪类药物等。

二、临床表现

高钙血症的临床表现与血钙升高幅度和速度有关。根据血钙水平,高钙血症可分为:①轻度,血钙为2.7~3.0 mmol/L;②中度,血钙 3.0~3.4 mmol/L;③重度,血钙在 3.4 mmol/L 以上。具体的临床表现为:

(1)神经精神症状:轻度者只有乏力、倦怠、淡漠,重度者有头痛、肌无力、腱反射减弱、抑郁、易激动、步态不稳、语言障碍、听力、视力和定向力障碍或丧失、木僵、行为异常等精神神经症状。高钙危象时可出现谵妄、惊厥、昏迷。神经精神症状的发生主要是高钙对脑细胞的毒性,其可干扰脑细胞电生理活动。

(2)心血管和呼吸系统症状:高血钙可引起血压升高和各种心律失常,心电图可见 Q-T 间期缩短、ST-T 改变、房室传导阻滞和低血钾性 u 波,如未及时治疗可引起致命性心律不齐。因高钙血症可引起肾排水增多和电解质紊乱,使支气管分泌物黏稠,黏膜细胞纤毛活动减弱,支气管分泌物引流不畅,故容易招致肺部感染、呼吸困难甚至呼吸衰竭。

(3)消化系统症状:表现为食欲缺乏、恶心、呕吐、腹痛、便秘,重度者可发生麻痹性肠梗阻。钙可刺激胃泌素和胃酸分泌,故高钙血症者易发生消化性溃疡。若钙异位沉积于胰腺管,且钙可刺激胰酶大量分泌,则可引发急性胰腺炎。

(4)泌尿系统症状:高血钙可致肾小管损害,使肾小管浓缩功能下降,加之大量钙从尿中排出,从而引起多尿、烦渴、多饮甚至失水、电解质紊乱和酸碱失衡。钙在肾实质中沉积可引起间质性肾炎、失盐性肾病、肾钙质沉积症,最终发展为肾衰竭,也易发生泌尿系感染和结石。

(5)钙的异位沉着表现:高钙血症易发生异位钙沉着,钙可沉着于血管壁、角膜、结膜、鼓膜、关节周围和软骨上,可分别引起肌肉萎缩、角膜病、红眼综合征、听力减退和关节功能障碍等。

(6)血液系统:因钙离子可激活凝血因子,故可发生广泛性血栓。

(7)高血钙危象:血钙增高至 4 mmol/L 以上时,患者可表现为多饮、多尿、严重脱水、循环衰竭、氮质血症。如不及时抢救,患者可死于肾衰竭和循环衰竭。少数严重的病例可有神经系统的表现,包括嗜睡、乏力和反射减弱。心电图 Q-T 间期缩短提示高钙血症,心动过缓和Ⅰ度房室传导阻滞也有报道。急性高钙血症可出现明显的血压升高,胃肠道表现包括无力性便秘和厌食,严重病例可有恶心和呕吐。不同原因的高钙血症都可伴随急性胰腺炎。

三、诊断

(一)诊断依据

(1)高钙血症是指血清离子钙浓度升高,通常临床上测定的血钙为血浆总钙,超过2.7 mmol/L即可认为是高钙血症。血浆总钙包括蛋白结合钙、复合钙和离子钙。血清蛋白含量和血液酸碱平衡直接影响着离子钙的浓度,在分析血清总钙浓度的诊断价值时,应考虑其影响因素。

(2)高钙血症最常见的原因为原发性甲状旁腺功能亢进症。本病进展缓慢,早期 50% 的患者仅表现为高血钙、低血磷和甲状旁腺素增高,临床上勿轻易放过高钙血症这一早期诊断线索。

(3)出现下列临床线索应警惕高钙血症:反复胃、十二指肠溃疡,急性胰腺炎反复发作,反复出现泌尿道结石或肾绞痛,反复发生病理性骨折,不明原因的肌无力及肌萎缩。

(二)实验室检查

(1)可多次测定血浆中的钙浓度。因为血清总钙受血清蛋白的干扰,因此有人认为测定血浆离子钙比测定血浆总钙为优。但血浆离子钙受血 pH 值的影响,故也可发生误差。

(2)测定血清总钙时应同时测定血清蛋白,测定血浆离子钙时应同时测血 pH 值,以便纠正所测结果。另外在测血浆离子钙时,注意压脉带不宜压迫时间过长,压迫时间过长可使血 pH 值发生改变,从而使血浆离子钙有假性升高。

(三)其他辅助检查

可依据病史、症状选做 B 超、X 线检查、核素扫描和 CT 检查。

(四)鉴别诊断

高钙血症要和可引起高钙血症的有关疾病鉴别,如恶性肿瘤性高钙血症、多发性骨髓瘤、散发性甲状旁腺功能亢进、结节病、维生素 A 或维生素 D 中毒、甲状腺功能亢进、继发性甲状旁腺功能亢进、假性甲状旁腺功能亢进、钙受体病等。选择性静脉插管从甲状腺、肿瘤引流区和外周静脉取血,比较血 PTH 或氨基端 PTH,可明确异源性 PTH 分泌瘤的诊断。

四、治疗

应根据血钙升高的程度,采取不同的治疗对策。

(一)轻度高钙血症的治疗

轻度高钙血症是指血钙在 2.75 mmol/L 以上,3.0 mmol/L 以下。治疗高钙血症的目的在于将血钙降低。对甲状旁腺功能亢进者的处理,目前尚有不同意见。如无威胁生命的高钙血症、骨密度正常者,可进行观察,监测血清钙、肾功能、骨密度和尿钙排泄。当有下列情况时,应考虑手术治疗:①血钙高于2.85 mmol/L;②有威胁生命的高钙血症发作;③肌酐清除减少到只有同年龄健康人的70%;④有肾结石;⑤24小时尿钙超过100 μmol(400 mg);⑥骨密度减低超过正常人的2个标准差(SD)。可采用钙受体协同剂R-568治疗,此药抑制PTH分泌,抑制的程度与剂量相关。用最大剂量时可使血离子钙降低,但确切的作用还有待长期临床试用。最近发现绝经后妇女求偶素缺乏与甲状旁腺功能亢进有关,用求偶素替代治疗可使血钙降低(降低0.125～0.25 mmol/L),尿钙也减少,但血浆PTH无变化。求偶素还可防止骨丢失和心血管病的发生。轻度高钙血症患者应避免使用所有的利尿药,因利尿药虽可增加尿钙排泄,但也会使细胞外液缩减而增加钙从肾小管的重吸收,从而使血钙升高。应禁用噻嗪类利尿药,此类利尿药可减少尿钙排泄。双膦酸盐对甲状旁腺功能亢进症引起的轻度高钙血症的降血钙作用不大,故不需采用。

(二)中度高钙血症的治疗

中度高钙血症的血钙浓度为3.0～3.4 mmol/L,患者的症状多与血钙升高的速率有关。除治疗引起高钙血症的原发性疾病外,可采取后述治疗措施:①静脉滴注生理盐水扩容,使患者轻度"水化";②如果欲使血钙下降快些,可用襻利尿药(但禁用噻嗪类利尿药),患者如有肾功能不全,则襻利尿药剂量要大些。静脉滴注生理盐水加用襻利尿药,可使血钙在1～2天内下降0.25～0.75 mmol/L。如果血钙下降不理想,可再加用双膦酸盐口服。

(三)重度高钙血症的治疗

血钙在3.75 mmol/L(13.5 mg/dL)以上即为高钙危象,不管有无症状均应紧急处理。高钙危象的治疗方法包括:①扩充血容量;②增加尿钙排泄;③减少骨的重吸收;④治疗原发性疾病。扩充血容量可使血钙稀释,增加尿钙排泄。只要患者的心脏功能可以耐受,在监测血钙和其他电解质、血流动力学变化的情况下,可输入较大量的生理盐水。用襻利尿剂可增加尿钙排泄。用双膦酸盐可以减少骨的重吸收,使血钙不被动员进入血液;双膦酸盐还可抑制破骨细胞的活性,并与骨矿物质牢固结合,对膦酸酶裂解有抵抗作用,且半衰期长。可将双膦酸盐入500 mL以上生理盐水中静脉滴注,于4小时内滴完。各种双膦酸盐的给药途径、用量和降血钙的效果不同。

其他抑制骨重吸收的药物还有以下几种:

(1)氨膦汀:此药为有机三磷酸盐,为放射治疗或化学药物治疗肿瘤时的正常组织保护剂,可抑制PTH分泌以使血钙降低,并能直接抑制骨的重吸收,减少肾小管对钙的重吸收。

(2)降钙素:降钙素有鲑鱼降钙素及鳗鱼降钙素,可抑制骨的重吸收,促进尿钙排泄,从而使血钙降低。鲑鱼降钙素剂量为2～8 U/kg,鳗鱼降钙素剂量为0.4～1.6 U/kg,每6小时肌内注射或皮下注射1次,6小时内可使血钙降低0.25～0.5 mmol/L。但降钙素作用时间短,且在几小时或几天内会出现"逸脱"现象而失效。降钙素与糖皮质激素或普卡霉素合用有协同作用,且糖皮质激素可消除前述降钙素的"逸脱"现象。

(3)糖皮质激素:除甲状旁腺功能亢进症外,可用糖皮质激素治疗其他原因引起的高钙血症,其还可用于高钙血症病因的鉴别诊断。可以口服泼尼松40～80 mg/d或200～300 mg氢化可的松静脉滴注,持续3～5天,但其起效作用慢,维持时间短,故常与其他降钙药物联合应用。

(4)普卡霉素:普卡霉素具有抑制DNA合成、减少骨重吸收和拮抗PTH的作用。静脉注射普卡霉素25～50 mg/kg,血钙可于36～48小时降至正常。因其毒性大,故一般只注射1次,必要时可在第1次用药后5～7天重复注射1次。此药对肝、肾和造血系统有毒性不良反应。

(5)顺铂:顺铂有直接抑制骨重吸收的作用,具有安全、有效和疗效持久的特点,其疗效最短可维持4天,最长可达115天,平均38天,1次静脉滴注剂量为100 mg/m^2。癌症引起的高钙血症在其他降钙药无效时可采用此药治疗。

(6)西咪替丁:用法为 $300\sim600$ mg 加入生理盐水中静脉滴注,每 0.5 小时 1 次。

(7)钙螯合剂:依地酸二钠可与钙形成可溶解的复合物,从尿中排出。用法为每天 $2\sim4$ g 加于生理盐水中静脉滴注,于 4 小时滴完。此药对肾脏有毒,故有肾功能不全者应慎用或不用;对肾功能严重不全者可采用透析治疗。

(付振帅)

第四节　代谢性酸中毒

人体动脉血液的酸碱度(pH 值)是血液内 H^+ 浓度的负对数值,正常为 $7.35\sim7.45$,平衡值为 7.40。体液中 H^+ 摄入很少,主要是在代谢过程中内生而来。机体对酸碱负荷有相当完善的调节机制,主要包括缓冲、代偿和纠正作用。碳酸氢盐是体液中最重要、作用最大的缓冲物,代谢性酸负荷时,H^+ 与 HCO_3^- 结合成 H_2CO_3,H_2CO_3 极不稳定,大部分分解成 CO_2 和 H_2O,CO_2 通过呼吸排出体外,使血液中 HCO_3^- 与 H_2CO_3 的比值保持在 20:1,pH 值也将保持不变。但是,代偿是有限度的,如果超过了机体所能代偿的程度,酸中毒将进一步加剧。代谢性酸中毒是最常见的一种酸碱平衡紊乱,以原发性 HCO_3^- 降低(<21 mmol/L)和 pH 值降低(<7.35)为特征。

一、病因和发病机制

(一)病因

代谢性酸中毒的病因不外乎 H^+ 产生过多、排出受阻,或者 HCO_3^- 丢失过多,常见于:①腹膜炎、休克、高热等酸性代谢废物产生过多,或长期不能进食,脂肪分解过多,酮体积累;②腹泻、肠瘘、胆瘘和胰瘘等,大量 HCO_3^- 由消化道中丢失;③急性肾衰竭,排 H^+ 和再吸收 HCO_3^- 受阻。

当体内 H^+ 升高后,除体液缓冲系统作用外,主要由肺和肾调节,H^+ 和 HCO_3^- 生成 H_2CO_3,再分解为 H_2O 和 CO_2。当 HCO_3^- 减少时,H_2CO_3 相应增高,离解出 CO_2,使血 $PaCO_2$ 升高,刺激呼吸中枢,引起呼吸加深加快,CO_2 排出增加,血中 H_2CO_3 相应减少以代偿;肾脏通过排出 H^+、NH_4^+ 和回收 HCO_3^-,以提高血浆中 HCO_3^-/H_2CO_3 的比值,pH 值仍属正常,称为"代偿性代谢性酸中毒";若两者比值不能维持正常,pH 值降至7.35以下,则为"失代偿性代谢性酸中毒"。

(二)发病机制

1.酸性物质产生过多

(1)乳酸酸中毒:乳酸酸中毒可见于各种原因引起的缺氧,其发病机制是缺氧时糖酵解过程加强,乳酸生成增加,因氧化过程不足而积累,导致血乳酸水平升高。这种酸中毒很常见。

(2)酮症酸中毒:酮症酸中毒是本体脂肪大量动用的情况下,如糖尿病、饥饿、妊娠反应较长时间,有呕吐症状者,酒精中毒呕吐并数日少进食者,脂肪酸在肝内氧化加强,酮体生成增加并超过了肝外利用量,因而出现酮血症。酮体包括丙酮、β-羟丁酸、乙酰乙酸,后两者是有机酸,可导致代谢性酸中毒。这种酸中毒也是阴离子间隙（AG）增加类正常血氯性代谢性酸中毒。

因胰岛素缺乏而发生糖尿病的患者可以出现严重的酮症酸中毒，甚至致死。因为正常时人体胰岛素对抗脂解激素，使脂解维持常量。当胰岛素缺乏时，脂解激素如 ACTH、皮质醇、胰高血糖素及生长激素等的作用加强，大量激活脂肪细胞内的脂肪酶，使三酰甘油分解为甘油和脂肪酸的过程加强，脂肪酸大量进入肝脏，肝脏生酮显著增加。

肝脏生酮增加与肉毒碱脂酰转移酶活性升高有关，因为正常时胰岛素对此酶具有抑制性调节作用，当胰岛素缺乏时此酶活性显著增强。这时，进入肝脏的脂肪酸形成脂肪酰辅酶 A（fatty acyl-CoA）之后，在此酶的作用下大量进入线粒体，经 β-氧化而生成大量的乙酰辅酶 A，乙酰辅酶 A 是合成酮体的基础物质。正常情况下，乙酰辅酶 A 经柠檬酸合成酶的催化与草酰乙酸缩合成柠檬酸而进入三羧酸循环，或经乙酰辅酶 A 羧化酶的作用生成丙二酰辅酶 A 而合成脂肪酸。因此，乙酰辅酶 A 合成酮体的量是很少的，肝外完全可以利用。此外，糖尿病患者肝细胞中增多的脂肪酰辅酶 A 还能抑制柠檬酸合成酶和乙酰辅酶 A 羧化酶的活性，使乙酰辅酶 A 进入三羧酸循环的通路不畅，同时也不易合成脂肪酸。这样就使大量乙酰辅酶 A 在肝内缩合成酮体。

非糖尿病患者的酮症酸中毒是糖原消耗补充不足，机体进而大量动用脂肪所致，如饥饿等。

2.肾脏排酸保碱功能障碍

不论肾小管上皮细胞 H^+ 排泌减少和碳酸氢盐生成减少，还是肾小球滤过率严重下降；不论是急性肾衰竭还是慢性肾衰竭，均能引起肾性代谢性酸中毒。由于肾脏是机体调节酸碱平衡的最终保证，故肾衰导致的酸中毒更为严重，也是不得不采取血液透析措施的临床危重情况之一。

（1）肾衰竭：肾衰竭如果主要是由于肾小管功能障碍引起的，则此时的代谢性酸中毒主要是因小管上皮细胞产 NH_3 及排 H^+ 减少所致。正常肾小管上皮细胞内谷氨酰胺及氨基酸由血液供应，在谷氨酰胺酶及氨基酸化酶的催化作用下不断生成 NH_3，NH_3 弥散入管腔，与肾小管上皮细胞分泌的 H^+ 结合形成 NH_4^+，使尿液 pH 值升高，这就能使 H^+ 不断分泌入管腔，完成排酸过程。原尿中的 Na^+ 被 NH_4^+ 不断换回，与 HCO_3^- 相结合而重新入血成为 $NaHCO_3$，这就是肾小管的主要排酸保碱功能。当肾小管发生病变从而引起此严重功能障碍时，即可发生酸中毒。此类酸中毒因肾小球滤过功能无大变化，故无酸类的阴离子因滤过障碍而在体内潴留，其特点为 AG 正常类高血氯性代谢性酸中毒。也就是说 HPO_4^{2-}、SO_4^{2-} 等阴离子没有潴留，故 AG 不增加，而 HCO_3^- 重吸收不足，则由另一种容易调节的阴离子 Cl^- 代替，从而使血氯上升。

肾衰竭如果主要是肾小球病变而使滤过功能障碍所致，则一般当肾小球滤过率不足正常的 20% 时，血浆中未测定阴离子 HPO_3^{2-}、SO_4^{2-} 和一些有机酸均可因潴留而增多。这时的特点是 AG 增加类正常血氯性代谢性酸中毒，HPO_4^{2-} 滤出减少，可以使可滴定酸排出减少，从而导致 H^+ 在体内潴留。

（2）碳酸酐酶抑制剂：如使用乙酰唑胺作为利尿剂时，由于该药物抑制了肾小管上皮细胞中的碳酸酐酶活性，使 $CO_2 + H_2O \rightarrow H_2CO_3 \rightarrow H^+ + HCO_3^-$ 这一反应减弱，H^+ 分泌减少，HCO_3^- 重吸收减少，从而导致 AG 正常类高血氯性酸中毒。此时 Na^+、K^+、HCO_3^- 从尿中排出高于正常，可起利尿作用，用药时间长时要注意上述类型的酸中毒。

（3）肾小管性酸中毒：肾小管性酸中毒（renal tubular acidosis，RTA）是肾脏酸化尿液功能发生障碍而引起的 AG 正常类高血氯性代谢性酸中毒，目前按其发病机制可分为以下四型：

Ⅰ型：远端肾小管性酸中毒（distal RTA），该型酸中毒是由远端小管排 H^+ 障碍引起的，此时远端小管不能形成并维持管内与管周液的正常 H^+ 陡峭浓度差，小管上皮细胞形成 H_2CO_3 障碍,且管腔内 H^+ 还可弥散回管周液,这可能是肾小管上皮细胞排 H^+ 的一系列结构、功能和代谢的不正常引起的,其病因有原发性、自身免疫性、肾钙化、药物中毒(两性霉素 B、甲苯、锂化合物、某些镇痛剂及麻醉剂)、肾盂肾炎、尿路阻塞、肾移植、麻风、遗传性疾病、肝硬化等。

II 型:近端肾小管性酸中毒(proximal RTA),该型酸中毒是由近端小管重吸收 HCO_3^- 障碍引起的,此时尿中有大量 HCO_3^- 排出,血浆 HCO_3^- 降低。如果我们人为地将这类患者的血浆 HCO_3^- 升至正常水平并维持之,即可使肾丢失 HCO_3^- 超过滤过量的 15%,这是一个很大的量,因此可导致严重的酸中毒。当血浆 HCO_3^- 显著下降,酸中毒严重时,患者尿中 HCO_3^- 也就很少了,用上述办法方可观测到其障碍之所在。此型 RTA 的发病机制可能系主动转运的能量不足所致,多系遗传性的代谢障碍。

III 型:即 I~II 混合型,既有远端小管酸化尿的功能障碍,也有近端曲管重吸收 HCO_3^- 的障碍。

IV 型:据目前资料认为,该型酸中毒是由远端曲管阳离子交换障碍所致,此时管腔膜对 H^+ 通过有障碍,患者有低肾素性低醛固酮血症和高血钾。K^+ 高时,与 H^+ 竞争,也使肾 NH_4^+ 排出下降,H^+ 潴留。常见于醛固酮缺乏症、肾脏对醛固酮反应性降低或其他(如 I 型或 II 型)的一些原因引起。

(4)肾上腺皮质功能低下:患者一方面由于肾血流量下降,缓冲物质滤过减少,形成可滴定酸减少;另一方面由于 Na^+ 重吸收减少,NH_3 和 H^+ 的排出也就减少,因为 Na^+ 的重吸收与 NH_3 及 H^+ 的排出之间存在着一个交换关系。

3.肾外失碱

肠液、胰液和胆汁中的 HCO_3^- 均高于血浆中的 HCO_3^- 水平,故当腹泻、肠瘘、肠道减压吸引等时,可因大量丢失 HCO_3^- 而引起 AG 正常类高血氯性代谢性酸中毒。输尿管乙状结肠吻合术后亦可丢失大量 HCO_3^- 而导致此类酸中毒,其机制可能是 Cl^- 被动重吸收而 HCO_3^- 大量排出,即 Cl^--HCO_3^- 交换所致。

4.酸或成酸性药物摄入或输入过多

氯化铵在肝脏内能分解生成氨和盐酸,用此祛痰剂日久量大时可引起酸中毒,反应为 $NH_4Cl \rightarrow NH_3 + H^+ + Cl^-$,为 AG 正常类高血氯性代谢性酸中毒。氯化钙使用日久量大时亦能导致此类酸中毒,其机制是 Ca^{2+} 在肠中吸收少,而 Cl^- 与 H^+ 相伴随而被吸收,其量多于 Ca^{2+},Ca^{2+} 能在肠内与缓冲碱之一的 HPO_4^{2-} 相结合,使 HPO_4^{2-} 吸收减少。Ca^{2+} 也能与 $H_2PO_4^-$ 相结合生成不吸收的 $Ca_3(PO_4)_2$ 和 H^+,而 H^+ 伴随 Cl^- 而被吸收。

水杨酸制剂(如阿司匹林)在体内可迅速分解成水杨酸,这是一种有机酸,可消耗血浆中的 HCO_3^-,引起 AG 增加类正常血氯性代谢性酸中毒。

甲醇中毒时,由于甲醇在体内代谢生成甲酸,可引起严重的酸中毒,有的病例报告血 pH 值可降至 6.8。误饮含甲醇的工业酒精或将甲醇当作酒精饮用者可造成中毒。除甲醇的其他中毒危害外,AG 增加类正常血氯性代谢性酸中毒是急性甲醇中毒的重要死亡原因之一,积极输入 $NaHCO_3$ 抢救的道理也在于此。

酸性食物(如蛋白质)代谢最终可形成硫酸、酮酸等。当肾功能低下时,高蛋白饮食可能导致代谢性酸中毒,这也是 AG 增加类正常血氯性代谢性酸中毒。

输注氨基酸溶液或水解蛋白溶液过多时,亦可引起代谢性酸中毒,特别是氨基酸的盐酸盐,在代谢中会分解出 HCl 来。这些溶液制备时 pH 值均调至 7.4,但其盐酸盐能在代谢中分解出盐酸,这一点仍需注意。在临床上可根据情况给患者补充一定量的 $NaHCO_3$。

5.稀释性酸中毒

大量输入生理盐水可以稀释体内的 HCO_3^- 并使 Cl^- 增加,因而引起 AG 正常类高血氯性代谢性酸中毒。

二、临床表现

代谢性酸中毒的临床表现随病因表现不同而不同,轻者常被原发病掩盖。主要表现有:①呼吸深快,通气量增加,$PaCO_2$ 下降,可减轻 pH 值下降幅度,有时呼气中带有酮味;②面部潮红,心率加快,血压常偏低,意识不清甚至昏迷,患者常伴有严重缺水的症状;③心肌收缩力和周围血管对儿茶酚胺的敏感性降低,引起心律不齐和血管扩张、血压下降、急性肾功能不全和休克;④肌张力降低,腱反射减退和消失;⑤血液 pH 值、二氧化碳结合力(CO_2CP)、标准碳酸氢盐(SB)、缓冲碱(BB)、碱剩余(BE)均降低,血清 Cl^-、K^+ 可升高,尿液检查一般呈酸性反应。

三、诊断

根据患者有严重腹泻、肠瘘或输尿管乙状结肠吻合术等的病史,又有深而快的呼吸,即应怀疑有代谢性酸中毒。做血气分析可以明确诊断,并可了解代偿情况和酸中毒的严重程度。失代偿时,血液 pH 值和 HCO_3^- 明显下降,$PaCO_2$ 正常;部分代偿时,血液 pH 值、HCO_3^- 和 $PaCO_2$ 均有一定程度的降低。如无条件进行此项测定,可做二氧化碳结合力的测定,也可确诊和大致判定酸中毒的程度。血清 Na^+、K^+、Cl^- 等的测定也有助于判定病情。

四、治疗

(1)积极防治引起代谢性酸中毒的原发病,纠正水、电解质紊乱,恢复有效循环血量,改善组织血液灌流状况,改善肾功能等。

(2)给碱,纠正代谢性酸中毒:严重酸中毒会危及生命,要及时给碱纠正。一般多用 $NaHCO_3$ 以补充 HCO_3^-,去缓冲 H^+。也可用乳酸钠,不过在肝功能不全或乳酸酸中毒时不用,因为乳酸钠经肝代谢方能生成 $NaHCO_3$。近年来常用三羟甲基氨基甲烷(tris-hydroxymethyl aminomethane,THAM 或 Tris),它不含 Na^+、HCO_3^- 或 CO_2,其分子结构式为 $(CH_2OH)_3CNH_2$,是以其 OH^- 去中和 H^+ 的。1 g $NaHCO_3$ 含有 11.9 mmol 的 HCO_3^-,1 g 乳酸钠相当于 9 mmol 的 HCO_3^-,1 g THAM 相当于 8.2 mmol 的 HCO_3^-。相比之下,$NaHCO_3$ 溶液作用迅速,疗效确切,不良反应小。

纠正代谢性酸中毒时,补充碱量可用下式计算:补充碱(mmol)=(正常 CO_2CP-测定 CO_2CP)×体重(kg)×0.2,或补充碱(mmol)=(正常 SB-测定 SB)×体重(kg)×0.2。

临床上可先补给计算量的 1/2～1/3,再结合症状及血液化验结果,调整补碱量。在纠正酸中毒时,大量 K^+ 转移至细胞内会引起低血钾,故要随时注意纠治低钾。

(3)处理酸中毒时的高钾血症和患者失钾时的低钾血症:酸中毒常伴有高钾血症,在给碱纠正酸中毒时,H^+ 从细胞内移至细胞外不断被缓冲,K^+ 则从细胞外重新移向细胞内,从而使血钾回降。但需注意,有的代谢性酸中毒患者因有失钾情况存在,故虽有酸中毒但伴随着低血钾。纠正其酸中毒时,血清钾浓度会进一步下降引起严重甚至致命的低血钾。这种情况见于糖尿病患者渗透性利尿而失钾、腹泻患者失钾等,纠正其酸中毒时需要依据血清钾的下降程度适当补钾。

严重肾衰竭引起的酸中毒则需进行腹膜透析或血液透析,方能纠正其水、电解质、酸碱平衡及代谢尾产物潴留等紊乱。

(李 敏)

第五节 代谢性碱中毒

由于碱性物质摄入太多或固定酸大量丢失而引起血浆 HCO_3^- 浓度原发性增高,称为"代谢性碱中毒",简称"代碱"。

一、病因和发病机制

（一）病因学

代碱的基本原因是失酸（H^+）或得碱（HCO_3^-）,常见于:①H^+ 丢失过多,如持续呕吐（幽门梗阻）、持续胃肠减压等;②HCO_3^- 摄入过多,如消化性溃疡时大量服用碳酸氢钠;③利尿排氯过多,尿中 Cl^- 与 Na^+ 丢失过多,形成低氯性碱中毒。当血浆 HCO_3^- 升高后,血 pH 值升高,抑制呼吸中枢,呼吸变慢变浅以保留 CO_2,使血液 H_2CO_3 增加以代偿。同时肾小管减少 H^+、NH_3 的生成,HCO_3^- 从尿中排出增加,使得血浆中 HCO_3^-/H_2CO_3 的比值恢复至 20∶1。

（二）发病机制

1.氢离子丢失过多

（1）胃液丢失:常见于幽门梗阻或高位肠梗阻时的剧烈呕吐,直接丢失胃酸（HCl）。胃腺壁细胞生成 HCl,H^+ 是胃腺壁细胞由 $CO_2+H_2O \rightarrow H_2CO_3 \rightarrow H^+ + HCO_3^-$ 反应而来,Cl^- 则来自血浆。壁细胞中有碳酸酐酶促进此反应迅速进行。H^+ 与 Cl^- 在胃腺腔内形成 HCl 并分泌入胃内。进入小肠后,HCl 与肠液、胰液、胆汁等碱性消化液中的 $NaHCO_3$ 中和。碱性液的分泌是受 H^+ 入肠的刺激引起的,因此,如果 HCl 因呕吐而丢失,则肠液中 $NaHCO_3$ 分泌减少,体内将有 $NaHCO_3$ 潴留;再者,已分泌入肠的 $NaHCO_3$ 不被 HCl 中和,势必引起肠液中 HCO_3^- 升高而使其重吸收增加。这就使血中 HCO_3^- 上升而导致代谢性碱中毒。

胃液大量丢失时可伴有 Cl^-、K^+ 的丢失和细胞外液容量减少,这些因素也与此时发生代谢性碱中毒有关。低血氯时,阴离子 HCO_3^- 增多以补偿之;低血钾时,由于离子转移而使 H^+ 移入细胞内;细胞外液容量减少时,由于醛固酮分泌增多促进 Na^+ 重吸收,而促使 H^+ 和 K^+ 排出,这些因素均能引起代谢性碱中毒。

（2）肾脏排 H^+ 过多:肾脏排出 H^+ 过多主要是由于醛固酮分泌增加引起的。醛固酮能促进远曲小管和集合管排出 H^+ 及 K^+,从而加强 Na^+ 的重吸收。H^+ 排出增多则是由于 $H_2CO_3 \rightarrow H^+ + HCO_3^-$ 这一反应,HCO_3^- 生成增多,与 Na^+ 相伴的重吸收也增加,从而引起代谢性碱中毒,同时也伴有低钾血症。

醛固酮分泌增加见于下列情况:①原发性醛固酮增多症。②库欣综合征:常由垂体分泌 ACTH 的肿瘤、原发性肾上腺皮质增生或肿瘤等所引起。若皮质醇等激素生成和释放增多,由于皮质醇也有盐皮质激素的活性,故亦能导致代谢性碱中毒。③先天性肾上腺皮质增生:可分为两型,即17-羟化酶缺乏型(非男性化)和11-羟化酶缺乏型(男性化)。因为这些酶缺乏而导致皮质醇合成减少,血中皮质醇水平下降,反馈地引起垂体分泌过多 ACTH,促进肾上腺皮质合成并分泌更多的去氧皮质酮和皮质酮。DOC 则具有明显的盐皮质激素活性。④巴特(Bartter)综合征:这是一种以近球装置增生而肾素分泌增多为特点的综合征,通过肾素→血管紧张素→醛固酮系统引起醛固酮分泌增多,患者无高血压是因为其血管对血管紧张素Ⅱ的反应性降低。由于患者前列腺素分泌增多,故近年来也提出了交感神经兴奋而使前列腺素增多,从而导致肾素分泌增多的机制,如使用吲哚美辛抑制前列腺素合成,可以降低患者的肾素及醛固酮水平,并使代谢性碱中毒及 Na^+、K^+ 恢复正常。⑤近球装置肿瘤:其细胞能分泌大量肾素,引起高血压及代谢性碱中毒。⑥甘草及其制剂长期大量使用时,由于甘草酸具有盐皮质激素活性,故能引起类似醛固酮增多症时的代谢性碱中毒。⑦细胞外液容量减少时引起醛固酮分泌增多,以加强 Na^+ 重吸收而保容量,可引起代谢性碱中毒,常见于应用呋塞米、依他尼酸等髓袢利尿剂时或大量胃液丢失时。此种情况下,细胞外液每减少 1 L,血浆 HCO_3^- 约增加1.4 mmol/L。呋塞米和依他尼酸除可使细胞外液减少外,其抑制肾小管髓袢升支对 Cl^-、Na^+ 的重吸收能导致到达远端曲管的 Na^+ 增多,从而使远端曲管排 H^+ 换 Na^+ 过程加强,这也与代谢性碱中毒的发生有关。⑧创伤和手术时的应激反应会使肾上腺皮质激素分泌增多,常伴以代谢性碱中毒。

2.碱性物质摄入过多

(1)碳酸氢盐摄入过多,如溃疡患者服用过量的碳酸氢钠,中和胃酸后导致肠内 $NaHCO_3$ 明显升高时,特别是肾功能有障碍的患者由于肾脏调节 HCO_3^- 的能力下降,可导致代谢性碱中毒。此外,在纠正酸中毒时,输入碳酸氢钠过量也同样会导致碱中毒。

(2)乳酸钠摄入过多,可经肝脏代谢生成 HCO_3^-,见于纠正酸中毒时输乳酸钠溶液过量。

(3)柠檬酸钠摄入过多。输血时多用柠檬酸钠抗凝,每 500 mL 血液中有柠檬酸钠16.8 mEq,经肝代谢可生成 HCO_3^-。故大量输血时(例如快速输入 3 000～4 000 mL)可发生代谢性碱中毒。

3.缺钾

各种原因引起的血清钾减少可引起血浆 $NaHCO_3$ 增多,从而发生代谢性碱中毒,其机制为:①血清 K^+ 下降时,肾小管上皮细胞排 K^+ 相应减少而排 H^+ 增加,换回 Na^+、HCO_3^- 增加。此时的代谢性碱中毒不像一般碱中毒时那样排碱性尿,而是排酸性尿,称为"反常酸性尿"。②血清钾下降时,由于离子交换,K^+ 移至细胞外以补充细胞外液的 K^+,而 H^+ 则进入细胞内以维持电中性,故导致代谢性碱中毒(此时细胞内却是酸中毒,当然细胞内的缓冲物质可以缓冲进入细胞内的 H^+)。

4.缺氯

由于 Cl^- 是肾小管中唯一容易与 Na^+ 相继重吸收的阴离子,故当原尿中 Cl^- 降低时,肾小管便加强 H^+、K^+ 的排出以换回 Na^+,HCO_3^- 的重吸收增加,从而生成 $NaHCO_3$。因此,低氯血症时由于失 H^+、K^+ 而 $NaHCO_3$ 重吸收增加,故能导致代谢性碱中毒,此时患者尿 Cl^- 是降低的。另外,前述呋塞米及依他尼酸能抑制髓袢升支粗段对 Cl^- 的主动重吸收,从而造成缺 Cl^-,此时远端曲管加强排 H^+、K^+ 以换回到达远端曲管过多的 Na^+,故同样可导致代谢性碱中毒,此时患者尿 Cl^- 是升高的。

呕吐失去 HCl 就是失 Cl^-,会导致血浆及尿中 Cl^- 下降,通过上述原尿中 Cl^- 降低机制促进代谢性碱中毒的发生。

二、临床表现

轻度代碱只表现为原发病症状;严重者表现为呼吸浅而慢,神经-肌肉兴奋性增高,常有面部及四肢肌肉抽动、手足搐搦、口周、手足麻木,其原因可能是蛋白结合钙增加、游离钙减少,碱中毒致乙酰胆碱释放增多。血红蛋白对氧的亲和力增加可致组织缺氧,出现头昏、躁动、谵妄乃至昏迷。伴低钾时可有软瘫。

三、诊断及鉴别诊断

代碱根据病史和临床表现可初步作出诊断,血气分析可以确诊及确定其严重程度。失代偿时,血液 pH 值和 HCO_3^- 明显增高,$PaCO_2$ 正常;部分代偿时,血液 pH 值、HCO_3^- 和 $PaCO_2$ 均有一定程度的增高。

鉴别低氯性碱中毒和对氯无反应的碱中毒时,前者见于各种血容量不足、失钾、失氯引起的碱中毒,尿氯低于 10 mmol/L,补给生理盐水后碱中毒可以纠正;后者见于醛固酮增多的内分泌疾病,尿氯高于 20 mmol/L,补给含氯溶液后无助于矫正碱中毒。

四、治疗

(1)积极防治引起代谢性碱中毒的原发病,消除病因。

(2)纠正低钾血症或低氯血症,如补充 KCl、NaCl、$CaCl_2$、NH_4Cl 等。其中,NH_4Cl 既能纠正碱中毒,也能补充 Cl^-,不过肝功能障碍患者不宜使用,因 NH_4Cl 需经肝代谢。

(3)纠正碱中毒:轻度碱中毒使用等渗盐水静脉滴注即可见效,盐水中 Cl^- 含量高于血清中 Cl^- 含量约 1/3,故能纠正低氯性碱中毒。重症碱中毒患者可给予一定量的酸性药物,如精氨酸、氯化铵等。计算需补给的酸量可用下列公式:

需补给的酸量(mmol)=(测得的 SB 或 CO_2CP－正常的 SB 或 CO_2CP)×体重(kg)×0.2。

可使用碳酸酐酶抑制剂(如乙酰唑胺)抑制肾小管上皮细胞中 H_2CO_3 的合成,从而减少 H^+ 的排出和 HCO_3^- 的重吸收。也可使用稀 HCl 以中和体液中过多的 $NaHCO_3$,大约1 mmol的酸可降低血浆 HCO_3^- 5 mmol/L。醛固酮拮抗剂可减少 H^+、K^+ 从肾脏的排出,也有一定的疗效。

(张　波)

第六章　常见临床危象的处理

第一节　重症肌无力危象

重症肌无力(MG)危象是指呼吸肌受累时出现咳嗽无力甚至呼吸困难,需要使用呼吸机辅助通气的情况,是导致患者死亡的主要原因。口咽肌和呼吸肌无力者易发生危象,诱发因素包括呼吸道感染、手术、精神紧张、全身疾病,偶有心肌受累引发突然死亡。大约10％的重症肌无力患者可出现危象。

一、病因

(一)感染

感染是 MG 危象常见的诱发因素,占40％,常为细菌性肺炎、病毒性上呼吸道感染和吸入性肺炎。

(二)药物

药物治疗的变化,如激素治疗起始阶段和减量、给药途径变化等可诱发 MG 危象。一些药物可能加重肌无力症状,导致危象发生,如氨基糖苷类抗生素和利多卡因等。

(三)胸腺瘤患者

MG 伴胸腺瘤患者症状重,危象发生率高(30％),是无胸腺瘤者(15％)的2倍。

(四)其他

正常生理情况如月经、怀孕和分娩都能诱发 MG 危象。也有的肌无力的恶化是自发的,约30％的危象患者无明显的诱发因素。

二、临床表现

重症肌无力危象通常分三种类型,其中以肌无力危象最常见,其次为反拗性危象,胆碱能危象甚为罕见。

(一)肌无力危象

肌无力危象为最常见的危象,大多是疾病本身的发展及抗胆碱酯酶药物用量不足所致,可因感染、过度疲劳、精神刺激、月经、分娩、手术、外伤而诱发。临床表现为患者肌无力症状突然加重,出现吞咽和咳痰无力,呼吸困难,常伴烦躁不安、大汗淋漓等症状。静脉注射依酚氯铵或肌内注射新斯的明后可使症状明显缓解。

（二）胆碱能危象

胆碱能危象是因长期服用抗胆碱酯酶药物或一时服用过多,导致乙酰胆碱（ACh）在突触间隙处积聚过多,突触后膜持续去极化,复极化过程受阻,不能形成有效的动作电位,最终导致全身肌力减弱。胆碱能危象除有呼吸衰竭等肌无力危象的表现之外,常可见明显的抗胆碱酯酶药物（ChEI）不良反应,如恶心、呕吐、腹痛、腹泻、多汗、流泪、皮肤湿冷、口腔分泌物增多、肌束震颤以及情绪激动、焦虑等精神症状。此种危象应用抗胆碱酯酶药物无效,甚至会使症状更为严重,但注射阿托品后可使症状改善。停止使用抗胆碱酯酶药物 24～72 小时后临床症状可好转。

（三）反拗性危象

反拗性危象又称"无反应性危象",是由于突触后膜大量乙酰胆碱受体（acetycholine receptor,AChR）受损,对抗胆碱酯酶药物失去反应,导致突触后膜难以达到充分的去极化所致。其临床表现与胆碱能危象相似,但该危象使用或停用 ChEI 等均无疗效。

三、实验室及辅助检查

（一）新斯的明试验

成年人一般用新斯的明 1～1.5 mg 肌注,若注射后 10～15 分钟症状改善,30～60 分钟达到高峰,持续 2～3 小时,即为新斯的明试验阳性。

（二）胸腺 CT 和 MRI

胸腺 CT 和 MRI 可以发现胸腺增生或胸腺瘤,必要时应行强化扫描进一步明确。

（三）重复神经电刺激

重复神经电刺激为常用的具有确诊价值的检查方法。利用低频（2～3 Hz）和高频（10 Hz 以上）重复频率电极刺激运动神经（尺神经、面神经、腋神经）,记录肌肉的动作电位振幅,若患者肌肉电位逐渐衰退,降低 10％以上者为阳性,提示神经-肌肉接头处可能有病变。

（四）单纤维肌电图

单纤维肌电图是较重复神经电刺激更为敏感的神经-肌肉接头传导异常的检测手段,方法是测量同一神经支配的肌纤维电位间的间隔时间变化,可以在重复神经电刺激和临床症状均正常时根据"颤抖"的增加而发现神经-肌肉传导的异常。在所有的肌无力检查中,其灵敏度最高。

（五）乙酰胆碱受体抗体滴度的检测

乙酰胆碱受体抗体滴度的检测对重症肌无力的诊断具有特征性意义,80％～90％的全身型和 60％的眼肌型重症肌无力患者可以检测到血清乙酰胆碱受体抗体。抗体滴度的高低与临床症状的严重程度并不完全一致。

四、诊断及鉴别诊断

（一）诊断

因为重症肌无力发病较少,导致临床医师不是很熟悉此病,并且其为波动性肌无力,因此经常发生误诊。一旦怀疑患者患有 MG,应行血清学检查抗 AChR 或抗 MuSK 抗体,并且有时还需检查其他肌蛋白（肌动蛋白、肌横蛋白等）抗体以明确诊断,也可行肌电图检查明确神经-肌肉传导特征性缺陷。

抗 AChR 抗体的发现衍生出了其他一些有用的诊断测试方法。血清学检查发现有抗 AChR 抗体可证实 MG 的诊断,然而,其缺乏并不能排除 MG,因为在 80%～90%的全身性 MG 患者和 30%～50%的眼性 MG 患者中可查到抗 AChR 抗体。最常用的抗 AChR 抗体检测是测定肌肉 AChR 自身抗体的血浆沉淀物水平。由于 AChR 是用放射性标志物标记且不可逆地与胆碱能拮抗药或 α-银环蛇毒素结合而确定的,因此并不能提示抗 AChR 抗体作用的胆碱能部位。另一种血清学检查可检测患者血清或 IgG 在细胞培养中对 AChR 的抗原调节能力。对于未查到抗 AChR 抗体但有 MG 症状的患者,可检查是否存在抗 MuSK 抗体。另有 5%的患者既不存在抗 AChR 抗体,也不存在抗 MuSK 抗体。

反复刺激外周神经的标准肌电图检查常用于检查 MG 患者的神经-肌肉电传导功能,其敏感性与可信度相对较高。单肌纤维肌电图检查是对 MG 敏感性最高的电生理诊断方法,其可揭示 95%～99%MG 患者的神经-肌肉传导缺陷。单肌纤维肌电图可选择性地记录单个运动神经元支配的少量肌纤维(通常是2～3 根)的动作电位。在神经-肌肉接头(NMJ)中,不同时间释放的乙酰胆碱量不一样,这就使终板电位(EPP)的升高程度和肌纤维相对应的电位间隔都不一样。这种变化对神经-肌肉传导异常高度敏感,在 MG 患者中可明显升高。神经-肌肉阻滞是其中一个电位传导失败的结果,若 EPP 没有达到动作电位的阈值,肌纤维则不能传导兴奋冲动。

(二)鉴别诊断

1.重症多发性神经病(critical illness polyneuropathy,CIP)

CIP 在 ICU 较多见,30%～50%的 ICU 患者可出现 CIP 症状,但电生理研究则发现有 70%～80%的患者出现异常。原发的危重疾病(如脓毒症、烧伤、创伤等)可引起多器官衰竭、脓毒症性脑病、呼吸机脱机困难及全身性肌萎缩等,神经电生理和病理学研究证实,这些患者可存在轴突的运动和感觉多发性神经病。目前认为 CIP 是脓毒症和危重疾病的重要和严重并发症,主要表现为患者受到疼痛刺激时不能移动肢体末端,只能作出强烈的痛苦表情,症状主要出现于末端肢体。尽管偶有颜面肌无力的报道,但患者脑神经通常不受影响。50%的患者可出现感觉功能障碍,尽管 1/3 的患者肌张力可正常,但反射降低或无反射仍常见;如果伴有中枢神经系统改变,此症状可进一步加重。

肌电图和神经传导研究显示,患者的混合肌肉动作电位(CMAP)和神经动作电位较低,但传导电压几乎正常。50%～80%的患者出现膈神经传导异常。CIP 发病率与 ICU 滞留时间及脓毒症的严重程度相关。

2.吉兰-巴雷综合征

吉兰-巴雷综合征是 ICU 常见的收治病种,其特点为早期发病、快速上升的迟缓性瘫痪及脑神经损害表现。患者脑脊液蛋白升高,电生理检查发现神经传导性明显下降,肌电图没有 F 波或延长;与 CIP 不一样,其可出现明显的神经传导阻滞(即提示有脱髓鞘神经病变)。自主神经功能异常、瞬目反射异常及外周神经潜伏期延长等临床症状有助于临床诊断。轴突变异的吉兰-巴雷综合征(约有 5%)患者与 CIP 患者难以用电生理检查区别,此类患者常有空肠弯曲杆菌感染和 GM1 神经节苷脂抗体(通常没有必要检查神经节苷脂抗体)。

3.霍普金斯综合征

1974 年,霍普金斯(Hopkins)首次报道了儿童哮喘后出现类灰质病变综合征,此为急性迟缓性单肢体轻瘫,有时为下肢,之后可存在明显的肌萎缩和永久性轻瘫。肌电图检查主要发现患儿运动神经元损害,肌组织活检示成束的肌萎缩。最近有报道称,此病也可发生于成人,其发病机制不明,脑脊液可出现蛋白增加、淋巴细胞增加,静脉给予免疫球蛋白治疗可缓解症状。

4.脊髓侧索硬化症(amyotrophic lateral sclerosis,ALS)

ALS患者可因呼吸肌无力表现为急性的呼吸衰竭。此类患者伴有肢体消瘦、全身性肌震颤和反射过敏。电生理检查可显示广泛的活动性去神经化、慢性神经恢复和束状电位,据此即可确诊。

五、治疗

(一)急症治疗

发生重症肌无力危象时,首要的救治措施为保证患者呼吸道通畅,应及时建立有效的人工气道,改善通气量,可行气管插管或气管切开,立即行人工辅助呼吸,监测血氧饱和度,对有吞咽困难者应尽早鼻饲饮食,保证正常的营养摄入,同时可减少吸入性肺炎和窒息等并发症的发生。可使用适当的抗感染药物控制感染,但需注意避免使用可影响神经兴奋传递的抗生素,如链霉素、卡那霉素、新霉素、万古霉素等。

(二)药物治疗

1.胆碱酯酶抑制剂

(1)溴吡斯的明,每片60 mg,剂量为180~540 mg/d,分3~4次服用;不良反应明显者可加服阿托品0.3~0.6 mg/d以减少不良反应,但不宜持续应用,以免掩盖胆碱能危象的先兆症状。

(2)新斯的明注射液,每支1 mg,肌无力明显且伴吞咽困难者可肌内注射1 mg,每日可注射4~6次。

2.免疫抑制

(1)大剂量肾上腺类固醇皮质激素(如地塞米松10~20 mg/d或甲泼尼龙500~1 000 mg/d)静脉注射,连续7~10日后改用泼尼松1~1.5 mg/(kg·d)口服,以后逐步减量,每月减10 mg,至30 mg(隔日)后改为每3个月减5 mg,至10 mg(隔日)后维持应用。若患者在减量过程中病情加重可恢复先前用量,使用激素需严密预防和监控激素的不良反应。部分患者对激素无效。

(2)硫唑嘌呤:常与皮质类固醇类激素合用,常用剂量为50 mg,2次/天,服药期间需复查白细胞和肝功能。

(3)环孢素A:50~100 mg,2次/天,可与硫唑嘌呤轮换使用。

(4)环磷酰胺:在皮质激素治疗效果不满意时,可用环磷酰胺200 mg静脉滴注,每2~3日1次,连续数周,或静脉0.5~1.0 g/m^2(体表面积),每月1次,总量以3~6 g为一疗程。

(5)他克莫司:初始剂量为3 mg/d,以后可逐渐增加至5 mg/d,分2次服用。

3.静脉注射免疫球蛋白

人类免疫球蛋白中含有多种抗体,可以中和自身抗体、调节免疫功能,其效果与血浆置换相当。免疫球蛋白剂量为400 mg/kg,隔日或每日1次,5次为一疗程。长期治疗需配合使用激素或与免疫抑制剂联合使用。不良反应有头痛、无菌性脑膜炎、流感样症状,但常可于1~2日内缓解。

4.其他药物治疗

(1)螺内酯、辅酶Q$_{10}$和氯化钾等均可作为辅助药物适量使用。

(2)根据中医理论,在治疗上加用中医中药可以减少免疫抑制剂带来的不良反应,在重症肌无力的治疗上起着"保驾护航"的作用,而且有重建自身免疫功能之功效。

（三）血浆置换

通过将患者血液中的乙酰胆碱受体抗体或其他免疫复合物去除的方式,可暂时缓解重症肌无力患者的症状,适用于对抗胆碱酯酶药物、胸腺切除、激素疗效不佳或胸腺切除术前患者,但此法疗效维持时间短,价格昂贵,不良反应为继发感染、低蛋白血症、低血压、荨麻疹等。

（付振帅）

第二节　颅高压危象

颅内压系指颅腔内容物对颅腔内壁的压力。成人的正常颅内压为 $0.8\sim1.8$ kPa（$80\sim180$ mmH$_2$O）；儿童为 $0.4\sim1.0$ kPa（$40\sim100$ mmH$_2$O）。颅内压增高是因颅腔内容物（脑、脑脊液、脑血容量）的体积增加或颅内占位性病变等因素引起的以颅内压力升高为特征的综合征,在病理状态下,颅内压可超过 2.0 kPa（200 mmH$_2$O）。颅高压危象系指因各种病因引起的患者急性或慢性颅内压增高,病情急剧加重出现脑疝症状而达到危及生命的状态,因而颅内高压危象也经常称为"脑疝危象"。如不能及时诊断和解除颅内压增高的病因,或采取措施缓解颅内压力,则患者常因脑疝而致死。

一、病因与发病机制

（一）病因

凡能引起颅腔内容物体积增加的病变均可引起颅内压增高,常见的病因可分为颅内病变和颅外病变。

1.颅内病变

（1）颅内占位性病变：颅内肿瘤、血肿、脓肿、囊肿、肉芽肿等既可占据颅腔内一定的容积,又可阻塞脑脊液的循环通路,影响其循环及吸收。此外,上述病变均可造成继发性脑水肿,导致颅内压增高。

（2）颅内感染性疾病：各种脑膜炎、脑炎、脑寄生虫病既可以刺激脉络丛分泌过多的脑脊液,又可以造成脑脊液循环受阻（导致梗阻性及交通性脑积水）及吸收不良；各种细菌、真菌、病毒、寄生虫的毒素可以损伤脑细胞及脑血管,造成细胞毒性及血管源性脑水肿；炎症、寄生虫性肉芽肿还可起到占位作用,占据颅腔内的一定空间。

（3）颅脑损伤：可造成颅内血肿及水肿。

（4）急性脑血管病：如脑出血、脑梗死、蛛网膜下腔出血及脑静脉窦血栓形成等。

（5）脑缺氧：各种原因造成的脑缺氧如窒息、麻醉意外、CO 中毒,以及某些全身性疾病如肺性脑病、癫痫持续状态、重度贫血等均可造成脑缺氧,进一步引起血管源性及细胞毒性脑水肿,导致颅内压增高。

（6）脑积水：当脑脊液分泌过多、循环过程受阻、吸收障碍或三者兼而有之引起脑积水时,可导致颅内压增高。脑脊液循环过程受阻引起的脑积水称"阻塞性脑积水",脑脊液分泌过多或吸收障碍引起的脑积水称"交通性脑积水"。脑积水的病变性质可以有先天性发育异常、炎症、出

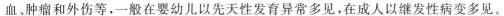

血、肿瘤和外伤等,一般在婴幼儿以先天性发育异常多见,在成人以继发性病变多见。

2.颅外病变

(1)心、肺、肾、肝功能障碍或衰竭:心衰、休克、气道梗阻、急性肺损伤、急性呼吸窘迫综合征(ARDS)、肝衰竭和肾衰竭均可并发脑水肿,引起颅内高压。

(2)中毒:铅、锡、砷等中毒,某些药物中毒(如四环素、维生素A过量等)和自身中毒(如尿毒症、肝性脑病等)均可引起脑水肿,促进脉络丛分泌脑脊液等,并可损伤脑血管的自动调节作用,从而形成高颅压。

(3)内分泌功能紊乱:年轻女性、肥胖者,尤其是月经紊乱及妊娠时易于发生良性颅内压增高,这可能与雌激素过多、肾上腺皮质激素分泌过少而发生的脑水肿有关。肥胖者可能与部分类固醇溶于脂肪组织中不能发挥作用而造成相对性肾上腺皮质激素过少有关。

(4)其他:如中暑、输血/输液反应、放射线脑病以及脊髓、马尾肿瘤等也可引起颅内高压。

(二)发病机制

颅内压的调节主要是颅内空间的调整,如通过脑脊液的转换作用,将颅内静脉血挤压出颅腔等而让出一定空间,使颅内压维持在一定水平而不至过高。但这种调节是有限的,若造成高颅压的病因持续存在并不断扩张,则终将使所有可以代偿的空间全部利用,而出现显著的颅内压增高。根据临床病情演变过程,可将颅内压增高的发生发展分为代偿期、早期、高峰期和晚期四个阶段。

1.代偿期

代偿期为病情发展初期阶段,因病变所致的颅腔内容物增多,尚未超过颅腔的代偿容积,故颅内压仍可保持正常,亦常无颅内压增高的临床表现。

2.早期

早期为病情发展早期阶段,因颅腔内容物体积增加的总和已超过颅腔的代偿容积,故可逐渐出现颅内压增高和相应的临床症状如头痛、呕吐、视盘水肿等。患者脑组织虽有轻度缺血缺氧,但脑血管的自动调节功能良好,仍能获得足够血流量。如能及时解除病因,患者脑功能恢复较易,预后较好。

3.高峰期

高峰期为病情发展严重阶段,患者脑组织缺血缺氧严重,脑功能损伤明显,出现较重的头痛、恶心、呕吐、视力减退和视盘水肿,患者出现意识模糊甚至昏迷等相应的颅内压增高症状和体征,如脑干呼吸、心血管运动中枢功能受损,导致脉搏与呼吸深慢;同时因脑血管自动调节功能此时已受损,主要靠全身性血管的加压反应来提高血压和维持脑部血流量,同时会出现心跳和脉搏缓慢,呼吸节律紊乱及体温升高等各项生命体征的变化,这种变化称为"库欣反应",多见于急性颅内压增高病例,慢性者则不明显。如不及时采取有效的治疗措施,患者常易迅速出现呼吸、心搏骤停等脑干功能衰竭症状。

4.晚期

晚期为病情发展濒死阶段。患者常处于深昏迷中,一切生理反应消失,出现双侧瞳孔散大和去大脑强直,血压下降,心搏弱快,呼吸不规则甚至停止。患者脑组织缺血缺氧极严重,脑细胞功能已近停止,预后极差。

二、临床表现

颅内压增高的典型临床表现为头痛、呕吐和视盘水肿三联征,但三者同时出现者不多,系因颅内压增高刺激颅内敏感结构如脑膜、血管和脑神经,后者受到牵扯、压迫所致。头痛为颅内压增高的最常见症状,发生率80%～90%,开始为阵发性,以后发展为持续性,以前额及双颞部为主,后颅凹病变者头痛多位于枕部。咳嗽、打喷嚏、用力等情况均可使头痛加重,头部活动时头痛也加重,患者常被迫不敢用力咳嗽,不敢转动头部。

（一）恶心、呕吐

恶心、呕吐、头痛是因颅内压增高,使延髓呕吐中枢受激惹所引起,常在清晨空腹时发生。呕吐或与剧烈头痛同时发生,常与饮食无关,可呈喷射性,但不多见。位于后颅凹及第四脑室的病变较易引起呕吐。儿童头痛不显著,呕吐有时是唯一症状。

（二）视盘水肿

视神经鞘为脑蛛网膜的延续。视网膜中央动脉和静脉位于视神经鞘内,与视神经伴随而行,在视盘处出入眼底。当颅内压增高时,蛛网膜下腔内的压力增高,视神经鞘内压力也增高,而使网膜中央静脉回流受阻,静脉内压力增高。检眼镜检查可见视盘隆起、边缘不清、颜色发红,眼底静脉迂曲、怒张。由于毛细血管扩张、出血,检查时可见到点状、片状甚至火焰状出血。早期或轻度的视盘水肿一般不影响视力,如颅高压持续存在或继续发展,可出现盲点扩大、中心视力暗点及阵发性黑蒙;病情再进一步发展可发生继发性视神经萎缩,视力持续下降直至失明。视盘水肿虽是颅内压增高的特征性体征,但并非所有病例均有。

（三）外展神经麻痹与复视

因外展神经在颅内行走较长,故颅内压增高时容易因挤压及牵拉受伤而出现单侧或双侧不全麻痹,出现复视。此症状无定位意义,故又称为"假定位征"。

（四）意识障碍

反应迟钝、嗜睡、昏睡至昏迷的各种意识障碍均可发生,这与颅内压增高时脑干网状结构上行激活系统及广泛大脑皮质受损有关。

（五）抽搐、去大脑强直发作

抽搐、去大脑强直发作与颅内压增高时脑干受压、脑供血不足、脑膜受刺激等有关。

（六）生命体征的改变

生命体征的改变有血压增高、脉搏缓慢、呼吸慢而深等;随着颅内压增高,可出现瞳孔缩小、对光反射迟钝或忽大忽小、边缘不整、变化多端,此常预示脑疝即将发生,应立即采取抢救措施。

（七）全身其他系统病变的临床表现

1.胃肠功能紊乱及消化道出血

部分颅内压增高的患者可出现胃肠功能的紊乱,出现呕吐,胃及十二指肠出血、溃疡和穿孔等。这与颅内压增高引起下丘脑自主神经中枢缺血而致功能紊乱有关。也有人认为颅内压增高时,消化道黏膜血管收缩造成了缺血,从而产生了广泛的消化道溃疡。

2.神经源性肺水肿

在急性颅内压增高的患者中,神经源性肺水肿的发生率高达10%。这是由于下丘脑、延髓受压导致 α-肾上腺素能神经活性增高,血压反应性增高,左心负荷过重,左心房及肺静脉压增高,肺毛细血管压力增高,液体外渗,从而引起肺水肿。患者表现为呼吸急促,痰鸣,并有大量泡沫状血性痰液。

（八）小儿颅内压增高的表现

小儿因不会诉说头痛,常表现为烦躁、哭闹或脑性尖叫,频繁呕吐、抽搐乃至去脑强直发作,意识丧失。查体可见囟门隆起、扩大,颅缝裂开,头围增大以及头皮静脉怒张;额、顶、颞及枕部突出膨大呈圆形,颈部静脉充盈,对比之下颜面很小;严重颅内压增高可压迫眼球,形成双目下视、巩膜外露的特殊表情,称"落日征"。

三、检查项目

（一）颅内压监测

利用各种颅内压监测技术对颅内压进行检测,可直接获得颅内压的数据,从而为诊断颅内高压提供最直接的依据。目前颅内压监测技术分为有创颅内压监测技术和无创颅内压监测技术。有创颅内压监测技术包括脑室内插管法、硬脑膜外传感器法、光纤探头监测颅内压法和腰椎穿刺检测颅内压法。有创颅内压监测技术准确性好,特别是脑室内插管法被认为是颅内压检测的"金标准",但其缺点是有创,易感染,技术要求高,耗材贵,不易临床推广。无创颅内压监测技术的优点是无创,技术要求低,不会引起任何不良反应,无耗材消耗,可以反复进行监测,但其准确性一般,约能达到90%。

（二）辅助检查

X 线断层扫描(CT)、磁共振成像(MRI)、脑血管造影(DSA)、头颅 X 线摄片等既可辅助判断颅内压增高,也可帮助明确颅内压增高的病因。腰椎穿刺测量脑脊液的压力可直接判断颅内压的高低。

四、诊断

颅内高压危象患者会出现以下危及生命安全的征象:①神经系统:剧烈头痛、意识障碍(如烦躁不安、嗜睡、昏迷等)。②循环系统:血压升高,晚期血压下降,心动过速或心动过缓。③呼吸系统:呼吸节律慢而深或不规则,甚至呼吸暂停等。④内环境严重紊乱:高热,尿崩症,水、电解质紊乱如高钠/氯血症、酸中毒等。

除上述颅内高压危象征象外,脑疝还会因发生部位和疝出组织的不同而有特殊的定位表现,如小脑幕裂孔疝患者初期会出现患侧瞳孔缩小;往后则瞳孔逐渐散大,对光反射迟钝、消失;晚期双侧瞳孔散大,对光反射消失,眼球固定不动。

五、颅内压增高的分类与分级

（一）分类

根据颅内压增高的范围,可分为:①弥漫性颅内压增高,在颅内各分腔间没有大的压力差,其耐受限度较高,很少引起脑疝,压力解除以后神经的恢复较快,可见于蛛网膜下腔出血、弥漫性脑膜炎、脑水肿等。②局灶性颅内压增高,压力先在病灶附近增高,然后传递到颅内各处,在颅内各分腔之间有较明显的压力差,其耐压限度较低,常有明显的脑组织移位(脑疝),超过一定时间以后解除压力,受损的脑组织功能恢复较慢。

区别这两类颅内压增高对于估计预后与决定治疗方法有重要意义。

（二）分级

根据颅内压的增高程度,可以分为三级:压力在 2~2.60 kPa 者为轻度增高,2.61~5 kPa 者为中度增高,超过 5 kPa 者为严重增高。

六、治疗

对颅内压增高的患者,既要及时治疗原发病变,又要尽可能降低颅内压,及时中断恶性循环,防治脑疝。

（一）一般疗法

(1)休息:让患者卧床休息,抬高头部 15°~30°,以利颅内静脉回流。

(2)病情观察:密切观察患者的生命体征,注意患者是否存在瞳孔改变。

(3)吸氧,保持呼吸道通畅,昏迷患者不能排痰者应考虑气管切开。

(4)限制水盐摄入量,静滴液量成人每日不超过 1 500~2 000 mL(不包括脱水剂量),其中电解质液不超过 500 mL。

(6)呕吐频繁者应暂时禁食,静脉补足液体和热量或给予全胃肠外营养。

(7)患者防止受凉、咳嗽,避免激动、生气,保持大便通畅,防止便秘。

(8)对症处理:如疼痛、呕吐者给予镇静止吐药物。

（二）脱水疗法

脑水肿是构成颅内压增高的主要因素,控制脑水肿的发生与发展对降低颅内压极为重要。采用脱水药物是最常用的降低颅内压的方法。当颅内占位性病变的晚期突然发生脑疝时,也常需先用脱水疗法,待症状缓解后再行手术治疗。常用的脱水剂有下列几种:

1.渗透性脱水剂

渗透性脱水剂包括各种高渗性晶体及大分子药物。使用后,由于血-脑屏障的选择性作用,药物进入血液后不能迅速转入脑与脑脊液中,致使血液呈现高渗状态,造成血液与组织间存在渗透压差,促使组织间液、细胞内液及脑脊液内的水分转移至血液内;且高渗物质由肾小球滤出时,在近端肾小管中造成高渗透压而产生利尿作用;同时因血液的高渗透压反射性地抑制脉络丛的分泌,使脑脊液分泌减少,结果均致颅内压下降。但该类药物只有在脑血管功能正常时才能很好地发挥作用,脑血管损伤时其疗效受到影响。常用药物有以下几种:

(1)甘露醇:甘露醇首先对组织有脱水作用,在血管壁完整的情况下,通过提高血浆渗透压,导致脑组织内细胞外液、脑脊液等水分进入血管内;其次甘露醇还有利尿作用,通过增加血容量,促进前列腺素 I 分泌,从而扩张肾血管,提高肾小球滤过率;另外由于甘露醇在肾小管重吸收率低,故可提高肾小管内液的渗透浓度,主要减少远端肾小管对水、Na^+ 和其他溶质等的重吸收,从而将过多的水分排出体外。甘露醇还有清除自由基,减少其对细胞脂膜破坏的作用。甘露醇治疗脑水肿的用量很关键,用量过少起不到脱水降颅压的作用,用量过大又会产生不良反应,其量-效关系非常明确。一般情况下,颅内压较轻或控制较好者用药剂量可相应减少,取有效量至最佳有效量之间即可;对于严重颅内高压甚至脑疝抢救时,即使最佳有效量效果也往往不够理想,此时就应以抢救生命为重,须短期快速静脉注射 20% 的甘露醇 250 mL 甚至 500 mL 才能取得疗效,或者配合其他脱水药物一起使用。

(2)甘油果糖:甘油果糖(含 10% 的甘油、5% 的果糖、0.9% 的氯化钠)的渗透压是人体血浆的 7 倍,经静脉输液后能提高血浆渗透压,在血浆和脑之间形成渗透梯度,使水从脑转移向血浆,从而使脑组织脱水,并使脑脊液的产生减少,降低颅内压,消除脑水肿。甘油果糖不增加肾脏负担,无肾脏损害作用。甘油果糖进入体内参与代谢,产生水和二氧化碳,同时每 500 mL 甘油果糖可提供 1339 kJ 的热量。甘油果糖通过血-脑屏障进入脑组织,氧化成磷酸化基质,参与脑代谢并提供热量,增强脑细胞活力,使脑代谢改善。同时,甘油果糖能有效地改善血液流变学状态,改善微循环,增加脑血流量及供氧量。单用甘油果糖降颅压起效慢,作用维持时间长,费用大。现在多主张将甘油果糖和甘露醇联合应用,既可迅速降颅压,改善症状,又可减轻肾脏负担,保护肾功能,降低费用支出,也克服了甘露醇的颅内压反跳现象。

(3)甘油:一些学者认为,甘油有增加脑血流、改善脑代谢和减轻脑水肿的作用,其作用温和而持久,没有反跳现象,不会导致电解质紊乱,适用于肾功能不全或长期未控制的老年高血压患者。但甘油起效较慢,多在用药 1 周后效果显著,且在快速滴注时会出现溶血作用,导致血红蛋白尿,故滴速应控制在 30 滴/分以下,与甘露醇联合应用效果较好。汇总分析也表明,甘油能降低脑卒中后 14 日内的病死率,但不能降低 1 年内的病死率。甘油可以口服或静脉注射,口服剂量为 1～2 g/(kg·d),用生理盐水配成 50% 的甘油盐水,每次 30～50 mL 口服,每日 3 次,不良反应为恶心、呕吐、腹胀。静脉注射使用的是复方甘油注射液,其中含 10% 的甘油、90% 的生理盐水,为一种长效脱水剂。成人每次 500 mL,以 100～150 mL/h 的速度静脉输入,每日 1～2 次。注射后 2～4 小时发挥作用,持续 18 小时。

(4)白蛋白:白蛋白通过提高血浆胶体渗透压使脑组织间液的水分进入循环血中,达到脱水降颅压的作用。提高胶体渗透压可较长时间保持完好的血流动力学状态及氧的输送,而且扩张血容量后,可使抗利尿激素分泌减少而利尿,对患有血容量不足、低蛋白血症的颅内高压、脑水肿患者尤为适用。因其可增加心脏负荷,故有心功能不全者须慎用。血-脑屏障严重破坏的患者,白蛋白能漏出至毛细血管而加剧颅内高压,使用时须注意。另外,白蛋白价格昂贵,患者很难承担其费用。

2.利尿性脱水剂

本类药物可抑制肾小管对 Na^+、Cl^-、K^+ 的重吸收,使尿量显著增加,循环血量减少,组织水分逸出,造成机体脱水而间接地使脑组织脱水,降低颅内压。单独应用其降低颅内压作用较弱;若与渗透性脱水剂合用,则可加强降颅内压效果。常用利尿剂:呋塞米,每次 20～40 mg,每日 2～4 次肌注或静注;布美他尼,每次 0.5～1 mg 肌注或静注,必要时 30 分钟后重复使用一次。呋塞米主要用于协助高渗性脱水剂的降颅压作用,心功能或肾功能不全的患者应用此药可减轻心脏负荷,促进物质排泄,还可减少甘露醇的用量,从而减轻对肾小管的损害,一般建议与甘露醇交替使用。有学者通过动物实验研究了呋塞米与甘露醇应用的最佳顺序,发现应用甘露醇 15 分钟后再用呋塞米可产生最明显和最持久的降低颅内压效果。

3.注意事项

(1)渗透性脱水剂可使钠、钾、氯的排出量稍有增加,但因其排出的水量很大,故血清中电解质可无明显的变化,甚至血液浓缩反有相对增高的现象。1～2 次用药可不必补充电解质,如应用时间较长或次数较多,则应严密观察电解质的变化并给予适量的补充。利尿性脱水剂(如呋塞米与布美他尼)易致电解质紊乱,不宜长期、频繁使用。

(2)对颅内压增高合并心功能不全、肺水肿、急性肾衰竭少尿期的患者,一般不宜应用渗透性脱水剂,因其可在短时间内使血容量急剧增加而加重心力衰竭。此时最适宜用利尿性脱水剂。

(3)在脱水剂疗法中,维持出入量的平衡是十分重要的:若入量过多则达不到脱水目的;反之则可致血容量不足,甚至发生低血容量性休克。一般应限制液体入量在 1 500～2 000 mL/d,其中包括盐水 500 mL。

（三）其他治疗

（1）人工冬眠疗法。

（2）人工过度换气:采用短期控制性过度换气,使患者呼吸加深加快,降低 $PaCO_2$ 至 32～35 mmHg,可诱导脑血管收缩,导致颅内压下降,停止过度换气后其效果可维持数小时。该法尤其适用于外伤性颅内高压患者。

（3）亚低温治疗:临床试验已经证实,对外伤性颅内高压患者实施亚低温治疗（32～35 ℃）可有效降低颅内压,且未发现明显的心律失常、凝血机制障碍和感染等并发症。

（4）脑保护剂及脑细胞代谢活化剂的运用:如 ATP、COA、细胞色素 C、脑活素等均可酌情选用。

（5）高压氧疗法:该法适用于缺氧引起的脑水肿病例。

（付振帅）

第三节　甲状腺危象

甲状腺毒症是指血液循环中甲状腺激素过多,引起以神经、循环、消化等系统兴奋性增高和代谢亢进为主要表现的一组临床综合征。甲状腺危象也称"甲亢危象",是一种甲状腺毒症病情极度加重的状态。甲亢危象是甲状腺功能亢进症（简称"甲亢"）最严重的并发症,患者起病急,病情危重,不仅可导致多脏器功能衰竭,而且可导致死亡。早期诊断、及时采取正确治疗是成功抢救甲亢危象的关键,但积极预防甲亢危象的发生才是最重要的。

甲亢危象与甲状腺毒症一样,好发于女性,可发生于任何年龄段,老年人多见,小儿少（罕）见。由各种原因导致甲状腺毒症的患者发生甲亢危象的危险都是存在的,其中以弥漫性毒性甲状腺肿（Graves 病）最常见,其次为多结节性毒性甲状腺肿,也可见于甲状腺损伤或甲状腺炎引起的甲状腺毒症。

一、病因及发病机制

（一）甲状腺毒症的病因

根据甲状腺的功能状态,甲状腺毒症可分为甲状腺功能亢进型和非甲状腺功能亢进型,前者的病因主要有 Graves 病、多结节性毒性甲状腺肿、甲状腺自主高功能腺瘤（Plummer 病）、碘致甲状腺功能亢进症（碘甲亢）、桥本甲状腺毒症、促甲状腺激素（TSH）分泌性垂体瘤等,后者包括破坏性甲状腺毒症和服用外源性甲状腺激素。由于甲状腺滤泡被炎症（如亚急性甲状腺炎、无症状性甲状腺炎、桥本甲状腺炎、产后甲状腺炎等）破坏,滤泡内储存的甲状腺激素过量进入循环引起的甲状腺毒症称为"破坏性甲状腺毒症",该类型甲状腺毒症患者的甲状腺功能并不亢进。

（二）甲亢危象的诱因

多种原因可引发甲亢危象,这些原因可以是单一的,也可以由几种原因合并叠加引起。

1.内科诱因

（1）感染：感染是引发甲亢危象最常见的内科原因，主要包括上呼吸道感染、咽炎、扁桃体炎、气管炎、支气管肺炎，其次是胃肠道和泌尿系感染，脓毒病及其他感染（如皮肤感染等）均少见。

（2）应激：精神极度紧张、工作过度劳累、高温、饥饿、药物反应（如药物过敏、白细胞明显减少、洋地黄中毒等）、心绞痛、心力衰竭、糖尿病酸中毒、低血糖、高钙血症、肺栓塞、脑梗死及其他脑血管意外、妊娠（甲亢患者妊娠后未治疗的，较给予治疗者发生甲亢危象的概率高出10倍以上）、分娩及妊娠高血压疾病等均可能导致甲状腺突然释放大量甲状腺激素，引起甲亢危象。

（3）不适当地停用碘剂药物：应用碘剂治疗甲亢时，如果突然停用碘剂，原有甲亢表现可迅速加重，因为碘化物可以抑制甲状腺激素结合蛋白质的水解，使甲状腺激素释放减少。此外，细胞内碘化物增加超过临界浓度时，可使甲状腺激素的合成受抑制。由于突然停用碘剂，甲状腺的滤泡上皮细胞内碘的浓度减低，抑制效应消失，甲状腺内原来贮存的碘又能合成甲状腺激素释入血中，使病情迅速加重。不规则使用或停用硫脲类抗甲状腺药偶尔也会引发甲亢危象，但这种情况并不多见。

（4）少见原因：由于放射性碘治疗甲亢引起的放射性甲状腺炎、甲状腺活体组织检查，以及过多、过重或反复触摸甲状腺使甲状腺损伤，均可使大量甲状腺激素在短时间内释放进入血中，引起病情突然加重。也有报告称给予碘剂（碘造影剂或口服碘）可引发甲亢危象。此甲亢并发症也会发生于以前存在甲状腺毒症且治疗不充分或始终未进行治疗的患者。

2.外科诱因

甲亢患者在手术后4～16小时内发生危象者，要考虑危象与手术有关；而危象在16小时以后出现者，尚需寻找感染病灶或其他原因。

由手术引起甲亢危象的原因包括：①甲亢病情未被控制而行手术，甲亢患者术前未用抗甲状腺药做好准备；或因用药时间短或剂量不足，准备不充分；或虽用抗甲状腺药，但已经停药过久，手术时甲状腺功能仍处于亢进状态；或是用碘剂做术前准备时用药时间较长，作用逸脱，甲状腺又能合成及释放甲状腺激素。②术中释放甲状腺激素，如手术本身的应激、手术时挤压甲状腺，使大量甲状腺激素释放进入血中。另外，采用乙醚麻醉时也可使组织内的甲状腺激素进入末梢血中。③剖宫产或甲状腺以外的其他手术。

一般来说，内科方面的原因诱发的甲亢危象，其病情较外科方面的原因诱发的甲亢危象更为常见，程度也更严重。

（三）发病机制

甲亢危象发生的确切机制尚不完全清楚，可能与下列因素有关，这些因素可以解释部分患者甲亢危象的发生原因，但不能概括全部甲亢危象的发生机制。

1.大量甲状腺激素释放至血循环

这不是导致甲亢危象发生最主要的原因，但与服用大量甲状腺激素、甲状腺手术、不适当地停用碘剂以及放射性碘治疗后甲亢危象的发生有关。

2.血中游离甲状腺激素增加

感染、甲状腺以外其他部位的手术等应激，可使血中甲状腺激素结合蛋白质浓度减少，与其结合的甲状腺激素解离，使血中游离甲状腺激素增多。这可以解释部分甲亢危象患者的发病。

3.周围组织对甲状腺激素反应的改变

由于某些因素的影响，使甲亢患者身体各系统的脏器及周围组织对过多的甲状腺激素适应能力减低,并由于此种失代偿而引起危象。临床上可见到在甲亢危象时,有多系统的功能衰竭,血中甲状腺激素水平可不升高,一些患者死后尸检可见无特殊病理改变。

4.儿茶酚胺结合和反应力增加

在甲亢危象发病机制中,儿茶酚胺起着关键作用。甲亢危象患者的儿茶酚胺结合位点增加,对肾上腺素能刺激的反应力增加,阻断交感神经或服用抗交感神经或β-肾上腺素能阻断剂后,甲亢和甲亢危象的症状和体征可明显改善。

5.甲状腺激素在肝中清除降低

手术前、后和其他非甲状腺疾病的存在,进食量减少,热量不足,均可引起 T_4 清除减少,使血中甲状腺激素含量增加。

二、临床表现

多数甲亢危象患者原有明显的甲状腺毒症相关临床表现,在诱发因素的作用下出现临床表现,明显加重为甲亢危象,少数患者起病迅猛,快速进入甲亢危象。

（一）高热

本症发生时患者体温急骤升高,多常在39 ℃以上,伴大汗淋漓,皮肤潮红,严重者继而汗闭,出现皮肤苍白和脱水。高热是甲亢危象的特征性表现,是与重症甲亢的重要鉴别点。

（二）中枢神经系统异常

患者出现精神变态、焦虑,肢体震颤,极度烦躁不安,甚至出现谵妄、嗜睡,最后陷入昏迷状态。部分患者可伴有脑血管病、脑出血或脑梗死。

（三）心血管功能异常

患者出现心动过速,大于140 次/分,甚至超过160 次/分。可伴有各种形式的快速心律失常,特别是快速房颤。有些患者可出现心绞痛、心力衰竭、收缩压增高、脉压显著增加,随着病情恶化,最终血压下降,陷入休克。一般来说,甲亢伴有甲亢性心脏病的患者容易发生甲亢危象,当发生危象以后,会促使心脏功能进一步恶化。

（四）消化功能异常

患者食欲极差,进食减少,恶心、呕吐频繁,腹痛、腹泻明显。腹痛及恶心、呕吐可发生在疾病的早期,病后患者体重锐减。患者肝脏可肿大,肝功能不正常,随病情的进展,肝细胞功能衰竭,常出现黄疸。黄疸的出现预示病情严重及预后不良。

（五）电解质紊乱

患者由于进食差、呕吐、腹泻以及大量出汗,最终出现电解质紊乱,约半数患者有低钾血症,1/5 的患者血钠减低,一些患者出现酸碱失衡。

（六）其他表现

有些患者甲亢危象的临床征象不明显,称作"安静型"。其临床表现为行为改变,睡眠及记忆力障碍,痴呆、抑郁、嗜睡以及被动处事等。

很少一部分患者临床症状和体征甚至更不典型,表现为"淡漠型"。其特点是表情淡漠,木僵,嗜睡,反射降低,低热,明显乏力,心率慢,脉压小及恶病质,甲状腺常仅轻度肿大,最后陷入昏迷甚而死亡,多见于老年及体质极度衰弱者。

三、诊断

(一)病史

任何一位甲状腺毒症的患者,特别是未经正规治疗或治疗中断,及有前述内科及外科方面的诱因存在时,出现原有的甲亢病情突然明显加重,应考虑甲亢危象的可能。

甲亢病史和一些特殊体征,如突眼、甲状腺肿大或其上伴血管杂音,以及胫骨前黏液性水肿、皮肤有白癜风及杵状指等表现提示存在甲亢的可能,对诊断甲亢危象均有帮助。临床上怀疑有甲亢危象时,可先取血备查甲状腺激素。

(二)诊断标准

甲亢危象尚无统一的诊断标准。有学者建议用打分法,即根据体温高低、中枢神经系统影响、胃肠功能的损害、心率的增加、充血性心衰表现程度、心房纤颤的有无、诱因的存在与否来评分,依据打分后的最后积分低于 25 分、25～44 分及超过 45 分来判断为不能诊断、怀疑或确诊。

北京协和医院通过多年的临床实践,将甲亢危象大体分为两个阶段:患者体温低于 39 ℃和脉率在 159 次/分以下,出现多汗、烦躁、嗜睡、食欲减退、恶心以及大便次数增多等定为甲亢危象前期;而当患者体温超过 39 ℃,脉率多于 160 次/分,出现大汗淋漓或躁动、谵妄、昏睡和昏迷、呕吐及腹泻显著增多等定为甲亢危象。在病情处于危象前期时,如未被认识或未得到及时处理,会发展为危象。甲亢患者当因各种原因使甲亢病情加重时,只要具备上述半数以上危象前期诊断条件,即应按危象处理。

(三)实验室检查

甲亢危象时,患者血白细胞数可升高,伴轻度核左移,可有不同程度的肝功能异常及血清电解质异常,包括轻度的血清钙和血糖水平升高。

甲亢危象时,患者血清甲状腺激素水平升高,但升高的程度不一致,多数升高程度与一般甲状腺毒症患者相似,危象病程后期有些患者血清 T_3 水平甚至在正常范围内。因此,血中甲状腺激素水平的高低对甲亢危象的诊断帮助不大。

四、治疗

不论甲亢危象前期或甲亢危象,一经诊断就应立即开始治疗,一定不要等待血清甲状腺激素的化验结果出来才开始治疗。治疗的目的是纠正严重的甲状腺毒症和诱发疾病,保护脏器功能,维持生命指征。对怀疑有甲亢危象的患者,开始治疗时应当在 ICU 进行持续监护。

(一)保护机体脏器,防止功能衰竭

改善危重病况、积极维护生命指征是救治甲亢危象的首要目标。

1.降温

发热轻者用退热剂,可选用对乙酰氨基酚、冰袋,室内用电风扇(及)适当的空调降温也可。不宜用阿司匹林,因为大剂量的阿司匹林可增高患者的代谢率,还可与血中的 T_3 及 T_4 竞争结合甲状腺激素结合球蛋白(TBG)及甲状腺激素结合前白蛋白(TBPA),使血中游离甲状腺激素增多。有高热者须积极物理降温,如用电风扇、冰袋、空调降温,必要时可用人工冬眠哌替啶 100 mg、氯丙嗪及异丙嗪各 50 mg,混合后静脉持续泵入。

2.给氧和支持治疗

持续给氧是必要的,因患者高热、呕吐及大量出汗,极易发生脱水及高钠血症,需补充水及注

意纠正电解质紊乱。补充葡萄糖可提供必需的热量和糖原,还应补充大量维生素。有心力衰竭或有肺充血存在者应积极处理,可应用洋地黄及利尿剂。对有心房纤颤、房室传导阻滞、心率增快的患者,应当使用洋地黄及其衍生物或钙通道阻滞剂。

（二）减少甲状腺激素的合成和释放

1.抑制甲状腺激素的合成与释放

甲亢危象确诊后,立即服用丙硫氧嘧啶(PTU)治疗,首次剂量 600 mg,可口服或经胃管注入,继用 PTU 200 mg,每日 3 次。PTU 可抑制甲状腺激素的合成和抑制外周组织的 T_4 向 T_3 转换。服用 PTU 后 1～2 小时再服用复方碘液,首次剂量 30～60 滴,以后每 6～8 小时使用 5～10 滴,一般使用 3～7 日。复方碘液可抑制甲状腺激素释放,对碘过敏者可改用碳酸锂,0.5～1.5 g/d,一日 3 次口服,连服数日。

2.抑制甲状腺激素的释放

患者用硫脲类抗甲状腺药 1 小时后开始给碘剂,迅速抑制 TBG 水解,从而减少甲状腺激素的释放。一般每日口服复方碘溶液(Lugol 液)30 滴(也可用 5 滴,每 6 小时一次),或静脉滴注碘化钠 1～2 g(或 0.25 g/6 h),或复方碘溶液 3～4 mL/(1 000～2 000 mL 5% 的葡萄糖溶液中)。若碘化物的浓度过高或滴注过快,易引起静脉炎。既往未用过碘剂者,使用碘剂效果较好。有报告称在碘化物中用 5′-脱碘酶的强抑制剂胺碘苯丙酸钠 0.5 g,每日 2 次,或 0.25 g/6 h,可减缓甲状腺激素从甲状腺的释放。用碘番酸钠替代碘化物更有效。

（三）降低循环中甲状腺激素的水平

硫脲类抗甲状腺药和碘化物只能减少甲状腺激素的合成和释放,不能快速降低已经释放到血中的甲状腺激素水平,尤其是 T_4,它的半衰期为 6.1 日,且绝大部分是与血浆蛋白质结合的,在循环中保留的时间相当长。文献中介绍,可迅速清除血中过多的甲状腺激素的方法有换血法、血浆除去法和腹膜透析法,这些方法均较复杂,应用经验较少。

（四）降低周围组织对甲状腺激素的反应

对已经释入血中的甲状腺激素,应设法减低末梢组织对其的反应。抗交感神经药物可减轻周围组织对儿茶酚胺的作用。常用的药物有以下几种:

1.β-肾上腺素能阻断剂

对抗肾上腺素能的药物对循环中的甲状腺激素能间接发挥作用。在无心功能不全时,β-肾上腺素能阻断剂可用来改善临床表现。严重甲状腺毒症患者能发展为高排出量的充血性心力衰竭,β-肾上腺素能阻断剂的对抗可进一步减少心脏的排出。常用的是普萘洛尔,甲亢患者用本品后,虽然对甲状腺功能无改善,但用药后患者的兴奋、多汗、发热、心率增快等均有好转。目前认为本品有抑制甲状腺激素对交感神经刺激的作用,也可较快地使血中的 T_4 转变为 T_3 而降低。用药剂量需根据具体情况决定,危象时一般每 6 小时口服 40～80 mg,或静脉缓慢注入 2 mg,能持续作用几小时,可重复使用。患者心率常在用药后数小时内下降,继而体温、精神症状甚至心律失常(期前收缩、心房纤颤)也均可有明显改善。严重的甲状腺毒症患者可发展为高排出量的充血性心力衰竭,β-肾上腺素能阻断剂可进一步减少心排血量,但对心脏储备功能不全、心脏传导阻滞、心房扑动、支气管哮喘等患者应慎用或禁用。使用洋地黄制剂后如果心力衰竭已被纠正,在密切观察下可以使用普萘洛尔或改用超短效的艾司洛尔,静脉给药。

2.利血平

利血平可消耗组织内的儿茶酚胺,大量时有阻断作用,减轻甲亢在周围组织的表现。首次可肌注2.5～5 mg,以后每4～6小时注射2.5 mg,约4小时以后危象表现可减轻。利血平可抑制中枢神经系统及有降血压作用,用时应予考虑。

(五)糖皮质激素的使用

甲亢危象时对肾上腺皮质激素的需要量增加,此外甲亢时糖皮质激素代谢加速,肾上腺存在潜在的储备功能不足,在应激情况下,激发代偿可分泌更多的糖皮质激素,导致肾上腺皮质功能衰竭。另外,肾上腺皮质激素还可抑制血中的 T_4 转换为 T_3 。因此,抢救甲亢危象时需使用糖皮质激素。糖皮质激素的用量是相当于氢化可的松 200～300 mg/d,或地塞米松 4～8 mg/d,分次使用。

(付振帅)

第四节　糖尿病危象

糖尿病(diabetes mellitus,DM)是一组常见的、以血糖水平增高为特征的代谢内分泌疾病,其基本病理生理变化是胰岛素绝对或相对分泌不足和胰高血糖素活性增高所引起的代谢紊乱,包括糖、蛋白质、脂肪、水及电解质等,严重时常导致酸碱平衡失常;其特征为高血糖、糖尿、葡萄糖耐量减低及胰岛素释放试验异常。临床上患者早期无症状,至症状期才有多食、多饮、多尿、烦渴、善饥、消瘦或肥胖、疲乏无力等症群,久病者常伴发心脑血管、肾、眼及神经等病变。严重病例或应激时可发生糖尿病酮症酸中毒、高血糖高渗状态和乳酸性酸中毒等急性危象。若抢救及时,一般可以逆转,若延误诊治,病死率均较高。因此,及早识别和诊断、正确处理这三类糖尿病危象是十分重要的。

一、糖尿病酮症酸中毒

糖尿病酮症酸中毒(diabetic ketoacidosis,DKA)是由于体内胰岛素缺乏,胰岛素拮抗激素增加,引起糖和脂肪代谢紊乱,以高血糖、高酮血症和代谢性酸中毒为主要改变的临床综合征,是最常见的糖尿病急症。DKA 分为几个阶段:①早期血酮升高称"酮血症",尿酮排出增多称"酮尿症",统称为"酮症";②酮体(包括 β-羟丁酸、乙酰乙酸和丙酮)中 β-羟丁酸和乙酰乙酸为酸性代谢产物,可消耗体内的储备碱,初期血 pH 值正常,属代偿性酮症酸中毒,晚期血 pH 值下降,为失代偿性酮症酸中毒;③病情进一步发展,患者出现意识障碍、昏迷,称"DKA 昏迷"。

(一)诱因

本症起于糖尿病,以 1 型糖尿病患者多见,2 型糖尿病患者在一定诱因下也可发生。DKA 常见的诱因有:①感染是 DKA 最常见的诱因,常见的有急性上呼吸道感染、肺炎、化脓性皮肤感染、胃肠道感染(如急性胃肠炎、急性胰腺炎、胆囊炎、胆管炎、腹膜炎等),以及泌尿道感染。②降糖药物应用不规范:由于体重增加、低血糖、患者依从性差等因素,致使注射胰岛素的糖尿病患者突然减量或终止治疗,或在发生急性伴发疾病的状态下没有及时增加胰岛素剂量。③外伤、手术、麻醉、急性心肌梗死、心力衰竭、精神紧张或严重刺激引起应激状态等。④饮食失调或胃肠疾患,尤其是伴严重呕吐、腹泻、厌食、高热等导致患者严重失水和进食不足时,若此时胰岛素用量不足或中断、减量时更易发生。⑤妊娠和分娩。⑥胰岛素抗药性:由于受体和信号传递异常引起的胰岛素不敏感或产生胰岛素抗体,均可导致胰岛素的疗效降低。⑦伴有拮抗胰岛素的激素分泌过多,如肢端肥大症、皮质醇增多症或大量应用糖皮质激素、胰高血糖素、拟交感神经活性药物等。⑧糖尿病未控制或病情加重等。

（二）发病机制

胰岛素活性的重度或绝对缺乏和升糖激素过多（如胰高血糖素、儿茶酚胺类、皮质醇和生长激素）是 DKA 发病的主要原因,胰岛素缺乏和胰高血糖素升高是 DKA 发展的基本因素。胰岛素和胰高血糖素比率下降会促进糖异生、糖原分解和肝酮体生成,肝的酶作用底物（游离脂肪酸、氨基酸）产生增加,导致高血糖、酮症和酸中毒。

（三）临床表现

患者在出现明显 DKA 前,原有糖尿病症状加重（如口渴、多饮、多尿、疲倦加重）,并迅速出现食欲不振、恶心、呕吐、极度口渴、尿量剧增;常伴有头痛、嗜睡、烦躁、呼吸深快,呼气中含有烂苹果味（丙酮）。后期会严重失水,尿量减少,皮肤干燥,弹性差,眼球下陷,脉搏速,血压下降,四肢厥冷,反射迟钝或消失,终至昏迷。年长而有冠心病者可并发心绞痛、心肌梗死、心律不齐或心力衰竭等。少数病例表现为腹痛（呈弥漫性腹痛）,有的相当剧烈,可伴腹肌紧张、肠鸣音减弱或消失,极易误诊为急腹症。

（四）实验室检查

1.血糖与尿糖

患者血糖波动在 $11.2\sim112$ mmol/L（$200\sim2\,000$ mg/dL）,多数为 $16.7\sim33.3$ mmol/L（$300\sim600$ mg/dL）,有时可达 55.5 mmol/L（$1\,000$ mg/dL）以上。如超过 33.3 mmol/L,应考虑同时伴有高血糖高渗状态或有肾功能障碍。尿糖强阳性者,当肾糖阈升高时,尿糖可减少甚至呈阴性。可有蛋白尿和管型。

2.血酮

患者血酮体增高,定量一般超过 4.8 mmol/L（50 mg/dL）。DKA 时纠正酮症常比纠正高血糖缓慢。在 DKA 时,引起酸中毒作用最强、比例最高的是 β-羟丁酸,而常用的亚硝酸铁氰化钠法仅仅可以检测乙酰乙酸和丙酮,无法检测 β-羟丁酸。在治疗过程中,β-羟丁酸可以转化成乙酰乙酸,没有经验的医师可能误认为酮症恶化,因此监测 DKA 程度的最佳方法是直接测定 β-羟丁酸。

3.尿酮

当肾功能正常时,尿酮呈强阳性,但当尿中以 β-羟丁酸为主时易漏诊（因亚硝酸铁氰化钠仅能与乙酰乙酸起反应,与丙酮反应较弱,与 β-羟丁酸无反应）。肾功能严重损伤时,肾小球滤过率减少可表现为糖尿和酮尿减少甚至消失,因此诊断必须依靠血酮检查。若血 pH 值明显降低而尿酮、血酮增加不明显,需注意有乳酸性酸中毒的可能。

4.酸碱与电解质失调

动脉血 pH 值下降与血酮体增高呈平行关系,血 pH 值小于等于 7.1 或 CO_2CP 小于 10 mmol/L（<20vol%）时为重度酸中毒,血 pH 值为 7.2 或 CO_2CP 为 $10\sim15$ mmol/L 时为中度酸中毒,血 pH 值大于 7.2 或 CO_2CP 为 $15\sim20$ mmol/L 时为轻度酸中毒。血钠一般小于 135 mmol/L,少数正常,偶可升高达 145 mmol/L。血氯降低。血钾初期可正常或偏低,少尿而脱水和酸中毒严重期可升高至 5 mmol/L 以上。血镁、血磷亦可降低。

5.血常规

血常规示血白细胞增多,无感染时可为(15～30)×10⁹/L,尤以中性粒细胞增高较为显著。血红蛋白、血细胞比容增高反映了脱水和血液浓缩情况。

（五）诊断

临床上对于原因不明的恶心呕吐、酸中毒、失水、休克、昏迷的患者,尤其是呼吸有酮味(烂苹果味)、血压低而尿量多者,不论有无糖尿病病史,均应想到本病的可能。应立即查末梢血糖、血酮、尿糖、尿酮,同时抽血查血糖、血酮、β-羟丁酸、尿素氮、肌酐、电解质、血气分析等以肯定或排除本病。如尿糖和酮体阳性,血糖增高或血 pH 值降低,无论有无糖尿病病史均可诊断为本病。

（六）治疗

DKA 的治疗原则是尽快补液以恢复血容量,纠正失水状态;降低血糖;纠正电解质及酸碱平衡失调;同时积极寻找和消除诱因,防治并发症,降低病死率。具体措施应根据病情轻重而定,如早期轻症仅需给予足量胰岛素(RI),每 4～6 小时 1 次,每次皮下或肌内注射 10～20 U,并鼓励患者多饮水,进半流质或流质饮食,必要时静脉补液,同时严密观察病情,随访尿糖、尿酮、血糖与血酮及 CO_2CP、pH 值等,随时调整胰岛素量及补液量,并治疗诱因,病情一般均能得到控制,恢复到酮症前的水平。

1.一般治疗

(1)立即抽血验血糖、血酮体、钾、钠、氯、CO_2CP、血尿素氮、血气分析等。

(2)留尿标本,验尿糖与酮体、尿常规,计尿量;昏迷者应留置导尿管。

(3)昏迷者应保持呼吸道通畅,吸氧,注意保暖与口腔、皮肤清洁。

(4)严密观察病情变化与细致护理:每 1～2 小时查血糖、电解质与 CO_2CP(或血气分析) 1 次,直至血糖低于 13.9 mmol/L(250 mg/dL),CO_2CP 高于 15 mmol/L(33vol%),延长至每 4 小时测 1 次。由于静脉血 pH 值比动脉血 pH 值降低 0.03 U,可以用静脉血 pH 值换算,从而减少反复动脉采血。

2.补液

补液是治疗 DKA 的关键环节,只有在有效组织灌注改善、恢复后,胰岛素的生物效应才能充分发挥。可建立两条静脉输液通道:一条用作补液,另一条用作补充胰岛素。由于静脉内应用胰岛素需要保持一定的浓度和滴速,因此保证胰岛素单独静脉通路是十分必要的。胰岛素是蛋白质,输注液体的 pH 值、液体成分及输注物的分子量等因素均可能降低胰岛素的生物学效价,因此用于静脉滴注的胰岛素可以是生理盐水或葡萄糖溶液,尽量不要与其他药物配伍。

补液治疗最初的目的是:①迅速扩张血管内外液体容量;②恢复肾脏血流灌注;③纠正高渗状态;④通过肾脏排泄酮体。早期以充分补充生理盐水为主,避免输入低渗液而使血浆渗透压下降过速,诱发脑水肿。补液总量可按患者体重的 10% 估算。补液宜先快后慢,头 4 个小时内补总量的 1/4～1/3,头 8～12 个小时内补总量的 2/3,其余部分在 24～48 小时内补给。

补液时要注意以下几点:①对无心功能不全者,头 2 个小时输注生理盐水 1 000～2 000 mL;第 3 和第 4 小时内各输入 300～500 mL;以后每 4～6 小时输入 1 000 mL 或更多,争取 12 小时内输入 4 000 mL 左右。第一个 24 小时输入总量达 4 000～5 000 mL,严重失水者可达 6 000～8 000 mL。②已发生休克或低血压者,快速输液不能有效升高血压,应考虑输入胶体液如血浆、全血或血浆代用品等,并按需要给予其他抗休克治疗。对年老或伴有心脏病、心力衰竭者,应在监测中心静脉压的情况下调节输液速度与输液量。③当血钠超过 155 mmol/L 又无心功能不全或休克时,可慎重考虑输入 0.45% 的低渗盐水 1 000～2 000 mL。待血糖降至 13.9 mmol/L (250 mg/dL)时,改输 5% 的葡萄糖液,并按每2～4 g 葡萄糖加入 1 U 胰岛素。同时减少输液量,防止低血糖反应。液体损失严重又持续呕吐者,可输入 5% 的葡萄糖盐水。

对无明显呕吐、胃肠胀气或上消化道出血者,可同时采取胃肠道补液。胃肠道补液的速度在头 2 个小时内为 500～1 000 mL,以后依病情调整。胃肠道补液量可占总补液量的 1/3～1/2。考虑输液总量时,应包括静脉和胃肠道补液的总和。

3.胰岛素治疗

DKA 患者采用小剂量(短效)胰岛素疗法(每小时给予胰岛素 0.1 U/kg),该方法具有简便、有效、安全、较少引起脑水肿、低血糖、低血钾等优点,且血清胰岛素浓度可恒定达到 100～200 μU/mL。这一血清胰岛素浓度已有抑制脂肪分解及酮体生成的最大效应及相当强的降低血糖的生物效应,而促进 K^+ 转运的作用则较弱。用药途径以持续静滴法最为常用,以每小时 0.1 U/kg 静滴维持(可用 50 URI 加入生理盐水 500 mL 中,以 1 mL/min 的速度持续静滴)。对伴有昏迷、休克和(或)严重酸中毒的重症患者,可加用首次负荷量胰岛素 10～20 U 静脉注射。血糖下降速率一般以每小时降低 3.9～6.1 mmol/L(70～110 mg/dL)为宜,每 1～2 小时复查血糖。若治疗 2 小时后血糖无明显下降,提示患者对胰岛素敏感性降低,则将单位时间内的胰岛素剂量加倍,加大剂量后仍须继续定时检测血糖(1～2 小时 1 次)。当血糖降至 13.9 mmol/L (250 mg/dL)时,可改用 5% 的葡萄糖液 500 mL 加 RI 6～12 U(即 2～4 g 葡萄糖添加 1 U 胰岛素)持续静滴,胰岛素滴注率下调至 0.05 U/(kg·h),此时仍需每 4～6 小时复查血糖。当血糖降至 11.1 mmol/L 以下,血 HCO_3^- 不低于 18 mmol/L,血 pH 值超过 7.3,尿酮体转阴后,可以开始皮下注射胰岛素方案,但应在停静滴胰岛素前 1 小时皮下注射 1 次 RI,一般注射量为 6～8 U 以防血糖回跳。其他用药途径可采用间歇肌内注射或间歇静脉注射,每小时注射 1 次,剂量仍为 0.1 U/kg。

4.纠正电解质和酸碱平衡失调

(1)纠正低血钾:不论患者开始时血钾是否正常或略升高,在使用胰岛素 4 小时后,只要患者有尿排出(≥30 mL/h),便应给予静脉补钾。如治疗前患者血钾水平已低于正常,开始治疗时即应补钾;如治疗前患者血钾水平正常,尿量不低于 40 mL/h,可在输液和胰岛素治疗的同时即开始补钾;若尿量低于 30 mL/h,宜暂缓补钾,待尿量增加后即开始补钾。血钾小于 3 mmol/L 时,每小时补钾 26～39 mmol(氯化钾 2～3 g);血钾 3～4 mmol/L 时,每小时补钾 20～26 mmol(氯化钾 1.5～2.0 g);血钾 4～5 mmol/L 时应缓慢静滴,每小时补钾 6.5～13 mmol/L(氯化钾 0.5～1.0 g);血钾超过 5.5 mmol/L 时应暂禁补钾。有条件时应在心电监护下,结合尿量与血钾水平,调整补钾量与速度。神志清醒者可同时口服钾盐。

(2)纠正酸中毒:当患者血 pH 值小于 7.1 或 HCO_3^- 小于 5.0 mmol/L 时,给予碳酸氢钠 50 mmol/L(相当于 5% 的碳酸氢钠液约 84 mL),加注射用水稀释至 300 mL 配成 1.4% 的等渗溶液后静滴(先快后慢),一般仅给 1～2 次。若血 pH 值超过 7.1 且 HCO_3^- 超过 10 mmol/L,可不予补碱或停止补碱。

5.消除诱因与防治并发症

(1)抗感染:感染既可作为诱因,又是 DKA 的常见并发症,应积极行抗感染治疗。

(2)防治并发症:并发症包括休克、心力衰竭、心律失常、肾功能不全、脑水肿等。

二、高血糖高渗状态

高血糖高渗状态(hyperglycemic hyperosmolar state,HHS)是糖尿病急性代谢紊乱的另一临床类型,以严重高血糖、高血浆渗透压、脱水为特点,无明显酮症酸中毒,患者常有不同程度的意识障碍或昏迷。HHS与既往所称的"高渗性非酮症糖尿病昏迷"(hyperosmolar nonketotic diabetic coma,HNDC)及"高渗性昏迷"略有不同,因为部分患者并无昏迷,部分患者可伴有酮症。与DKA相比,HHS失水更为严重,神经精神症状更为突出。HHS多见于老年患者,好发年龄为50～70岁,但各年龄组均可发病,男女发病率大致相同,临床特点为无明显酮症与酸中毒,血糖显著升高,患者严重脱水甚至休克,血浆渗透压增高,以及有进行性意识障碍等。

(一)诱因

HHS的基本病因与DKA相同,多见于老年人。约2/3的HHS患者发病前无糖尿病史,或者不知自己有糖尿病,有糖尿病史者也多为轻症2型糖尿病。常见的诱因有:①应激,如感染(尤其是呼吸道与泌尿道感染)、外伤、手术、急性脑卒中、急性心肌梗死、急性胰腺炎、胃肠道出血、中暑或低温等。②摄水不足,可见于口渴中枢敏感性下降的老年患者、不能主动进水的幼儿或卧床患者、精神失常或昏迷患者,以及胃肠道疾病患者等。③失水过多,见于严重的呕吐、腹泻以及大面积烧伤患者等。④应用药物,如各种糖皮质激素、利尿剂(特别是噻嗪类和呋塞米)、甘露醇等。⑤高糖摄入,见于大量摄入含糖饮料、静脉注射高浓度葡萄糖、完全性静脉高营养,以及含糖溶液的血液透析或腹膜透析等。

(二)发病机制

HHS是体内胰岛素相对缺乏使血糖升高,并进一步引起脱水,最终导致的严重高渗状态。胰岛素相对不足、液体摄入减少是HHS的基本病因。胰岛素缺乏促进肝葡萄糖输出(通过糖原分解和糖异生),损伤了骨骼肌对葡萄糖的利用,高血糖的渗透性利尿作用导致血容量不足,如补液不充分,患者病情可加重。另外,HHS的发生发展受到一系列因素的影响,在感染、外伤、脑血管意外等诱发因素的影响下,胰岛素分泌进一步减少,对抗胰岛素的激素水平升高,血糖明显升高;HHS多发生于老年患者,其口渴中枢不敏感,加上主动饮水的欲望降低和肾功能不全,故失水常相当严重,而钠的丢失少于失水,致血钠明显增高。脱水和低血钾一方面能引起皮质醇、儿茶酚胺和胰高血糖素等升糖激素的分泌增多,另一方面进一步抑制了胰岛素分泌,继而造成高血糖状态的继续加重,形成恶性循环,最终导致HHS发生。

(三)临床表现

1.前驱期的表现

HHS起病多隐蔽,在出现神经系统症状至进入昏迷前常有一段时间,即前驱期,时间一般为1～2周,患者表现为糖尿病症状如口渴、多尿和倦怠、乏力等症状的加重,反应迟钝,表情淡漠。

2.典型期的表现

如患者在前驱期得不到及时诊治,则病情将继续发展,主要表现为严重的脱水和神经系统症状和体征。脱水表现为皮肤干燥和弹性减退,眼球凹陷,唇舌干裂,脉搏快而弱,卧位时颈静脉充盈不好,立位时血压下降;严重者出现休克,但因脱水严重,体检时可无冷汗。神经系统方面则表现为不同程度的意识障碍,从意识模糊、嗜睡直至昏迷。患者常可有各种神经系统体征,如癫痫样发作、偏瘫、偏盲、失语、视觉障碍、中枢性发热和阳性病理征等。出现神经系统症状常是促使患者前来就诊的原因,因此常被误诊为一般的脑卒中等颅内疾病而导致误诊误治。

（四）实验室及辅助检查

1.血常规

由于脱水，患者的血液浓缩，血红蛋白增高，白细胞计数多超过 $10 \times 10^9/L$。

2.尿检查

患者尿糖多为强阳性，可因脱水及肾功能损害而致尿糖不太高，但尿糖阴性者罕见。尿酮体多为阴性或弱阳性。

3.血糖

患者血糖通常不低于 33.3 mmol/L，一般为 33.3～66.6 mmol/L（600～1 200 mg/dL），有高达 138.8 mmol/L（2 500 mg/dL）或更高。血酮体多正常。另外，因血糖每升高 5.6 mmol/L，血钠便下降1.6 mmol/L左右，故若 HHS 时存在严重高血糖，可造成血钠水平假性降低。

4.血尿素氮（BUN）和肌酐（Cr）

患者的 BUN 和 Cr 常显著升高，反映严重脱水和肾功能不全。BUN 可达 21～36 mmol/L（60～100 mg/dL），Cr 可达 124～663 μmol/L（1.4～7.5 mg/dL），BUN/Cr 比值（按 mg/dL 计算）可达30（正常人多为 10～20）。有效治疗后 BUN 及 Cr 多显著下降。BUN 与 Cr 进行性升高的患者预后不佳。

5.血浆渗透压

患者的血浆渗透压可显著升高，多超过 350 mOsm/L，有效渗透压超过 320 mOsm/L。血浆渗透压可直接测定，也可根据血糖及电解质水平进行计算，公式为：血浆渗透压（mOsm/L）＝$2([Na^+]+[K^+])$＋血糖（mmol/L）＋BUN（mmol/L），正常值为 280～300 mOsm/L；若 BNU 不计算在内，则为有效渗透压，因 BUN 可自由进出细胞膜。

6.电解质

血 Na^+ 可升高超过 145 mmol/L，也可正常或降低。血 K^+ 正常或降低，有时也可升高。血 Cl^- 情况多与 Na^+ 一致。血 Na^+、Cl^- 的水平取决于其丢失量、在细胞内外的分布情况及患者的血液浓缩程度。不论其血浆水平如何，患者总体上 Na^+、K^+、Cl^- 都是丢失的。有人估计，HHS 患者 Na^+、K^+ 和 Cl^- 丢失分别为 5～10 mmol/kg、5～15 mmol/kg 和 5～7 mmol/kg。此外，还可有 Ca^{2+}、Mg^{2+} 和磷的丢失。

7.酸碱平衡

约半数患者有轻、中度代谢性酸中毒，pH 值多高于 7.3。

（五）诊断

HHS 的诊断依据为：①中老年患者血糖不低于 33.3 mmol/L（600 mg/dL）；②有效渗透压不低于 320 mOsm/L；③动脉血气分析示 pH 值不低于 7.30 或血浓度不低于 15 mmol/L；④尿糖强阳性，血酮体阴性或弱阳性。但值得注意的是，HHS 有并发 DKA 或乳酸性酸中毒的可能。个别病例的高渗状态主要是由于高血钠，而不是高血糖造成的，因此尿酮体阳性、酸中毒明显或血糖低于 33.3 mmol/L 并不能作为否定 HHS 诊断的依据。但 HHS 患者无一例外地存在明显的高渗状态，如昏迷患者血浆有效渗透压低于 320 mOsm/L，则应考虑糖尿病并发其他急性并发症的可能。

（六）治疗

HHS 的基本病理生理改变是高血糖、高渗透压引起脱水、电解质丢失和血容量不足，以致患者休克和肾、脑组织脱水与功能损害，从而危及患者的生命。因此，其治疗原则是立即补液、使

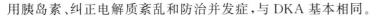

用胰岛素、纠正电解质紊乱和防治并发症,与 DKA 基本相同。

1.补液

迅速补液以恢复血容量,纠正高渗和脱水是抢救 HHS 成败的关键。补液时,可根据患者的脱水程度,按其体重的 10%～15%估算;也可以按血浆渗透压计算患者的失水量,计算公式为:患者的失水量(L)=(患者血浆渗透压－300)÷300(为正常血浆渗透压)×体重(kg)×0.6。一般在最初 2 小时可补液 1 000～2 000 mL,头 4 个小时内输入补液总量的 1/3,头 12 个小时内补入总量的 1/2 加尿量,其余的在之后 24 小时内补足。经积极补液 4～6 小时后仍少尿或无尿者,宜给呋塞米;若发现有显著的肾损害,则输液量要适当调整。在静脉输液的同时,应尽可能通过口服或胃管进行胃肠道补液。

关于补液的种类和浓度,目前多主张治疗开始时用等渗盐水(308 mmol/L),因大量输入等渗液不会引起溶血,有利于恢复血容量,纠正休克,改善肾血流量,恢复肾脏调节功能。休克患者应另输血浆或全血。如无休克或休克已纠正,在输入生理盐水后血浆渗透压超过 150 mmol/L,血钠超过 155 mmol/L 时,可考虑输入适量低渗液如 0.45%的氯化钠溶液(154 mmol/L)或 2.5%的葡萄糖溶液(139 mmol/L)。在治疗过程中,当血糖下降至 16.7 mmol/L(300 mg/dL)时,应使用 5%的葡萄糖液(278 mmol/L)或 5%的葡萄糖盐水(586 mmol/L),以防止血糖及血浆渗透压下降过快。停止补液的条件:①血糖低于 13.9 mmol/L(250 mg/dL);②尿量超过 50 mL/h;③血浆渗透压降至正常或基本正常;④患者能饮食。

2.胰岛素治疗

胰岛素治疗的使用原则与方法和 DKA 大致相同,即在输液开始时同时给予小剂量胰岛素静脉滴注。HHS 患者对胰岛素一般比 DKA 患者敏感,在治疗中对胰岛素的需要量相对较少。经输液和用胰岛素后血糖降至不超过 16.7 mmol/L(300 mg/dL)、血浆渗透压下降至低于 330 mOsm/L 时,可将液体改为 5%的葡萄糖液,同时按2～4 g葡萄糖加入 1 U 胰岛素的比例加入胰岛素静滴;若此时血钠仍低于正常,则宜用 5%的葡萄糖盐水。在补充胰岛素时,应注意高血糖是维护患者血容量的重要因素,如血糖降低过快而液体又补充不足,将导致血容量和血压进一步下降,反而促使病情恶化。因此,应使血糖每小时以 2.75～3.9 mmol/L(50～70 mg/dL)的速率下降。

3.纠正电解质紊乱

纠正电解质紊乱的操作与治疗 DKA 相同。

4.防治并发症

各种并发症(特别是感染)常是 HHS 患者晚期死亡的主要原因,因此必须从一开始就给予大剂量的有效抗生素治疗。治疗的其他并发症有休克、肾功能不全、心力衰竭等。

5.其他治疗

其他治疗包括去除病因、支持疗法和对症处理等。

(付振帅)

第五节　溶血危象

溶血危象(hemolytic crisis,HC)是指因短期内红细胞破坏速率增加、骨髓红系增生骤停或红细胞破坏速率超过骨髓造血失代偿而出现血红蛋白急剧下降、严重贫血乃至危及生命的临床急症。该病广义上概括了所有的溶血危象,但实质上是危及生命的急性溶血。

急性溶血通常起病急,患者突然出现寒战、高热、气促、烦躁、恶心、呕吐、腹部及腰背部酸痛、皮肤苍白及多汗、心率快、血压低、黄疸显著,若为血管内溶血可有血红蛋白尿,并可导致少尿、无尿,发生典型的肾衰竭、休克和心功能不全,严重者可发生神志淡漠或昏迷等,称为"急性溶血危象"。

一、病因及发病机制

(一)病因

溶血危象是在原有溶血性疾病的基础上,通过某种诱因而诱发。溶血性贫血的病因虽然很多,但引起溶血危象最常见的病因是血型不合输血、药物性溶血、红细胞-6-磷酸葡萄糖脱氢酶(G-6-PD)缺乏症、自身免疫性溶血性贫血(AIHA)、阵发性睡眠性血红蛋白尿(PNH)、严重感染及动植物毒素等。常见诱因有感染(如呼吸道与胃肠道感染)、创伤、外科手术、妊娠、过度疲劳、情绪波动、大量饮酒、服用酸性药物及食物等。

(二)发病机制

本病的发病机制尚不十分明了。正常人红细胞的平均寿命为100～120天,每天约有1%的红细胞被破坏,而骨髓则不断相应地生成并释放新生的红细胞以维持动态平衡。如当平均红细胞寿命短于20天时,则红细胞破坏速度将远远超过骨髓的潜在代偿能力(正常的代偿能力为6～8倍),出现溶血性贫血。

溶血可以根据红细胞的破坏部位,分为血管内溶血和血管外溶血。大量溶血使血浆中的游离血红蛋白(正常为1～10 mg/L)急骤增加,超过单核-巨噬细胞系统处理血红蛋白的能力,则发生游离血红蛋白血症。如游离血红蛋白大于0.7 g/L时,则会超过珠蛋白的结合能力,溶血12小时后可以发生黄疸,并通过肾排泄而出现血红蛋白尿。大量血红蛋白刺激和沉淀可以导致肾血管痉挛和肾小管梗阻以致缺血坏死,发生急性肾衰竭;又由于大量红细胞破坏,患者可出现严重贫血,甚至发生心功能不全、休克、昏迷。严重贫血时,骨髓又将大量幼稚红细胞释放入血,故危象发生时末梢血象可见大量不成熟红细胞。部分溶血危象患者病程中严重的黄疸可能突然有所减轻,血中网织红细胞急剧减少甚至完全消失,血清胆红素与尿中尿胆原降至正常范围,骨髓涂片呈现红细胞系列增生完全停滞,骨髓中出现巨大的原始细胞,这提示患者发生了急性骨髓功能衰竭(再生障碍性危象)。

二、临床表现

在慢性溶血性贫血病程中,溶血危象患者可出现贫血和黄疸加重,伴发热、腹痛、疲倦等症状,可有脾大。一般持续7～14天可自然缓解。

（一）寒战与发热

大部分溶血危象发生时，患者先有寒战，继之体温升高达 39 ℃ 左右，少数可超过 40 ℃。患者可有不同程度的烦躁不安、胸闷、谵妄、神志不清。发热可能与红细胞急剧破坏、血红蛋白大量释放有关，有的病例亦可能与危象的感染诱因有关。

（二）四肢、腰背、腹部疼痛

患者多有全身骨痛及腰背酸痛，尤以双肩及两侧肾区疼痛最为显著。腰背疼可以发生在急性肾衰竭之前或之中，并且症状出现越早，肾脏损害越严重。与此同时，患者常可伴有腹痛，严重者出现明显的腹肌紧张，酷似急腹症，亦可有恶心、呕吐、腹胀、肠鸣等消化道症状。

（三）肾脏损害

患者可有少尿或尿闭、高钾血症、氮质血症等，以致发生急性肾衰竭。

（四）血压下降

溶血危象发生后，患者常出现血压下降甚至休克，同时伴有心率增快、呼吸急促。这与抗原-抗体反应所致的过敏性休克、血管舒缩功能失调有关。尤其是在血型不合的输血所致的溶血危象中，血压下降常不易纠正。此外，患者可因骤然大量溶血导致高钾血症，心肌缺血缺氧可引起心律失常，甚至发生心力衰竭。

（五）出血倾向与凝血障碍

大量红细胞破坏可以消耗血液内的凝血物质，发生去纤维蛋白血症综合征，导致明显的出血倾向。部分患者常因感染、休克、肾衰竭、电解质紊乱、酸碱平衡失调并发 DIC 而使出血加重。

（六）贫血加重、黄疸加深

患者贫血可见突然加重，全身乏力，心悸气短，溶血危象发生 12 小时后可见全身皮肤、黏膜黄疸急剧加深（因一次大量溶血后，5～6 小时后血中的胆红素浓度可以达到最高峰，但仍需 5～6 小时皮肤、黏膜才能黄染）。若溶血停止，一般在 2～3 日后黄疸消退，血中胆红素浓度恢复正常。

（七）肝、脾肿大

发生溶血危象时，患者的肝、脾均有明显肿大，尤其以脾大更为显著，这与贫血及黄疸轻重成正比。急剧肿大的肝、脾常有胀痛和压痛。因大量溶血，胆红素排泄过多并在胆道内沉积，易发生胆结石并发症。

三、实验室及辅助检查

（一）红细胞破坏过多

红细胞破坏过多表现为血红蛋白（Hb）减低，血红蛋白血症，血浆游离血红蛋白超过 0.04 g/L，一般急性溶血危象时常超过 1 g/L；血清结合珠蛋白低于 0.2 g/L 或测不出；血清间接胆红素增多，尿中尿胆原增高，出现血红蛋白尿等。

（二）红细胞代偿性增生

红细胞代偿性增生表现为网织红细胞增高，重症者可不高或消失；外周血涂片可见幼红细胞或可见到破碎红细胞，骨髓中幼红细胞显著增生，但亦可表现为发育停滞。

（三）特异检查

年轻者多与红细胞内在缺陷有关，应注意观察血涂片有无特殊红细胞畸形，并做 Hb 电泳。年龄大者多为红细胞外的因素异常所致，如有明确的感染、化学毒物接触，以及服用或注射某些药物而发病者,应考虑为自身免疫性溶血性贫血(AIHA)或 G-6-PD 缺乏,应做抗人球蛋白(Coombs)试验或高铁血红蛋白还原试验;如无红细胞畸形表现且 Coombs 试验结果为阴性,则应做热变试验以除外不稳定血红蛋白。

四、诊断

在慢性溶血性贫血的基础上出现贫血和黄疸突然加重,伴有寒战、发热、呕吐、腹痛、脾大等,或突然出现乏力、面色苍白加重,结合外周血象改变和网织红细胞计数,诊断溶血危象或增生障碍危象一般难度不大。但应尽快确定溶血危象的原因,同时应注意与急性再生障碍性贫血、黄疸型肝炎、微血管病性溶血性贫血等疾病相鉴别。

五、治疗

（一）一般治疗

凡出现急性溶血、溶血危象或再障危象的患者,均应及时收住院治疗。患者宜卧床休息,烦躁不安者给予小剂量镇静药物,吸氧,输液,出现溶血危象者应注意纠酸、碱化尿液。

（二）治疗病因、消除诱因

首先应尽量去除已知的病因及各种诱因,如停止血型不合的输血,停用可疑引起溶血的药物、食物,控制感染等。

（三）肾上腺皮质激素的应用

肾上腺皮质激素为治疗温抗体型自身免疫溶血性贫血的首选药物,对冷抗体型无效,对其他非免疫性溶血性贫血疗效不确定,不推荐使用。有适应证者可静脉快速滴注地塞米松 20～40 mg/d 或氢化可的松 300～1 200 mg/d,至少应用 3～5 日,待急性溶血控制或病情稳定后改用口服。常用泼尼松 40～60 mg/d 口服,当 Hb 升至 100 g/L 左右时,每周将泼尼松减少 5～10 mg,减至 10～15 mg/d 时以此量维持 1～2 个月,最后以 5～10 mg/d 的量再维持 3 个月。若在减量过程中溶血性贫血又加重,应将剂量恢复至最后一次减量前的水平。但大剂量或长期激素治疗常合并高血压、糖尿病、感染,甚至可出现精神异常,必须引起注意。

（四）输注红细胞

输注红细胞主要用于急性溶血危象及严重贫血或体质虚弱的患者,目的在于帮助患者渡过危急难关,暂时改善严重贫血状态。一般输血后 12～48 小时患者病情即可好转,但输血补给的补体有时反而会加重溶血,因此输血时应注意下列各点:①若因大量溶血发生休克、少尿、无尿的问题、急性肾衰竭,应先解决少尿、无尿的问题,输入低分子右旋糖酐改善微循环,纠正水、电解质失衡,待尿量增加、肾功能改善后,再进行输血。常需建立两条静脉通道,分别输液和缓慢输浓缩红细胞。②阵发性睡眠性血红蛋白尿患者接受输入的血浆可激活补体,诱发或加重溶血;严重贫血必须输血时,可谨慎输入经生理盐水洗涤的红细胞。③自体免疫性溶血性贫血患者体内抗体对正常供血者的红细胞易发生凝集反应,使输入的红细胞易于破坏,同时输血还提供了大量的补体,可使溶血加速,故应尽量避免输血。病情危急必须输血时,应先用配血试验凝集反应最小的供血者血液或洗涤后的红细胞悬液。若病情危急又急需输血,却无分离或洗涤红细胞的条件,只能在输血的同时应用大量肾上腺皮质激素,输血速度应十分缓慢,密切观察,如有反应,要立即停止输血。④伯氨喹型药物性溶血性贫血及蚕豆病需输血时,献血员应做 G-6-PD 过筛试验。

（五）丙种球蛋白的应用

静脉滴注丙种球蛋白 0.2～0.4 g/(kg·d)对自身免疫性溶血性贫血有短期疗效。

（六）免疫抑制剂

免疫抑制剂多用于自身免疫性溶血性贫血激素治疗无效或需较大剂量维持者,常用环磷酰胺、环孢素和长春新碱等。

（七）血浆置换疗法

血浆置换疗法适用于自身免疫性溶血性贫血危象发作时。

（八）脾切除

溶血危象内科治疗无效者可考虑脾切除。

（李　娜）

第六节　急性贫血危象

急性贫血危象指的是入院时或住院期间化验血红蛋白低于 50 g/L,常见原因有急性外伤出血、先天性或继发性凝血机制障碍引起的出血、急性溶血和骨髓造血功能障碍或无效应红细胞生成所致。患者由于血红蛋白迅速下降,导致机体缺氧,出现多器官功能障碍,如心功能不全、肾功能不全、休克等,严重者可致死亡,因此临床上必须予以重视。

一、临床表现

除原发病的表现外,急性贫血危象主要临床表现为进行性面色及皮肤黏膜苍白,肢体乏力,食欲减退,恶心,呕吐,活动性气促,心悸,头晕,烦躁不安或嗜睡,出冷汗,脉搏快而细,四肢末端凉。病情严重者可并发有休克、充血性心力衰竭及急性肾衰竭。实验室检查最重要的是发现红细胞及血红蛋白值降低至正常值的一半或一半以下。

二、诊断

对于临床上怀疑贫血的患者,应首先明确是否有贫血,然后考虑是否发生急性贫血危象,此为急诊中的常见症,需紧急处理,最后再进一步明确贫血的病因。

（一）是否存在贫血

贫血是指单位容积内血红蛋白和(或)红细胞数低于正常的病理状态。由于婴儿和儿童的红细胞数和血红蛋白随年龄不同而有差异,因此诊断贫血时必须参照不同年龄人群的正常值。根据世界卫生组织的资料,血红蛋白的低限值在 6 个月～6 岁者为 110 g/L,6～14 岁为 120 g/L,海拔每升高 1 000 米,血红蛋白上升 4%,低于此值为贫血。6 个月以下的婴儿由于生理性贫血等因素,血红蛋白值变化较大,目前尚无统一标准。中国小儿血液会议暂定:血红蛋白在新生儿期低于 145 g/L,1～4 个月时低于 90 g/L,4～6 个月时低于 100 g/L 者为贫血。但需注意,贫血诊断要排除血容量改变(如脱水或水潴留)的因素。

（二）是否为贫血危象

根据外周血血红蛋白含量或红细胞数,贫血可分为四度:①轻度,血红蛋白从正常下限至

90 g/L;②中度,血红蛋白为 60～90 g/L;③重度,血红蛋白为 30～60 g/L;④极重度,血红蛋白低于 30 g/L。新生儿血红蛋白为 144～120 g/L 者为轻度,90～120 g/L 者为中度,60～90 g/L者为重度,低于 60 g/L 为极重度。急性贫血危象指的是患者入院时或住院期间化验血红蛋白低于 50 g/L。

(三)明确贫血病因

对于任何贫血患者,必须找出其贫血的原因,才能进行合理和有效的治疗。因此,详细询问病史、全面进行体格检查和必要的实验室检查是作出贫血诊断的重要依据。实验室检查为贫血病因诊断的主要手段,但与贫血有关的实验室检查项目繁多,应由简到繁,有步骤、有针对性地进行检查。

三、急救处理

贫血危象的急救处理中,最基本的原则是去除或纠正贫血的病因,并进行积极的对症处理,同时应输血以改善缺氧状态。

(一)一般治疗

吸氧为首选治疗措施,以纠正因贫血造成的全身组织器官缺血缺氧,阻止病情发展。患者应卧床休息,限制活动,以减少氧耗。同时密切监护,注意脉搏、呼吸、血压及尿量变化;加强护理,增强营养,给予患者富含蛋白质、多种维生素及无机盐的饮食,消化道大出血者应暂时禁食。

急性贫血危象患者由于血红蛋白急剧减少,导致机体抵抗力低,易发感染,感染又可加重贫血,增加氧耗,因此应注意防治感染。

应避免应用影响血液系统的药物,切忌在未确诊前滥用抗贫血药物。对怀疑有巨幼细胞性贫血的患者,骨髓检查应在使用叶酸或维生素 B_{12} 前进行;怀疑有白血病或淋巴瘤的患者在骨髓检查和(或)组织活检前应避免使用肾上腺皮质激素类药物,以免延误诊断及治疗。

(二)病因治疗

对病因明确的贫血,如能去除引起贫血的病因,则贫血可从根本上得以纠正。如外伤性出血应及时清创止血;维生素 K 缺乏引起贫血者应补充维生素 K_1,每日 10～20 mg,分 2 次静脉注射,连用 3～5 天;由血浆凝血因子缺乏引起贫血者应及时输入血液凝血因子,如因血小板减少引起贫血者必要时输浓缩血小板;由蚕豆病引起贫血者应立即停止食用蚕豆及豆制品。由于感染导致的溶血性贫血或患者抵抗力下降合并肺部和肠道感染时,应用抗生素治疗。

(三)输血治疗

急性贫血危象是输血的绝对指征,总的原则是一般可先输等张含钠或胶体溶液以补充血容量,改善组织灌注,然后输注浓缩红细胞或洗涤红细胞(强调:凡有条件均应输红细胞),每次5 mL/kg。需要注意的是,贫血愈严重,一次输血量宜愈少,且速度宜慢。

对于贫血危象患者,应根据不同的病因给予输血治疗,溶血性贫血患者致贫血危象,如系 6-磷酸葡萄糖脱氢酶(G-6-PD)缺陷症所致,应避免输入 G-6-PD 缺陷症者的血液;自身免疫性溶血患者应输入洗涤红细胞,并在输血时应用大剂量皮质激素;血型不合者应换血治疗。由于贫血危象可导致心功能不全,因此首先应判断患者有无心衰,如有则应行抗心衰治疗,应用洋地黄药物,注意剂量不宜太大,然后再输浓缩红细胞。对于外伤后出血所致的贫血危象,应快速大量输血;而在慢性贫血基础上出现贫血危象,则输血、输液速度不宜过快、过多,以防加重心脏负荷。血红蛋白上升至 70 g/L 以上者可不输血。

(四)保护重要器官的功能

1.抗休克

并发失血性休克者应迅速止血,并补充血容量,常首先使用低分子右旋糖酐、2：1等张含钠液或其他等张含钠液10～20 mL/kg快速扩容,然后输注同型全血或浓缩红细胞。同时应根据患者的血压、心率、尿量、周围循环情况、中心静脉压及出血速度和量决定输液和输血量。

2.防治心功能不全

并发心衰者首选快速类洋地黄制剂,于24小时内达到饱和量,并限制液体摄入,在短时间内纠正心衰,必要时应用利尿剂。对并发休克但尚未发生心衰者,在快速扩容纠酸后给予半量速效洋地黄制剂支持心功能,然后再输血,同时密切观察心率及血压变化,并应采取护心治疗。

3.肾功能不全的处理

贫血危象所致肾功能损害多为一过性肾前性肾衰,主要通过液体疗法来纠正细胞外液量和成分,改善肾血流量,增加肾小球滤过率。对已补足血容量仍少尿者,可常规使用呋塞米,每次1～2 mg/kg。治疗中不用收缩肾血管药,禁用对肾脏有毒性的药物。

(李　娜)

第七章　重症感染的治疗

第一节　导管相关性血流感染

在现代日常医疗实践中,尤其是在 ICU 中,血管内置管术是不可或缺的。留置血管内导管是一种救治危重患者、实施特殊用药和治疗的医疗操作技术。

导管相关性血流感染(catheter related blood stream infection,CRBSI)是指带有血管内导管或者拔除血管内导管 48 小时内,患者出现菌血症或真菌血症,并伴有发热(>38 ℃)、寒战或低血压等感染表现,且除血管导管外没有其他明确的感染源。实验室微生物学检查显示外周静脉血培养细菌或真菌阳性,或者从导管段和外周血培养出相同种类、相同药敏结果的致病菌。

一、流行病学与易感因素

CRBSI 特别常见于急危重症患者。CRBSI 常难以诊断与处理,是导致患者死亡的重要原因,临床上应予以关注。

(一)流行病学

1.各种导管类型与感染

外周静脉置管导管相关感染的发生率很低,为 0.1%;中线导管感染的发生率为 0.4%。中心静脉导管(central venous catheters,CVC)方面,普通中心静脉导管感染的发生率为 4.4%;住院患者经外周中心静脉导管(PICC)感染的发生率为 2.4%,外科植入的隧道式长期留置导管感染的发生率为 22.5%,植入泵式中央静脉导管相关血流感染的发生率为 3.6%。在血液透析时,临时透析的双腔导管相关感染的发生率为 21.4%;外周动脉置管菌血症的发生率为 0.8%。应用SWAN-GANZ 肺动脉导管进行血流动力学监测的血行感染发生率为 1%~3%。主动脉球囊反搏菌血症发生率为 15%。

2.病原学

CRBSI 的微生物谱在过去的 30 年中变化较大。目前,革兰氏阳性菌是最主要的病原体,常见的致病菌有凝固酶阴性的葡萄球菌、金黄色葡萄球菌、肠球菌和白念珠菌,少见的致病菌有铜绿假单胞菌、嗜麦芽窄食单胞菌、鲍曼不动杆菌等,放射性土壤杆菌也有报道。近年来,真菌感染有增加的趋势。表皮葡萄球菌感染约占 CRBSI 的 30%;金黄色葡萄球菌曾是 CRBSI 最常见的病原菌,目前约占院内血行感染的 13.4%。金黄色葡萄球菌引起的导管相关血行感染的死亡率最高,达 8.2%;凝固酶阴性的葡萄球菌所致的 CRBSI 的死亡率最低,约为 0.7%。

近年来,随着广谱抗生素的应用日趋广泛,真菌(以念珠菌为主)在院内血源性感染中的比例越来越高。

(二)易感因素

1.患者因素

患者因素包括年龄、基础疾病、免疫状态、是否使用激素、大手术以及患者的个人卫生等。

2.穿刺相关因素

穿刺相关因素包括穿刺困难、通过导丝替换原有置管、置管部位(股静脉较锁骨下静脉及颈内静脉更容易发生感染)、皮肤消毒、置管部位抗生素软膏的使用、敷料的种类、穿刺部位细菌定植数量等。

3.导管特征

导管特征包括导管材质、单腔与多腔导管、是否为抗感染导管、是否为抗污染接头,导管内是否有血栓形成。

4.置管前后的护理因素

置管前后的护理因素包括是否采用最大无菌防护措施、是否不适当使用导管、导管留置是否大于 7 天等。

5.致病微生物的附着作用

某些凝固酶阴性葡萄球菌通常能生成一种生物膜,使葡萄球菌细胞紧贴导管表面,并保护葡萄球菌免受宿主巨噬细胞、抗体及抗生素的攻击,常使得传统的治疗方法失败。金黄色葡萄球菌可通过与宿主蛋白发生特殊相互作用的表面受体与导管表面相黏附,因而插入导管后,使葡萄球菌与导管表面的宿主蛋白黏附。白色念珠菌对宿主组织及生物医疗装置的黏附能力可能是导管真菌增殖及发生脓毒症的重要因素。

二、病因与发病机制

血管内导管相关血流感染的危险因素包括导管留置的时间、置管部位及其细菌定植情况、无菌操作技术、置管技术、患者免疫功能和健康状态等。微生物可以通过以下几条途径进入血管内留置装置(通常是留置导管)及血管输注装置,从而导致导管相关菌血症。

(1)皮肤插管部位的细菌定植:皮肤表面的细菌通过穿刺沿导管外表面向患者体内迁移,形成导管皮内段至导管远端的细菌定植,随后引起局部或全身感染,此为最常见的感染途径。

(2)接头操作污染:对于长期留置的导管而言,接头、导管的污染会导致管腔内细菌繁殖。

(3)输液污染:输液污染分内源性(制作过程中的污染)和外源性(通过输液设备、延长管、使用过期液体或包装破损而污染)两种。

(4)另一感染灶的细菌血行播散到导管,在导管上黏附定植。

三、诊断

(一)临床诊断

依靠临床表现来诊断 CRBSI 不可靠且缺少特异性和敏感性。留置导管的患者伴有发热或其他全身感染的表现时,均应警惕 CRBSI。不能依靠局部有无炎症表现来判断有无 CRBSI。

（二）快速诊断

快速诊断包括革兰氏染色和吖啶橙白细胞（acridine-orange leucocyte cytospin，AOLC）试验，后者的操作方法是使用腔内刷洗来释放定植于导管上的较大量细菌，当导管腔被刷洗以后，许多纤维及细菌从它们定植的导管壁上释放出来，紧接着抽血，用 AOLC 试验来鉴定。

（三）导管培养诊断

仅在怀疑 CRBSI 时进行导管培养，这是诊断 CRBSI 的"金标准"。定量及半定量培养被认为是最可靠的方法。

（四）血培养诊断

外周静脉血与导管内取血定量培养的比较方法是：取两份血样本，一份来自外周，一份来自中心静脉导管，若中心静脉导管血样本菌落数大于外周静脉血培养的菌落数的 5～10 倍，可确诊 CRBSI。

中心静脉血与外周静脉血培养出现的阳性结果比较（阳性时间差）特别适用于病情稳定、无严重局部感染（化脓或蜂窝织炎）或全身征象（严重的败血症或感染性休克）的患者。CRBSI 患者中心静脉血培养阳性时间比外周血培养至少早 2 个小时。若输注液体和外周静脉血两者的培养结果为同一微生物且没有其他感染源，可确诊是与输液相关的血行感染。

革兰氏染色加 AOLC 试验可在 30 分钟内建立或者排除 CRBSI 的诊断。对于病情不稳定的脓毒血症患者，应该特别关注这种可用于指导早期有针对性地使用抗生素的诊断技术，不要去刻意保留有潜在严重细菌定植风险的导管。

四、治疗原则

（一）导管的处理

临床疑诊有导管相关性感染的时候，应当考虑多种因素后再做出是否拔除或者更换导管的决定，这些因素主要包括导管的种类、感染的程度和性质、导管对于患者的意义以及再次插管可能带来的并发症。无论导管属于何种类型，一旦出现严重的败血症、脓毒性静脉炎、感染性休克都必须拔除导管；出现下列情况时也应及时拔除导管：①菌血症持续 48～72 小时或更久；②局部皮肤或软组织感染（如导管通过的皮下隧道感染、穿刺点化脓）；③出现并发症（如心内膜炎、骨髓炎、脓毒性菌栓等）；④抗生素治疗后再次感染。而且，当存在皮下脓肿或广泛隧道炎症时，还应进行局部清创处理。如果分离到的病原菌为金黄色葡萄球菌、铜绿假单胞菌、其他非发酵菌、分枝杆菌或酵母菌等难以清除的高毒力致病菌时，也应拔除导管。

（二）抗生素治疗

拔除导管并不总是可行、易行、无风险和有效的，而且有时病情并不允许拔除导管，特别是长期或永久留置的导管。对此，治疗一般采用抗生素全身用药。当确诊 CRBSI 并培养分离得到特定病原菌时，如需保住导管应考虑"抗生素锁"（antibiotic-lock），即封存治疗。

抗生素的经验性治疗：中心静脉导管相关感染和外科静脉通道感染由于出现并发症的风险高，因此无论是否拔除导管，都应该静脉使用抗生素，并且是大剂量、短疗程（7～10 天）使用。导管源性感染的抗生素应用通常起始于经验性治疗，而初始抗生素的选择则需要参照患者个体的临床疾病表现、感染的危险因素以及最有可能造成感染的致病微生物、地区性细菌流行病学及药敏资料。一旦取得细菌药敏试验结果，应尽可能降级换用敏感的窄谱抗生素。

万古霉素经常被推荐作为导管相关性感染的一线用药，但对于那些没有流行耐甲氧西林金黄色葡萄球菌(MRSA)的地区和医院,耐酶青霉素和新青霉素也可以作为经验性用药。当危重患者或者免疫缺陷患者怀疑存在导管源性感染的时候,为了覆盖革兰氏阴性肠杆菌以及铜绿假单胞菌,应该联合应用3代或4代的头孢菌素,如头孢他啶或者头孢吡肟。当患者怀疑存在真菌性导管感染时,可以选用两性霉素B或者氟康唑。各类型病原微生物的针对性治疗如下:①凝固酶阴性葡萄球菌:在确认感染并拔除导管后,应该进行全身性抗生素治疗5~7天,在初始经验性治疗阶段可以选用万古霉素,但后期根据药敏结果可以转为半合成青霉素治疗。但如果由于特殊原因不能去除非隧道式CVC,则应将一般抗生素治疗进行10~14天,并采用抗生素封闭处理导管。隧道式CVC发生凝固酶阴性葡萄球菌感染但无明显并发症时,如有必要可以选择保留导管,并采用7天的全身抗生素治疗和14天的抗生素封闭治疗;若出现持续发热症状或者血培养持续阳性,以及在停用抗生素后感染复发,则明确提示应该拔除导管。②金黄色葡萄球菌:对β内酰胺类抗生素敏感的金黄色葡萄球菌所致的导管源性感染首选静脉途径给予β内酰胺类抗生素;对青霉素过敏但不表现为血管性水肿或其他严重过敏反应的患者可以选用一代头孢菌素,如头孢唑啉;而对β内酰胺类药物严重过敏或者感染MRSA的患者,可选择万古霉素进行治疗。目前更倾向于采用较短的疗程(10~14天),对于明确有感染性心内膜炎时才考虑长疗程(大于4周)治疗。③革兰氏阴性杆菌:有证据表明革兰氏阴性杆菌在导管相关性感染中所占的比例正在增加,此类细菌的感染往往出现于具有免疫缺陷的患者或者并发于注射时的污染。此类细菌的感染应根据药敏结果选用敏感抗生素治疗。④念珠菌:可以考虑使用氟康唑进行治疗。

(三)相关并发症的处理

(1)脓毒性血栓症:脓毒性血栓症是中心静脉或动脉长期置管后发生的严重并发症,是一种血管内的感染,患者表现为大量和持续的细菌或真菌血症,导管拔除后持续出现血培养阳性提示脓毒性血栓症或心内膜炎,并且可能进一步并发脓毒性肺栓子和转移性感染灶形成。脓毒性血栓症通常主要由金黄色葡萄球菌引起,其他的病原微生物还包括念珠菌和革兰氏阴性杆菌。治疗方法主要包括拔除导管、加用抗凝剂(如低分子肝素)和外科切除病变部位,并进行引流处理等。

(2)持续性血行性感染和感染性心内膜炎:拔除导管后出现反复的血培养阳性或者3天以上的持续临床表现都提示可能出现导管相关性感染,导致的严重并发症有脓毒性血栓症、心内膜炎、转移性脓肿等。这些情况下都应该进行积极的追踪诊断,并且进行超过4周的抗生素治疗,必要时采用外科方法干预。

(3)发生骨髓炎的患者在移除植入物后,还应该继续行抗生素治疗6~8周。

(杨　荟)

第二节　侵袭性真菌感染

侵袭性真菌感染(invasive fungal infections,IFI)是指真菌穿透无菌状态的人体浅表组织侵犯至人体深部组织器官、血液,并在其中生长繁殖引起组织脏器损害、功能障碍和炎症反应的病理及病理生理过程。

一、流行病学

（一）ICU 患者侵袭性真菌感染的发病率

在过去的几十年中，ICU 患者 IFI 的发病率不断增加，占医院获得性感染的 8％～15％。以念珠菌为主的酵母样真菌和以曲霉为主的丝状真菌是 IFI 最常见的病原菌，分别占 91.4％和 5.9％。

（二）ICU 患者侵袭性真菌感染的病死率

ICU 患者 IFI 的病死率很高，仅次于血液病和肿瘤患者。侵袭性念珠菌感染的病死率为 30％～60％，而念珠菌血症的病死率甚至高达 75％，其中光滑念珠菌和热带念珠菌感染的病死率明显高于白色念珠菌等其他念珠菌。

侵袭性曲霉感染病死率高达 90％，是血液系统肿瘤和骨髓移植受者等免疫抑制患者死亡的主要原因。

（三）ICU 患者侵袭性真菌感染的高危因素

ICU 患者发生 IFI 的高危因素包括：①ICU 患者病情危重且复杂；②侵入性监测和治疗手段的广泛应用；③应用广谱抗生素；④常合并糖尿病、COPD、肿瘤等基础疾病；⑤糖皮质激素和免疫抑制剂在临床上的广泛应用；⑥器官移植的广泛开展；⑦肿瘤化疗/放疗、HIV 感染等导致患者免疫功能低下；⑧ICU 诊治手段不断提高，使重症患者 ICU 住院时间延长，这也是 IFI 感染率增加的重要原因之一。

二、病原学特点

引起 IFI 的病原体可分为两类：真性致病菌和条件致病菌。

（1）真性致病菌仅由少数致病菌组成，主要包括组织胞浆菌和球孢子菌，它们可侵入正常宿主，也常在免疫功能低下的患者中引起疾病。在免疫功能低下的患者中，由真性致病菌所致的感染常为致命性的。

（2）条件致病菌主要包括念珠菌和曲霉，多侵犯免疫功能受损的宿主。念珠菌、曲霉、隐球菌和毛霉菌是最常见的引起 IFI 的病原菌。

三、诊断

IFI 的诊断一般由危险（宿主）因素、临床特征、微生物学检查、组织病理学四部分组成，其中组织病理学仍是诊断 IFI 的"金标准"。重症患者 IFI 的诊断分三个级别，即确诊、临床诊断、拟诊。

（一）确诊

1.深部组织感染

正常本应无菌的深部组织经活检或尸检证实有真菌侵入性感染的组织学证据。

2.真菌血症

血液真菌培养结果呈阳性并排除污染。

3.导管相关性真菌血症

对于深静脉留置的导管行体外培养，菌落与外周血培养为同一致病菌，并除外其他部位的感染可确诊。

（二）临床诊断

至少具有 1 项危险（宿主）因素,具有可能感染部位的 1 项主要临床特征或 2 项次要临床特征,并同时具备至少 1 项微生物学检查结果阳性。

（三）拟诊

至少具有 1 项危险（宿主）因素,具备 1 项微生物学检查结果阳性,或者具有可能感染部位的 1 项主要临床特征或 2 项次要临床特征。

1.主要特征

存在相应部位感染的特殊影像学改变的证据,如早期胸膜下高密度结节实变、光晕征、新月形空气征、实变区空腔等。

2.次要特征

满足下述可疑感染部位的相应临床证据及至少 1 项支持感染的实验室检查（常规或生化检查）结果。

（1）临床证据:①呼吸系统:近期有呼吸道感染症状或体征加重的表现（咳嗽、咳痰、胸痛、咯血、呼吸困难等）。②腹腔:具有弥漫性/局灶性腹膜炎的症状或体征。③泌尿系统:具有尿频、尿急或尿痛等尿路刺激症状。④中枢神经系统:具有中枢神经系统局灶性症状或体征（如精神异常、癫痫、偏瘫、脑膜刺激征等）,脑脊液检查示生化或细胞数异常。⑤血源性异常:如眼底异常、心脏瓣膜赘生物等。

（2）实验室检查:所有标本应为新鲜、合格的标本,其检测手段包括传统的真菌涂片、培养技术以及新近的基于非培养的诊断技术。血液、胸腹腔积液、气道分泌物等检测连续 2 次阳性。

（四）诊断 IFI 的参照标准

（1）无免疫功能抑制的患者,经抗生素治疗 72～96 小时仍有发热等感染征象,并满足下列条件之一的为高危人群。

1）患者因素:①老年（年龄超过 65 岁）、营养不良、肝硬化、胰腺炎、糖尿病、肺部疾病、肾功能不全、严重烧伤/创伤伴皮肤缺损、肠功能减退或肠麻痹等;②存在念珠菌定植,尤其是多部位定植（指同时在 2 个或 2 个以上部位分离出真菌）或某一部位持续定植。

2）治疗相关性因素:①各种侵入性操作,如机械通气超过 48 小时、留置血管内导管、留置尿管、气管插管、血液净化治疗等;②药物治疗,长时间使用抗菌药物（尤其是广谱抗生素）、多成分输血、全胃肠外营养、激素治疗等;③高危腹部外科手术、消化道穿孔超过 24 小时、存在消化道瘘、腹壁切口裂开、有可能导致肠壁完整性发生破坏的手术及急诊再次腹腔手术等。

（2）存在免疫功能抑制的患者,当出现体温超过 38 ℃或低于 36 ℃,满足下述条件之一的为高危人群:①存在免疫功能抑制的证据;②高危的实体器官移植受者;③满足上述无免疫功能抑制的有基础疾病患者中所述的任意一条危险因素。

四、预防

（一）一般预防

积极进行原发病治疗,尽可能保护生理屏障,减少不必要的侵入性操作;加强对于 ICU 环境的监控,进行分区管理,建设隔离病房;严格执行消毒隔离制度、无菌技术操作规程、探视制度及洗手制度等,减少交叉感染的发生率。

（二）靶向预防

对于存在免疫功能抑制的患者,预防用药可以减少其尿路真菌感染的发生,同时呼吸道真菌感染和真菌血症的发生率也表现出下降趋势。

在 ICU 中,具有免疫功能抑制的患者需要进行预防治疗,包括有高危因素的粒细胞缺乏症患者、接受免疫抑制治疗的高危肿瘤患者、具有高危因素的肝移植和胰腺移植患者、高危的 HIV 感染患者等。

五、治疗

（一）经验性治疗

拟诊 IFI 的患者在未获得病原学结果之前,可考虑进行经验性治疗。药物的选择应综合考虑可能的感染部位、病原真菌、患者预防用药的种类及药物的广谱、有效、安全性、效价比等因素。

经验性治疗主要集中在持续发热的中性粒细胞减少症患者上。对这类患者应用两性霉素 B 脂质体、氟康唑、伊曲康唑、伏立康唑、卡泊芬净等药物,临床症状改善明显。

（二）抢先治疗

抢先治疗针对的是临床诊断 IFI 的患者。对有高危因素的患者应开展连续监测,包括每周 2 次胸部摄片、CT 扫描、真菌培养及真菌抗原检测等。如发现阳性结果,应立即开始抗真菌治疗,即抢先治疗。抢先治疗有赖于临床医师的警觉性及实验室诊断技术的进步。抢先治疗药物的选择可根据所检测到的真菌种类而定。治疗应足量、足疗程,以免复发。

对于微生物学证实的侵袭性念珠菌感染,主要应结合药敏结果进行用药:白色念珠菌、热带念珠菌、近平滑念珠菌对氟康唑敏感,同时也可以选择其他唑类、棘白菌素类等药物;光滑念珠菌和克柔念珠菌因为对氟康唑有不同程度的耐药,故治疗时不应选择氟康唑,而应选择两性霉素 B 脂质体、伊曲康唑、伏立康唑和卡泊芬净等。

大部分侵袭性曲霉感染的患者多为拟诊或临床诊断,少数患者能确诊。有关治疗药物研究多集中在初始治疗和对难治性患者的治疗方面,以及联合治疗方面。

ICU 患者是 IFI 的高危人群,且往往都存在多器官功能障碍或衰竭,而临床常用的抗真菌药几乎都有肝肾毒性及其他不良反应。在抗真菌治疗过程中,如何正确选择和合理使用抗真菌药物,尽可能避免或减少器官损害,是 ICU 医师必须面对的难题。

（三）免疫调节治疗

对于 IFI 的治疗还包括免疫调节治疗,药物包括胸腺素 α_1、白细胞介素、粒细胞集落刺激因子(G-CSF)等。免疫调节治疗的目的是增加中性粒细胞、吞噬细胞的数量,激活中性粒细胞、吞噬细胞和树突状细胞的杀真菌活性,增强细胞免疫,缩短中性粒细胞减少症的持续时间等。

（杨　荟）

第三节　重症感染的抗生素治疗

安全、有效地使用抗生素,即在安全的前提下确保有效,这就是合理使用抗生素的基本原则。正确、合理地应用抗菌药物是提高疗效、降低不良反应发生率以及减少或减缓细菌耐药性发生的

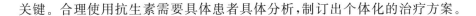

关键。合理使用抗生素需要具体患者具体分析,制订出个体化的治疗方案。

一、抗生素的临床选择

(一)根据抗菌药物的药效学特点选择抗生素

1.掌握抗菌谱

各种抗生素都有不同的作用特点,因此所选的药物的抗菌谱应该与所感染的微生物相适应。例如,青霉素的抗菌谱主要包括一些革兰氏阳性球菌和革兰氏阳性杆菌,链球菌是引起上呼吸道感染的重要病原菌,它对青霉素敏感,临床上首选青霉素;不能用青霉素的宜选择红霉素或第一代头孢菌素,而不宜用庆大霉素,因为链球菌对氨基糖苷类抗生素常不敏感,因而无效。

2.了解致病菌的药敏性

应根据致病菌的药敏性选择抗生素。致病菌对抗生素的敏感度不是固定不变的,一些易产生耐药的细菌和金黄色葡萄球菌、铜绿假单胞菌、肠杆菌属等近年来对不少常用抗生素的耐药率增高了。有报道称,我国金黄色葡萄球菌对红霉素的耐药率达70%,红霉素不能作为抗耐药金黄色葡萄球菌的有效治疗药,只能作为备用药物;羧苄西林、磺苄西林等抗铜绿假单胞菌的作用也因细菌对药物的敏感度下降而被酰脲类青霉素(呋布西林、美洛西林和哌拉西林等)所取代。各种致病菌对不同抗菌药的敏感性不同,相同菌种不同菌株对同一种抗生素的敏感性也有差异,加之抗生素的广泛使用,使细菌的耐药性逐年增加,因此借助正确的药敏试验结果,可以帮助临床医师正确地选用抗菌药物,增加临床感染治疗的成功率。

(二)根据抗菌药物的药动学特点选择抗生素

1.吸收

口服吸收完全的抗生素有氯霉素、克林霉素、头孢唑啉、头孢立新、阿莫西林、利福平等,青霉素类易被胃酸破坏,氨基糖苷类、头孢菌素类的大多数品种及万古霉素口服吸收甚少。近年来出现了一些新的长效口服抗生素,如新型头孢菌素、新大环内酯类;还有第四代喹诺酮类,如妥舒沙星、斯帕沙星、莫西沙星等抗菌谱广、活性强、组织渗透性好的品种上市。

2.分布

不同的抗菌药物其分布特点亦不同。克林霉素、林可霉素、磷霉素、氟喹诺酮类中的某些品种在骨组织中可达较高浓度,在治疗骨感染时可选用上述骨浓度高的抗菌药物;有些药物对血-脑屏障的穿透性好,在脑膜炎时脑脊液药物浓度可达血液浓度的50%~100%,如氯霉素、磺胺嘧啶、青霉素、氨苄西林、异烟肼、5-氟胞嘧啶、甲硝唑等均属此类;透过胎盘屏障较多的抗菌药物有氨苄西林、氯霉素、呋喃妥因、青霉素、磺胺类、四环素类、氨基糖苷类,因此妊娠期要尽量避免使用氨基糖苷类抗生素,因为可损伤胎儿的第八对脑神经,发生先天性耳聋,四环素类则可致乳牙及骨骼受损。

3.排泄

排泄途径对应用抗生素至关重要。红霉素、林可霉素、利福平、头孢唑酮、头孢曲松等主要或部分由肝胆系统排出体外,因此胆汁浓度高,可达血浓度的数倍或数十倍,病情较重的胆系感染可考虑此类药物;而在尿路感染时,需考虑以尿路原型排泄为主的抗生素,如磺胺类、呋喃类、喹诺酮类等;难辨梭状芽孢杆菌引起的假膜性肠炎则需要口服肠道不能吸收的万古霉素等药物。

4.代谢

多数抗菌药物可在体内代谢,如氯霉素在肝内与葡萄糖醛酸结合失去抗菌活性;头孢噻肟在体内代谢生成去乙酰头孢噻肟而与药物原形共同存在于体内,去乙酰头孢噻肟亦具有抗菌活性。

二、抗生素使用原则

(1)严格掌握适应证,凡属可用可不用者尽量不用,而且除考虑抗生素的抗菌作用的针对性外,还必须掌握药物的不良反应、体内过程与疗效关系。

(2)发热原因不明者不宜采用抗生素。

(3)病毒性感染的疾病不用抗生素。

(4)尽量避免抗生素的外用(如外科伤口换药)。

(5)严格控制预防用抗生素的范围,仅在下列情况下可预防治疗:①风湿热患者可定期应用青霉素消灭咽部溶血性链球菌,防止风湿复发;②风湿性或先天性心脏病手术前后用青霉素或其他适当的抗生素,以防止亚急性细菌性心内膜炎的发生;③感染灶切除时,依据病菌的敏感性而选用适当的抗生素;④发生战伤或复合外伤后,采用青霉素或四环素以防止出现气性坏疽;⑤结肠手术前采用新霉素等作肠道准备;⑥严重烧伤后,在植皮前应用青霉素消灭创面的溶血性链球菌。

三、抗生素的联合应用

联合应用抗生素是为了提高疗效、降低毒性,延缓或避免抗药性的产生。抗生素按作用性质可分为四类:①繁殖期杀菌剂:如β-内酰胺类、头孢菌素类;②静止期杀菌剂:如氨基糖苷类、多黏菌素类;③速效抑菌剂:如四环素类、氯霉素类、大环内酯类;④慢效抑菌剂:如磺胺类。

联合应用抗生素预期可能产生协同、累加、无关或拮抗作用。联合应用抗生素的适应证为:混合感染;严重感染;抗感染药难以到达感染部位;抑制水解酶的细菌感染;需较长时间应用抗感染药,且细菌对其易致抗药者(如结核杆菌)。

在病原菌及药敏情况不明时,可凭经验选用抗生素进行联合治疗,一旦药敏试验出结果后,应立即根据药敏试验结果选用抗生素。

四、抗菌药物监测

(1)最低抑菌浓度(MIC)监测,保证用药的有效性。

(2)进行联合药敏试验,以确定两种或多种药物联用后属协同、相加、无关还是拮抗的相互作用。

(3)血清杀菌效价(SBA)可反映药效学与药代动力学的综合指标,最高时不低于1:8或最低时不低于1:1,临床上可获较好的疗效。

(4)抗生素后效应(PAE)是指细菌与药物接触后,当药物消除后细菌生长仍受到持续抑制的效应。

以上可为临床制订最佳给药方案提供可靠的科学依据。

五、抗生素的不良反应

(一)神经系统毒性反应

氨基糖苷类可损害第八对脑神经,引起耳鸣、眩晕、耳聋;大剂量青霉素可致神经-肌肉阻滞,表现为呼吸抑制;氯霉素、环丝氨酸可引起精神病反应等。

（二）造血系统毒性反应

氯霉素可引起再障性贫血；氯霉素、氨苄西林、链霉素等有时可引起粒细胞缺乏症；庆大霉素、卡那霉素、头孢菌素Ⅳ、头孢菌素Ⅴ、头孢菌素Ⅵ可引起白细胞减少。

（三）肝、肾毒性反应

妥布霉素偶可致转氨酶升高；多数头孢菌素类大剂量可致转氨酶、碱性磷酸酯酶、血胆红素升高；四环素类、依托红霉素类和抗肿瘤抗生素可引起肝脏损害；多黏菌素类、氨基糖苷类及磺胺药可引起肾小管损害。

（四）胃肠道反应

口服抗生素后可引起胃部不适，如恶心、呕吐、上腹饱胀及食欲减退等；四环素类和利福平偶可致胃溃疡。

（五）菌群失调

菌群失调可引起 B 族维生素和维生素 K 缺乏；抗生素可引起二重感染，如假膜性肠炎、急性出血性肠炎、念珠菌感染等，其中林可霉素和克林霉素引起的假膜性肠炎最多见，其次是头孢菌素Ⅳ和头孢菌素Ⅴ。

（六）过敏反应

抗生素引起的过敏反应临床较多见，以 β-内酰胺类、链霉素、氯霉素为常见。

（七）后遗效应

后遗效应是指停药后的后遗生物效应，如链霉素引起的永久性耳聋。

总之，合理应用抗菌药物应注意：根据病原菌的种类、特点、部位、药效与动态变化选用；根据感染部位、年龄、基础疾患选用；根据抗菌药物抗菌活性和药代动力学特点（如吸收、分布、排泄、血药浓度半衰期长短、血浆蛋白结合率及不良反应）选用；根据抗菌药物的适应证选用；根据病原菌培养及药敏试验结果而作相应调整。只有合理使用抗生素，才能充分发挥抗生素对疾病的治疗作用，减少不良反应，确保患者的健康和避免不必要的损失。

（杨　荟）

第四节　重症感染的管理与预防

重症医学科是一个集中救治急危重症患者的特殊场所。由于大多数患者病情危重、免疫功能受损，或频繁接受侵入性诊疗操作等原因，其发生医院感染的危险性远高于其他普通病房。我国有资料表明，重症医学科的床位占全院床位数不足 5％，患者数不足全院的 10％，但感染率却超过全院医院感染的 20％。重症医学科获得性医院感染主要包括呼吸机相关性肺炎、导管相关性血流感染和导尿管相关尿路感染。同时，大量使用广谱抗菌药物和消毒隔离措施存在诸多薄弱环节，重症医学科感染病原谱的变迁、多重耐药菌的暴发和流行也严重影响了患者的医疗安全和抢救成功率。如何科学、有效地预防和控制重症感染患者，已变得越来越重要。

一、流行病学与易感因素

（一）ICU 医院感染细菌流行病学特点

（1）ICU 是医院获得性感染的高发区，医院感染病原菌以革兰氏阴性杆菌、真菌为主。临床病原学监测调查表明：铜绿假单胞菌、金黄色葡萄球菌、凝固酶阴性葡萄球菌、鲍曼不动杆菌及真菌是 ICU 呼吸道感染的主要致病菌，革兰氏阴性杆菌中以铜绿假单胞菌为最多。目前，真菌检出率明显升高，这与长期大量使用广谱抗生素、免疫抑制剂及各种侵入性诊疗手段有关。

（2）ICU 患者均有病情危重、免疫功能低下、接受侵入性治疗的特点，易发生获得性病原菌感染。

（二）ICU 发生医院感染的主要原因

（1）患者病情危重，机体抵御感染能力降低。

（2）患者接受较多的侵入性治疗和监护措施。

（3）使用抗菌药物产生了耐药菌株，破坏了正常的菌群平衡。

（三）ICU 患者的病情特点

病情危急、复杂多变；相应的检查治疗项目多，一位患者同时需要多种插管进行检查和治疗；重症患者病因涉及多个专科范畴，病情严重、抵抗能力低下者极易发生继发感染，这种感染性并发症常导致病情迅速恶化。

（四）重症患者的易感性

ICU 患者多为各种类型的休克、严重的多发性创伤、多脏器衰竭、大出血、DIC、重大手术治疗后患者，其身心及营养状况均较差，抵抗感染的能力低弱，常无原发感染灶而发生菌血症、感染性休克，出现全身炎症反应综合征，最终常死于全身器官衰竭。

（五）ICU 感染的来源及传播途径

（1）ICU 医院感染的来源有内源性和外源性两种因素。内源性方面，患者的机体免疫功能低下，抗生素使用量大，使大量非致病菌或条件致病菌繁殖，转化为致病菌或菌群异位，造成感染。外源性方面，侵袭性操作多易破坏皮肤黏膜屏障，打开细菌进入机体的门户，从而导致医院感染。

（2）重症患者感染病原菌主要来自本身的正常菌群和医务人员或其他患者携带的病原菌，以及未经合格消毒灭菌的器具和污染的环境造成感染等。

（3）危重患者多数较长时间应用各种抗菌药物，或接受过某种特殊诊治等，多种不利因素混杂在一起，使 ICU 内的感染控制极为困难。

（4）呼吸治疗器械污染，如呼吸机螺纹管污染菌主要来自患者方面（螺纹管、冷凝水、串联雾化器），吸氧装置也会造成污染。

（5）环境因素：患者在医院住院期间，与患者频繁接触的是医师和护士，他们在为患者治疗时可能也成了各种病原菌的携带者和传播者。

（6）护理人员配备不足：一位护士连续完成几位患者的某些医疗护理操作，如果在操作中忽视无菌概念，细菌即可通过医护人员的手或器具造成患者间的交叉污染，这也是 ICU 感染的主要传播途径之一。

（7）消毒灭菌工作不严格：同一容器中浸泡多种管道；消毒剂功效过低或浓度不准确，作用时间不足；容器被污染及浸泡的管道和物品的清洁不彻底等，以上因素均可影响消毒灭菌的效果而引发感染。

（六）诊疗措施的易感因素；

各种介入性监测治疗，如血流动力学监测的漂浮导管、动脉测压导管；各种人工气道、血液透析、静脉高营养、留置导尿、脑室引流、胃肠及胸腔引流、机械通气等，以上医疗、护理措施都可能为细菌侵入机体和正常菌群移位提供有利的条件。

二、发病机制及特点

（一）呼吸道感染

ICU 患者呼吸道感染在医院感染报道中占第一位，获得性肺部感染主要为获得性肺炎。在我国医院感染的总病例中，其构成比为 $26\%\sim42\%$。

1.ICU 患者呼吸道内源性感染的发生特点

（1）口咽部细菌定植和误吸：下呼吸道感染病原菌与患者自身口咽部定植菌有高度的同源性，而肠道菌群是口腔革兰氏阴性杆菌的主要来源，即肠道细菌逆向移行和异位是下呼吸道感染的主要途径。

（2）消化道反流与误吸：口咽部细菌下移和消化道细菌逆向移行和异位，导致内源性感染的发生。

（3）胃液酸度降低和细菌定植：正常胃液酸度下细菌极少。在临床治疗中常常使用抑酸药物，当胃液酸度下降时，胃内细菌定植增加。

2.ICU 患者呼吸道外源性感染的发生特点

气管切开、插管后破坏了呼吸道黏膜正常的免疫屏障，削弱了咳嗽反射和纤毛运动，加之使用呼吸机辅助呼吸、吸痰等，故侵入性操作和创伤性治疗均增加了外源性感染的机会。

（二）尿路感染

我国医院泌尿系统感染位居医院感染的第二位，80％的医院泌尿系感染与导尿管留置有关。尿路感染的原因如下。

（1）行导尿术时未进行严格的无菌操作，ICU 患者尿路感染的发生率为 $1\%\sim3\%$。

（2）尿管、尿袋使用不当致使尿液反流而感染。

（三）导管相关性血液感染

侵袭性操作是 ICU 造成血行感染的主要原因，特别是血管内导管治疗。

（四）消化道感染

消化道医院感染的发生率占我国医院感染的 $12\%\sim21\%$。

三、ICU 医院感染的预防控制

（1）预防控制原则：隔离感染源，切断传播途径，保护易感人群。

（2）预防控制措施：消毒，隔离，无菌操作，合理使用抗菌药物，监测并进行感染控制的效果评价。

（3）管理内容如下：①工作人员管理；②患者管理；③访客管理；④建筑布局和相关设施的管理；⑤医疗操作流程管理；⑥物品管理；⑦环境管理；⑧抗菌药物管理；⑨医疗废物与排泄物管理；⑩监测与监督。

四、ICU 重症感染患者的管理与预防

(一)原则

(1)应将感染患者与非感染患者分开安置。

(2)对于疑似有传染性的特殊感染或重症感染患者,应隔离于单独房间。对于有空气传播性的感染患者,如开放性肺结核,应隔离于负压病房。

(3)对于耐甲氧西林金黄色葡萄球菌、泛耐药鲍曼不动杆菌等感染患者或携带者,应尽量隔离于单独房间,并有醒目的标志。如房间不足,可以将同类耐药菌感染或携带者集中安置。

(4)对于重症感染者、多重耐药菌感染者或携带者以及其他特殊感染患者,建议分组护理,固定人员。

(5)接受器官移植等免疫功能明显受损患者应安置于正压病房。

(6)医务人员不可同时照顾正压和负压隔离室内的患者。

(7)如无禁忌证,应将患者床头抬高30°。

(8)重视患者的口腔护理,对存在医院内肺炎高危因素的患者,建议用氯己定溶液漱口或冲洗口腔,每2~6小时一次。

(二)具体措施

1.加强人工气道管理

呼吸道感染控制的预防措施如下。

(1)重视口腔护理,减少其定植菌繁殖:对昏迷及置有气管导管、口咽通气道的患者,可用0.02%的氯己定液漱口,其毒性对革兰氏阳性和革兰氏阴性细菌均有效,且能去除口臭。

(2)防止误吸,促使分泌物排出:①患者每2小时更换1次体位。②鼻饲后患者应侧卧或高斜坡卧位1小时,以防误吸。体位引流应与翻身和拍背配合,通过外来震动排痰。患者右侧卧或左侧卧,不要在坐位时叩拍,以防痰液内流。③手术后患者咳嗽时,可用手保护其胸腹部伤口或加用胸腹带,有助于其咳嗽排痰。

(3)痰液处理:①鼓励患者咳嗽、咳痰,掌握正确的排痰程序。②雾化吸入、变换体位、叩击,必要时使用稀释痰液的药物,禁止使用碱性药,定期对患者鼻咽部进行细菌培养等监测。③对咳嗽功能较差的患者,要在无菌操作下吸痰,吸痰管宜选择粗细合适的无菌硅胶管。每次吸痰时间以10~15秒为宜,吸痰瓶每12~24小时更换,应清洁消毒后方可使用。

(4)气管切开处理:气管切开患者的吸痰用具每人1套,吸痰盘24小时更换消毒1次,每8小时清洁消毒局部皮肤,气管内套管每4小时煮沸消毒1次,外套管在气管切开处窦道形成后每周清洗消毒1次。更换外套管时要防止窒息。气管切口周围皮肤要保持清洁干燥,切口敷料每天更换,有污染随时更换。要注意无菌操作,并采取措施防止患者触摸切开插管的部位。

(5)加强对患者的呼吸道管理,保持呼吸道通畅。

(6)机械通气管理:机械通气时,注意固定气管导管,避免导管滑动加重气管黏膜损伤。导管气囊一般2~4小时放气1次,每次5~10分钟。导管气囊充气量以能带动呼吸机、保证预定潮气量为宜,充气量过多则会压迫气管黏膜。气囊压力应小于2.5 kPa。经常观察呼吸机湿化器内的水量,湿化器温度应控制在32~34 ℃,以充分湿化气道。

(7)严格消毒呼吸器械。

(8)中心医用吸引设备管理:对中心医用吸引设备终端进行标准消毒。

(9)选择性去污染:口服或口咽部局部应用非吸收性抗菌药物,以消除口咽部及胃肠道感染源。

2.导尿管相关尿路感染的预防措施

(1)对常见预防措施的评价如下。

1)已证实有效的措施:①限制插管时间;②插入导尿管时的无菌操作;③保持密闭引流。

2)未证实有效的措施:①全身预防性使用抗生素;②膀胱冲洗或灭菌生理盐水及抗生素滴注;③引流袋内加入抗菌剂;④抗微生物药物包裹的导尿管;⑤每天用灭菌剂清洁会阴。

(2)泌尿道感染控制的预防措施:①减少留置导管。②外尿道的预防控制:外尿道黏膜之间的潜在腔隙是逆行感染的重要途径。因此,护理导尿管部位前后均应认真洗手,尿道口、肛门周围每天 2 次碘附消毒尤为重要。同时,密切观察记录尿量、性状、有无出血及混浊,必要时做尿液培养和药敏试验。③留置尿管的预防控制:留置尿管引发泌尿系感染多为致病因子附着于尿路上皮所致,用 0.5% 的碘附润滑或擦拭尿道口、尿管,使其黏附于尿管上,在尿道口形成具有一定浓度的碘附环境,可有效地减少尿道口细菌数量,防止细菌通过尿道口周围黏膜经尿管腔外进入膀胱,引起尿路逆行感染,防止细菌等微生物沿尿管窦道侵入组织、血液引起感染,杀灭或抑制尿道中致病菌的生长繁殖,预防和减少泌尿系感染的发生。

3.深静脉置管感染控制的预防措施

(1)重视静脉治疗的操作环节,严格执行无菌操作,尤其在放置 PICC 管和中心静脉插管时,应严格按照规程操作。

(2)插管后,每天在穿刺部位以 2% 的碘酊及 75% 的乙醇消毒后,贴透明敷贴保持密封状态,经常观察局部有无红肿、渗液等感染症状;拔管时留取细菌培养。

4.防止交叉感染

定期进行 ICU 空气消毒,注意让气流呈单向流动;加强病房管理,合理安排病床,不将有留置导尿管的感染患者安排在同一房间。

5.加强对 ICU 的护理管理

(1)在控制 ICU 感染中,护士的慎独修养至关重要,所以护理管理者要加强对 ICU 护士素质的培养,定期进行护理督导。

(2)应重视 ICU 感染监测工作,每月定期做卫生学监测,如对空气、物体表面的监测。

(3)护理管理者要合理安排 ICU 的人力,合理安排 ICU 护士的工作量是一个不容忽视的问题。

6.加强手卫生

ICU 内医护人员的双手对感染控制、预防起着重要作用,要定期检查手卫生并及时反馈。

7.隔离多重耐药细菌感染者和携带者应采取的措施

在标准预防的基础上,按照接触隔离原则预防耐药菌传播。多重耐药菌的应对措施如下。

(1)合理规范地使用抗菌药物,以减少多重耐药菌株的出现。

(2)严格执行无菌操作,加强消毒隔离,切断传播途径。

(3)洗手是防止病原菌蔓延的简单而最重要的措施,但往往被忽视,应加强对洗手重要性的宣传教育。

(4)减少或缩短侵入性装置的应用。

(5)发现多重耐药菌感染患者应及时予以隔离,进入病房时戴手套,防止细菌广泛污染物品表面,接触患者时应穿隔离衣。

(6)清除感染源,对耐药菌株患者使用的医疗用品(如听诊器、血压计等)应相对固定,并采取消毒措施。

(7)提高菌检率,加强对耐药菌的监测,尤其是对易感人群耐药菌的监测。

(8)对全体医院职工进行培训,增强对耐药菌的认识。

(9)"超级细菌"主要通过接触传播,感染发病的主要是抵抗力低的人群,对普通人群不会产生大的危害。最主要的预防措施是注意个人卫生,尤其是正确地洗手,加强身体锻炼,合理膳食,注意休息,提高机体的抵抗力。

(10)如果去医院探视多重耐药菌感染的患者,应对相关人员进行指导,做好消毒、隔离工作,避免因探视而感染此种疾病。

目前医院感染已成为医院管理中的严峻问题,和它的斗争是长期的。医护工作者在医院感染的预防中起着重要作用,每项操作都体现了"医院感染预防为主"的原则。要做到隔离重症感染患者,在控制感染源的同时保护易感人群,严格无菌操作,做好物品消毒,认真执行手卫生,保护好环境,这样才能切断传播途径,预防和控制医院感染。

(李建林)

第八章 循环系统急危重症

第一节 急性病毒性心肌炎

急性病毒性心肌炎是指嗜心性病毒感染引起的,以心肌非特异性间质性炎症为主,伴有心肌细胞变性、溶解或坏死病变的心肌炎,病变可累及心脏传导和起搏系统,亦可累及心包膜。该病临床上以肠道病毒(如柯萨奇病毒B组2、4两型最多见,其次为5、3、1型及A组的1、4、9、16、23型,艾柯病毒和脊髓灰质炎病毒等)和流感病毒感染较为常见。此外,麻疹、腮腺炎、乙型脑炎、肝炎和巨细胞病毒等也可引起心肌炎。

一、发病机制

病毒引起心肌损伤的机制迄今尚未阐明,可能的途径包括以下几点。

(一)病毒直接侵犯心肌

病毒感染后可引起病毒血症,经血流直接侵犯心肌,导致心肌纤维溶解、坏死、水肿及炎性细胞浸润。有人认为,急性暴发性病毒性心肌炎和病毒感染后1～4周内猝死者,病毒直接侵犯心肌可能是主要的发病机制。

(二)免疫变态反应

对于大多数病毒性心肌炎,尤其是慢性心肌炎,目前认为主要是通过免疫变态反应而致病。参与免疫反应的可能是病毒本身,也可能是病毒-心肌抗体复合物;既有体液免疫参与,又有细胞免疫参与。此外,患者免疫功能低下在发病中也起重要作用。

二、诊断

(一)临床表现及特点

(1)患者起病前1～3周内常有上呼吸道或消化道感染史。

(2)心脏受累表现:心悸、气促、心前区疼痛等。体检时,轻者心界不扩大,重者心浊音界扩大,心率增快且与体温升高不相称,可出现舒张期奔马律;心律失常多见频发期前收缩,亦可表现为房室传导阻滞,以至出现心动过缓、心尖区第一心音低钝;可闻及收缩期吹风样杂音。重症患者可短期内出现心衰或心源性休克,少数因严重心律失常而猝死。

(3)老幼均可发病,但以儿童和年轻人较易发病。

(二)实验室检查及其他辅助检查特点

(1)心电图常有各种心律失常的表现,以室性期前收缩最常见,其次为房室传导阻滞、束支及室内阻滞、心动过速等。心肌损害可表现为 ST 段降低,T 波低平或倒置,Q-T 间期延长等。暴发性病毒性心肌炎可有异常 Q 波,阵发性室性心动过速,高度房室传导阻滞甚至心室颤动等。心电图改变对心肌炎的诊断并无特异性。

(2)血清酶学检查可有 CK 及其同工酶(CK-MB)、AST 或 LDH 及其同工酶(LDH_1)增高。

(3)X 线、超声心动图检查示心脏轻至中度增大,搏动减弱,有时可伴有心包积液,此时称"心肌心包炎"。

(4)血白细胞可轻至中度增多,血沉加速。

(5)从咽拭子、尿、粪、血液及心包穿刺液中分离出病毒,且在恢复期血清中同型病毒抗体滴度较初期或急性期(第一份)血清升高或下降 4 倍以上,可认为是新近有病毒感染。

诊断病毒性心肌炎必须排除可能引起心肌损害的其他疾病,常见的如风湿性心肌炎、中毒性心肌炎、结缔组织和代谢性疾病所致心肌损害,以及原发性心肌病等。

三、治疗

(一)酌情应用改善心肌细胞营养与代谢的药物

(1)辅酶 A 50～100 U 或肌苷 200～400 mg,每天 1～2 次,肌内注射或静脉注射。

(2)细胞色素 C 15～30 mg,每天 1～2 次,静脉注射。注意该药应先皮试,无过敏者才能注射。

(3)ATP 或三磷酸胞苷(CTP)20～40 mg,每天 1～2 次,肌内注射,前者尚有口服或静脉制剂可供选用,剂量相同。

(4)辅酶 Q_{10}:每天 30～60 mg,口服;或 10 mg,每天 2 次,肌内注射及静脉注射。

(5)FDPY 5～10 g,每天 1～2 次,静脉滴注,对重症病毒性心肌炎可能有效。

一般情况下,上述药物视病情可适当搭配或联合应用 2～3 种即可,10～14 天为一疗程。

此外还有极化液疗法:氯化钾 1～1.5 g,普通胰岛素 8～12 U,加入 10％的葡萄糖液 500 mL内,每天 1 次,静脉滴注,尤其适用于频发室性期前收缩者。在极化液的基础上再加入 25％的硫酸镁 5～10 mL,对快速型心律失常疗效更佳,7～14 天为一疗程。大剂量维生素 C,每天5～10 g静脉滴注,以及丹参酮注射液40～80 mg,分 2 次加入 50％的葡萄糖液 20 mL 内静脉注射或稀释后静脉滴注,连用2 周,也有一定疗效。

(二)肾上腺皮质激素

肾上腺皮质激素有抑制炎性反应、降低血管通透性、减轻组织水肿及抗过敏作用,但也可抑制免疫反应和干扰素的合成,促进病毒繁殖和炎症扩散,加重心肌损害,因此应用肾上腺皮质激素有利有弊。为此,多数学者主张病毒性心肌炎急性期,尤其是最初 2 周内,病情并非危重者不用激素;但短期内心脏急剧增大、高热不退、急性心衰、严重心律失常、休克、全身中毒症状严重合并多脏器损害或高度房室传导阻滞者,可试用地塞米松,每天 10～30 mg,分次静脉注射,或用氢化可的松,每天 200～300 mg,静脉滴注,连用 3～7 天,待病情改善后改口服,并迅速减量至停用,一般疗程不宜超过2 周。若用药 1 周仍无效,则停用。肾上腺皮质激素对重症病毒性心肌炎有效,其可能的原因与抑制了心肌炎症、水肿,消除过度、强烈的免疫反应和减轻毒素作用有关。

（三）抗生素

急性病毒性心肌炎可使用广谱抗生素，如氨苄西林、头孢菌素等，以防止继发性细菌感染，因后者常是诱发病毒感染的条件，特别是流感、柯萨奇及腮腺炎病毒感染，且可加重病毒性心肌炎的病情。

（四）抗病毒药物

抗病毒药物疗效不肯定，因为病毒性心肌炎主要是免疫反应的结果。即使是由于病毒直接侵犯所致，但抗病毒药物能否进入心肌细胞内杀灭病毒也尚有疑问。流感病毒所致心肌炎可试用吗啉胍（ABOB）100～200 mg，每天 3 次；或金刚烷胺 100 mg，每天 2 次。疱疹病毒性心肌炎可试用阿糖胞苷和利巴韦林，前者剂量为每天 50～100 mg，静脉滴注，连用 1 周；后者剂量为100 mg，每天 3 次，视病情连用数天至 1 周，必要时亦可静脉滴注，剂量为每天 300 mg。此外，中草药如板蓝根、连翘、大青叶、黄连、黄芩、虎杖等也具有抗病毒作用。

（五）免疫调节剂

（1）人白细胞干扰素 1.5 万～2.5 万单位，每天 1 次，肌内注射，7～10 天为一疗程，间隔 2～3 天，视病情可再用 1～2 个疗程。

（2）应用基因工程制成的干扰素 100 万单位，每天 1 次，肌内注射，2 周为一疗程。

（3）聚肌胞每天 1～2 mg，每 2～3 天 1 次，肌内注射，2～3 个月为一疗程。

（4）简化胸腺素 10 mg，每天肌内注射 1 次，共 3 个月，之后改为 10 mg，隔天肌内注射 1 次，共半年。

（5）免疫核糖核酸（IRNA）3 mg，每 2 周 1 次，皮下注射或肌内注射，共 3 个月，之后每月肌内注射 3 mg，连续 6～12 个月。

（6）转移因子（TF）1 mg，加注射水 2 mL，每周 1～2 次，于上臂内侧或两侧腋部皮下或臀部肌内注射。

（7）黄芪有抗病毒及调节免疫的功能，对干扰素系统有激活作用，在淋巴细胞中可诱生 γ 干扰素，还能改善内皮细胞的生长及正性肌力作用，可口服、肌内注射或静脉内给药，用量为黄芪口服液（每支含生黄芪15 g）1 支，每天 2 次，口服；或黄芪注射液（每支含生黄芪 4 g/2 mL）2 支，每天 1～2 次，肌内注射；或在 5% 的葡萄糖液 500 mL 内加黄芪注射液 4～5 支，每天 1 次，3 周为一疗程。

（六）纠正心律失常

基本上按一般心律失常治疗。对于室性期前收缩、快速型心房颤动，可用胺碘酮 0.2 g，每天 3 次，1～2 周后或有效后改为每天 0.1～0.2 g 维持。阵发性室性心动过速、心室扑动或颤动应尽早采用直流电电击复律，亦可迅速静脉注射利多卡因 50～100 mg，必要时隔 5～10 分钟后再注射，有效后静脉滴注维持24～72 小时。心动过缓可用阿托品治疗，也可加用激素。对于莫氏Ⅱ度和Ⅲ度房室传导阻滞，尤其是有脑供血不足表现或有阿-斯综合征发作者，应及时安置人工心脏起搏器。

（七）心衰和休克的防治

重症急性病毒性心肌炎可并发心衰或休克。有心衰者应给予低盐饮食、供氧，视病情缓急可选用口服或静脉注射洋地黄类制剂，但剂量应控制在常规负荷量的 1/2～2/3，必要时可并用利尿剂、血管扩张剂和非洋地黄类正性肌力药物，同时注意水、电解质平衡。

（杨　荟）

第二节　心包积液与心脏压塞

一、心包积液

心包积液可出现于所有的急性心包炎中，为壁层心包受损的反应。患者在临床上可无症状，但如果液体积聚导致心包腔内压升高而产生心脏压迫，则可出现心脏压塞。继发于心包积液的心包腔内压力升高与以下几个因素有关：绝对的积液量，积液产生的速度，心包本身的特性。正常人心包腔容纳有 $15\sim50$ mL 液体，如液体积聚缓慢，心包伸展，心包腔内可适应多达 2 L 液体而不出现心包腔内压升高。然而，正常未伸展的心包腔能适应液体快速增长而仍维持心包腔内压力-容量曲线在平坦部分的液量仅 $80\sim200$ mL，液体迅速增加超过 $150\sim200$ mL，则心包腔内压力会显著上升。如心包因纤维化或肿瘤浸润而异常僵硬，则很少量的积液也会使心包腔内压力显著升高。

（一）无心脏压塞的心包积液

无论何种心包积液，其临床重要性依赖以下因素：是否出现因心包腔内压力升高而致的血流动力学障碍，全身性病变的存在及其性质。对疑有急性心包炎患者，使用超声心动图来确定心包积液是相当可靠的，因为存在心包积液时即使不能诊断，也能提示心包有炎症。除非有心脏压塞或因诊断需要分析心包积液（如急性细菌性心包炎），否则无指征行心包穿刺术。

（二）慢性心包积液

慢性心包积液为积液存在 6 个月以上，可出现在各种类型的心包疾病中。患者通常可有惊人的耐受力而无心脏受压症状，常在常规胸部 X 线片检查中发现心影异常增大。慢性心包积液尤好发于以往有特发性病毒性心包炎、尿毒性心包炎和继发于黏液水肿或肿瘤的心包炎患者中。慢性心包积液也可发生在慢性心力衰竭、肾病综合征和肝硬化等各种原因引起的水、钠潴留时，且可与腹水、胸腔积液同时出现。有报道称，3％的原发性心包疾病患者的初始表现为大量特发性慢性心包积液，其中女性更多见。慢性心包积液的处理部分依赖于其病因，且必须除外隐匿性甲状腺功能减退。无症状、稳定且是特发性积液的患者除避免抗凝外，常不需要特异性治疗。

二、心脏压塞

心脏压塞是心包腔内液体积聚引起心包内压力增加所造成的病症，其特征为：①心腔内压力升高；②进行性限制心室舒张期充盈；③每搏输出量和心排血量降低。

（一）心导管检查

心导管检查在确定心包积液时血流动力学的变化是非常有价值的。除非患者处于垂危的紧急状况，一般可在右心及结合心包穿刺术在患者心包腔内插入导管。心导管检查可以提供心脏压塞绝对肯定的诊断，测定血流动力学的受损情况，通过心包抽液血流动力学改善的证据来指导心包穿刺抽液，测定同时并存的血流动力学异常，包括左心衰竭、渗出-缩窄性心包炎和在恶性积液的患者中未料到的肺动脉高压。

心导管检查一般均显示右心房压力升高伴特征性的保持收缩期 X 倾斜，而无或仅有一小的舒张期 Y 倾斜。若同步记录心包内压力和右心房压力,可见二者几乎一致升高,吸气时二者同时下降,在 X 倾斜的收缩期射血时间里,心包内压力略低于右心房压力。如果心包内压力不高或右心房压力和心包内压力不一致,则心脏压塞的诊断必须重新考虑。

右心室舒张中期压力是升高的,与右心房和心包内压力相等,但没有缩窄性心包炎的"下陷-高平原"的特征性表现,因为右心室和肺动脉的收缩压等于右心室和心包内压力之和,故右心室和肺动脉收缩压常有中等程度的升高,其范围为 4.7～6.7 kPa(35～50 mmHg)。在心脏严重受压的病例中,右心室收缩压可以下降,仅略高于右心室舒张压。

通常肺嵌压和左心室舒张压是升高的,若同步记录心包内则三者压力相等。呼气时肺嵌压常略高于心包内压力,所形成的压力阶差可促进左心充盈。呼气时肺嵌压暂时的降低超出心包内压力的下降,则肺静脉循环和左心之间的压力阶差降低或消失。在严重左心室功能减退或左心室肥厚和左室舒张压升高的患者中,在心包内压力和右心房压力相等但低于左心室舒张压时,即可发生心脏压塞。根据心脏受压的严重程度,左心室收缩压和主动脉压力可以正常或降低。

通过动脉内插管和压力测定可以很容易地证明有奇脉。同步记录体动脉和右心室压力显示,二者在吸气时的变化是超出时相范围之外的。每搏输出量通常有明显降低,由于心动过速的代偿作用,心排血量可以正常,但在严重心脏压塞时可以明显降低。体循环阻力常常是升高的。

如果在心导管检查前,超声心动图已显示心脏压塞的图像,则心血管造影检查对诊断无特殊意义。在心脏不很正常的病例中,右心室和左心室的舒张末期容量通常是降低的,而射血分数是正常或升高的。

心包抽液后的最初结果是心包内、右心房、右心室和左心室舒张压一致降低,然后心包内压力再低于右心房压力。右心房压力波形重新出现 Y 倾斜,继续抽液可以使心包内压力降至零点水平,并随胸腔内压力的变化而波动。由于心包的压力-容量曲线很陡直,故心包液体只要抽取 50～100 mL 就可使心包内压力直线下降且体动脉压力和心排血量改善,奇脉消失。心包内压力下降通常伴有尿量增多,这与心排血量增加和心房钠尿肽的释放有关。

如果心包内压力降至零或负值而右心房压力仍升高,则应高度考虑渗出-缩窄性心包炎,尤其是肿瘤或曾接受过放疗的患者。在成功行心包穿刺抽液后,右心房压力持续升高的其他原因依次为心脏压塞伴以往有左心室功能减退、肺高压和右心房高压、三尖瓣病变及限制型心肌病。在怀疑有恶性病变的患者中,源于肺微血管肿瘤的肺动脉高压是右心房压力持续升高的一个重要原因,并且在心包积液完全引流后气急症状亦不能缓解。在肿瘤病变的患者中,必须对心脏压塞和上腔静脉综合征加以区别。因为在肿瘤患者中,以上病变可单独存在,亦可合并存在于上腔静脉梗阻的患者中。由于存在颈静脉压力升高和由呼吸窘迫造成的奇脉,可能疑有心脏压塞。在这种情况(不伴有心脏压塞)下,上腔静脉压显著升高,超过右心房和下腔静脉压伴搏动减弱。由于心脏压塞及其他引起中心静脉压升高的原因,同样可以改变呼吸对腔静脉内血流波动的影响,故二维和多普勒超声心动图不能鉴别这些情况。如果肿瘤患者心脏压塞缓解后颈静脉压力持续升高,则反映出上腔静脉和右心房之间有压力阶差,应考虑上腔静脉梗阻,用放射治疗可能有效。

(二)心包穿刺术

当为患者做心包穿刺或心包切开术时,所做的血流动力学支持准备中应包括静脉内补充血液、血浆或盐水。已有研究证明,扩容的理论基础是能延缓右心室舒张塌陷和血流动力学恶化的出现。在试验性心脏压塞中,给予去甲肾上腺素和多巴酚丁胺能显著促使心排血量和氧的传递大量增加,从而延缓组织缺氧的出现。也有人在试验性心脏压塞中使用过血管扩张药、肼屈嗪和硝普钠,通过降低增高的体循环阻力来促使心排血量增加。给心脏压塞患者应用血管扩张药的同时扩容必须非常谨慎,因为这对处于临界或明显低血压状态的患者来说可能有危险。应避免使用 β 受体阻滞剂,因为提高肾上腺素活性能帮助维持心排血量。尽可能避免正压通气,因已证实其能进一步降低心脏压塞患者的心排血量。

已达压塞压力的心包渗液可采用以下方法清除之:①用针头或导管经皮心包穿刺;②经剑突下切开心包;③部分或广泛的外科心包切除。自 1840 年维也纳内科医师弗兰茨·舒策(Franz Schuh)首次演示心包穿刺术以来,该手术虽已普遍运用,但有关其确切的指征尚存在相当大的争议。心包穿刺术的益处在于能迅速缓解心脏压塞和有机会获得在心包抽液前后准确的血流动力学参数。经皮心包穿刺术的主要危险是可戳破心脏、动脉或肺。20 世纪 70 年代以前,心包穿刺术通常是在床边用尖针盲目进行的,没有血流动力学或超声心动图的监测,患者死亡或危及生命的并发症的发生率高达 20％。

（杨　荟）

第九章 呼吸系统急危重症

第一节 急性脓胸

一、病因

脓性渗出液积聚于胸膜腔内的化脓性感染称为"脓胸"。按照病理发展过程,脓胸可以分为急性脓胸和慢性脓胸,病程在4～6周以内的为急性脓胸。

(一)急性脓胸

急性脓胸主要是由胸膜腔的继发性感染所致,常见的原因有以下几种。

(1)肺部感染:约50％的急性脓胸继发于肺部炎性病变之后,肺脓肿可直接侵及胸膜或破溃产生急性脓胸。

(2)邻近组织化脓性病灶:发生纵隔脓肿、膈下脓肿或肝脓肿时,致病菌经淋巴组织或直接穿破侵入胸膜腔,可形成单侧或双侧脓胸。

(3)胸部手术:术后脓胸多与支气管胸膜瘘或食管吻合口瘘合并发生,有较少一部分是由术中污染或术后切口感染穿入胸腔所致。

(4)胸部穿透伤后,由于弹片、衣服碎屑等异物可将致病菌带入胸膜腔,加之常有血胸,易形成化脓性感染。

(5)败血症或脓毒血症:细菌可经血循环到达胸腔产生脓胸,此类脓胸多见于婴幼儿或体弱的患者。

(6)其他:如自发性气胸或其他原因所致的胸腔积液,经反复穿刺或引流后并发感染;自发性食管破裂,纵隔畸胎瘤感染,穿入胸腔均可形成脓胸。

(二)慢性脓胸

(1)急性脓胸治疗不及时或处理不适当:急性脓胸期间选用抗生素不恰当,或治疗过程中未能及时调整剂量及更换敏感抗生素,可导致脓液生成仍较多,如果此时引流管的位置高低、深浅不合适,管径过细或者引流管有扭曲及堵塞,引流不畅,均可形成慢性脓胸。

(2)胸腔内异物残留:外伤后如果有异物,如金属碎片、骨片、衣服碎条等残留在胸腔内,或手术后异物等残留,则脓胸很难治愈,即使引流通畅、彻底,也可因异物残留而不能清除致病菌的来源,从而不能治愈,发生慢性脓胸。

(3)引起脓胸的原发疾病未能治愈:如果脓胸是继发于肺脓肿、支气管瘘、食管瘘、肝脓肿、膈下脓肿、脊椎骨髓炎等疾病,则在原发病变未治愈之前,脓胸也很难治愈,易形成慢性脓胸。

(4)特异性感染,如结核性感染、真菌性感染、阿米巴性脓胸均容易形成慢性脓胸。

二、临床表现

急性脓胸患者常有胸痛、发热、呼吸急促、脉快、周身不适、食欲缺乏等症状,如为肺炎后急性脓胸,多有肺炎后1~2周出现胸痛、持续高热的病史。查体可见发热面容,患者有时不能平卧,患侧胸部语颤减弱,叩诊呈浊音并有叩击痛,听诊呼吸音减弱或消失。白细胞计数增高,中性粒细胞增至80%以上,有核左移。胸部X线检查因胸膜腔积液的量和部位不同而表现各异:少量胸腔积液可见肋膈窦消失的模糊阴影;积液量多时可见肺组织受压萎陷,积液呈外高内低的弧形阴影;大量积液使患侧胸部呈一片均匀模糊的阴影,纵隔向健侧移位;脓液局限于肺叶间,或位于肺与纵隔、横膈或胸壁之间时,局限性阴影不随体位改变而变动,边缘光滑,有时与肺不张不易鉴别。有支气管胸膜瘘或食管吻合口瘘者可见气液平面。

继发于肺部感染的急性脓胸往往是在肺部感染症状好转以后,又再次出现高热、胸痛、呼吸困难、咳嗽、全身乏力、食欲缺乏等症状,患者常呈急性病容,不能平卧或改变体位时咳嗽,严重时可出现发绀。患者患侧呼吸运动减弱,肋间隙饱满、增宽,叩患侧呈实音并有叩击痛,如为左侧积液则心浊音界不清,如为右侧积液则肺肝界不清;纵隔心脏向健侧移位,气管偏向健侧,听诊患侧呼吸音减弱、消失或呈管性呼吸音,语颤减弱。

三、诊断要点

(1)患者常有胸痛、高热、呼吸急促、脉快、周身不适、食欲缺乏。

(2)积脓较多者多有胸闷、咳嗽、咳痰等症状。如为肺炎后急性脓胸,多有肺炎后1~2周出现胸痛、持续高热的病史。

(3)呈发热面容,有时不能平卧,患侧胸部语颤减弱,叩诊呈浊音并有叩击痛,听诊呼吸音减弱或消失,严重者可伴有发绀或者休克。

(4)白细胞计数增高,中性粒细胞增多,有核左移。

(5)X线检查:少量胸腔积液(100~300 mL)时可见肋膈窦消失的模糊阴影;中等量积液(300~1 000 mL)时可见肺组织受压萎陷,积液呈外高内低的弧形阴影;大量积液(大于1 000 mL)时患侧胸部呈一片均匀模糊的阴影,纵隔向健侧移位。脓液局限于肺叶间,或位于肺与纵隔、横膈或胸壁之间时,局限性阴影不随体位改变而变动,边缘光滑,此时应与肺不张相鉴别。

(6)超声波检查可见积液反射波,能明确积液范围并可作出准确定位,并且有助于脓胸的诊断和确定穿刺部位。

(7)胸腔穿刺抽得脓液,可诊断为脓胸。首先要注意脓液的外观性状、质地、气味,其次要做涂片镜检、细菌培养及抗生素敏感试验,以此指导临床用药。

四、治疗要点

（一）排除脓液

排除脓液为治疗脓胸的关键，应及早、反复地行胸腔穿刺抽出脓液，并向胸腔内注入抗生素，如果胸腔内脓液稠厚不易抽出，或者经过治疗脓液量不见减少，患者临床症状无明显改善，或者发现有大量液体，怀疑伴有气管食管瘘或者腐败性脓胸，均宜及早施行胸膜腔闭式引流术，排尽脓液，使肺早日复张。胸膜腔闭式引流术有两种：肋间引流术和肋床引流术。

（二）控制感染

根据病原菌及药敏试验结果，选用有效、足量的抗生素，以静脉给药为好，观察疗效并及时调整药物和剂量。

（三）全身支持治疗

可给予患者高蛋白、高热量、高维生素饮食，注意水和电解质的平衡，纠正贫血。必要时行静脉补液和输血。

脓液排出后，肺逐渐膨胀，两层胸膜靠拢，空腔逐渐闭合，如果空腔闭合缓慢或者不够令人满意，可早行胸腔扩清及纤维剥除术。若脓腔长期不能闭合，则成为慢性脓胸。

五、治疗、预后及注意事项

对血源性感染脓胸，致病菌主要是葡萄球菌，可考虑头孢唑林（2 g，每 8 小时一次，静脉滴注）＋阿米卡星（0.2 g，肌内注射，每日 2～3 次）或庆大霉素（8 万 U，每 8 小时一次，静脉或肌内注射）。如果继发于肺内感染，可参考各种肺内感染的用药情况，一般可以选用头孢曲松（2 g，每日 1 次，静脉滴注）＋克林霉素（600 mg，每 8 小时 1 次，静脉滴注），抗菌药物疗程为 3～6 周。

预后方面，根据血细菌学检查结果和药敏试验结果，指导抗生素选择，处理得当者预后良好。急性脓胸是严重感染，需要积极救治，以免迁延为慢性，影响患者的生活和工作。注意事项：①穿刺引流脓液应做微生物检查，包括培养和细菌涂片检查；②抗菌药物治疗需要根据细菌培养结果进行调整。

（张　波）

第二节　急性肺脓肿

急性肺脓肿的诊疗流程如图 9-1 所示。

一、病因及发病机制

肺脓肿是由各种病原菌感染产生肺部化脓性炎症、组织坏死、破坏、液化而形成的。正常人呼吸道的鼻腔、口咽部有大量细菌寄殖，据报道每毫升唾液中含有 10^8 个厌氧菌，比需氧菌含量（10^7/mL）高出 10 倍，齿缝中有更多的厌氧菌存在，牙周炎部位厌氧菌含量则更高。肺脓肿的致病菌与口咽部的寄殖菌密切相关,且常为多种细菌混合感染,其中厌氧菌感染占重要地位,常见的厌氧菌为产黑色素类杆菌、口腔类杆菌、醋酸杆菌、消化球菌、消化链球菌、韦荣球菌、微需氧链球菌等;脆弱类杆菌亦占一定比例,坏死梭杆菌已较少见。需氧菌、兼性厌氧菌主要为金黄色葡萄球菌、化脓性链球菌(A组溶血性链球菌)、肺炎杆菌、铜绿假单胞菌等,由于它们的毒力强、生长繁殖快,容易产生肺组织坏死,形成脓肿。其他如大肠埃希菌、变形杆菌、不动杆菌、军团菌等亦偶可引起肺脓肿。

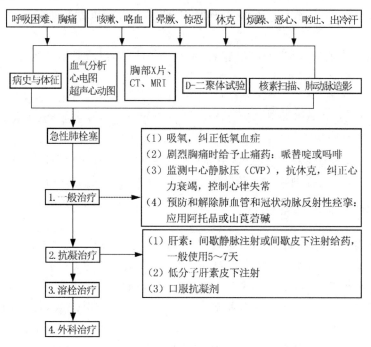

图 9-1　急性肺脓肿的诊断流程

　　肺脓肿的发生途径主要为吸入性感染,占 60％ 以上;其次为肺外化脓性感染通过血道产生血源性肺脓肿和继发于其他肺部疾病的感染所致继发性肺脓肿。

　　(一)吸入性肺脓肿

　　深睡时,约 50％ 的正常人可将口咽部分泌物吸入肺部,但通过咳嗽反射和其他呼吸道正常防御机制,如支气管纤毛活动、肺泡巨噬细胞对细菌的吞噬作用而不致引起疾患。神志改变患者吸入的机会则更多,约占 75％。当咳嗽反射受到抑制和机体免疫功能减退时,若吸入含有大量细菌的上呼吸道分泌物,细菌就可能在肺部生长繁殖,产生化脓性肺炎,引起组织坏死,脓肿形成,特别是口腔卫生不良、齿龈炎、牙周炎、齿槽溢脓、上呼吸道手术后、全身麻醉、神志不清、食管病变、置鼻饲管、酗酒、体弱有基础疾病的老年人等更易于发病。少数病例可无明显吸入史。医院外感染的吸入性肺脓肿中,厌氧菌感染占比为 85％～93％,单纯厌氧菌感染占 1/3～3/4;而院内获得性感染肺脓肿中,厌氧菌占 25％ 左右。

　　(二)血源性肺脓肿

　　血源性肺脓肿是由于肺外部位感染病灶的细菌或脓毒性栓子经血道播散至肺部引起小血管梗死,产生化脓性炎症、组织坏死导致的肺脓肿。病原菌以金黄色葡萄球菌最为常见,往往来源于皮肤感染如痈疖、伤口感染、骨髓炎等。泌尿道、腹腔或盆腔感染产生败血症所致肺脓肿的致病菌常为革兰氏阴性杆菌,厌氧菌血行播散引起的肺脓肿相对较少发生,其多起源于腹腔和盆腔感染,主要为脆弱类杆菌等类杆菌和厌氧性球菌等。

(三)继发性肺脓肿

继发性肺脓肿是在某些肺部疾病的基础上继发感染所致,常见为支气管囊肿、支气管扩张、癌性空洞、肺结核空洞、支气管肿瘤,或异物吸入阻塞支气管引起的远端肺化脓炎症等产生的脓肿。

(四)阿米巴肺脓肿

阿米巴肺脓肿多继发于阿米巴肝脓肿。由于肝脓肿好发于肝右叶的顶部,易穿破膈肌至右肺下叶,形成阿米巴肺脓肿。

二、临床表现及特征

急性肺脓肿起病急骤,患者有高热、畏寒,部分患者有寒战、咳嗽、咳黏液痰或黏脓性痰,可伴患侧胸痛、气促。1~2周后有大量脓性痰咳出,每日量数百毫升,约60%的痰带臭味,提示厌氧菌感染。咯血常见,约占80%,常有吸入史。单纯厌氧菌感染肺脓肿的症状有时发病较隐匿,病史常超过2周,开始仅出现乏力、低热、咳嗽,继而有明显中毒症状及咳脓性臭痰,或有体重减轻、贫血等表现。血源性肺脓肿常有肺外感染史,患者先出现畏寒、高热,1~2周后始有咳嗽、咳少量黏痰、胸闷不适等呼吸道症状,少有咳脓臭痰或咯血。继发性肺脓肿起病缓慢,咳脓性痰,量相对较少,一般少带臭味,发病前常伴有原发疾病的相应临床表现。初始患者肺部可无阳性体征出现,或于患侧出现湿啰音;随后出现实变体征,可闻及支气管呼吸音,肺脓腔较大时,支气管呼吸音更为明显,可能有空瓮声。病变累及胸膜可闻及摩擦音,产生脓胸或脓气胸则出现相应体征。

X线表现:早期胸片显示大片边缘模糊的致密阴影,约75%位于右上叶后段或下叶尖段;少数亦可在基底段。病灶多紧贴胸膜或叶间裂。形成脓腔后,立位可见带有液平面的空洞,其周围有炎性浸润阴影;亦可于开始见到多个小透亮区的炎症浸润,然后再融合成一较大空洞,多房空洞则出现多个液平面;引流支气管阻塞可产生薄壁、张力性空洞,经治疗空洞缩小、关闭,炎症吸收、消散,不留痕迹或仅留少许纤维条索状影,如伴脓胸即出现胸腔积液征象。

血源性肺脓肿开始见两肺多发性片状炎症阴影,边缘模糊,大小不一,主要位于两肺周围部位,以后边缘逐渐清楚,呈圆形或椭圆形致密影,并形成含有液平面的多个脓腔,治疗后炎症吸收,局部纤维化或形成气囊,以后逐渐消失。经常伴有胸腔积液或液气胸征象。

三、诊断及鉴别诊断

发病急、高热、畏寒、咳嗽、咳大量脓性臭痰为肺脓肿的典型症状,有吸入史者对诊断更有帮助;周围血白细胞计数及中性粒细胞增多,胸部X线片显示脓肿或脓腔伴液平为诊断肺脓肿的重要依据。细菌学诊断可行痰或血培养,鉴定致病菌,然而痰液检查往往受到口咽部寄居菌的污染,培养结果不能真正代表肺部感染的病原菌,为尽量减少污染,自下呼吸道直接采样的方法最为理想,尤其对厌氧菌感染的诊断更为必要。常用方法为经气管吸引或经纤维支气管镜取样,以防污染。用标本刷采样并做细菌定量培养,可获得较为可靠的结果。

肺脓肿应与下列疾病相鉴别。

(一)细菌性肺炎

早期肺脓肿与细菌性肺炎在症状及X线表现上很相似。细菌性肺炎中,肺炎球菌肺炎最常见,患者常有口唇疱疹、铁锈色痰而无大量黄脓痰,胸部 X 线片示肺叶或段实变,或呈片状淡薄炎性病变,边缘模糊不清,但无脓腔形成。其他细菌性肺炎有化脓性倾向的葡萄球菌、肺炎杆菌肺炎等。对痰或血的细菌分离可作出鉴别。

(二)空洞性肺结核

空洞性肺结核发病缓慢,病程长,常伴有结核毒性症状,如午后低热、乏力、盗汗、长期咳嗽、咯血等。胸部X线片示空洞壁较厚,其周围可见结核浸润病灶,或伴有斑点、结节状病变,空洞内一般无液平面,有时伴有同侧或对侧的结核播散病灶,痰中可找到结核杆菌。继发感染时,亦可有大量黄脓痰。应结合过去史,在治疗继发感染的同时,反复查痰可确诊。

(三)支气管肺癌

肿瘤阻塞支气管可引起远端肺部阻塞性炎症,呈肺叶、肺段分布。癌灶坏死液化可形成癌性空洞。支气管肺癌发病较慢,常无或仅有低度毒性症状;胸部 X 线片示空洞常呈偏心,壁较厚,内壁凹凸不平,一般无液平面,空洞周围无炎症反应。由于癌肿经常发生转移,故常见到肺门淋巴结肿大。通过X线体层摄片、胸部CT扫描、痰脱落细胞检查和纤维支气管镜检查可确诊。

(四)肺囊肿继发感染

肺囊肿呈圆形,腔壁薄而光滑,常伴有液平面,周围无炎性反应,患者常无明显的毒性症状或咳嗽。若有感染前的 X 线片相比较,则更易鉴别。

四、急救处理

上呼吸道、口腔的感染灶必须加以根治。口腔手术时,应将分泌物尽量吸出。昏迷或全身麻醉患者应加强护理,预防肺部感染。早期和彻底治疗是根治肺脓肿的关键,治疗原则为抗炎和引流。

(一)抗生素治疗

急性肺脓肿的感染细菌(包括绝大多数厌氧菌)都对青霉素敏感,青霉素疗效较佳,故最常用。剂量根据病情而定,严重者静脉滴注 240 万～1 000 万单位/天,一般可用 160 万～240 万单位,每日分 2～3 次肌内注射。在有效的抗生素治疗下,患者体温 3～10 天可下降至正常,一般急性肺脓肿经青霉素治疗均可获痊愈。脆性类杆菌对青霉素不敏感,可用林可霉素 0.5 g,每日 3～4 次口服;或 0.6 g 每日2～3 次肌内注射,病情严重者可用1.8 g加于 5％的葡萄糖溶液 500 mL内静脉滴注,每日 1 次;或克林霉素 0.15～0.3 g,每日 4 次口服;或甲硝唑 0.4 g,每日 3 次口服。嗜肺军团杆菌所致的肺脓肿红霉素治疗有良效。抗生素疗程一般为8～12 周,或直至临床症状完全消失,X 线片显示脓腔及炎性病变完全消散,仅残留条索状纤维阴影为止。在全身用药的基础上,可加用局部治疗,如环甲膜穿刺、鼻导管气管内或经纤维支气管镜滴药,常用青霉素 80 万单位(稀释 2～5 mL),滴药后按脓肿部位采取适当体位,静卧 1 小时。

血源性肺脓肿为脓毒血症的并发症,应按脓毒血症治疗。

(二)痰液引流

祛痰药如氯化铵 0.3 g、沐舒痰 30 mg、化痰片 500 mg、祛痰灵 10 mL,每日 3 次口服,可使痰液易咳出。痰浓稠者可用气道湿化(如蒸气吸入、超声雾化吸入等)以利痰液的引流。患者一般情况较好,发热不高者体位引流可助脓液的排出。为促进排脓,可使脓肿部位处于高位,在患部轻拍,2～3 次/天,每次 10～15 分钟。有明显痰液阻塞征象者,可经纤维支气管镜冲洗并吸引。

(张　波)

第三节 急性呼吸窘迫综合征

临床上可将急性呼吸窘迫综合征(ARDS)的相关危险因素分为 9 类,如表 9-1 所示。其中,部分诱因易持续存在或者很难控制,是导致治疗效果不好甚至患者死亡的重要原因。严重感染、DIC、胰腺炎等是难治性 ARDS 的常见原因。

表 9-1　ARDS 的相关危险因素

1.感染	秋水仙碱
细菌(多为革兰氏阴性需氧菌和金黄色葡萄球菌)	三环类抗抑郁药
真菌和肺孢子菌	5.弥散性血管内凝血(DIC)
病毒	血栓性血小板减少性紫癜(TTP)
分枝杆菌	溶血性尿毒症综合征
立克次体	其他血管炎性综合征
2.误吸	热射病
胃酸	6.胰腺炎
溺水	7.吸入
碳氢化合物和腐蚀性液体	来自易燃物的烟雾
3.创伤(通常伴有休克或多次输血)	气体(NO_2、NH_3、Cl_2、镉、光气、氧气)
软组织撕裂	8.代谢性疾病
烧伤	酮症酸中毒
头部创伤	尿毒症
肺挫伤	9.其他
脂肪栓塞	羊水栓塞
4.药物和化学品	妊娠物滞留体内
阿片制剂	子痫
水杨酸盐	蛛网膜或颅内出血
百草枯(除草剂)	白细胞凝集反应
副醛	反复输血
氯乙基戊烯炔醇(镇静药)	心肺分流

一、发病机制

(一)炎症细胞、炎症介质及其作用

1.中性粒细胞

中性粒细胞是 ARDS 发病过程中重要的效应细胞,其在肺泡内大量募集是发病早期的组织学特征。中性粒细胞可通过许多机制介导肺损伤,包括释放活性氮、活性氧、细胞因子、生长因子等放大炎症反应。此外,中性粒细胞还能大量释放蛋白水解酶,尤其是弹性蛋白酶,从而损伤肺组织。

其他升高的蛋白酶包括胶原酶和明胶酶 A、B,同时也可检测到高水平的内源性金属酶抑制剂,如 TIMP,说明蛋白酶/抗蛋白酶平衡在中性粒细胞诱发的蛋白溶解性损伤中具有重要作用。

2.细胞因子

ARDS 患者体液中有多种细胞因子的水平升高,并有研究发现细胞因子之间的平衡是炎症反应程度和持续时间的决定因素。ARDS 患者体内的细胞因子反应相当复杂,包括促炎因子、抗炎因子以及促炎因子内源性抑制剂等的相互作用。在 ARDS 患者的支气管肺泡灌洗液(BALF)中,炎症因子如 IL-Iβ、TNF-α 在肺损伤发生前后均有升高,但相关的内源性抑制剂如 IL-Iβ 受体拮抗药及可溶性 TNF-α 受体升高更为显著,提示在 ARDS 发病早期有显著的抗炎反应。

虽然一些临床研究提示,ARDS 患者 BALF 中细胞群 NF-κB 的活性升高,但是后者的活化水平似乎与 BALF 中性粒细胞的数量、IL-8 水平及病死率等临床指标并无相关性。而另一项对 15 例败血症患者外周血单核细胞细胞核提取物中 NF-κB 活性的研究表明,NF-κB 的结合活性与 APACHE-Ⅱ 评分类似,可以作为评价 ARDS 预后的精确指标。虽然该实验结果提示总 NF-κB 活性水平可能是决定 ARDS 预后的指标,但仍需要大量的研究证实。

3.氧化/抗氧化平衡

ARDS 患者肺部的氧气和抗氧化反应严重失衡。正常情况下,活性氧、活性氮被复杂的抗氧化系统拮抗,如抗氧化酶(超氧化物歧化酶、过氧化氢酶)、低分子清除剂(维生素 E、维生素 C 和谷酰胺)清除或修复氧化损伤的分子(多种 DNA 的蛋白质分子)。研究发现,ARDS 患者体内氧化剂增加和抗氧化剂降低几乎同时发生。

内源性抗氧化剂水平改变会影响 ARDS 的患病风险,如慢性饮酒者在遭受刺激事件(如严重创伤、胃内容物误吸)后易诱发 ARDS,但患 ARDS 风险增加的内在机制尚不明确。近年来有研究报道,慢性饮酒者 BALF 中谷胱甘肽水平约比健康正常人低 7 倍,而氧化谷酰胺比例增高,提示体内抗氧化剂(如谷胱甘肽)水平发生改变的个体可能在特定临床条件下更易发生 ARDS。

4.凝血机制

ARDS 患者凝血因子异常可导致凝血与抗凝失衡,最终造成肺泡内纤维蛋白沉积。ARDS 的高危人群及 ARDS 患者 BALF 中凝血活性增强,组织因子(外源性凝血途径中血栓形成的启动因子)水平显著升高。ARDS 发生 3 天后,凝血活性达到高峰,之后开始下降,同时伴随着抗凝活性的下降。ARDS 患者 BALF 中促进纤维蛋白溶解的纤溶酶原抑制剂-1 水平降低。败血症患者中,内源性抗凝剂如抗凝血酶Ⅲ和蛋白 C 含量降低,其低水平与较差的预后相关。

恢复凝血/抗凝平衡可能对 ARDS 有一定的治疗作用。给予严重败血症患者活化蛋白 C,病死率从 30.8% 下降至 24.7%,主要不良反应是出血。活化蛋白 C 还能使 ARDS 患者血浆中 IL-6 水平降低,说明它除了抗凝效果外还具有抗炎效应。但活性蛋白 C 是否对各种原因引起的 ARDS 均有效尚待进一步研究。

(二)肺泡毛细血管膜损害

1.肺毛细血管内皮细胞

肺毛细血管内皮细胞损伤是 ARDS 发病过程中的一个重要环节,对其超微结构的变化特征也早有研究。测量肺泡渗出液及血浆中的蛋白含量能够反映毛细血管通透性增高的程度,早期 ARDS 患者中水肿液/血浆蛋白之比大于 0.75,相反压力性肺水肿患者的水肿液/血浆蛋白之比小于 0.65。ARDS 患者肺毛细血管的通透性较压力性肺水肿患者高,并且上皮细胞间形成了可逆的细胞间隙。

2.肺泡上皮细胞

肺泡上皮细胞损伤在 ARDS 的形成过程中发挥了重要作用。正常肺组织中,肺泡上皮细胞是防止发生肺水肿的屏障。ARDS 发病早期,由于上皮细胞自身受损、坏死及由其损伤造成的肺间质压力增高可破坏该屏障。肺泡Ⅱ型上皮细胞可产生合成表面活性物质的蛋白和脂质成分。ARDS 患者肺泡表面活性物质减少、成分改变及其功能抑制将导致肺泡萎陷及低氧血症。肺泡Ⅱ型上皮细胞的损伤造成表面活性物质生成减少及细胞代谢障碍。此外,肺泡渗出液中存在的蛋白酶和血浆蛋白通过破坏肺泡腔中的表面活性物质使其失活。

肺泡上皮细胞在肺水肿时有主动转运肺泡腔中水、盐的作用。肺泡Ⅱ型上皮细胞通过 Na^+ 的主动运输来驱动液体的转运。大多数早期 ARDS 患者肺泡液体主动清除能力下降,且与预后呈负相关。在肺移植后肺再灌注损伤的患者中也存在类似的现象。虽然 ARDS 患者肺泡液主动清除能力下降的确切机制尚不明了,但推测其可能与肺泡上皮细胞间的紧密连接或肺泡Ⅱ型上皮细胞受损的程度有关。

二、诊断

诊断参照中华医学会呼吸病分会提出的急性肺损伤/ARDS 的诊断标准。

(1)有发病的高危因素。

(2)急性起病、呼吸频数和(或)呼吸窘迫。

(3)低氧血症,急性肺损伤(ALI)时动脉血氧分压(PaO_2)/吸氧浓度(FiO_2)小于等于 39.9 kPa;ARDS 时 PaO_2/FiO_2 小于等于 26.7 kPa。

(4)胸部 X 线检查见两肺浸润阴影。

(5)肺毛细血管楔压(PCWP)小于等于 2.4 kPa,或临床上能除外心源性肺水肿。

凡符合以上 5 项者就可以诊断为 ALI 或 ARDS。

三、治疗

ARDS 治疗的关键在于控制原发病及其病因,如处理各种创伤,尽早找到感染灶,针对病原菌应用敏感的抗生素,制止严重反应进一步对肺的损伤。更紧迫的是要及时改善患者的严重缺氧,避免发生或加重多脏器功能损害。

(一)原发病治疗

全身性感染、创伤、休克、烧伤、急性重症胰腺炎等是导致 ALI/ARDS 的常见病因。严重感染患者有 25%~50% 可发生 ALI/ARDS,而且在感染、创伤等导致的多器官功能障碍综合征(MODS)中,肺往往也是最早发生衰竭的器官。目前认为,感染、创伤后的全身炎症反应是导致 ARDS 的根本原因。控制原发病,遏制其诱导的全身失控性炎症反应是预防和治疗 ALI/ARDS 的必要措施。

(二)呼吸支持治疗

1.氧疗

ALI/ARDS 患者吸氧治疗的目的是改善低氧血症,使动脉血氧分压(PaO_2)达到8.0~10.7 kPa(60~80 mmHg)。可根据低氧血症改善的程度和治疗反应调整氧疗方式,首先使用鼻导管,当需要较高的吸氧浓度时,可采用可调节吸氧浓度的文丘里面罩或带贮氧袋的非重吸式氧气面罩。ARDS 患者往往低氧血症严重,大多数患者一旦诊断明确,常规的氧疗常常难以奏效,机械通气仍然是最主要的呼吸支持手段。

2.无创机械通气

无创机械通气(NIV)可以避免气管插管和气管切开引起的并发症,近年来得到了广泛的推广应用。尽管随机对照试验(RCT)证实 NIV 治疗 COPD 和心源性肺水肿导致的急性呼吸衰竭的疗效是肯定的,但 NIV 在急性低氧性呼吸衰竭中的应用却存在很多争议。迄今为止,尚无足够的资料显示 NIV 可以作为 ALI/ARDS 导致的急性低氧性呼吸衰竭的常规治疗方法。

不同的研究中 NIV 对急性低氧性呼吸衰竭的治疗效果差异较大,这可能与导致低氧性呼吸衰竭的病因不同有关。2004 年的一项荟萃分析显示,在不包括 COPD 和心源性肺水肿的急性低氧性呼吸衰竭患者中,与标准氧疗相比,NIV 可明显降低气管插管率,并有降低 ICU 住院时间及住院病死率的趋势。但分层分析显示,NIV 对 ALI/ARDS 的疗效并不明确。一项用 NIV 治疗 54 例 ALI/ARDS 患者的临床研究显示,70% 的患者应用 NIV 治疗无效。逐步回归分析显示,休克、严重低氧血症和代谢性酸中毒是 ARDS 患者 NIV 治疗失败的预测指标。一项 RCT 研究显示,与标准氧疗比较,NIV 虽然在应用的第 1 小时明显改善了 ALI/ARDS 患者的氧合,但不能降低气管插管率,也不能改善患者预后。可见,ALI/ARDS 患者应慎用 NIV。

预计病情能够短期缓解的早期 ALI/ARDS 患者可考虑应用无创机械通气。合并免疫功能低下的 ALI/ARDS 患者早期可首先试用无创机械通气。应用无创机械通气治疗 ALI/ARDS 应严密监测患者的生命体征及治疗反应,神志不清、休克、气道自洁能力障碍的 ALI/ARDS 患者不宜应用无创机械通气。

3.有创机械通气

(1)机械通气的时机选择:ARDS 患者经高浓度吸氧仍不能改善低氧血症时,应行气管插管进行有创机械通气。ARDS 患者呼吸功明显增加,表现为严重的呼吸困难,早期气管插管机械通气可降低呼吸功,改善呼吸困难。虽然目前缺乏 RCT 研究评估早期气管插管对 ARDS 的治疗意义,但一般认为,气管插管和有创机械通气能更有效地改善低氧血症,降低呼吸功,缓解呼吸窘迫,并能够更有效地改善患者的全身缺氧,防止肺外器官功能损害。

(2)肺保护性通气:由于 ARDS 患者大量肺泡塌陷,肺容积明显减少,常规或大潮气量通气易导致肺泡过度膨胀和气道平台压过高,加重肺及肺外器官的损伤,因此对 ARDS 患者实施机械通气时应采取肺保护性通气策略,气道平台压不应超过 3~3.5 kPa。

(3)肺复张:充分复张 ARDS 患者的塌陷肺泡是纠正低氧血症和保证 PEEP 效应的重要手段。为限制气道平台压而被迫采取的小潮气量通气往往不利于 ARDS 患者塌陷肺泡的膨胀,而 PEEP 维持肺复张的效应依赖于吸气期肺泡的膨胀程度。目前临床常用的肺复张手法包括控制性肺膨胀、PEEP 递增法及压力控制法(PCV 法)。其中,实施控制性肺膨胀采用恒压通气方式,推荐吸气压为 3~4.5 kPa,持续时间为30~40 秒。

(4)PEEP 的选择:ARDS 广泛肺泡塌陷不但可导致顽固的低氧血症,而且部分可复张的肺泡周期性塌陷开放而产生了剪切力,会导致或加重呼吸机相关性肺损伤。充分复张塌陷肺泡后,应用适当水平的 PEEP 防止呼气末肺泡塌陷,改善低氧血症,并避免剪切力,防治呼吸机相关性肺损伤。因此,ARDS 应采用能防止肺泡塌陷的最低 PEEP。在有条件的情况下,应根据静态 P-V曲线低位转折点压力+0.2 kPa 来确定 PEEP。

(5)自主呼吸:自主呼吸过程中膈肌主动收缩可增加 ARDS 患者肺重力依赖区的通气,改善通气血流比例失调,改善氧合。一项前瞻对照研究显示,与控制通气相比,保留自主呼吸的患者

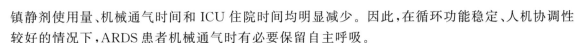

镇静剂使用量、机械通气时间和ICU住院时间均明显减少。因此,在循环功能稳定、人机协调性较好的情况下,ARDS患者机械通气时有必要保留自主呼吸。

(6)半卧位:ARDS患者合并VAP往往会使肺损伤进一步恶化,故预防VAP具有重要的临床意义。机械通气患者平卧位易发生VAP。研究表明,由于气管插管或气管切开导致声门的关闭功能丧失,机械通气患者胃肠内容物易返流误吸进入下呼吸道。导致VAP小于30°角的平卧位是院内获得性肺炎的独立危险因素。若无禁忌证,行机械通气的ARDS患者应采用30°～45°半卧位。

(7)俯卧位通气:俯卧位通气通过降低胸腔内压力梯度、促进分泌物引流和促进肺内液体移动,可明显改善氧合。因此对常规机械通气治疗无效的重度ARDS患者,若无禁忌证,可考虑采用俯卧位通气。

(8)镇静、镇痛与肌松:机械通气患者应考虑使用镇静、镇痛剂,以缓解焦虑、躁动、疼痛,减少过度的氧耗。合适的镇静状态、适当的镇痛是保证患者安全和舒适的基本环节。对机械通气的ARDS患者,应制订镇静方案(镇静目标和评估),不推荐常规使用肌松剂。

4.液体通气

部分液体通气是在常规机械通气的基础上,经气管插管向肺内注入相当于功能残气量的全氟碳化合物,以降低肺泡表面张力,促进肺重力依赖区塌陷肺泡复张。

5.体外膜氧合技术(ECMO)

建立体外循环后ECMO可减轻肺负担,有利于肺功能恢复。

(三)ALI/ARDS的药物治疗

1.液体管理

高通透性肺水肿是ALI/ARDS的病理生理特征,肺水肿的程度与ALI/ARDS的预后呈正相关。因此,通过积极的液体管理,改善ALI/ARDS患者的肺水肿具有重要的临床意义。

研究显示,液体负平衡与感染性休克患者病死率的降低显著相关,且对于创伤导致的ALI/ARDS患者,液体正平衡使患者的病死率明显增加。应用利尿药减轻肺水肿可能改善肺部病理情况,缩短机械通气时间,进而减少呼吸机相关性肺炎等并发症的发生。但是,利尿减轻肺水肿的过程可能会导致心排血量下降,使器官灌注不足。因此,ALI/ARDS患者的液体管理必须考虑两者的平衡,必须在保证脏器灌注的前提下进行。应实施限制性的液体管理,这样有助于改善ALI/ARDS患者的氧合和肺损伤。

对存在低蛋白血症的ARDS患者,可通过补充清蛋白等胶体溶液和应用利尿药,实现液体负平衡并改善氧合。

2.糖皮质激素

全身和局部的炎症反应是ALI/ARDS发生和发展的重要机制。研究显示,血浆和肺泡灌洗液中的炎症因子浓度升高与ARDS患者的病死率呈正相关。长期以来,大量的研究试图应用糖皮质激素控制炎症反应,预防和治疗ARDS。早期的三项多中心RCT研究观察了大剂量糖皮质激素对ARDS的预防和早期治疗作用,结果发现糖皮质激素既不能预防ARDS的发生,对早期ARDS也没有治疗作用。但对于过敏原因导致的ARDS患者,早期应用糖皮质激素经验性治疗可能有效。此外,感染性休克并发ARDS的患者如合并有肾上腺皮质功能不全,可考虑应用替代剂量的糖皮质激素。总之,不推荐常规应用糖皮质激素预防和治疗ARDS。

3.一氧化氮(NO)吸入

NO吸入可选择性地扩张肺血管,而且NO分布于肺内通气良好的区域,可扩张该区域的肺血管,显著降低肺动脉压,减少肺内分流,改善通气血流比例失调,并且可减少肺水肿的形成。临床研究显示,NO吸入可使约60%的ARDS患者氧合改善,同时肺动脉压、肺内分流明显下降,对平均动脉压和心排血量无明显影响。但是,氧合改善效果也仅限于开始NO吸入治疗的24~48小时内。两个RCT研究证实,NO吸入并不能改善ARDS患者的病死率,因此吸入NO不宜作为ARDS的常规治疗手段,仅在一般治疗无效的严重低氧血症时可考虑应用。总之,不推荐吸入NO作为ARDS的常规治疗。

4.肺泡表面活性物质

ARDS患者存在肺泡表面活性物质减少或功能丧失,易引起肺泡塌陷。肺泡表面活性物质能降低肺泡表面张力,减轻肺炎症反应,阻止氧自由基对细胞膜的氧化损伤。目前,肺泡表面活性物质的应用仍存在许多尚未解决的问题,如最佳用药剂量、具体给药时间、给药间隔和药物来源等。因此,尽管早期补充肺泡表面活性物质有助于改善氧合,但还不能将其作为ARDS的常规治疗手段。有必要进一步开展研究,明确其对ARDS预后的影响。

5.前列腺素 E_1

前列腺素 E_1(PGE_1)不仅是血管活性药物,还具有免疫调节作用,可抑制巨噬细胞和中性粒细胞的活性,发挥抗炎作用。但 PGE_1 没有组织特异性,静脉注射 PGE_1 会引起全身血管舒张,导致低血压。静脉注射 PGE_1 用于治疗ALI/ARDS目前已经完成了多个RCT研究,但无论是持续静脉注射 PGE_1 还是间断静脉注射脂质体 PGE_1,与安慰剂组相比,PGE_1 组在28天里的病死率、机械通气时间和氧合等方面并无益处。有研究报道吸入型 PGE_1 可以改善氧合,但这需要进一步的RCT研究来证实。因此,只有在ALI/ARDS患者低氧血症难以纠正时,可以考虑吸入 PGE_1 治疗。

6.N-乙酰半胱氨酸和丙半胱氨酸

抗氧化剂N-乙酰半胱氨酸(NAC)和丙半胱氨酸通过提供合成谷胱甘肽(GSH)的前体物质半胱氨酸来提高细胞内的GSH水平,依靠GSH氧化还原反应来清除体内的氧自由基,从而减轻肺损伤。静脉注射NAC对ALI患者可以显著改善全身氧合和缩短机械通气时间。而一项在ARDS患者中进行的Ⅱ期临床试验证实,NAC有缩短肺损伤病程和阻止肺外器官衰竭的趋势,但不能减少机械通气时间和降低病死率。丙半胱氨酸的Ⅱ、Ⅲ期临床试验也证实其不能改善ARDS患者的预后。因此,尚无足够证据支持NAC等抗氧化剂用于治疗ARDS。

7.环氧化酶抑制剂

布洛芬等环氧化酶抑制剂可抑制ALI/ARDS患者血栓素 A_2 的合成,对炎症反应有强烈的抑制作用。小规模临床研究发现,布洛芬可改善全身性感染患者的氧合与呼吸力学。对严重感染的临床研究也发现,布洛芬可以降低体温、减慢心率和减轻酸中毒,但是亚组分析(ARDS患者130例)显示,布洛芬既不能降低危重ARDS患者的患病率,也不能改善ARDS患者的30天生存率。因此,布洛芬等环氧化酶抑制剂尚不能用于ALI/ARDS的常规治疗。

8.细胞因子单克隆抗体或拮抗药

炎症性细胞因子在ALI/ARDS的发病中具有重要作用。在动物实验中,应用单克隆抗体或拮抗药中和肿瘤坏死因子(TNF)、白细胞介素(IL-1和IL-8)等细胞因子可明显减轻肺损伤,但多数临床试验获得的是阴性结果。细胞因子单克隆抗体或拮抗药是否能够用于ALI/ARDS的

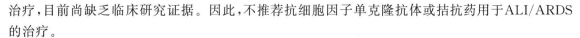

治疗,目前尚缺乏临床研究证据。因此,不推荐抗细胞因子单克隆抗体或拮抗药用于ALI/ARDS的治疗。

9.己酮可可碱及其衍化物利索茶碱

己酮可可碱及其衍化物利索茶碱均可抑制中性粒细胞的趋化和激活,减少促炎因子 TNFα、IL-1 和 IL-6 等释放,利索茶碱还可抑制氧自由基释放。但目前尚无 RCT 试验证实己酮可可碱对 ALI/ARDS 的疗效。因此,不推荐将己酮可可碱或利索茶碱用于 ALI/ARDS 的治疗。

10.重组人活化蛋白 C

重组人活化蛋白 C(rhAPC)具有抗血栓、抗炎和纤溶特性,已被试用于治疗严重感染。Ⅲ期临床试验证实,持续静脉注射 rhAPC 24 μg/(kg·h)×96 小时可以显著改善重度严重感染患者(APACHE Ⅱ>25)的预后。基于 ARDS 的本质是全身性炎症反应,且凝血功能障碍在 ARDS 发生中具有重要地位,因此 rhAPC 有可能成为 ARDS 的治疗手段。但目前尚无证据表明 rhAPC 可用于 ARDS 的治疗。当然,对严重感染导致的重度 ARDS 患者,如果没有禁忌证,可考虑应用 rhAPC。rhAPC 高昂的治疗费用也限制了它的临床应用。

11.酮康唑

酮康唑是一种抗真菌药,但可抑制白三烯和血栓素 A_2 的合成,同时还可抑制肺泡巨噬细胞释放促炎因子,有可能用于 ARDS 的治疗。但是目前没有证据支持酮康唑可用于 ARDS 的常规治疗,同时为避免耐药,对于酮康唑的预防性应用也应慎重。

12.鱼油

鱼油富含 ω-3 脂肪酸,如二十二碳六烯酸(DHA)、二十碳五烯酸(EPA)等,也具有免疫调节作用,可抑制二十烷花生酸样促炎因子的释放,并促进 PGE_1 生成。研究显示,通过肠道为 ARDS 患者补充 EPA、γ-亚油酸和抗氧化剂,可使患者肺泡灌洗液内中性粒细胞减少,IL-8 释放受到抑制,病死率降低。对机械通气的 ALI 患者的研究也显示,肠内补充 EPA 和 γ-亚油酸可以显著改善氧合和肺顺应性,明显缩短机械通气时间,但对生存率没有影响。总之,补充 EPA 和 γ-亚油酸有助于改善 ALI/ARDS 患者的氧合,缩短机械通气时间。

(张 波)

第四节 肺 栓 塞

肺栓塞(pulmonary embolism,PE)是以各种栓子阻塞肺动脉系统为其发病原因的一组疾病或临床综合征的总称。肺血栓栓塞症(pulmonary thrombo embolism,PTE)是来自深静脉或右心的血栓堵塞了肺动脉及其分支所致的疾病,以肺循环和呼吸功能障碍为主要临床和病理生理特征。PTE 占肺栓塞的绝大部分,通常临床上所说的"肺栓塞"即指 PTE。引起 PTE 的血栓主要来源于深静脉血栓形成(deep venous thrombosis,DVT),PTE 常为 DVT 的并发症。PTE 与 DVT 是静脉血栓栓塞症(venous thrombo embolism,VTE)的两种重要的临床表现形式。

PTE-DVT 一直是国内外医学界非常关注的医疗保健问题,其在世界范围内发病率和病死率都很高,临床上漏诊与误诊情况也很严重。美国 DVT 的年发病率为 1.0%,而 PTE 的年发病率为0.5％；未经治疗的PTE病死率高达37％，而如果能够得到早期诊断和及时治疗，其病死率会明显下降。我国目前尚无PTE发病的准确的流行病学资料，但据国内部分医院的初步统计和依临床经验估计，在我国PTE绝非少见病，而且近年来其发病例数有增加的趋势。

一、病因

PTE的危险因素包括任何可以导致静脉血液淤滞、静脉内皮损伤和血液高凝状态的因素，即魏尔啸（Virchow）三要素。这些因素单独存在或者相互作用，对于DVT和PTE的发生具有非常重要的意义。易发生VTE的危险因素包括原发性和继发性两类。

（一）原发性危险因素

原发性危险因素由遗传变异引起，包括凝血、抗凝、纤溶在内的各种遗传性缺陷（表9-2）。如40岁以下的年轻患者无明显诱因出现或反复发生VTE，或呈家族遗传倾向，应考虑有无易栓症的可能性。

表9-2　引起PTE的原发性危险因素

抗凝血酶缺乏
先天性异常纤维蛋白原血症
血栓调节因子（thrombomodulin）异常
高同型半胱氨酸血症
抗心脂抗体综合征（anticardiolipin antibody syndrome）
纤溶酶原激活物抑制因子过量
凝血酶原20210A基因变异
XII因子缺乏
V因子Leiden突变（活性蛋白C抵抗）
纤溶酶原缺乏
纤溶酶原不良血症
蛋白S缺乏
蛋白C缺乏

（二）继发性危险因素

继发性危险因素由后天获得的多种病理生理异常所引起，包括骨折、创伤、手术、妊娠、产褥期、口服避孕药、激素替代治疗、恶性肿瘤和抗磷脂综合征等，其他重要的危险因素还包括神经系统病变或卒中后的肢体瘫痪、长期卧床、制动等。在临床上，可将上述危险因素按照强度分为高危、中危和低危因素（表9-3）。

即使积极地应用较完备的技术手段寻找危险因素，临床上仍有部分病例发病原因不明，此为特发性VTE。这些患者可能存在某些潜在的异常病变（如恶性肿瘤）促进了血栓的形成，应注意仔细筛查。

二、病理生理

PTE发生后，一方面通过栓子的机械阻塞作用直接影响肺循环、体循环血流动力学状态和呼吸功能；另一方面通过心脏和肺的反射效应以及神经体液因素（包括栓塞后的炎症反应）等，导

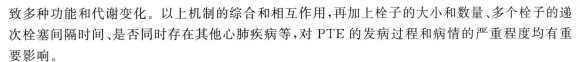

致多种功能和代谢变化。以上机制的综合和相互作用,再加上栓子的大小和数量、多个栓子的递次栓塞间隔时间、是否同时存在其他心肺疾病等,对 PTE 的发病过程和病情的严重程度均有重要影响。

表 9-3 引起静脉血栓的危险因素

高危因素(OR>10)

 骨折(髋部或大腿)

 髋或膝关节置换

 大型普外科手术

 大的创伤

 脊髓损伤

中危因素(OR 为 2~9)

 关节镜膝部手术

 中心静脉置管

 化疗

 慢性心衰或呼吸衰竭

 雌激素替代治疗

 恶性肿瘤

 口服避孕药

 瘫痪

 妊娠/产后

 既往 VTE 病史

 易栓倾向

低危因素(OR<2)

 卧床超过 3 天

 长时间旅行静坐不动(如长时间乘坐汽车或飞机旅行)

 年龄

 腔镜手术(如胆囊切除术)

 肥胖

 静脉曲张

(一)急性 PTE 后肺循环血流动力学变化

1.肺动脉高压

肺动脉的机械堵塞和神经-体液因素引起的肺血管痉挛是栓塞后形成肺动脉高压的基础。当肺血管床被堵塞 20%~30%时,开始出现一定程度的肺动脉高压;随着肺血管床堵塞程度的加重,肺动脉压力会相应增加,当肺血管床堵塞达 75%以上时,由于严重的肺动脉高压,可出现右心室功能衰竭甚至休克、猝死。同时,PTE 时受损的肺血管内皮细胞、血栓中活化的血小板及中性粒细胞等可以释放血栓素 A_2(TXA$_2$)、5-羟色胺、内皮素、血管紧张素Ⅱ等血管活性物质,这些物质可引起肺血管痉挛,加重肺动脉高压。

2.右心功能障碍

随着肺动脉高压的进展,右心室后负荷增加,导致右心室每搏做功增加,收缩末期压力升高。在栓塞早期,由于心肌收缩力和心率的代偿作用,并不导致心室舒张末期压力升高,不出现右心室扩张,从而维持了血流动力学的相对稳定。随着右心室后负荷的进一步增加,心率和心肌收缩力的代偿作用不足以维持有效的心排血量时,心室舒张末期压力开始显著升高,心排血量明显下降,右心室压升高,心房扩大,导致左心回心血量减少,体循环瘀血,出现急性肺源性心脏病。

3.左心功能障碍

肺动脉堵塞后,经肺静脉回流至左心房的血液减少,左心室舒张末期充盈压下降,体循环压力趋于下降,通过兴奋交感神经使心率和心肌收缩力增加,以维持心排血量的相对稳定。当通过心率和心肌收缩力的改变不能代偿回心血量的继续下降时,心排血量明显减少,造成血压下降,内脏血管收缩,外周循环阻力增加,严重时可出现休克症状。

上述病理生理改变的严重程度和发展速度受到以下因素影响:肺血管阻力升高的幅度、速度和患者基础心肺功能状态。如果肺血管阻力突然升高且幅度越大,右心功能损害就越严重,病情发展就越快;如果肺血管阻力极度升高,心脏射血功能接近丧失,会出现电-机械分离现象,即心脏可以产生接近正常的电活动,但是心肌细胞的运动状态接近等长收缩,心室内压力虽可随心动周期而变化,却不能产生有效的肺循环血流,患者甚至可发生猝死。

(二)急性PTE后呼吸功能的变化

栓塞部位肺血流减少或阻断,肺泡无效腔量增大;肺梗死、肺水肿、肺出血、肺萎陷和肺不张等因素均可导致通气/血流(V/Q)比例失调;支气管痉挛及过度通气等因素综合存在可产生气体交换障碍,从而发生低氧血症和代偿性过度通气(低碳酸血症)。

(三)急性PTE的临床分型

按照PTE后的病理生理变化,可以将PTE分为急性大面积PTE和急性非大面积PTE。

1.急性大面积PTE

急性大面积PTE在临床上以休克和低血压为主要表现,即体循环动脉收缩压小于12 kPa(90 mmHg),或较基础值下降幅度不低于5.3 kPa(40 mmHg),持续15分钟以上。须除外新发生的心律失常、低血容量或感染中毒症所致的血压下降。

2.急性非大面积PTE

不符合以上大面积PTE标准的PTE为急性非大面积PTE。此型患者中,一部分人的超声心动图表现为右心功能障碍(right ventricular dysfunction,RVD)或临床上出现右心功能不全的表现,可归为次大面积PTE(submassive PTE)亚型。

三、临床表现

PTE的临床症状多不典型,表现谱广,从完全无症状到猝死,因而极易造成漏诊与误诊。国家"十五"科技攻关课题——肺栓塞规范化诊治方法的研究中,对516例PTE患者的临床表现进行了分析,其各种临床症状及发生率如表9-4所示。

PTE的体征亦无特异性,最常见的体征是呼吸急促,占51.7%,可部分反映患者病情的严重程度;心动过速的发生率为28.1%,主要是缺氧、肺循环阻力增高和右心功能不全等因素引起交感神经兴奋所致;由于严重的低氧血症和体循环瘀血,可出现周围型发绀。

表 9-4　中国 516 例急性 PET 患者的临床表现

症状	发生率/%
呼吸困难	88.6
胸痛	59.9
心绞痛样胸痛	30.0
胸膜炎性胸痛	45.2
咳嗽	56.2
咯血	26.0
心悸	32.9
发热	24.0
晕厥	13.0
惊恐、濒死感	15.3

呼吸系统的体征较少出现,25.4%的患者存在细湿啰音,可能与炎症渗出或肺泡表面活性物质减少导致肺泡内液体量增加有关。另有 8.5%的患者存在哮鸣音,程度一般较轻,有的局限于受累部位,也有的波及全肺。如合并胸腔积液,可出现胸膜炎的相应体征,如局部叩诊实音、胸膜摩擦感和摩擦音等。

41.9%的患者在肺动脉瓣听诊区可闻及第二心音亢进。当存在右心室扩大时,可使三尖瓣瓣环扩张,造成三尖瓣相对关闭不全,出现收缩期反流。在胸骨左缘第 4 肋间可闻及三尖瓣收缩期反流性杂音,吸气时增强,发生率 7.8%。另有 20.2%的患者可出现颈静脉充盈或怒张,为右心压力增高在体表的反映。如果患者病情危重,出现急性右心功能衰竭时,可出现肝大、肝颈反流征阳性、下肢水肿等表现。

四、诊断

(一)诊断策略

中华医学会呼吸病学分会在《肺血栓栓塞症的诊断与治疗指南(草案)》中提出的诊断步骤分为临床疑似诊断、确定诊断和危险因素的诊断三个步骤。

1.临床疑似诊断(疑诊)

对存在危险因素的病例,如果出现不明原因的呼吸困难、胸痛、晕厥和休克,或伴有单侧或双侧不对称性下肢肿胀、疼痛等,对诊断具有重要的提示意义。心电图、X 线胸片、动脉血气分析等基本检查有助于初步诊断,结合 D-二聚体检测,可以建立疑似病例诊断。超声检查对于提示PTE 诊断和排除其他疾病具有重要价值,若同时发现下肢深静脉血栓的证据,则更增加了诊断的可能性。

2.确定诊断(确诊)

对于临床疑诊的患者,应尽快合理安排进一步检查以明确 PTE 诊断。如果没有影像学的客观证据,就不能诊断为 PTE。PTE 的确定诊断主要依靠核素肺通气/灌注扫描、CTPA、MRPA和肺动脉造影等临床影像学技术。如心脏超声发现右心或肺动脉内存在血栓征象,也可确定PTE 的诊断。

3.危险因素的诊断(求因)

对于临床疑诊和已经确诊 PTE 的患者,应注意寻找 PTE 的成因和易患因素,并据此采取相应的治疗和预防措施。

(二)辅助检查及 PTE 时的变化

1.动脉血气分析

患者常表现为低氧血症、低碳酸血症,肺泡-动脉血氧分压差$[P_{(A-a)}O_2]$增大,部分患者的血气分析结果可以正常。

2.心电图

患者心电图的改变取决于 PTE 栓子的大小、堵塞后血流动力学变化以及患者的基础心肺储备状况。当栓塞面积较小时,心电图表现可以正常或仅有窦性心动过速;而当出现急性右心室扩大时,在 I 导联可出现 S 波,Ⅲ导联出现 Q 波,Ⅲ导联的 T 波倒置,即所谓的"$S_I Q_{Ⅲ} T_{Ⅲ}$征"。右心室扩大可以导致右心传导延迟,从而产生完全或不完全的右束支传导阻滞。右心房扩大时,可出现肺型 P 波,在 PTE 患者心电图的演变过程中,出现肺型 P 波的时间仅为 6 小时。当出现肺动脉及右心压力升高时,可出现 $V_1 \sim V_4$ 的 T 波倒置和 ST 段异常,电轴右偏及顺时针转位等。由于肺栓塞心电图的变化有时是非常短暂的,所以需要及时、动态地观察心电图改变。

3.X 线胸片

患者的 X 线胸片可显示肺动脉阻塞征(如区域性肺纹理变细、稀疏或消失),肺野透亮度增加;另可表现为右下肺动脉干增宽或伴截断征,肺动脉段膨隆以及右心室扩大等肺动脉高压症及右心扩大征象;部分患者 X 线胸片可见肺野局部片状阴影、尖端指向肺门的楔形阴影、肺不张或膨胀不全等肺组织继发改变。有肺不张侧可见横膈抬高,有时合并少至中量的胸腔积液。X 线胸片对鉴别其他胸部疾病有重要帮助。

4.超声心动图

超声心动图在提示诊断和除外其他心血管疾患方面有重要价值。对于严重的 PTE 病例,可以发现右室壁局部运动幅度降低;右心室和(或)右心房扩大;室间隔左移和运动异常;近端肺动脉扩张;三尖瓣反流速度增快;下腔静脉扩张,吸气时不萎陷。若在右心房或右心室发现血栓,同时患者的临床表现符合 PTE,可以作出诊断。超声检查偶可因发现肺动脉近端的血栓而直接确定诊断。

5.血浆 D-二聚体

酶联免疫吸附法(ELISA)是较为可靠的检测方法。急性 PTE 时,血浆 D-二聚体升高,但 D-二聚体升高对 PTE 并无确诊价值,因为在外伤、肿瘤、炎症、手术、心肌梗死、穿刺损伤甚至心理应激时血浆 D-二聚体均可增高。

(三)确诊检查方法及影像学特点

1.核素肺灌注扫描

PTE 的典型征象呈肺段或肺叶分布的肺灌注缺损。当肺核素显像正常时,可以可靠地排除 PTE。根据前瞻性诊断学研究(prospective investigation of pulmonary embolism diagnosis,PI-OPED),将肺灌注显像的结果分为四类:正常或接近正常、低度可能性、中间可能性和高度可能性。高度可能性时,约 90% 的患者有 PTE,对 PTE 诊断的特异性为 96%;低度可能性和中间可能性诊断不能确诊 PTE,需作进一步检查;正常或接近正常时,如果临床征象不支持 PTE,则可以除外 PTE 诊断。

2.CT 肺动脉造影(CTPA)

PIOPED Ⅱ的结果显示,CTPA 对 PTE 诊断的敏感性为 83%,特异性为 96%;如果联合 CT 静脉造影(CTV)检查,则对 PTE 诊断的敏感性可提高到 90%。由于 CTPA 是无创性检查方法,且可以安排急诊检查,故已在临床上广泛应用。PTE 的 CT 直接征象是各种形态的充盈缺损,间接征象包括病变部位肺组织有"马赛克"征、肺出血、肺梗死继发的肺炎改变等。

3.磁共振肺动脉造影(MRPA)

在大血管的 PTE 中,MRPA 可以显示栓塞血管的近端扩张,血栓栓子表现为异常信号,但对外周的 PTE 诊断价值有限。由于扫描速度较慢,故限制了其在临床上的应用。

4.肺动脉造影

肺动脉造影的敏感性和特异性达 95%,是诊断 PTE 的"金标准"。阳性表现为栓塞血管腔内充盈缺损或完全阻塞,外周血管截断或呈"枯枝现象"。肺动脉造影为有创性检查,可并发血管损伤、出血、心律失常、咯血、心衰等。致命性或严重并发症的发生率分别为 0.1% 和 1.5%,故应严格掌握其适应证。

(四)鉴别诊断

1.肺炎

有部分 PTE 患者表现为咳嗽、咳少量白痰、低中度发热,同时有活动后气短,伴或不伴胸痛症状,化验血周围白细胞增多,X 线胸片有肺部浸润阴影,往往被误诊为上呼吸道感染或肺炎,但经抗感染治疗后效果不好,症状迁延甚至加重。肺炎患者多有明显的受寒病史,急性起病,表现为寒战、高热,之后发生胸痛、咳嗽、咳痰,痰量较多,可伴口唇疱疹;查体见肺部呼吸音减弱,有湿性啰音及肺实变体征,痰涂片及培养可发现致病菌及抗感染治疗有效,从而有别于 PTE。

2.心绞痛

急性 PTE 患者的主要症状为活动性呼吸困难,心电图可出现Ⅱ、Ⅲ、aVF 导联 ST 段及 T 波改变,甚至广泛性 T 波倒置或胸前导联呈"冠状 T",同时存在胸痛、气短,疼痛可以向肩背部放射,容易被误诊为冠心病、心绞痛。需要注意询问患者有无高血压、冠心病病史,并注意检查患者有无下肢静脉血栓的征象。

3.支气管哮喘

急性 PTE 发作时患者可表现为呼吸困难、发绀,两肺可闻及哮鸣音。支气管哮喘多有过敏史或慢性哮喘发作史,用支气管扩张药或糖皮质激素后症状可缓解,病史和对治疗的反应有助于与 PTE 鉴别。

4.血管神经性晕厥

部分 PTE 患者以晕厥为首发症状,容易被误诊为血管神经性晕厥或其他原因所致的晕厥,从而延误治疗。最常见的要与迷走反射性晕厥及心源性晕厥(如严重心律失常、肥厚型心肌病)相鉴别。

5.胸膜炎

PTE 患者(尤其是周围型 PTE)的病变可累及胸膜而产生胸腔积液,易被误诊为其他原因所致的胸膜炎,如结核性、感染性及肿瘤性胸膜炎。PTE 患者胸腔积液多为少量,1~2 周内自然吸收,常同时存在下肢深静脉血栓形成,呼吸困难,X 线胸片有吸收较快的肺部浸润阴影,超声心动图呈一过性右心负荷增重表现,同时血气分析呈低氧血症、低碳酸血症等,均可与其他原因所致的胸膜炎相鉴别。

五、治疗

（一）一般治疗

胸痛严重者可以适当使用镇痛药物,但如果存在循环障碍,应避免应用具有血管扩张作用的阿片类制剂,如吗啡等;对于有焦虑和惊恐症状者应予安慰,并可以适当使用镇静药;为预防肺内感染和治疗静脉炎,可使用抗生素;存在发热、咳嗽等症状时,可给予相应的对症治疗。

（二）呼吸循环支持治疗

1.呼吸支持治疗

对有低氧血症的患者,可经鼻导管或面罩吸氧。吸氧后多数患者的血氧分压可以达到10.7 kPa(80 mmHg)以上,因而很少需要进行机械通气。当合并严重呼吸衰竭时,可使用经鼻(面)罩无创性机械通气或经气管插管机械通气。注意应避免气管切开,以免在抗凝或溶栓过程中发生局部不易控制的大出血。

2.循环支持治疗

针对急性循环衰竭的治疗方法主要有扩容、应用正性肌力药物和血管活性药物。急性PTE时,应用正性肌力药物可以使心排血量增加或体循环血压升高,同时也可增加右心室做功。临床上可以使用多巴胺、多巴酚丁胺和去甲肾上腺素治疗,三者通过不同的作用机制,可以达到升高血压、提高心排血量等作用。

（三）抗凝治疗

抗凝治疗能预防再次形成新的血栓,并通过内源性纤维蛋白溶解作用使已经存在的血栓缩小甚至溶解,但不能直接溶解已经存在的血栓。

抗凝治疗的适应证是不伴血流动力学障碍的急性PTE和非近端肢体DVT;对于进行溶栓治疗的PTE患者,溶栓治疗后仍需序贯抗凝治疗,以巩固、加强溶栓效果,避免栓塞复发;对于临床高度疑诊PTE者,如无抗凝治疗禁忌证,均应立即开始抗凝治疗,同时进行PTE确诊检查。

抗凝治疗的主要禁忌证有活动性出血(肺梗死引起的咯血不在此范畴)、凝血机制障碍、严重的未控制的高血压、严重肝肾功能不全、近期手术史、妊娠头3个月以及产前6周、亚急性细菌性心内膜炎、心包渗出、动脉瘤等。当确诊有急性PTE时,上述情况大多属于相对禁忌证。

目前抗凝治疗的药物主要有普通肝素、低分子肝素和华法林。

1.普通肝素

普通肝素的用药原则为快速、足量和个体化。推荐采用持续静脉泵入法,首剂负荷量80 U/kg(或2 000～5 000 U)静脉推注,继之以18 U/(kg·h)的速度泵入,然后根据APTT调整肝素剂量(表9-5)。也可使用皮下注射的方法,一般先予静脉注射负荷量2 000～5 000 U,然后按250 U/kg的剂量每12小时皮下注射1次。调节注射剂量,使注射后6～8小时的APTT达到治疗水平。

肝素抗凝治疗在APTT达到正常对照值的1.5倍时称为肝素的"起效阈值"。达到正常对照值1.5～2.5倍时是肝素抗凝治疗的适当范围,若以减少出血危险为目的,将APTT维持在正常对照值1.5倍的低限治疗范围内,将使复发性VET的危险性增加。因此,调整肝素剂量应尽量在正常对照值的2.0倍而不是1.5倍,特别是在治疗的初期尤应注意。溶栓治疗后,当APTT降至正常对照值的2倍时开始应用肝素抗凝,不需使用负荷剂量的肝素。

表 9-5　根据 APTT 监测结果调整静脉肝素用量的方法

APTT	初始剂量及调整剂量	下次 APTT 测定的间隔时间/h
治疗前测基础 APTT	初始剂量:80 U/kg 静脉推注,然后按 18 U/(kg·h)静脉滴注	4～6
低于 35 秒(大于 1.2 倍正常值)	予 80 U/kg 静脉推注,然后增加静脉滴注剂量 4 U/(kg·h)	6
35～45 秒(1.2～1.5 倍正常值)	予 40 U/kg 静脉推注,然后增加静脉滴注剂量 4 U/(kg·h)	6
46～70 秒(1.5～2.3 倍正常值)	无须调整剂量	6
71～90 秒(2.3～3.0 倍正常值)	减少静脉滴注剂量 2 U/(kg·h)	6
超过 90 秒(大于 3 倍正常值)	停药 1 小时,然后减少剂量 3 U/(kg·h)后恢复静脉滴注	6

肝素可能会引起血小板减少症(heparin-induced thrombocytopenia,HIT),在使用肝素的第3～5天必须复查血小板计数。若较长时间使用肝素,尚应在第7～10天和第14天复查。HIT很少于肝素治疗的2周后出现。若出现血小板迅速或持续降低达30%以上,或血小板计数小于$100×10^9$/L,应停用肝素。一般在停用肝素后10天内血小板水平开始逐渐恢复。

2.低分子肝素(LMWH)

LMWH应根据体重给药,每日1～2次,皮下注射。对于大多数病例,按体重给药是有效的,不需监测APTT和调整剂量,但对过度肥胖者或孕妇,宜监测血浆抗 Ⅹa 因子的活性并据以调整剂量。

3.华法林

在肝素治疗的第1天应口服维生素 K 拮抗药华法林,作为抗凝维持阶段的治疗。因华法林对已活化的凝血因子无效、起效慢,因此不适用于静脉血栓形成的急性期。初始剂量为3.0～5.0 mg/d。由于华法林需要数天才能发挥全部作用,因此与肝素需至少重叠应用4～5天。当连续2天测定的国际标准化比率(INR)达到2.5(2.0～3.0)时,即可停止使用肝素/低分子肝素,单独口服华法林治疗。应根据INR或PT调节华法林的剂量。在达到治疗水平前,应每日测定INR,其后2周每周监测2～3次,以后根据INR的稳定情况每周监测1次或更少。若行长期治疗,约每4周测定INR并调整华法林剂量1次。

口服抗凝药的疗程应根据PTE的危险因素决定:低危人群指危险因素属一过性的(如手术创伤),在危险因素去除后继续抗凝3个月;中危人群指存在手术以外的危险因素或初次发病找不到明确的危险因素者,至少治疗6个月;高危人群指反复发生静脉血栓形成者或持续存在危险因素的患者,包括恶性肿瘤、易栓症、抗磷脂抗体综合征、慢性血栓栓塞性肺动脉高压者,应该长期甚至终身抗凝治疗,对放置下腔静脉滤器者应终身抗凝。

（四）溶栓治疗

溶栓治疗主要适用于大面积 PTE 病例；对于次大面积 PTE，若无禁忌证也可以进行溶栓治疗。

溶栓治疗的绝对禁忌证包括活动性内出血和近 2 个月内自发性颅内出血、颅内或脊柱创伤、手术。相对禁忌证包括：10～14 天内的大手术、分娩、器官活检或不能压迫部位的血管穿刺；2 个月之内的缺血性卒中；10 天内的胃肠道出血；15 天内的严重创伤；1 个月内的神经外科或眼科手术；难以控制的重度高血压［收缩压大于 24.0 kPa（180 mmHg），舒张压大于 14.7 kPa（110 mmHg）］；近期曾进行心肺复苏；血小板计数小于 100×10^9/L；妊娠；细菌性心内膜炎；严重的肝肾功能不全；糖尿病出血性视网膜病变；出血性疾病等。

对于大面积 PTE，因其对生命的威胁极大，上述绝对禁忌证亦应视为相对禁忌证。

溶栓治疗的时间窗为 14 天以内。临床研究表明，症状发生 14 天之内溶栓，其治疗效果好于 14 天以上者，而且开始溶栓时间越早治疗效果越好。

目前临床上用于 PTE 溶栓治疗的药物主要有链激酶（SK）、尿激酶（UK）和重组组织型纤溶酶原激活剂（rt-PA）。目前推荐短疗程治疗，我国的 PTE 溶栓方案如下。

（1）UK：负荷量 4 400 U/kg 静脉注射10 分钟，继之以 2 200 U/（kg·h）持续静脉点滴 12 小时。另可考虑2 小时溶栓方案，即20 000 U/kg持续静脉点滴 2 小时。

（2）SK：负荷量 250 000 U 静脉注射 30 分钟，继之以 1 000 000 U/h持续静脉点滴 24 小时。SK 具有抗原性，故用药前需肌内注射苯海拉明或地塞米松，以防止变态反应。也可使用 1 500 000 U 静脉点滴 2 小时。

（3）rt-PA：50 mg 持续静脉滴注2 小时。

出血是溶栓治疗的主要并发症，其可以发生在溶栓治疗过程中，也可以发生在溶栓治疗结束之后。因此，治疗期间要严密观察患者的神志改变、生命体征变化以及脉搏血氧饱和度变化等，注意检查患者全身各部位包括皮下、消化道、牙龈、鼻腔等是否有出血征象，尤其需要注意曾经进行深部血管穿刺的部位是否有血肿形成。注意复查血常规、血小板计数，出现不明原因的血红蛋白、红细胞下降时，要注意是否有出血并发症。溶栓药物治疗结束后，每 2～4 小时测一次 APTT，待其将至正常值的 2 倍以下时，开始使用肝素或 LWMH 抗凝治疗。

（五）介入治疗

介入治疗主要包括经导管吸栓碎栓术和下腔静脉滤器置入术。导管吸栓碎栓术的适应证为肺动脉主干或主要分支大面积 PTE 并存在以下情况者：存在溶栓和抗凝治疗禁忌证，经溶栓或积极的内科治疗无效。

为防止下肢深静脉大块血栓再次脱落阻塞肺动脉，可于下腔静脉安装滤器，该方法适用于：下肢近端静脉血栓而抗凝治疗禁忌或有出血并发症，经充分抗凝而仍反复发生 PTE，伴血流动力学变化的大面积 PTE，近端大块血栓溶栓治疗前，伴有肺动脉高压的慢性反复性 PTE，行肺动脉血栓切除术或肺动脉血栓内膜剥脱术的病例。

（六）手术治疗

手术治疗适用于经积极的非手术治疗无效的紧急情况，适应证包括大面积 PTE，肺动脉主干或主要分支次全堵塞，不合并固定性肺动脉高压者（尽可能通过血管造影确诊）；有溶栓禁忌证者；经溶栓和其他积极的内科治疗无效者。

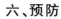

六、预防

主要的预防措施包括机械性预防和药物预防。机械性预防包括使用逐步加压弹力袜和间歇充气压缩泵，药物预防可以使用 LWMH、低剂量的普通肝素等。机械性预防主要用于有高出血风险的患者，也可与药物预防共同使用以加强预防效果。不推荐单独使用阿司匹林作为静脉血栓的预防方法。

（李建林）

第十章　消化系统急危重症

第一节　急性肠梗阻

急性肠梗阻是由于各种原因使肠内容物通过障碍而引起一系列病理生理变化的临床症候群。由于病因多种多样,临床表现复杂,病情发展迅速,使对其的诊断比较困难,处理不当可导致不良后果。中医学对肠梗阻也早有记载,如"关格""肠结""吐粪"等均指此病。近年来对该病的认识虽然有了提高,但绞窄性肠梗阻的死亡率仍高达10%以上,是死亡率较高的急腹症之一。

一、病因及分类

（一）病因分类

肠梗阻是由不同原因引起的,根据发病原因可将其分为三大类。

1.机械性肠梗阻

机械性肠梗阻在临床中最为常见,是由于肠道的器质性病变形成机械性的压迫或堵塞肠腔而引起的肠梗阻。机械性肠梗阻的常见原因有肠粘连、肿瘤、嵌顿疝、肠套叠、肠扭转、炎症狭窄、肠内蛔虫团或粪块、先天性肠畸形（旋转不良、肠道闭锁）等。

2.动力性肠梗阻

动力性肠梗阻是由于神经抑制或毒素作用使肠蠕动发生暂时性紊乱,使肠腔内容物发生通过障碍。根据肠功能紊乱的特点,又有麻痹性肠梗阻和痉挛性肠梗阻之分。麻痹性肠梗阻是由于肠管失去蠕动功能以致肠内容物不能运行,常见于急性弥漫性腹膜炎、腹部创伤或腹部手术后,当这些原因去除后,肠麻痹仍持续存在即形成麻痹性肠梗阻。痉挛性肠梗阻是由于肠壁肌肉过度收缩所致,在急性肠炎、肠道功能紊乱或慢性铅中毒时可以见到。

3.血运性肠梗阻

血运性肠梗阻是由于肠系膜血管血栓形成而发生肠管血液循环障碍,患者肠腔内虽无梗阻,但肠蠕动消失,使肠内容物不能运行。

在临床上,以机械性肠梗阻最多见,麻痹性肠梗阻也有见及,而其他类型的肠梗阻少见。

（二）其他分类

（1）根据是否有肠管血运障碍,肠梗阻可以分为单纯性肠梗阻和绞窄性肠梗阻两种。发生肠梗阻的同时不合并有肠管血循环障碍者称为"单纯性肠梗阻",如肠腔堵塞、肠壁病变引起的狭窄或肠管压迫等一般无血运障碍,都属于单纯性肠梗阻。发生肠梗阻的同时合并有血循环障碍者称为"绞窄性肠梗阻",如嵌顿疝、肠套叠、肠扭转等随着病情发展,均可发生肠系膜血管受压,都属于绞窄性肠梗阻。在临床上,鉴别肠梗阻是单纯性还是绞窄性对治疗有重要意义,绞窄性肠梗阻如不及时解除,可以很快导致肠坏死、穿孔,以致发生严重的腹腔感染和中毒性休克,死亡率很高,但有时鉴别困难。粘连性肠梗阻可能是单纯性的,也可能是绞窄性的。

(2)根据肠梗阻的部位,可分为高位小肠梗阻、低位小肠梗阻和结肠梗阻。梗阻部位不同,临床表现也有不同之处。如果一段肠袢两端受压(如肠扭转),则称为"闭袢性肠梗阻"。结肠梗阻时,回盲瓣可以关闭防止逆流,也会形成闭袢性肠梗阻。发生这类肠梗阻时,肠腔往往高度膨胀,容易发生肠壁坏死和穿孔。

(3)根据肠梗阻的程度,可分为完全性肠梗阻和不完全性肠梗阻。

(4)根据梗阻发生的缓急,可分为急性肠梗阻与慢性肠梗阻。

肠梗阻的这些分类主要是为了便于对疾病的了解及治疗上的需要,而且肠梗阻处于不断变化的过程中,各类肠梗阻在一定条件下是可以相互转化的,如单纯性肠梗阻治疗不及时,可能发展为绞窄性肠梗阻;机械性肠梗阻发生梗阻以上的肠管由于过度扩张,到后来也可发展为麻痹性肠梗阻;慢性不完全性肠梗阻也可由于炎症水肿加重而变为急性完全性肠梗阻。

二、病理生理

发生急性肠梗阻后,肠管局部和机体全身都将出现一系列复杂的病理生理变化,包括局部变化和全身变化。

(一)局部变化

局部变化主要是肠蠕动增加,肠腔膨胀、积气积液,肠壁充血水肿、通透性增加而引起变化。

1.肠蠕动增加

正常时肠蠕动由自主神经系统、肠管本身的肌电活动和多肽类激素的调节来控制。当发生肠梗阻时,各种刺激增加而使肠管活动增加,梗阻近端肠管蠕动的频率和强度均增加,这是机体企图克服障碍的一种抗病反应。高位肠梗阻时肠蠕动频率较快,每3~5分钟即可有一次;低位肠梗阻时间隔较长,可每10~15分钟一次。因此,在临床上患者可以出现阵发性腹痛、反射性呕吐、肠鸣音亢进、腹壁可见肠型等。如梗阻长时间不解除,肠蠕动又可逐渐变弱甚至消失,出现肠麻痹。

2.肠腔膨胀、积气积液

随着肠梗阻的进一步发展,在梗阻以上肠腔会出现大量积气积液,肠管也随之逐渐扩张,肠壁变薄;梗阻以下肠管则塌陷空虚。肠腔内的气体中,70%是咽下的空气,30%是血液弥散至肠腔内和肠腔内细菌发酵所产生的气体。这些气体大部分为氮气,很少能向血液内弥散,因而易引起肠腔膨胀。肠腔内的液体一部分是饮入的液体,大部分则是胃肠道的分泌液。肠腔膨胀及各种刺激会使分泌增加,但扩张、壁薄的肠管吸收功能有障碍,因而会使肠腔积液不断增加。

3.肠壁充血水肿、通透性增加

若肠梗阻再进一步发展,则出现肠壁毛细血管和小静脉的淤血、肠壁水肿、肠壁通透性增加、液体外渗,肠腔内液体可渗透至腹腔,血性渗液可进入肠腔。如肠腔内压力增高,使小动脉血流受阻,肠壁上可出现小出血点,严重者可出现点状坏死和穿孔。此时肠壁血运发生障碍,细菌和毒素可以透过肠壁渗至腹腔内,引起腹膜炎。

（二）全身变化

患者由于不能进食、呕吐、脱水、感染而引起体液、电解质和酸碱平衡失调,以致会发生中毒性休克等。

1.水和电解质缺失

大量体液丧失是急性肠梗阻引起的一个重要的病理生理变化。正常情况下,胃肠道每天分泌约8 000 mL液体,其中绝大部分在小肠吸收回到血液循环,仅约500 mL通过回盲瓣到达结肠。肠梗阻时回吸收障碍,同时液体自血液向肠腔继续渗出,于是消化液不断积聚于肠腔内,形成大量的第三间隙液,实际上等于丧失到体外。再加上梗阻时呕吐丢失液体,可以迅速导致血容量减少和血液浓缩。体液的丢失也伴随着大量电解质的丢失,高位肠梗阻时更为显著;低位肠梗阻时,积存在肠管内的胃肠液可达5～10 L之多。这些胃肠液约与血浆等渗,所以在梗阻初期是等渗性脱水。胆汁、胰液及肠液均为碱性,含有大量的 HCO_3^-,加上组织灌注不良,酸性代谢产物增加,尿量减少,很容易引起酸中毒。胃液中钾离子的浓度约为血清钾离子的两倍,其他消化液中钾离子的浓度与血清钾离子浓度相等,因此肠梗阻时也丧失了大量钾离子,导致血钾浓度降低,引起肠壁肌张力减退,加重肠腔膨胀。

2.对呼吸和心脏功能的影响

由于肠梗阻时肠腔膨胀使腹压增高,横膈上升,腹式呼吸减弱,可影响肺泡内的气体交换。同时,可影响下腔静脉血液回流,使心排血量明显减少,出现呼吸循环功能障碍,甚至加重休克。

3.感染和中毒性休克

梗阻以上的肠内容物可郁积、发酵、细菌繁殖并生成许多毒性产物,肠管极度膨胀,肠壁通透性增加,在肠管发生绞窄、失去活力时,细菌和毒素可透过肠壁到腹腔内引起感染,又经过腹膜吸收进入血液循环,产生严重的毒血症状甚至中毒性休克。这种感染性肠液在手术时如不经事先减压清除,梗阻解除后毒素可经肠道吸收,迅速引起中毒性休克。另外,由于肠梗阻时大量失水引起血容量减少,一旦发生感染和中毒,往往造成难复性休克,既有失液、失血,又有中毒因素导致的严重休克,可致脑、心、肺、肝、肾及肾上腺等重要脏器的损害,且休克难以纠正。

总之,肠梗阻的病理生理变化程度随着梗阻的性质和部位不同而有差别:高位肠梗阻容易引起脱水和电解质失衡,低位肠梗阻容易引起肠膨胀和中毒症状,绞窄性肠梗阻容易引起休克,结肠梗阻或闭袢性肠梗阻容易引起肠坏死、穿孔和腹膜炎。梗阻晚期,机体抗病能力明显低下,各种病理生理变化均可出现。

三、临床表现

（一）症状

由于肠梗阻发生的急缓、病因、部位高低以及肠腔堵塞的程度不同,因此会有不同的临床表现,但肠内容物不能顺利通过肠腔而出现腹痛、呕吐、腹胀和停止排便排气这四大症状是患者共同的临床表现。

1.腹痛

腹痛是肠梗阻最先出现的症状。腹痛多在腹中部脐周围,呈阵发性绞痛,伴有肠鸣音亢进,这种疼痛是由于梗阻以上部位的肠管强烈蠕动所致。腹痛呈间歇性发生,在每次肠蠕动开始时出现,由轻微疼痛逐渐加重,达到高峰后即行消失,间隔一段时间后再次发生。腹痛发作时,患者常可感觉有气体在肠内窜行,到达梗阻部位而不能通过时疼痛最重;如有不完全性肠梗阻时,气体通过后则疼痛感立即减轻或消失。如腹痛的间歇期不断缩短,或疼痛呈持续性伴阵发性加剧且较剧烈时,则可能是肠梗阻由单纯性梗阻发展至绞窄性梗阻的表现。腹痛发作时,还可出现肠型或肠蠕动波,患者自觉似有包块移动,此时可听到肠鸣音亢进。当肠梗阻发展至晚期,梗阻部位以上肠管过度膨胀,收缩能力减弱,则阵痛的程度和频率都减低;当出现肠麻痹时,则不再出现阵发性绞痛,而呈持续性的胀痛。

2.呕吐

呕吐的程度和呕吐的性质与梗阻程度及部位有密切的关系。肠梗阻患者的早期呕吐是反射性的,呕吐物为食物或胃液。然后有一段静止期,再发呕吐时间视梗阻部位而定,高位肠梗阻呕吐出现较早而频繁,呕吐物为胃液、十二指肠液和胆汁,患者大量丢失消化液,短期内出现脱水、尿少、血液浓缩或代谢性酸中毒;低位肠梗阻呕吐出现较晚,多为肠内容物在梗阻以上部位郁积到相当程度后,肠管逆蠕动出现反流性呕吐,吐出物可为粪样液体或有粪臭味;如有绞窄性梗阻,则呕吐物为血性或棕褐色;结肠梗阻仅在晚期才出现呕吐;麻痹性肠梗阻的呕吐往往为溢出样呕吐。

3.腹胀

患者腹胀是肠腔内积液、积气所致,一般在梗阻发生一段时间后才出现,腹胀程度与梗阻部位有关。高位肠梗阻由于频繁呕吐,腹胀不显著;低位肠梗阻则腹胀较重,可呈全腹膨胀,或伴有肠型;闭袢性肠梗阻可以出现局部膨胀,叩诊鼓音;结肠梗阻(如回盲部关闭)可以显示腹部高度膨胀而且不对称;慢性肠梗阻时腹胀明显,肠型与蠕动波也较明显。

4.停止排便排气

患者有无大便和肛门排气与梗阻程度有关。在完全性梗阻发生后,排便排气即停止。少数患者因梗阻以下的肠管内尚有残存的粪便及气体,由于梗阻早期肠蠕动增加,这些粪便及气体仍可排出,但不能因此而否定肠梗阻的存在。在某些绞窄性肠梗阻伴有肠套叠、肠系膜血管栓塞时,患者可自肛门排出少量血性黏液或果酱样便。

(二)体征

1.全身情况

单纯性肠梗阻患者早期多无明显的全身变化,但随着梗阻后症状的出现,如呕吐、腹胀、丢失消化液等,可发生程度不等的脱水。若发生肠绞窄、坏死、穿孔,出现腹膜炎时,则可出现发热、畏寒等中毒表现。

患者一般表现为急性痛苦病容,神志清楚,当脱水或有休克时,可出现神志萎靡、淡漠、恍惚甚至昏迷。肠梗阻时,由于腹胀使膈肌上升,影响心肺功能,患者可出现呼吸受限、急促,有酸中毒时呼吸深而快。在梗阻晚期或绞窄性肠梗阻时,由于毒素吸收,体温可升高,伴有严重休克时体温反而下降。由于水和电解质均有丢失,多属等渗性脱水,患者可出现全身乏力,眼窝、两颊内陷,唇舌干燥,皮肤弹性减弱或消失。急性肠梗阻患者必须注意血压变化,可由于脱水、血容量不足或中毒性休克而使血压下降。患者有脉快、面色苍白、出冷汗、四肢厥冷等末梢循环衰竭的表现时,血压多有下降,表示有休克存在。

2.腹部体征

对肠梗阻患者的腹部体征可按视、触、叩、听的顺序进行检查。

腹部视诊时,急性肠梗阻的患者一般都有不同程度的腹部膨胀,高位肠梗阻多在上腹部,低位肠梗阻多在脐区,麻痹性肠梗阻呈全腹性膨隆。闭袢性肠梗阻时,可出现不对称性腹部膨隆。机械性梗阻时,常可见到肠型及蠕动波。

腹部触诊时,可了解腹肌紧张的程度、压痛范围和反跳痛等腹膜刺激征,应常规检查腹股沟及股三角,以免漏诊嵌顿疝。单纯性肠梗阻时腹部柔软,肠管膨胀可出现轻度压痛,但无其他腹膜刺激征。绞窄性肠梗阻时,可有固定性压痛和明显腹膜刺激征,有时可触及绞窄的肠袢或痛性包块。压痛明显的部位多为病变所在,痛性包块常为受绞窄的肠袢。回盲部肠套叠时,常可在右中上腹触及腊肠样平滑的包块;蛔虫性肠梗阻时可为柔软索状团块,有一定的移动度;乙状结肠梗阻扭转时包块常在左下腹或中下腹;癌肿性包块多较坚硬而疼痛较轻;腹外疝嵌顿多为圆形、突出于腹壁上的压痛性肿块。

腹部叩诊时,肠管胀气为鼓音,绞窄的肠袢因水肿、渗液为浊音。因肠管绞窄、腹腔内渗液,可出现移动性浊音,必要时可行腹腔穿刺检查;如有血性腹水则为肠绞窄的证据。

腹部听诊主要是了解肠鸣音的改变。机械性肠梗阻发生后,腹痛发作时会有肠鸣音亢进;随着肠腔积液的增加,可出现气过水声;肠管高度膨胀时可听到高调金属音。麻痹性肠梗阻或机械性肠梗阻的晚期,肠鸣音可减弱或消失。正常肠鸣音一般为 3～5 次/分,5 次/分以上为肠鸣音亢进,少于 3 次/分为肠鸣音减弱,3 分钟内听不到为肠鸣音消失。

(三)实验室检查

单纯性肠梗阻早期各种化验检查结果变化不明显。梗阻晚期或有绞窄时,由于失水和血液浓缩,化验检查可为判断病情及疗效提供参考。

(1)血常规:血红蛋白、红细胞比容可因脱水和血液浓缩而升高,与失液量成正比。尿比重升高,多在1.025～1.030。白细胞计数对鉴别肠梗阻的性质有一定意义,如单纯性肠梗阻白细胞计数正常或轻度增高,绞窄性肠梗阻白细胞计数可达$(15～20)×10^9/L$,中性粒细胞亦增加。

(2)血 pH 值及二氧化碳结合力下降,说明有代谢性酸中毒。

(3)血清 Na^+、K^+、Cl^- 等离子在肠梗阻早期无明显变化,但随着梗阻的发展及自身代谢调节作用,内生水和细胞内液进入循环而稀释,使 Na^+、Cl^- 等逐渐下降。在无尿或酸中毒时,血清 K^+ 可稍升高,随着尿量的增加和酸中毒的纠正而大量排 K^+,血清 K^+ 可突然下降。

(四)X 线检查

X 线是急性肠梗阻常用的检查方法,常能对明确梗阻是否存在、梗阻的位置、梗阻的性质以及梗阻的病因提供依据。

1.腹部平片检查

肠管的气液平面是肠梗阻特有的 X 线片表现。摄片时,最好取直立位,如体弱不能直立时可取侧卧位。在梗阻发生 4～6 小时后,由于梗阻近端肠腔内积存大量气体和液体,导致肠管扩张,小肠扩张在 3 cm 以上,结肠扩张在 6 cm 以上,黏膜皱襞展平消失,小肠皱襞呈环形伸向腔内,呈"鱼骨刺"样的环形皱襞多见于空肠梗阻,而回肠梗阻时黏膜皱襞较平滑。至晚期时,小肠肠袢内有多个液平面出现,呈典型的阶梯状。

国外有学者将梗阻的小肠分布位置分为五组:第一组为空肠上段,位于左上腹;第二组为空肠下段,在左下腹;第三组为回肠上段,在脐周围;第四组为回肠中段,在右上腹;第五组为回肠下段,在右下腹。这样可以判断梗阻在小肠的上段、中段还是下段。结肠梗阻与小肠梗阻不同,因梗阻结肠近端肠腔内充气扩张,回盲瓣闭合良好时形成闭袢性梗阻,使结肠扩张十分显著,尤以壁薄的右半结肠为著,盲肠扩张可超过 9 cm。结肠梗阻时的液平面多见于升结肠、降结肠或横

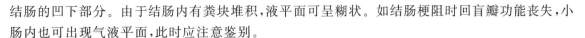

结肠的凹下部分。由于结肠内有粪块堆积,液平面可呈糊状。如结肠梗阻时回盲瓣功能丧失,小肠内也可出现气液平面,此时应注意鉴别。

2.肠梗阻的造影检查

考虑有结肠梗阻时,可做钡剂灌肠检查。检查前应清空肠道,以免残留粪块造成误诊。肠套叠、乙状结肠扭转和结肠癌等可明确梗阻部位、程度及性质。多数病例为肠腔内充盈缺损及狭窄。在回肠/结肠套叠或结肠套叠时,可见套入的肠管头部呈新月形或杯口状阴影。乙状结肠扭转时,钡柱之前端呈圆锥形或鹰嘴状狭窄影像。另外,钡剂或空气灌肠亦有治疗作用:早期轻度盲肠或乙状结肠扭转,特别是肠套叠时,在钡剂(或空气)灌肠的压力下,就可将扭转或套叠复位,达到治疗的目的。

肠梗阻时,由于肠道梗阻,通过时间长,可能加重病情或延误治疗,故多不宜应用钡餐检查。而水溶性碘油造影则视梗阻部位而定,特别是高位梗阻时,可以了解梗阻的原因及部位。

(五)B超检查

B超检查有助于了解肠管积液扩张的情况,判断梗阻的性质和部位,观察腹水及了解梗阻原因。肠梗阻患者B超常见梗阻部位以上的肠管有不同程度的扩张,管径增宽,肠腔内有形态不定的强回声光团和无回声的液性暗区,如为实质性病变则显示更好。在肠套叠时,B超横切面可见"靶环"状的同心圆回声,纵切面可显示套入肠管的长度;蛔虫团引起的肠梗阻可见局部平行旋涡状光带回声区。如肠管扩张明显,有大量腹水,肠蠕动丧失,可能是发生了绞窄性肠梗阻或肠坏死。

四、诊断与鉴别诊断

急性肠梗阻的诊断首先需要确定是否有肠梗阻存在,还必须对肠梗阻的程度、性质、部位及原因作出较准确的判断。

(一)肠梗阻是否存在

典型的肠梗阻具有阵发性腹部绞痛、呕吐、腹胀、停止排气排便四大症状,以及肠型、肠鸣音亢进等表现,诊断一般并不困难。但对于不典型病例、早期病例及不完全性肠梗阻,诊断时有一定的难度,可借助X线检查进行确诊。一时难以确诊者,可一边治疗一边观察,以免延误治疗。诊断时应特别注意与急性胰腺炎、胆绞痛、泌尿系结石、卵巢囊肿扭转等相鉴别,应做相关疾病的有关检查,以排除这些疾病。

(二)肠梗阻的类型

要鉴别患者是机械性肠梗阻还是动力性肠梗阻(尤其是麻痹性肠梗阻)。机械性肠梗阻往往有肠管器质性病变,如粘连、压迫或肠腔狭窄等,晚期虽可出现肠麻痹,但X线平片检查有助于鉴别。动力性肠梗阻常继发于其他原因,如腹腔感染、腹部外伤、腹膜后血肿、脊髓损伤或有精神障碍等。麻痹性肠梗阻虽有腹部膨胀,但肠型不明显,无绞痛、肠鸣音减弱或消失,这些都与机械性肠梗阻的表现不同。

(三)肠梗阻的性质

要鉴别是单纯性肠梗阻还是绞窄性肠梗阻。在急性肠梗阻的诊断中,这两者的鉴别极为重要,因为绞窄性肠梗阻的肠壁有血运障碍,随时有发生肠坏死和腹膜炎、中毒性休克的可能,不及时治疗可危及生命。但两者的鉴别有时有一定困难,有以下表现时应考虑有绞窄性肠梗阻的可能:①腹痛剧烈,阵发性绞痛转为持续性痛,伴阵发性加重;②呕吐出现较早且频繁,呕吐物呈血性或咖啡样;③腹胀不对称,有局部隆起或有孤立胀大的肠袢;④出现腹膜刺激征,或有固定局部压痛和反跳痛,肠鸣音减弱或消失;⑤腹腔有积液,腹穿为血性液体;⑥肛门排出血性液体或肛指检发现血性黏液;⑦全身变化出现早,如体温升高、脉率增快、白细胞计数升高,很快出现休克;⑧X线腹部平片显示有孤立胀大的肠袢,位置固定不变;⑨B超提示肠管扩张显著,有大量腹水。

单纯性肠梗阻与绞窄性肠梗阻的预后不同,有人主张在两者不能鉴别时,在积极准备下以手术探查为妥,不能到绞窄症状很明显时才行手术探查,以免影响预后。

(四)肠梗阻的部位

应鉴别是高位肠梗阻、低位肠梗阻还是结肠梗阻。由于梗阻部位不同,临床表现也有所差异:高位肠梗阻呕吐早而频,腹胀不明显;低位肠梗阻呕吐出现晚而次数少,呕吐物呈粪样,腹胀显著;结肠梗阻时,由于回盲瓣的作用,阻止了逆流,以致结肠高度膨胀形成闭袢性梗阻,其特点是进行性结肠胀气,可导致盲肠坏死和破裂,而腹痛较轻,呕吐较少,腹胀不对称,必要时可以钡剂灌肠明确诊断。

(五)梗阻的程度

应鉴别是完全性肠梗阻还是不完全性肠梗阻。完全性肠梗阻发病急,呕吐频,停止排便排气,X线腹部平片显示小肠内有气液平面,呈阶梯状,结肠内无充气;不完全性肠梗阻发病缓,病情较长,腹痛轻,间歇较长,可无呕吐或偶有呕吐,有少量排便排气,常在腹痛过后排少量稀便,腹部平片示结肠内少量充气。

(六)肠梗阻的病因

对肠梗阻的病因要结合年龄、病史、体检及 X 线检查等综合分析,尽可能作出病因诊断,以便进行正确的治疗。

1.年龄因素

新生儿肠梗阻以肠道先天性畸形为多见,1 岁以内小儿以肠套叠最为常见,1～2 岁的小儿嵌顿性腹股沟斜疝的发生率较高,3 岁以上的儿童应注意蛔虫团引起的肠梗阻,青壮年以肠扭转、肠粘连、绞窄性腹外疝较多见,老年人则以肿瘤、乙状结肠扭转、粪便堵塞等为多见。

2.病史

如有腹部手术史、外伤史或腹腔炎症疾病史,多为肠粘连或粘连带压迫所造成的肠梗阻;如患者有结核病史或有结核病灶存在,应考虑有肠结核或腹腔结核引起的肠梗阻;如有长期慢性腹泻、腹痛,应考虑有节段性肠炎合并肠狭窄;饱餐后剧烈活动或劳动者考虑有肠扭转;如有心血管疾病,突然发生绞窄性肠梗阻,应考虑肠系膜血管病变的可能。

3.根据检查结果确定病因

对肠梗阻患者除了腹部检查外,还一定要注意腹股沟部的检查,除外腹股沟斜疝、股疝嵌顿引起的梗阻,直肠指诊时还应注意有无粪便堵塞及肿瘤等,指套上有果酱样大便时应考虑肠套叠。腹部触及肿块多考虑为肿瘤性梗阻。大多数肠梗阻的原因比较明确,少数病例一时找不到梗阻的原因,需要在治疗过程中反复检查,再结合 X 线表现,或者在剖腹探查中才能明确。

五、治疗

肠梗阻的治疗方法要根据病因、性质、部位、程度和患者的全身性情况来决定,具体方法包括非手术治疗和手术治疗。不论是否采取手术治疗,总的治疗原则是纠正肠梗阻引起的全身生理紊乱,纠正水、电解质及酸碱平衡紊乱,去除造成肠梗阻的原因。

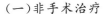

（一）非手术治疗

非手术治疗措施适用于每一位肠梗阻患者,部分单纯性肠梗阻患者经非手术疗法后症状可完全解除,麻痹性肠梗阻主要采用非手术疗法。对于需要手术的患者,这些措施为手术治疗创造条件也是必不可少的。

1.禁食、胃肠减压

禁食、胃肠减压是治疗肠梗阻的重要措施之一。肠梗阻患者应尽早给予胃肠减压,有效的胃肠减压可减轻腹胀,改善肠管的血运,有利于肠道功能的恢复。腹胀减轻还有助于改善呼吸和循环功能。胃肠减压的方法是经鼻将减压管放入胃或肠内,然后利用胃肠减压器的吸引或虹吸作用将胃肠中的气体和液体抽出。由于禁饮食,患者下咽的空气经过有效的减压,可使扭曲的肠袢得以复位,缓解肠梗阻。减压管有较短的单腔管（Levin 管）,可以放入胃或十二指肠内,这种减压管使用简便,对预防腹胀和高位小肠梗阻效果较好;另一种为较长的单腔或双腔管（Miller-Abbot 管）,管的头端附有薄囊,待通过幽门后,向囊内注入空气,利用肠蠕动,可将管带至小肠内的梗阻部位,对低位肠梗阻可能达到更有效的减压效果。其缺点是插管通过幽门比较困难,有时需在透视下确定管的位置,比较费时。

2.纠正水、电解质和酸碱平衡紊乱

失水和电解质酸碱平衡紊乱是肠梗阻的主要生理改变,必须及时给予纠正。补给的液体应根据患者的病史、临床表现及必要的化验结果来决定,掌握好"缺什么补什么,缺多少补多少"和"边治疗、边观察、边调整"的原则。

（1）补充血容量:患者由于大量体液丢失,可引起血容量不足甚至休克。应快速按"先快后慢"的原则来补充液体。失水的同时伴有大量电解质的丢失,也应按"先盐后糖"（先补充足够的等渗盐水,然后再补充葡萄糖溶液）的原则来补给。绞窄性肠梗阻患者有大量血浆和血液的丢失,还需补充血浆或全血。一般按下列方法来决定补液量:

当天补液量＝当天正常需要量＋当天额外丧失量＋既往丧失量的一半

当天正常需要量:成人每天为 2 000～2 500 mL,其中等渗盐水 500 mL,其余为 5％或 10％的葡萄糖液。

当天额外丧失量:是指当天因呕吐、胃肠减压等所丧失的液体。胃肠液一般按等渗盐水:糖＝2:1 的比例补给。

既往丧失量:是指发病以来,患者因呕吐、禁食等所欠缺的液体量,可按临床症状来估计。

在补液过程中,必须注意血压、脉搏、静脉充盈程度、皮肤弹性及尿量和尿比重的变化,必要时监测中心静脉压（CVP）的变化,在 CVP 不超过 1.18 kPa（12 cmH$_2$O）时可以认为是安全的。

肠梗阻时一般都有缺钾,待尿量充分时可适量补充钾盐。

（2）纠正酸中毒:肠梗阻患者大多伴有代谢性酸中毒,表现为无力、嗜睡、呼吸深快,血液 pH 值、HCO$_3^-$、BE 均降低。估计补充碱量的常用计算方法为:

补充碱量（mmol）＝（正常 CO$_2$CP－测得患者的 CO$_2$CP）（mmol）×患者体重（kg）

1 克 NaHCO$_3$ 含 HCO$_3^-$ 12 mmol,1 克乳酸钠含 HCO$_3^-$ 9 mmol。

补碱时,可先快速给予 1/2 计算量,以后再作血气分析,根据结果及患者的呼吸变化情况决定是否继续补充。

3.抗生素的应用

应用抗生素可以减少细菌性感染,抑制肠道细菌,减少肠腔内毒素的产生和吸收,减少肺部感染等。一般单纯性肠梗阻不需应用抗生素,但对绞窄性肠梗阻或腹腔感染者,需应用抗生素以控制感染。选择抗生素应针对肠道细菌,以广谱抗生素及对厌氧菌有效的抗生素为好。

(二)手术治疗

手术是急性肠梗阻的重要治疗方法,大多数急性肠梗阻需要手术解除。手术治疗的原则是争取在较短的时间内以简单可靠的方法解除梗阻,恢复肠道的正常功能。手术方式大致有四种:①解决引起梗阻的原因;②肠切除肠吻合术;③短路手术;④肠造瘘或肠外置术。肠梗阻的手术方式应根据梗阻的性质、原因、部位及患者的具体情况决定,各种术式有其不同的适应证和要求,选择得当则可获得最佳的临床效果。

1.肠切除术

由于某种原因使一段肠管失去生理功能或存活能力,如绞窄性肠坏死、肠肿瘤、粘连性团块、先天性肠畸形(狭窄、闭锁)时,需要行肠切除术,切除范围要视病变范围而定。

在绞窄性肠梗阻行肠切除术时,要根据肠袢的血运情况而决定肠切除部分,合理判断肠壁生机是否良好,这是正确处理绞窄性肠梗阻的基础。如将可以恢复生机的肠袢行不必要的切除,或将已丧失活力的肠袢纳回腹腔,均会给患者带来损害,甚至危及生命。首先应正确鉴定肠壁生机,在肠袢的绞窄已经解除后,用温热的盐水纱布包敷5~10分钟,或在肠系膜根部用0.5%的普鲁卡因行封闭注射,以解除其可能存在的血管痉挛现象。如仍有下列现象存在,可作为判断肠管坏死的依据:①肠管颜色仍为暗紫色或发黑无好转。②肠管失去蠕动能力,用血管钳等稍加挤压刺激仍无收缩反应者。③肠管终末动脉搏动消失。

根据这些特点,若受累肠袢不长,应将肠及其内容物立即予以切除并行肠吻合术。但有时虽经上述处理,仔细观察时,若肠管生机界限难以判断且受累肠袢长度较长时,应延长观察时间,可用布带穿过系膜并将肠管放回腹腔,维持观察半小时、1小时乃至更长时间,同时维持血容量及正常血压,充分供氧,对可疑肠袢是否坏死失去生机做出肯定的判断,再进行适当处理。如患者情况极为严重,血压不易维持,可将坏死及可疑失去生机的肠袢做肠外置术,如之后肠管的色泽转佳,生机已恢复,或坏死分界更加明确后,再做适当的肠切除吻合术。

肠切除术大致可分三步:①处理肠系膜,在预定切除肠曲的相应肠系膜上做扇形切口,切断并结扎系膜血管,注意不要损伤切除区邻近肠管的供应血管,肠管在切除线以外清除其系膜约1 cm,确保系膜缘做浆肌层缝合。②切除肠曲的两端各置有齿钳两把,可适当斜行钳夹,保证对系膜缘有较好的血供,并可加大吻合口。离两侧钳夹约5 cm处,各放置套有橡胶管的肠钳一把,以阻断两侧肠内容物,切除病变肠段,吸去两端间的肠内容物,肠壁止血。③将两断端靠拢,用1号丝线做间断全层的内翻吻合,然后在前后壁做间断浆肌层缝合,缝闭肠系膜缺口,以防内疝。

2.肠短路术

肠短路术又称"肠捷径手术",适用于急性炎症期的粘连、充血水肿严重、组织脆弱易撕裂、不能切除的粘连性肿块或肿瘤晚期不能切除等情况,仅为解除梗阻的一种姑息性手术。其方法是在梗阻部位上下方无明显炎症、肠壁柔软的肠管间行短路吻合。肠短路术有两种方式:一种是侧侧式,即在梗阻部位近、远端的肠管间做侧侧吻合;另一种是端侧式,即先将梗阻近侧胀大的肠襻切除,远切端予以缝合关闭,近侧端与梗阻远端萎陷的肠袢做端侧吻合。两种术式的优劣各异,可根据病变的情况决定。如患者情况较差,手术以解除梗阻为主而病变不能再切除者,或是完全

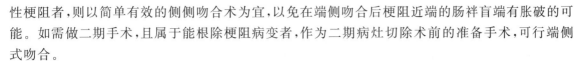

性梗阻者,则以简单有效的侧侧吻合术为宜,以免在端侧吻合后梗阻近端的肠袢盲端有胀破的可能。如需做二期手术,且属于能根除梗阻病变者,作为二期病灶切除术前的准备手术,可行端侧式吻合。

3.肠造瘘术

肠造瘘术包括小肠造瘘及结肠造瘘,主要用于危重患者。由于此类患者周身状况危急,不能耐受更大的手术操作,此时肠造瘘术不失为一种有效地解除肠梗阻的外科疗法。但在小肠梗阻时,因术后营养、水及电解质平衡都不易维持,造瘘口周围皮肤护理也甚麻烦,因此应竭力避免小肠造瘘术。对不能切除的结肠肿瘤或直肠肿瘤所致梗阻,或肿瘤虽能切除但因肠道准备不足、患者情况较差等,宜行结肠造瘘术或永久性人工肛门手术。

肠造瘘术分为三种:①断端造瘘,如为绞窄性肠梗阻或肠管已坏死,则须将坏死肠段切除,近端肠管从侧腹壁造瘘口处拖出并缝合固定,远端缝闭,待病情许可时再行二期手术。②双口造瘘:将梗阻上方的肠管提出行双口造瘘,主要适用于结肠梗阻或粘连性梗阻,此类患者的肠管虽无坏死但无法分离,造瘘的目的为单纯减压。③插管造瘘:单纯插管造瘘解除肠梗阻的效果不理想,只有在坏死肠管切除后行一期吻合,预防术后发生吻合口瘘时,可在吻合口上端的肠管内插入减压管,并包埋固定在侧腹壁的腹膜上,戳孔引出,术后减压,避免吻合口瘘的发生。小肠高位插管造瘘又可作为供给肠内营养的备用通道。

4.其他手术

(1)肠粘连松解术及肠管折叠或肠排列术:用于松解肠粘连,重新排列肠管。

(2)肠套叠复位术:用于使套叠的肠管退出并恢复原位。手术要求尽量在腹腔内操作,术者用手挤压套入部远端,轻柔地将套入部挤出。待完全复位后,仔细观察肠壁血运及蠕动情况,确认有无坏死表现。如为回肠/结肠套叠,可将末端回肠与升结肠内侧壁稍予固定,以免再发生套叠。

(3)肠扭转复位术:将扭转的肠管复位后,恢复原来的功能位置。复位前应注意肠管血运情况及肠腔内容物的多少,当肠腔内积存大量液体和气体时,应先行减压后再复位,以免突然复位而使大量毒素吸收导致中毒性休克。

(4)肠减压术:如果术中见肠管极度扩张致手术有困难时,可先行肠管减压,常用减压方法有以下几种:①穿刺减压:用一粗针头接上吸引装置,直刺入膨胀的肠管,尽可能吸出肠内气体和液体,拔针后缝合针眼。因针头易堵塞,容易导致减压效果不满意。②橡皮管减压:在肠壁上做一小切口,置入橡皮管或导尿管,还可接上三通管,管周固定后进行吸引减压,可用生理盐水灌洗肠腔,减少中毒机会。③切开减压:对较游离的肠管可提至切口外,保护好周围后可直接切开肠管进行减压,这种方法减压效果好,但易污染腹腔。

总之,肠梗阻的手术治疗应视患者梗阻情况而定。单纯性肠梗阻可采用解除引起梗阻机制的手术,如粘连松解术、肠切开取出堵塞异物术等;如肠管的病变为肿瘤、炎症,可行肠切除、肠吻合术,狭窄病变不能切除时可做肠短路术;绞窄性肠梗阻应尽快采取解除梗阻机制的手术,如肠套叠或肠扭转复位术,肠管坏死应行肠切除吻合术等;结肠梗阻时,由于回盲瓣的关闭作用形成闭袢型肠梗阻,结肠血供也不如小肠丰富,单纯性肠梗阻也容易发生局部坏死和穿孔,应早期进行手术治疗。如患者全身情况差,腹胀严重,梗阻位于左半结肠时,可先以横结肠造瘘,待情况好转再行肠切除吻合术;如肠管坏死,应将坏死肠段切除做肠造瘘术,待全身情况好转后行二期手术。由于结肠梗阻时出现的问题较多,因此手术治疗时需审慎处理。

急性肠梗阻的预后与梗阻的病因、性质、诊治的早晚、术前术后的处理及手术选择是否得当有关，多数良性梗阻效果较好，但单纯性肠梗阻的死亡率仍在 3% 左右，绞窄性肠梗阻的死亡率在 8% 左右，如诊治过晚死亡率可达 25% 以上。死亡多见于老年患者，主要原因是难复性休克、腹膜炎、肺部并发症、肠道术后并发症及全身衰竭等，因此应及时诊断、恰当地处理，以减少死亡率。

急性肠梗阻的预防在某些类型的肠梗阻中是可能的。如术后粘连性肠梗阻，在进行腹部手术时操作要轻柔，尽量减少对脏器浆膜和腹膜的损伤，防止或减少术中胃肠道内容物对腹腔的污染，术后尽早恢复胃肠道蠕动功能，这对预防粘连性肠梗阻有积极作用。有报告称，近年来在腹部手术后，腹腔内置入透明质酸酶可有效减少肠粘连的发生。积极防治肠蛔虫病是预防蛔虫团堵塞性肠梗阻的有效措施。避免饱食后进行强体力劳动或奔跑，可减少肠扭转的发生。应积极治疗腹腔内炎症及结核等病变，避免发展成粘连或狭窄。如患者存在发生肠梗阻的因素，应嘱患者注意饮食，以防止或减少肠梗阻的发生。

（李　　敏）

第二节　急性出血坏死性肠炎

急性出血坏死性肠炎是一种以小肠广泛出血坏死为特征的急性非特异性炎症，临床上以腹痛、腹泻、便血、腹胀、呕吐、发热为主要表现，严重者可发生小肠坏死、穿孔、休克、DIC 等，病情凶险，病死率高。此病各年龄段均有发病，但以青少年为多见。

一、病因与发病机制

急性出血坏死性肠炎的病因仍不十分清楚，目前认为可能是感染、免疫、饮食不当等多因素共同作用、相互影响的结果，其中产气荚膜杆菌感染在本病发病中的作用受到了相当大的关注，被认为可能起重要作用。

产气荚膜杆菌感染假说认为，当感染产气荚膜杆菌时，此菌产生 β 毒素，由于机体肠腔内缺乏能破坏 β 毒素的蛋白酶，致使 β 毒素麻痹肠绒毛，破坏肠道的保护屏障，使细菌引起肠黏膜的变态反应，肠黏膜微循环发生障碍，进而引起肠黏膜的坏死性改变。

二、病理

本病病理表现累及小肠，多以空肠下段为重，也可出现胃、十二指肠、结肠受累。病变多呈节段性分布，可融合成片。病变多自黏膜下层发生，向黏膜层发展，出现黏膜肿胀、增厚、粗糙，呈鲜红色或暗褐色，可见片状坏死和散在溃疡，黏膜下层水肿。患者表现则以腹泻为主，出现黏膜广泛坏死脱落时有大量便血。病变向浆肌层发展时，可出现肠蠕动障碍，患者出现麻痹性肠梗阻，肠壁肌层或全层出现炎症、坏死，肠内细菌或毒素外渗，甚而肠壁穿孔，出现严重的腹膜炎和中毒性休克。

三、诊断要点

（一）症状

1.腹痛、腹胀

腹痛、腹胀多为急性起病,起初较轻,渐加重,腹痛以脐周或上腹部多见,也可见于左下腹、右下腹甚至全腹,腹痛渐呈持续性,剧烈并难以忍受,可有阵发性加剧。疼痛部位常有压痛,可有反跳痛提示存在腹膜炎,病情较重。

2.腹泻、便血

病初常为黄色稀水样便或蛋花样便,每日 2～10 次不等,不久出现血便,可以为鲜血便、果酱样便或黑便,有恶臭。患者多无里急后重感,轻症只表现为腹泻,无便血,但大便潜血多为阳性。

3.恶心、呕吐

恶心、呕吐与腹痛、腹泻常同时出现,呕吐物中可有胆汁或咖啡样胃内容物。

4.中毒症状

患者早期发热在 38 ℃左右,有时可达 40 ℃以上,可出现四肢厥冷、皮肤花纹、血压下降等中毒性休克症状,及抽搐、昏迷、贫血、腹水、电解质紊乱、弥散性血管内凝血（DIC）等表现。

（二）体征

查体可见腹部饱满,有时可见肠型,腹部有压痛。有腹肌紧张和反跳痛时,提示有急性腹膜炎。渗出液较多时可叩出移动性浊音,腹水可呈血性。早期有肠鸣音亢进,有肠梗阻时可有气过水声或金属音,腹膜炎加重时肠鸣音减弱或消失。

（三）辅助检查

1.血常规检查

患者可有不同程度的贫血,中性粒细胞可正常或升高,肠坏死明显时可出现类白血病反应,核左移明显,部分患者可出现中毒性颗粒。

2.大便常规检查

患者粪便呈血水样或果酱样,镜检可发现大量红细胞及中等量白细胞,大便潜血试验阳性。部分病例大便培养获得产气荚膜梭菌可确诊。

3.X 线检查

患者早期可出现局限性小肠积气和胃泡胀气,部分患者可有胃内液体潴留。其后可见肠管扩张,黏膜皱襞模糊、粗糙,肠腔内有大小不等的液平面,肠壁水肿增厚,肠间隙增宽。坏死肠段可显示规则致密阴影,肠穿孔时可有膈下游离气体。急性期为避免加重出血和肠穿孔,一般不做钡剂灌肠检查。

四、分型

急性坏死出血性肠炎临床上一般分为以下几型,各型之间无严格界限,以临床表现特点突出者为主,病程中可发生转化。

（一）肠炎型

本型临床最常见,以腹痛、腹泻、恶心、呕吐等症状为主要表现,病变常侵犯黏膜和黏膜下层,以渗出性炎症为主。

（二）便血型

本型以便血为主要表现，由肠黏膜及黏膜下层的严重出血坏死所致。

（三）肠梗阻型

患者出现恶心、呕吐、腹胀、腹痛，伴停止排气、排便，肠鸣音消失，腹透有肠梗阻表现。肠壁肌层受累可导致麻痹性肠梗阻。

（四）腹膜炎型

本型主要表现为腹痛较重，有腹膜刺激征，这与肠壁缺血坏死炎症反应较强及肠壁穿孔有关。

（五）中毒休克型

本型患者全身症状较重，发热、谵妄、昏迷、低血压、休克等表现突出。该型的发生与病变广泛、大量毒素和血管活性物质吸收有关。本型最为凶险，病死率很高。

五、病情判断

本病肠炎型与便血型的病情多较轻，预后较好；肠梗阻型、腹膜炎型、中毒休克型病情多较重，预后较差，病死率可达30%。

六、治疗

（一）内科治疗

1.禁食

轻症患者可进食流质、易消化的碳水化合物。病情较重且腹胀、腹痛、恶心、呕吐明显者应禁食，并行胃肠减压。经治疗病情好转后，可逐渐由流质、半流质、软食过渡到普通饮食。

2.支持治疗

急性出血坏死性肠炎发病后，由于经消化道进食摄入营养受限，机体消耗增加，应注意加强静脉补液及能量和营养物质的补偿。一般成人每天补液在2 000～3 000 mL，使尿量维持在1 000 mL以上。能量补给时需要注意葡萄糖、氨基酸、脂肪乳剂的合理搭配，注意微量元素、维生素的补充。重症患者应适当补充悬浮红细胞、血浆或清蛋白。有休克表现的患者应积极行抗休克治疗，包括补足血容量，适当补充胶体液；对血压恢复不好的患者可应用血管活性药物。

3.抗生素治疗

应针对病原菌选用抗生素，常用抗生素有氨基苷类、青霉素类、头孢类、喹诺酮类及尼立达唑类。抗生素宜早期、足量、联合应用。多主张两种作用机制不同的药物联合应用，可得到较好的疗效。

4.肾上腺皮质激素治疗

肾上腺皮质激素可抑制炎症反应，改善和提高机体的应激能力，减轻中毒症状。一般可每日用地塞米松10～20 mg或氢化可的松200～400 mg静脉滴注，一般用药3～5天，不宜过长。

5.对症治疗

腹痛可用阿托品、山莨菪碱治疗，如效果不佳可在严密观察下应用布桂嗪、曲马朵甚至哌替啶。便血可用维生素K、酚磺乙胺、巴曲酶等治疗，大出血时可用善宁或施他宁静脉滴注，有输血指征者可输血治疗。

（二）外科治疗

本病经内科积极治疗,大多可痊愈。如积极治疗后病情无明显好转,有如下情况者应积极考虑手术治疗:①有明显的肠坏死倾向;②疑有肠穿孔;③疑有绞窄性肠梗阻及不能排除其他急腹症者;④便血或休克经内科积极保守治疗无效者。

（李　敏）

第三节　急性重症胆管炎

急性重症胆管炎(ACST)过去称为"急性梗阻性化脓性胆管炎"(AOSC),是由于胆管梗阻和细菌感染,导致胆管内压升高,肝脏胆-血屏障受损,大量细菌和毒素进入血液循环,造成以肝胆系统病损为主,合并多器官损害的全身严重感染性疾病,是急性胆管炎的严重形式。

一、病因及发病机制

急性重症胆管炎的病因及发病机制主要与以下因素有关。

（一）胆管内细菌感染

正常人胆汁中无细菌。当胆管系统发生病变时(如结石、蛔虫、狭窄、肿瘤和胆管造影等),可引起胆汁含菌数剧增,并且细菌在胆管内过度繁殖,形成持续菌胆症。细菌的种类绝大多数为肠源性细菌,以需氧革兰氏阴性杆菌阳性率最高,其中以大肠埃希菌最为多见,也可见副大肠埃希菌、产气杆菌、铜绿假单胞菌、变形杆菌和克雷白杆菌属等。需氧和厌氧多菌种混合感染是ACST的细菌学特点,细菌产生大量强毒性毒素是引起ACST全身严重感染综合征、休克和多器官衰竭的重要原因。

（二）胆管梗阻和胆压升高

导致胆管梗阻的原因有多种,常见的病因依次为结石、寄生虫感染(蛔虫、中华分支睾吸虫)、纤维性狭窄,较少见的梗阻病因有胆肠吻合术后吻合口狭窄、医源性胆管损伤狭窄、先天性肝内外胆管囊性扩张症、先天性胰胆管汇合畸形、十二指肠乳头旁憩室、原发性硬化性胆管炎、各种胆管器械检查操作等。胆管梗阻所致的管内高压是ACST发生、发展和恶化的首要因素。

（三）内毒素血症和细胞因子的作用

内毒素是革兰氏阴性菌细胞壁上的一种脂多糖成分,其毒性体现在类脂A上。内毒素具有复杂的生理活性,在ACST的发病机制中发挥着重要的作用。

（四）高胆红素血症

当胆管压力超过3.43 kPa(25.7 mmHg)时,肝毛细胆管上皮细胞会坏死、破裂,胆汁经肝窦或淋巴管逆流入血(即胆小管静脉反流),胆汁内结合和非结合胆红素大量进入血液循环,引起以结合胆红素升高为主要表现的高胆红素血症。

（五）机体应答反应

1.机体应答反应异常

各种损伤可触发体内多种内源性介质反应,其在脓毒症和多器官功能障碍的发病中所起的介导作用也非常重要。

2.免疫防御功能减弱

本病所造成的全身和局部免疫防御系统的损害是感染恶化的重要影响因素。

二、分型

（一）病理分型

1.胆总管梗阻型胆管炎

本型主要由于胆总管的梗阻而发生 ACST,占 ACST 的 80％以上。其病理范围可波及整个胆管系统,较早出现胆管高压和梗阻性黄疸,病情发展迅速,很快成为全胆管炎。

2.肝内胆管梗阻型胆管炎

本型主要是肝内胆管结石合并胆管狭窄发生 ACST。因病变常局限于肝内的一叶或一段,故虽然有严重感染存在,但可无明显腹部疼痛,黄疸也往往较少发生。此型胆管炎的临床症状比较隐蔽,同时由于肝内感染灶因胆管梗阻得不到通畅引流,导致局部胆管扩张,很快出现胆管高压,胆-血屏障被破坏,大量细菌内毒素进入血内,发生败血症。

3.胰源性胆管炎

胆管急性感染时,可发生急性胰腺炎。反之,发生胰腺炎时,胰液反流入胆管可引起胰源性胆管炎或胆囊炎。此类患者往往胰腺炎与胆管炎同时存在,增加了病理的复杂性与严重性。

4.复发性反流性胆管炎

在胆管肠道瘘或行胆肠内引流术后,特别是行胆总管十二指肠吻合术后,由于肠道内容物和细菌进入胆管,尤其是当胆管有梗阻时,可引起复发性反流性胆管炎。

5.寄生虫性胆管炎

临床上常见的寄生虫性胆管炎多由胆管蛔虫所引起,占胆管疾病的8％～12％。中华分支睾吸虫进入人体后,多寄生于肝胆管和胆囊内。如引起胆管梗阻和感染,患者可发生急性胆管炎,严重时可出现梗阻性黄疸和肝脓肿。肝包虫进入胆管后,也可发生急性胆管炎。严重的胆管感染可引起中毒性休克。

6.医源性胆管炎

随着内镜技术和介入治疗的发展,如经皮肝穿刺胆管造影术（PTC）、经皮肝穿刺胆管引流术（PTCD）、经内镜逆行性胰胆管造影（ERCP）、内镜下乳头括约肌切开术（EST）、经"T"形管进行胆管造影、经"T"形管窦道胆管镜取石等操作术后,发生急性胆管炎的概率越来越高,特别是在胆管梗阻或感染的情况下更易发生。

（二）临床分型

1.暴发型

有些 ACST 可迅速发展为感染性休克和胆源性败血症,进而转变为 DIC 或 MODS。肝胆系统的病理改变呈急性蜂窝织炎,患者很快发展为致命的并发症。

2.复发型

若胆管由结石或蛔虫形成活塞样梗阻或不完全梗阻,则感染胆汁引流不畅,肝胆系统的急性、亚急性和慢性病理改变可交替出现并持续发展。胆管高压使毛细胆管和胆管周围发生炎症、局灶性坏死和弥漫性胆源性肝脓肿。感染也可扩散到较大的肝内、外胆管壁,引起胆管壁溃疡以及全层坏死穿孔,形成膈下或肝周脓肿。肝内或肝周脓肿可能是化脓性细菌的潜在病灶,使急性胆管炎呈多次复发的病理过程。感染灶内的血管胆管瘘可导致胆管感染和周期性大出血。

3.迁延型

在胆管不全性梗阻和慢性炎症的情况下,胆管壁发生炎性肉芽肿和纤维性愈合,继而发展为瘢痕性胆管狭窄、胆汁性肝硬化和局灶性肝萎缩等病理改变。这些改变又常合并肝内隐匿性化脓性病灶,在肝功能逐渐失代偿的情况下,致使急性化脓性胆管炎的临床经过呈迁延性,最终发展为整个肝胆系统多种不可逆性的病理损害,预后不良。

4.弥漫型

在本型中,ACST 的感染成为全身性脓毒血症。由于感染的血液播散,引起肝、肺、肾、脾、脑膜等器官的急性化脓性炎症或脓肿形成。在急性化脓性胆管炎反复发作的同时,患者可出现多器官和系统的功能衰竭。

三、临床表现

(一)原发胆管疾病

多数患者有长期胆管感染病史,部分患者有过 1 次以上的胆管手术史。原发胆管疾病不同,临床表现也有所不同。

1.胆管蛔虫病和先天性胆管病

胆管蛔虫病和先天性胆管病多见于儿童和青年,胆管蛔虫病多为剑突下阵发性钻头顶样绞痛,症状与体征分离。

2.胆管结石

胆管结石其多于青壮年起病,持续而呈阵发性加剧的剑突下或右上腹绞痛,可伴不同程度的发热和黄疸。

3.胆管肿瘤

胆管肿瘤以中老年最为常见,多表现为持续性上腹胀痛,可放射至同侧肩背部,常伴有进行性重度梗阻性黄疸。患者可在胆管造影或介入治疗后出现腹痛加剧、寒战发热和全身中毒症状。接受过胆管手术治疗的患者多在反复发作急性胆管炎后出现 AOSC。

(二)急性胆管感染和全身脓毒性反应

急性胆管感染的症状为各类胆管炎所共有,典型表现为右上腹痛、发热和黄疸的三联征,具体临床表现因原发病不同而异。根据梗阻部位的不同,可将其分为肝内梗阻和肝外梗阻两型。

1.肝外胆管梗阻型

肝外胆管梗阻型一般起病较急骤,出现腹上区疼痛较剧烈、畏寒发热及黄疸的三联征,这是肝外梗阻型 AOSC 的典型临床表现。腹痛多为持续性,并有阵发性加剧。高热是此症的特点,热型多为弛张热,常是多峰型,体温一般持续在 39 ℃以上,不少患者可达 41 ℃。发热前常有畏寒或寒战,有时每日可能有多次寒战及弛张高热。恶性胆管梗阻多有深度黄疸和高胆红素血症,尿黄如茶,大便秘结,少数患者胆管完全阻塞,黄疸在不断加深的同时粪便变成灰白色,常伴恶心、呕吐。腹部检查时发现腹上区饱满,腹式呼吸减弱,右上腹及剑突下有明显压痛及肌紧张,肝呈一致性增大,并有明显的压痛和叩击痛,肋下可触及肿大的胆囊。合并肝脓肿时,该处的肋间饱满,有凹陷性水肿,并有定点压痛。炎症波及周围者,腹上区压痛及肌紧张更明显。胆管、胆囊发生坏疽穿孔后,则表现为局限性或弥漫性腹膜炎刺激征,即有明显压痛、反跳痛和肌紧张。

2.肝内胆管梗阻型

肝内胆管梗阻型是指左右肝胆管汇合部分以上的梗阻,在我国最常见。其主要特点是阻塞部位越高腹痛越轻,甚至可无疼痛,仅以寒热为主诉而就诊者并不罕见。若非双侧一级胆管同时受阻,则无黄疸或只有轻度黄疸。缺乏上腹压痛和腹膜刺激征,肝脏常呈不均匀肿大,以患侧肿大为主,并有明显压痛和叩击痛,胆囊一般不肿大。病变侧肝脏可因长期或反复梗阻致纤维化、萎缩。由于梗阻部位高而局限,胆管内高压缺乏缓冲余地,更易发生胆管周围炎以及败血症,故全身感染症状常更突出。由于临床症状不典型,易延误诊治。

（三）感染性休克和 MODS

ACST 常起病急骤,多在腹痛和寒战之后出现低血压,病情严重者可发生于发病后数小时内。出现低血压之前,患者常烦躁不安,脉搏增快,呼吸急促,血压可短暂上升,随后迅速下降,脉搏细弱。随着病情的加重,患者可发生神志障碍,以反应迟钝、神志恍惚、烦躁不安、谵妄、嗜睡多见,重者可发展至昏迷状态。过去曾认为,低血压和肝性脑病是主要表现,事实上脓毒性反应可累及循环、呼吸、中枢神经系统及肝脏、肾脏等全身各重要系统及器官而出现相应的症状,因而其临床表现是复杂多样的。

四、辅助检查

（一）实验室检查

除年老体弱和机体抵抗力很差者外,患者多有血白细胞计数显著增高,其上升程度与感染严重程度成正比,分类可见核左移;胆管梗阻和肝细胞坏死可引起血清胆红素、尿胆红素、尿胆素、碱性磷酸酶、血清转氨酶、γ-谷氨酰转肽酶、乳酸脱氢酶等升高。如同时有血清淀粉酶升高,表示伴有胰腺炎。血小板计数降低和凝血酶原时间延长提示有 DIC 倾向。此外,患者常可有低氧血症、代谢性酸中毒、低血钾、低血糖等。血细菌培养阳性,细菌种类与胆汁中培养所得一致。

（二）B 超检查

B 超检查是最常应用的简便、快捷、无创伤性辅助诊断方法,可显示胆管扩大的范围和程度,以估计梗阻部位,可发现结石、蛔虫、直径大于 1 cm 的肝脓肿及膈下脓肿等。B 超下可见胆总管甚至肝内胆管均有明显扩大(一般直径在 1.5~2.5 cm),胆管内有阻塞因子存在(主要是胆石和胆管蛔虫,偶可为胆管癌或壶腹部癌),肝脏或胆囊也常有增大。

（三）胸腹部 X 线检查

胸腹部 X 线检查有助于诊断脓胸、肺炎、肺脓肿、心包积脓、膈下脓肿、胸膜炎等。胆肠吻合术后反流性胆管炎的患者,腹部 X 线平片可见胆管积气,上消化道钡餐示肠胆反流。腹部 X 线平片还可同时提供鉴别诊断,可排除肠梗阻和消化道穿孔等。

（四）CT 检查

ACST 的 CT 图像不仅可以看到肝胆管扩张、结石、肿瘤、肝脏增大、萎缩等的征象,有时尚可发现肝脓肿。若怀疑急性重症胰腺炎,可做 CT 检查。

（五）经内镜逆行胆管引流（ERBD）、经皮肝穿刺引流（PTCD）

ERBD、PTCD 既可确定胆管阻塞的原因和部位,又可做应急的减压引流,但有加重胆管感染或使感染淤积的胆汁漏入腹腔的危险。如果 B 超检查发现肝内胆管有扩张,进一步做经皮胆管穿刺（PTC）更可以明确诊断,抽出的胆汁常呈脓性,细菌培养结果阳性者往往达 90% 以上;胆管内压也明显增高,一般均在 2.45 kPa(250 mmH$_2$O)以上,有时可高达 3.92 kPa(400 mmH$_2$O)。

（六）磁共振胰胆管成像（MRCP）

MRCP 可以详尽地显示肝内胆管的全貌、阻塞部位和范围。MRCP 图像不受梗阻部位的限制,是一种无创伤性的胆管显像技术,已成为目前较理想的影像学检查手段。MRCP 比 PTC 更清晰,它可通过三维胆管成像(3DMRC)进行多方位、不同角度的扫描观察,弥补平面图上由于组织影像重叠遮盖所造成的不足,对梗阻部位的确诊率达 100%,对梗阻原因的确诊率达 95.8%。

五、诊断

(一)诊断标准

除根据病史、体征和辅助检查外,可参照以下标准诊断 ACST,即有胆管梗阻,出现休克(动脉收缩压低于 9.3 kPa)或有以下两项者,即可确诊:①精神症状;②脉搏超过 120 次/分;③白细胞计数超过 $20 \times 10^9 /L$;④体温超过 39 ℃ 或低于 36 ℃;⑤胆汁为脓性,伴有胆管压力明显增高;⑥血培养阳性或内毒素升高。

ACST 可因胆管穿孔、肝脓肿溃破引起脓毒败血症、胆管出血、邻近体腔脓肿及多脏器化脓性损害和功能障碍,故可出现相应的多种症状,须密切观察,及时检查确诊。但是,重症急性胆管炎的病理情况复杂,不能待所有的症状全部出现再采取措施。肝外胆管梗阻型患者术中探查可见胆总管压力较高,内有脓性胆汁,常伴有结石和蛔虫等,胆汁细菌培养常为阳性。肝内胆管梗阻型患者术中可见肝外胆管内压不高,胆汁也可无脓性改变,但当松动肝内胆管的梗阻后,即有脓性胆汁涌出,便可确定哪侧肝胆管梗阻。

(二)临床分期

ACST 的病理情况复杂,临床过程也不一致。根据疾病发展的基本规律,按"华西分级标准"可以归纳为以下四级。

Ⅰ级(单纯 ACST):胆管有梗阻和感染的因素,并出现急性胆管炎的症状,病变局限于胆管范围内。

Ⅱ级(ACST 伴感染性休克):胆管梗阻和感染发展,产生胆管高压,胆管积脓,出现内毒素血症、败血症和感染性休克。

Ⅲ级(ACST 伴胆源性肝脓肿):胆管压力进一步增高,肝脏的病理损伤加重,继发肝脓肿,患者表现为顽固性败血症、脓毒血症和感染性休克,内环境紊乱难以纠正。

Ⅳ级(ACST 伴多器官衰竭):患者休克进一步发展,引起多器官系统衰竭,危及患者生命。

分级是病情程度的划分,但病情恶化并不一定按顺序逐级加重,患者可因暴发性休克而迅速死亡,也可不经休克或肝脓肿而发生多器官功能衰竭。经有效的治疗后,病情又可出现不同程度的缓解,甚至痊愈。

六、治疗

(一)处理原则

ACST 一经诊断,应迅速采用强有力的非手术治疗措施。可根据患者对治疗的早期反应来决定进一步采取何种治疗对策。如经过数小时的非手术治疗和观察,患者病情趋于稳定,全身脓毒症表现减轻,腹部症状和体征开始缓解,则继续采用非手术疗法。一旦非手术治疗反应不佳,即使患者病情没有明显恶化或病情一度好转后再度加重,也应积极地进行胆管减压引流。早期有效地解除胆管梗阻、降低胆压是急性重症胆管炎治疗的基本着眼点和关键环节。长期实践证明,外科手术是最迅速、最确切的胆管减压方法,但急症手术也存在如下不足之处。

首先,患者处于严重感染中毒状态下,对手术和麻醉的耐受能力均较差,手术死亡率和并发症发生率较择期手术高。

其次,局部组织因急性炎症,有时合并凝血功能障碍甚至伴有肝硬化、门静脉高压,加上过去胆管手术所形成的瘢痕性粘连等,常给手术带来很大困难,少数极困难者亦有由于渗血不止或找不到胆管而被迫终止手术的情况。

最后,由于此症常发生在合并有复杂胆管病理改变的基础上,如广泛的肝内胆管结石或肝胆管狭窄,在全身和局部恶劣的条件下,不允许较详细地探查和处理肝内胆管和肝脏病变,常需再次手术解决。

近年来,非手术胆管减压术已成为急性重症胆管炎急症处理的方法之一,可对胆管起到一定的减压作用,使患者渡过急性期,经充分检查和准备后,行计划性择期手术,从而避免因紧急手术时可能遗留的病变而需二期手术处理。但是,各种非手术胆管减压方法的治疗价值是有限的,有其特定的适应证,并且存在一定的并发症,不能完全取代传统的手术引流。因此,外科医师应根据患者的具体病情、梗阻病因及可能的肝胆系统病变范围来选择有利的胆管减压方式和时机,并处理好全身治疗和局部治疗、手术治疗与非手术治疗的关系。

(二)全身治疗

全身治疗的目的是有效地控制感染,恢复内环境稳定,纠正全身急性生理紊乱,积极防治休克以及维护重要器官的功能,为患者创造良好的手术时机,这既是急性重症胆管炎治疗的基本措施,也是胆管减压术围手术期处理的重要内容。

1.一般处理措施

(1)全面检查,了解患者的主要脏器功能。

(2)改善患者的全身状态。

(3)禁食及胃肠减压;保持呼吸道通畅,给予患者吸氧;高热者采取物理降温,因应用药物降温常对肝脏不利,故应慎用;解痉止痛。

2.纠正全身急性生理紊乱

(1)补充血容量和纠正脱水应在动脉压、中心静脉压、尿量、血气、电解质、心肺功能等监测的基础上进行。

(2)纠正电解质紊乱和代谢性酸中毒。

(3)营养和代谢支持。急性重症胆管炎患者处于全身高代谢状态,同时由于肝脏首先受累而易于发生代谢危机。因此,当循环稳定后,应立即经胃肠外途径给予患者营养和代谢支持。

3.抗菌药物治疗的合理选择

抗菌药物是有效控制感染的重要环节之一。急性重症胆管炎的细菌大多来自肠道,最常见的是混合细菌感染。在选用药物时,应首先选用对细菌敏感的广谱抗菌药物,既要注意控制需氧菌,又要注意控制厌氧菌,同时强调要足量和联合用药,这既可扩大抗菌谱,增强抗菌效果,又可降低和延缓耐药性的产生。

4.防治休克

出现休克时,要严密监护,做好对中心静脉压的测定、监护和动态分析。留置导尿管,记录患者每小时的尿量和密度。防治休克主要包括以下几个方面。

(1)扩充血容量:维持每小时尿量在 30 mL 以上。

(2)纠正酸中毒:纠正酸中毒可以改善微循环,防止弥散性血管内凝血的发生和发展,并可使心肌收缩力加强,提高血管对血管活性药物的效应。

（3）血管活性药物的应用：血管活性药物包括扩血管药物和缩血管药物。无论应用何种血管活性药物，都必须补足有效血容量，纠正酸中毒，这对扩血管药物来讲尤为重要。除早期轻型休克或高排低阻型休克可单独应用缩血管药物外，晚期休克或低排高阻型休克宜应用扩血管药物，如山莨菪碱、阿托品、酚妥拉明等。也可将扩血管药物和缩血管药物联合应用，常用的药物为多巴胺或多巴酚丁胺与间羟胺联用，既可增加心排血量，又不增加外围血管阻力，并扩张肾动脉，以维护肾功能。缩血管药物单独应用时，以选用间羟胺或去氧肾上腺素为宜。

（4）糖皮质激素的应用：糖皮质激素能抑制脓毒症时活化的巨噬细胞合成、释放促炎性细胞因子，以及改善肝脏代谢，因而有助于控制急性重症胆管炎时肝内及全身炎症反应。其还能使血管扩张以改善微循环，增强对血管活性药物的反应，在一定程度上具有稳定细胞溶酶体膜的作用，减轻毒血症症状。强调早期、大剂量、短程使用，常用剂量为氢化可的松每日 200～400 mg 或地塞米松每日 10～20 mg，待休克纠正后即应停用。

（5）防治弥散性血管内凝血：可用复方丹参注射液 20～40 mL 加入 10%的葡萄糖液 250 mL 中静脉滴注，每日 1～2 次。亦可用短程少量肝素治疗，剂量为 0.5～1.0 mg/kg，每 4～6 小时静脉滴注 1 次，使凝血时间（试管法）延长至正常的 2～3 倍。

（6）强心剂的应用：发生急性重症胆管炎时，患者多为低排高阻型休克，故宜早期使用毛花苷C 0.4 mg 加入 5%的葡萄糖溶液 40 mL 中静脉滴注，以增强心肌功能，使肺循环及体循环得以改善。如发生心功能衰竭，4～6 小时可重复 1 次。

5.积极支持各器官系统的功能和预防多器官功能衰竭

（1）注意肝脏功能变化：ACST 往往引起肝脏功能的严重损害，目前的监测方法尚不能及早发现肝功能衰竭，多在患者出现精神症状、肝昏迷后作出诊断，因此必须高度重视对肝脏功能的保护。

（2）防止肾衰竭：肾衰竭的临床判定指标虽然明确，多能及早发现，但肾脏不像肝脏那样具有较大的储备力，一旦发生衰竭，救治亦比较困难，因此应注意预防肾衰竭和对肾脏的监护。应在充分补足液体量的同时间断应用利尿剂，以利于排除毒性物质，"冲洗"沉积于肾小管内的胆栓。当少尿或无尿时，应给予大剂量呋塞米（400～500 mg/d）以及酚妥拉明、普萘洛尔，也可用微量泵持续静脉泵入多巴胺。

（3）预防呼吸功能衰竭：呼吸功能衰竭早期在临床上也无简便易行的观察指标，一旦症状明显，肺功能障碍往往已处于不可逆状态，从而缺乏有效的治疗措施。必要时可用呼吸道持续加压呼吸（PEEP），以提高组织的氧供应。

（三）非手术胆管减压

胆管梗阻所致的胆管内高压是 ACST 炎性病变发展和病情加重的基本原因，不失时机地行有效胆管减压是缓解病情和降低死亡率的关键。近年来，非手术性胆管减压术已用于 ACST 的治疗，并获得了一定的疗效。

1.内镜鼻胆管引流（ENBD）

ENBD 是通过纤维十二指肠镜，经十二指肠乳头向胆管内置入 7F 鼻胆管引流管，由十二指肠、胃、食管、鼻引出体外。此法具有快捷、简便、经济、创伤小、患者痛苦小、并发症少、恢复快、不用手术和麻醉等特点，是一种安全可靠的非手术引流减压方法。ENBD 可重复行胆管造影，具有诊断价值，能明确胆管梗阻的原因和程度；可抽取胆汁进行细菌培养，取出胆管蛔虫；对于泥沙样结石、胆泥或结石小碎片，可经鼻胆管冲洗引流。通过切开胆管口括约肌，可用气囊导管或取石篮将结石取出,如胆管内的结石太大,取出困难,可用特制的碎石篮先将结石夹碎再取出。部分病例单用此法可得到治愈,但这一积极措施只适用于部分胆管病变患者,如胆总管下端结石的病例,而在高位胆管阻塞时引流常难达到目的。对于胆总管多发结石(包括需机械碎石的大结石),在紧急情况下完全清除胆管病变、建立满意的胆管减压并非必要,并具有潜在的危险性。通过胆管口括约肌切开,还有利于引流胰液,降低胰管压力,减少胰腺炎的发生。影响其治疗效果的主要因素是鼻导管管径较细,易为黏稠脓性胆汁、色素性结石沉渣和胆泥所堵塞。

泥沙样胆结石患者不宜采用 ENBD。ENBD 最常见的并发症是咽部不适、咽炎及导管脱出。导管反复插入胰管也有感染扩散的风险,可诱发胰腺炎,甚至发生急性重症胰腺炎。ENBD 前后应用生长抑素以及直视下低压微量注射造影剂可降低胰腺炎的发生。

2.内镜下乳头切开术(EST)

EST 是一项在 ERCP 的基础上发展而来的治疗性新技术,随着该项技术的不断改良,其安全性和成功率也在提高。乳头括约肌切开以后,胆管内的结石可以随即松动、排出,胆管内的高压脓性胆汁也可以向下引流,从而达到胆管减压的目的。

3.内镜胆管内支撑管引流

经纤维内镜置入胆管内支撑管引流不仅可以解除胆管梗阻,畅通胆汁引流,排出淤滞的胆汁,而且保证了胆肠的正常循环,是一种比较理想且符合生理功能的非手术引流方法。内支撑管分别由聚乙烯、聚四氟乙烯制成,现多采用一种有许多侧孔且两端各有侧瓣的直的内支撑管(5F～9F)。该法最常见的并发症是胆汁引流不通畅引起胆管炎,缺点是不能重复造影,支撑管堵塞时不能冲洗,只有在内镜下换管。

4.经皮经肝穿刺胆管引流(PTCD)

PTCD 是在 PTC 的基础上,经 X 线透视引导将 4F～6F 导管置入阻塞胆管上方的适当位置,可获得令人满意的引流效果。PTCD 既可以引流肝外胆管,也可以引流单侧梗阻的肝内胆管。本法适用于肝内胆管扩张者,特别适用于肝内阻塞型患者,具有操作方便、成功率高、疗效显著等特点,可常规作为 ACST 的初期治疗措施,为明确胆管病变的诊断及制订确定性治疗对策赢得时间。

PTCD 内引流是使用导丝,通过梗阻部位进入梗阻下方,再将有多个侧孔的引流管沿导丝送入梗阻下方,使胆汁经梗阻部位进入十二指肠。若肝门部梗阻,需要在左、右肝管分别穿刺置管。PTCD 本身固有的并发症包括出血、胆瘘、诱发加重胆管感染及脓毒症。进行完善的造影应在PTCD 后数日,病情确已稳定后进行。当肝内结石致肝内胆管系统多处梗阻,或肝内不同区域呈分隔现象,以及色素性结石沉渣和胆泥易堵塞引流管时,引流出来的胆汁量常不能达到理想程度,因此应选择管径足够大的导管,在超声引导下有目的地做选择性肝内胆管穿刺。PTCD 后每日以抗菌药物溶液常规在低压下冲洗导管和胆管 1～2 次。引流过程中,一旦发现 PTCD 引流不畅或引流后病情不能改善时,应争取中转手术。经皮肝穿刺后,高压脓性胆汁可经穿刺孔或导管脱落后的窦道发生胆管腹腔漏,形成局限性或弥漫性腹膜炎,还可在肝内形成胆管血管漏而导致脓毒败血症、胆管出血等并发症,故仍须谨慎选用,不能代替剖腹手术引流。老年患者及病情危重不能耐受手术者可作为首选对象。对于凝血机制严重障碍、有出血倾向或肝、肾功能接近衰竭者,应视为禁忌证。

以上几种非手术的胆管引流法各有其适应证。对于胆管结石已引起肝内胆管明显扩张者,一般以 PTCD 最为相宜。对嵌顿在壶腹部的胆石,可考虑做内镜括约肌切开。对壶腹部癌或胆管癌估计不可能根治者,可通过内镜做内引流术,作为一种姑息疗法。总之,胆石症患者一旦急性发作后引起急性胆管炎,宜在患者情况尚未恶化以前及时做手术治疗,切开胆管、取尽胆石并设法使胆管引流通畅,这是防止病变转化为 AOSC 的关键措施。

(四)手术治疗

近年来,由于强有力的抗菌药物治疗和非手术胆管减压措施的应用,使需要急症手术处理的 ACST 病例有减少的趋势。然而,各种非手术措施并不能完全代替必要的手术处理,急症手术胆管减压仍是降低此病死亡率的基本措施。目前,摆在外科医师面前的是手术的适应证和时机的选择问题。因此,应密切观察患者的病情变化以及对全身支持治疗和非手术胆管减压的反应,在各器官功能发生不可逆损害病变之前,不失时机地手术行胆管引流。

1.手术治疗的目的

手术治疗的目的是解除梗阻,去除病灶,胆管减压,通畅引流。

2.手术适应证

手术时机应掌握在夏洛特(Charcot)三联征至雷纳德(Reynold)五联征之间,如在已发生感染性休克或发生多器官功能衰竭时手术,往往为时过晚。恰当地掌握手术时机是提高疗效的关键,延误手术时机则是患者最主要的死亡因素。若出现下列情况时应及时手术。

(1)经积极非手术治疗,感染不易控制,病情无明显好转,黄疸加深,腹痛加剧、体温在 39 ℃以上,胆囊胀大并有持续压痛。

(2)患者出现精神症状或预示出现脓毒性休克。

(3)肝脓肿破裂、胆管穿孔引起弥漫性腹膜炎。对于年老体弱或有全身重要脏器疾病者,因代偿功能差,易引起脏器损害,一旦发生难以逆转,故应放宽适应证要求,尽早手术。

3.手术方法

手术方法主要根据患者的具体情况而定,其基本原则是以抢救生命为主,关键是行胆管减压,解除梗阻,通畅引流。手术方法应力求简单、快捷、有效,达到充分减压和引流的目的即可。有时为了避免再次手术而追求一次性彻底解决所有问题,在急症手术时做了过多的操作和过于复杂的手术,如术中胆管造影、胆囊切除、胆肠内引流术等,对患者创伤较大,手术时间延长,反而可加重病情。对于复杂的胆管病变,难以在急症情况下解决者,可留做二期手术处理。可分期、分阶段处理,以适应病情的需要,这也是正常、合理的治疗过程。应根据患者的具体情况,采用个体化的手术方法。

(1)急诊手术:急诊手术并非立即施行手术,在实施手术前,需要 4～8 小时的快速准备,以控制感染、稳定血压及微循环的灌注,保护重要器官,使患者更好地承受麻醉和手术,以免发生顽固性低血压及心搏骤停,更有利于手术后恢复。①胆总管切开减压、解除梗阻及"T"形管引流是最直接而有效的术式,可以清除结石和蛔虫,但必须探查肝内胆管有无梗阻,尽力去除肝胆管主干即 1～2 级分支内的阻塞因素,以达到真正有效的减压目的。胆管狭窄所致梗阻常不允许在急症术中解除或附加更复杂的术式,但引流管必须置于狭窄以上的胆管内。遗漏肝内病灶是急诊手术时容易发生的错误,怎样在手术中快速和简便地了解胆系病变和梗阻是否完全解除应引起足够的重视。术中胆管造影时,高压注入造影剂会使有细菌感染的胆汁逆流进入血液循环而使感染扩散,因而不适宜于急诊手术时应用。术中 B 超受人员和设备的限制;术中纤维胆管镜检查快捷安全,图像清晰,熟练者 5～10 分钟即可全面观察了解肝内外胆管系统,有助于肝内外胆管取石及病灶活组织检查,值得推广。若病情允许,必要时可劈开少量肝组织,寻找扩大的胆管置管引流。失败者可在术中经肝穿刺近侧胆管并置管引流,也可考虑置入"U"形管引流。术后仍可用胆管镜经"T"形管窦道取出残留结石,以减少梗阻与感染的发生。②胆囊造瘘:胆囊管细而弯曲,还可有炎性狭窄或阻塞因素,故一般不宜以胆囊造瘘代替胆管引流,这在肝内胆管梗阻中更属禁忌。肝外胆管梗阻者若寻找胆管非常艰难,病情又不允许手术延续下去,亦可切开肿大的胆囊,证实其与胆管相通后行胆囊造瘘术。③胆囊切除术:胆管减压引流后可否同时切除胆囊,须慎重考虑。对一般的继发性急性胆囊炎,当胆管问题解决后,可恢复其形态及正常功能,故不应随意切除。严重急性胆囊炎症如坏疽、穿孔或合并明显的慢性病变时,可行胆囊切除术。有时也要根据当时的病情具体对待,如全身感染征象严重、休克或生命体征虽有好转但尚不稳定者,均不宜切除胆囊,以行胆囊造瘘更为恰当。④胆肠内引流术:对胆肠内引流术应慎重,我国患者肝内胆管结石、狭窄多见,在不了解肝内病变的情况下,即使术中病情允许,加做胆肠内引流术也带有相当大的盲目性,可因肝内梗阻存在而发生术后反复发作的反流性化脓性胆管炎,给患者带来更多的痛苦及危险。但是,对于部分无全身严重并发症,主要是由于胆管高压所致神经反射性休克的患者,在解除梗阻、大量脓性胆汁涌出后,病情可有明显好转,血压等重要生命体征趋于平稳。梗阻病变易于一次性彻底解决的年轻患者,可适当扩大手术范围,包括对高位胆管狭窄及梗阻的探查(如狭窄胆管切开整形和胆肠内引流术)。

胆肠内引流术除能彻底解除梗阻外,还有以下优点:①内引流术使胆汁中的胆盐、胆酸直接进入肠道,可迅速将肠道内细菌产生的内毒素灭活并分解成无毒的亚单位或微聚物,降低血中内毒素浓度,减轻内毒素对心、肺、肝、肾及全身免疫系统的损害,起到阻断病情发展的作用;②有益于营养物质的消化吸收:胆汁进入肠道有利于脂肪及脂溶性维生素的消化吸收,可改善患者的营养状况;③避免水、盐、电解质及蛋白质的丢失,有益于内环境稳定;④缩短住院时间;⑤避免再次手术。

(2)择期手术:ACST 患者的急性炎症消退后,为了去除胆管内结石及建立良好的胆汁引流通道,需要进行择期手术治疗。胆总管切开后取结石"T"形管引流是最常用的方法,术中运用纤维胆管镜有助于发现及取出结石。胆总管十二指肠侧侧吻合术是简单、快速和有效的胆肠内引流术式,但因术后容易产生反流性胆管炎和"漏斗综合征"等并发症,现已很少采用。胆肠Rouxen-Y式吻合术有肝内胆管狭窄及结石存在时,可经肝膈面或脏面剖开狭窄胆管,取出肝内结石,胆管整形后与空肠做 Rouxen-Y 式吻合术。该手术被认为是较少引起胆内容物反流的可靠内引流手术方法。有人提出,将空肠袢的盲端置入皮下,术后如有复发结石或残留结石,可在局麻下切开皮肤,以空肠袢盲端为进路,用手指或胆管镜取石。间置空肠胆管十二指肠的吻合术既能预防反流性胆管炎和十二指肠溃疡,又能保证肠道的正常吸收功能,是目前较为理想的胆肠内引流方法。病变局限于一叶、一段肝脏或因长期胆管梗阻而导致局限性肝叶萎缩及纤维化者,可做病变肝叶切除术。

(柏　鑫)

第四节　重症急性胰腺炎

急性胰腺炎是指多种病因导致胰酶在胰腺内被激活后引起胰腺自身消化的炎症反应,临床上以急性腹痛及血、尿淀粉酶的升高为特点,病情轻重不等。按临床表现和病理改变,可分为轻症急性胰腺炎(MAP)和重症急性胰腺炎(SAP)。前者多见,在临床上占急性胰腺炎的90%,预后良好;后者病情严重,常并发感染、腹膜炎和休克等,死亡率高。

一、病因和发病机制

(一)胆管疾病

胆石、蛔虫或感染致使壶腹部出口处梗阻,使胆汁排出障碍,当胆管内压超过胰管内压时,胆汁、胆红素、溶血磷脂酰胆碱及细菌毒素可逆流入胰管,或通过胆胰间淋巴系统扩散至胰腺,损害胰管黏膜屏障,进而激活胰酶,引起胰腺的自身消化。

(二)十二指肠疾病与十二指肠液反流

一些伴有十二指肠内压增高的疾病,如肠系膜上动脉压迫、环状胰腺、胃肠吻合术后输入段梗阻、邻近十二指肠乳头的憩室炎等,常有十二指肠内容物反流入胰管,激活胰酶,引起胰腺炎。

(三)大量饮酒和暴饮暴食

大量饮酒和暴饮暴食可增加胆汁和胰液分泌、引起十二指肠乳头水肿和Oddi括约肌痉挛;乙醇还可使胰液形成蛋白"栓子",使胰液排出受阻,引发胰腺炎。

(四)胰管梗阻

胰管结石或蛔虫、狭窄、肿瘤、胰腺分裂症等均可引起胰管阻塞,管内压力增高,胰液渗入间质,导致急性胰腺炎。

(五)手术与外伤

腹部手术可能直接损伤胰腺或影响其血供。ERCP检查时,可因重复注射造影剂或注射压力过高引起急性胰腺炎(发生率约3%)。腹部钝挫伤可直接挤压胰腺组织引起胰腺炎。

(六)内分泌与代谢障碍

甲状旁腺功能亢进症、甲状旁腺肿瘤、维生素D过量等均可引起高钙血症,产生胰管钙化、结石形成,进而刺激胰液分泌和促进胰蛋白酶原激活而引起急性胰腺炎。高脂血症可使胰液内脂质沉着,引起血管的微血栓或损坏微血管壁,从而伴发胰腺炎。

(七)感染

腮腺炎病毒、柯萨奇病毒B、埃可病毒、肝炎病毒感染均可伴发胰腺炎,特别是急性重型肝炎患者可并发急性胰腺炎。

(八)药物

与胰腺炎有关的药物有硫唑嘌呤、肾上腺糖皮质激素、噻嗪类利尿药、四环素、磺胺类、甲硝唑、阿糖胞苷等,其可使胰液分泌或黏稠度增加。

另外,有5%~25%的急性胰腺炎病因不明,称之为"特发性胰腺炎"。

急性胰腺炎的发病机制尚未完全阐明,相同的病理生理过程是胰腺消化酶被激活而造成胰腺自身消化。胰腺分泌的消化酶有两种形式:一种是有活性的酶,如淀粉酶、脂肪酶等;另一种是以前体或酶原形式存在的无活性酶,如胰蛋白酶原、糜蛋白酶原、弹性蛋白酶原、磷脂酶A、激肽酶原等。胰液进入十二指肠后被肠酶激活,使胰蛋白酶原转变为胰蛋白酶,胰蛋白酶又引起一连串其他酶原的激活,将磷脂酶原、弹性蛋白酶原、激肽酶原分别激活为磷脂酶A、弹性蛋白酶、激肽酶。磷脂酶A可使磷脂酰胆碱转变为溶血磷脂酰胆碱,破坏胰腺细胞和红细胞膜磷脂层,使胰腺组织坏死与溶血;弹性蛋白酶可溶解血管壁弹性纤维而致出血;激肽酶可将血中的激肽原分解为激肽和缓激肽,从而使血管扩张和通透性增加,引起水肿和休克。脂肪酶可分解中性脂肪引起脂肪坏死。激活的胰酶还可通过血行与淋巴途径到达全身,引起全身多脏器(如肺、肾、脑、心、肝)损害和出血坏死性胰腺炎。研究提示,胰腺组织损伤过程中,一系列炎性介质(如氧自由基、血小板活化因子、前列腺素、白三烯、补体、肿瘤坏死因子等)起着重要的介导作用,促进了急性胰腺炎的发生和发展。

二、临床特点

(一)症状

1.腹痛

腹痛为急性胰腺炎最主要的表现。95%的急性胰腺炎患者腹痛是首发症状,常在大量饮酒或饱餐后突然发作,程度轻重不一,可以是钝痛、钻顶或刀割样痛,呈持续性,也可阵发性加剧,不能为一般解痉药所缓解。腹痛多数位于上腹部、脐区,也可位于左右上腹部,并向腰背部放射。弯腰或起坐前倾位可减轻疼痛。轻症者在3～5天即缓解,重症腹痛剧烈且持续时间长。由于腹腔渗液扩散,可弥漫呈全腹痛。

2.恶心、呕吐

大多数患者起病后即伴恶心、呕吐,呕吐常较频繁。患者可呕吐出食物或胆汁,呕吐后腹痛不能缓解。

3.发热

大多数患者为中度以上发热,一般持续3～5天,如发热持续不退或逐日升高,则提示为出血坏死性胰腺炎或继发感染。

4.黄疸

黄疸常于起病后1～2天出现,多为胆管结石或感染所致,随着炎症消退逐渐消失。如病后5～7天出现黄疸,应考虑并发胰腺假性囊肿压迫胆总管的可能,或由于肝损害而引起肝细胞性黄疸。

5.低血压或休克

重症患者常发生低血压或休克,表现为烦躁不安、皮肤苍白湿冷、脉搏细弱、血压下降,极少数可突然发生休克甚至猝死。

(二)体征

轻症急性胰腺炎患者腹部体征较轻,上腹有中度压痛,无或有轻度腹肌紧张和反跳痛,均有腹胀,一般无移动性浊音。重症急性胰腺炎患者上腹部压痛明显,并有腹肌紧张及反跳痛,出现腹膜炎时则全腹明显压痛、腹肌紧张,重者有板样强直。伴肠麻痹者有明显腹胀、肠鸣音减弱或消失,可叩出移动性浊音。腹水为少量至中等量,常为血性渗液。少数重症患者两侧胁腹部皮肤可出现蓝-棕色瘀斑,称为"格林-特纳征"(Grey-Turner 征);脐周皮肤呈蓝-棕色瘀斑,称为"库伦征"(Cullen 征),系因血液、胰酶、坏死组织穿过筋膜和肌层进入皮下组织所致。起病2～4周后,因假性囊肿或胰及其周围脓肿,于上腹部可扣及包块。

(三)并发症

1.局部并发症

(1)胰腺脓肿:一般在起病后2～3周,因胰腺或胰周坏死组织继发细菌感染而形成脓肿。

(2)假性囊肿:多在起病后3～4周形成。由于胰液和坏死组织在胰腺本身或胰周围被包裹而形成囊肿,囊壁无上皮,仅为坏死、肉芽、纤维组织。囊肿常位于胰腺体、尾部,数目不等,大小不一。

2.全身并发症

重症急性胰腺炎常并发不同程度的多脏器功能衰竭(MOF),主要有以下几种。

(1)急性呼吸衰竭(呼吸窘迫综合征):呼吸衰竭可在胰腺炎发病48小时即出现,早期表现为呼吸急促,过度换气,可呈呼吸性碱中毒,动脉血氧饱和度下降,即使高流量吸氧,呼吸困难及缺氧也不易改善,乳酸血症逐渐加重;晚期 CO_2 排出受阻,呈呼吸性及代谢性酸中毒。

(2)急性肾衰竭:表现为少尿、无尿、尿素氮增高,可迅速发展成为急性肾衰竭,多发生于病程的前5天,常伴有高尿酸血症。

(3)心律失常与心功能不全:胰腺坏死可释放心肌抑制因子,抑制心肌收缩,降低血压,导致心力衰竭。患者的心电图可有各种改变,如 ST-T 改变、传导阻滞、期前收缩、心房颤动或心室颤动等。

(4)脑病:表现为意识障碍、定向力丧失、幻觉、躁动、抽搐等,多在起病后3～5天出现。若有精神症状则预后差,死亡率高。

(5)其他:如弥散性血管内凝血(DIC)、糖尿病、败血症及真菌感染、消化道出血、血栓性静脉炎等。

(四)辅助检查

1.白细胞计数

重症急性胰腺炎患者多有白细胞增多及中性粒细胞核左移。

2.淀粉酶测定

淀粉酶升高对诊断急性胰腺炎有价值,但无助于水肿型和出血坏死型胰腺炎的鉴别。

(1)血淀粉酶:血淀粉酶在起病后6～12小时开始升高,24小时达高峰,常超过正常值3倍以上,维持48～72小时后逐渐下降。若淀粉酶反复升高,提示复发;若持续升高,提示有并发症。需注意的是,淀粉酶升高程度与病情严重性并不一致。在重症急性胰腺炎患者中,如腺泡破坏过甚,血清淀粉酶可不高甚或明显下降。某些胰外疾病也可引起淀粉酶升高,如胆囊炎、胆石症、溃疡穿孔、腹部创伤、急性阑尾炎、肾功能不全、急性妇科疾病、肠梗阻或肠系膜血管栓塞等,均可有轻度的淀粉酶升高。

(2)尿淀粉酶:尿淀粉酶升高较血淀粉酶稍迟,多于发病后12～24小时开始升高,下降缓慢,可持续1～2周。急性胰腺炎并发肾衰竭者尿中可测不到淀粉酶。

3.血清脂肪酶的测定

急性胰腺炎时,血清脂肪酶的增高较晚于血清淀粉酶,于起病后24～72小时开始升高,持续7～10天,其对起病后就诊较晚的急性胰腺炎患者有诊断价值,而且特异性也较高。

4.血钙测定

急性胰腺炎时常发生低钙血症,低血钙的程度和临床病情严重程度相平行。若血钙低于1.75 mmol/L,仅见于重症胰腺炎患者,为预后不良的征兆。

5.其他生化检查

急性胰腺炎时,常见暂时性血糖升高,这与胰岛素释放减少和胰高血糖素释放增加有关。持久性的血糖升高(>10 mmol/L)反映出胰腺坏死。部分患者可出现高三酰甘油血症、高胆红素血症。胸腔积液或腹水中淀粉酶可明显升高。如出现低氧血症、低蛋白血症、血尿素氮升高等,均提示预后不良。

6.影像学检查

超声与CT显像对急性胰腺炎及其局部并发症有重要的诊断价值。急性胰腺炎时,超声与CT检查可见胰腺弥漫性增大,其轮廓及其与周围边界模糊不清,胰腺实质不均,坏死区呈低回声或低密度图像,并可清晰地显示胰内外组织坏死的范围与扩展方向,对并发腹膜炎、胰腺囊肿或脓肿的诊断也有帮助。肾衰竭或因过敏而不能接受造影剂者可行磁共振检查。

X线胸片可显示与胰腺炎有关的肺部表现,如胸腔积液、肺不张、急性肺水肿等。腹部平片可发现肠麻痹或麻痹性肠梗阻征象。

三、诊断和鉴别诊断

急性上腹痛,血、尿淀粉酶显著升高时,应想到急性胰腺炎的可能,但重症胰腺炎患者的淀粉酶可能正常,故诊断必须结合临床表现、必要的实验室检查和影像检查结果,并排除其他急腹症,方能确立诊断。具有以下临床表现者有助于重症胰腺炎的诊断:①症状:烦躁不安,四肢厥冷,皮肤呈斑点状等休克征象。②腹肌强直,腹膜刺激征阳性,出现 Grey-Turner 征或 Cullen 征。③实验室检查:血钙降至 2 mmol/L 以下,空腹血糖超过 11.2 mmol/L(无糖尿病史),血尿淀粉酶突然下降。④腹腔穿刺出有高淀粉酶活性的腹水。

前已述及,胰腺外疾病也可出现淀粉酶升高,许多胸腹部疾病也会出现腹痛,故在诊断急性胰腺炎时,应结合病史、体征、心电图、有关的实验室检查和影像学检查加以鉴别。

四、处理

(一)一般处理

1.监护

严密观察患者的体温、脉搏、呼吸、血压与尿量。密切观察患者的腹部体征变化,不定期检测患者的血、尿淀粉酶和电解质(K^+、Na^+、Cl^-、Ca^{2+})、血气分析、肾功能等。

2.维持血容量及水、电解质平衡

患者因呕吐、禁食、胃肠减压而丢失大量水分和电解质,需给予补充。尤其是重症急性胰腺炎患者,胰周大量渗出、有效血容量下降将导致低血容量性休克。应每天补充 3 000~4 000 mL液体,包括晶体溶液和胶体溶液,如输新鲜血、血浆或清蛋白,注意电解质与酸碱平衡,尤其要注意纠正低钾和酸中毒。

3.营养支持

营养支持对重症胰腺炎患者尤为重要。早期应给予全胃肠外营养(TPN),如无肠梗阻,应尽早进行空肠插管,过渡到肠内营养(EN)。EN可增强肠道黏膜屏障,防止肠内细菌移位。

4.止痛

可用哌替啶50~100 mg肌内注射止痛,必要时可6~8小时重复注射。禁用吗啡,因吗啡对 Oddi 括约肌有收缩作用。

(二)抑制或减少胰液分泌

1.禁食和胃肠减压

禁食和胃肠减压可以减少胃酸和胰液的分泌,减轻呕吐与腹胀。

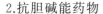

2.抗胆碱能药物

抗胆碱能药物如阿托品 0.5 mg,每 6 小时肌内注射 1 次,能抑制胰液分泌,并改善胰腺微循环,有肠麻痹者不宜使用。

3.制酸药

制酸药如 H₂ 受体拮抗药法莫替丁静脉滴注,或质子泵抑制剂奥美拉唑 20～40 mg 静脉注射,可以减少胃酸分泌,从而间接减少胰液分泌。

4.生长抑素及其类似物奥曲肽

这类药物可抑制缩胆囊素、促胰液素和促胃液素释放,减少胰酶分泌,并抑制胰酶和磷脂酶活性。

(三)抑制胰酶活性

可抑制胰酶分泌及已释放的胰酶活性,该法适用于重症胰腺炎的早期治疗。

1.抑肽酶

抑肽酶可抑制胰蛋白酶,并抑制纤溶酶和纤溶酶原的激活因子,从而阻止纤溶酶原的活化,可以防治纤维蛋白溶解引起的出血。

2.加贝酯

加贝酯是一种合成胰酶抑制药,具有强力抑制胰蛋白酶、激肽酶、纤溶酶、凝血酶等活性的作用,从而阻止胰酶对胰腺的自身消化作用。

(四)抗生素

因胆管感染、急性胰腺炎继发感染及肠道细菌移位,故可给予广谱抗生素。

(五)并发症的处理

急性呼吸窘迫综合征除用地塞米松、利尿药外,还应做气管切开,并使用呼吸终末正压人工呼吸器;有高血糖或糖尿病时使用胰岛素治疗;有急性肾衰竭者采用透析治疗。

(六)内镜下 Oddi 括约肌切开术(EST)

EST 适用于胆源性胰腺炎合并胆管梗阻或胆管感染者,对此类患者可行 Oddi 括约肌切开术和(或)放置鼻胆管引流。

(七)手术治疗

手术治疗的适应证有:①急性胰腺炎诊断尚未肯定,而又不能排除内脏穿孔、肠梗阻等急腹症时,应进行剖腹探查。②合并腹膜炎,经抗生素治疗无好转者。③胆源性胰腺炎处于急性状态,需外科手术解除梗阻。④并发胰腺脓肿、感染性假性囊肿或结肠坏死者应及时手术。

(柏 鑫)

第五节 ICU 患者相关腹泻

腹泻是指由于某种原因使肠蠕动过快,肠黏膜的分泌与吸收功能异常,导致每天排便次数超过 3 次,粪便量超过 200 g,其中水分超过粪便总量的 85%。ICU 危重患者腹泻的发生比例较高,这既加重了患者原有的病情,又增加了患者的经济负担。因此,临床上需通过早发现、早预防来降低 ICU 患者相关腹泻的发生率。

一、腹泻的发病机制及分类

正常人每天有大量液体进入小肠,其主要由小肠吸收,其次被结肠吸收,少量随粪便排出体外,这是水在胃肠道分泌和吸收过程中动态平衡的结果。如平衡失调,就会引起腹泻。

(一)高渗性腹泻

在正常人中,食糜经过十二指肠进入空肠后,空肠与回肠内容物呈等渗状态。如果摄入的食物或药物是浓缩、高渗而又难以消化和吸收的,则血浆和肠腔之间的渗透压差将增大,血浆中的水分很快透过肠黏膜进入肠腔,直到肠内容物被稀释成等渗为止,大量液体存留刺激肠运动而致腹泻。高渗性药物有泻药(如硫酸镁、硫酸钠)、脱水剂(如甘露醇、山梨醇)、降氨药(如乳果糖)等。

(二)吸收不良性腹泻

许多疾病可造成弥漫性肠黏膜损伤和功能改变,导致吸收不良性腹泻。肠黏膜吸收功能减损、肠黏膜面积减少、肠黏膜梗阻性充血、先天性选择吸收障碍等可导致小肠吸收功能不良,引起腹泻。

(三)分泌性腹泻

当肠道黏膜细胞的分泌量超过上皮细胞的吸收能力时可致腹泻。刺激肠黏膜分泌的因子可分为四类:细菌的肠毒素、神经体液因子、免疫炎性介质和去污剂。刺激因子可引起大量肠液、电解质和水分分泌,从而导致腹泻。

(四)渗出性腹泻

肠黏膜炎症时会渗出大量黏液、脓、血,可致腹泻,炎性渗出物可增高肠内渗透压。肠黏膜有损伤时,电解质、溶质和水的吸收可发生障碍;黏膜炎症可刺激肠上皮细胞分泌,增加肠的动力,引发腹泻。

(五)运动性腹泻

药物、疾病和胃肠道手术可改变肠道的正常运动功能,促使肠蠕动加速,以致肠内容物过快通过肠腔,与黏膜接触时间过短,影响消化与吸收,发生腹泻。

二、ICU 相关腹泻的原因

(一)引起腹泻的内源性原因

1.消化道疾病

急性胃肠炎、上消化道出血、消化腺疾病、肠结核、结肠炎、肠息肉、肠道肿瘤、胰腺炎、胆囊炎、肝炎等消化系统疾病均可引起不同程度的腹泻,影响水分和营养物质的消化与吸收。

2.全身性疾病

中毒、休克、脓毒血症等可引起胃肠道黏膜缺血、缺氧,导致腹泻发生。

(二)引起腹泻的外源性原因

1.胃肠道手术

胃肠道手术常须洗胃、灌肠及预防性使用肠道抑菌药物,pH 值改变造成肠黏膜屏障功能受损,免疫力下降;术中牵拉、钳夹等刺激,手术时暴露时间长,可加重黏膜水肿淤血;术后禁食、胃肠减压、肠麻痹等可引起胃黏膜通透性增加、功能障碍。胃肠部分或大部分切除后,胃肠容量减小,腺体分泌不足,吸收障碍及细菌生长过度,可引起肠道内代谢紊乱和吸收障碍。

2.感染

各种细菌、病毒、真菌、原虫等通过食物、水经口进入,可引起胃肠道感染而导致腹泻;无菌操作处理不当,延迟肠内营养等导致菌群移位、菌群失调,也可引起感染性腹泻。

3.抗生素

抗生素的联合应用扩大了抗菌谱范围,容易导致肠道菌群失调,继发抗生素相关性腹泻(AAD)。AAD是抗感染药物的一种常见的不良反应,其与抗生素使用时间过长(≥10天)相关。AAD的发生还与气管插管、留置尿管、鼻饲饮食等侵袭性操作及自身所患疾病等有关,临床表现为腹泻和假膜性肠炎,前者病情较轻,后者病情严重甚至可以致死。AAD重症患者腹泻易并发脱水、电解质紊乱、代谢性酸中毒、休克、DIC以及肠出血、肠穿孔、中毒性肠麻痹等。

4.肠内营养

腹泻是肠内营养过程中最常见的并发症,原因与下列因素有关:营养液温度低于正常温度;营养液高渗透压或输注速度过快;危重患者低蛋白血症、胃肠道水肿,吸收障碍。其中,输注太快是引起腹泻症状的主要原因。

5.机械通气

机械通气时会使用抗酸剂预防应激性溃疡,致使胃液酸度降低,菌群过度繁殖引起腹泻;正压机械通气会阻碍胃肠道血液回流和胆汁排泄,使胃肠功能降低而引起腹泻。

6.假性腹泻

老年人、手术后患者或者重病后,粪便停滞嵌塞在直肠内不能排出,粪块可刺激直肠黏膜和肛门,使大便次数增多,不时有血性黏液或少量粪便从肛门排出,这实际上是严重的便秘。这类便秘有时灌肠不易排出,需要用手指挖出粪块,这种类似腹泻的症状称为"假性腹泻"。

7.其他原因

高热患者使用冰袋物理降温及使用降温毯也会发生腹泻。

三、诊断与治疗

腹泻的病因诊断需要从病史、症状、体征、实验室检查,特别是粪便性状及粪便检验中获得依据。许多患者通过仔细分析病史和上述检查的初步结果,往往可以得出正确诊断。如诊断仍不清楚,为明确原发病病因,可进一步做X线钡剂灌肠和钡餐检查,直肠/结肠镜检查、超声、CT、内镜逆行胆胰管造影(ERCP)等影像学检查以明确诊断。

ICU患者相关腹泻的治疗方法有以下这些。

(一)一般治疗

治疗时,首先要及时采取标本送检,根据回报和病因及时选用药物。积极治疗原发病,密切观察病情变化,维持有效循环血量,缓解消化道的缺血缺氧状态。及时补充水分及电解质,纠正低蛋白血症状态,对低蛋白血症、禁食时间较长或胃肠道暂不可使用的患者,可先行肠外营养,待无肠道禁忌证时应尽早行肠内营养。必要时加以隔离治疗,如需手术治疗者及时采取手术治疗。

(二)合理应用肠内营养

应用肠内营养应遵循"浓度由低到高,容量由少到多,速度由慢到快"的原则。肠内营养开始前给等渗盐水250～500 mL,肠道能耐受者次日给予营养液,逐日增加至需要量和浓度。采用输液恒温器保持营养液温度在37 ℃,经营养泵控制灌注速度,抬高床头30°～45°,定时检查胃潴留情况,并用温开水或无菌生理盐水有效冲洗管道。肠内可予谷氨酰胺强化肠黏膜屏障功能,改善肠道微生态。营养液的配制及输送过程严格无菌操作,现配现用,防止污染。

（三）合理使用抗生素

严格掌握抗生素的适应证,早期的降阶梯治疗和停用广谱抗菌药物是预防腹泻的关键。根据抗菌药的作用特点及患者的生理、病理及免疫状态用药,严格控制抗菌药的预防应用和联合用药。对于大量、长期应用抗菌药物的患者,应有针对性地监测肠道菌群,及时调整抗菌药物,采用微生态制剂维护肠道正常菌群。

（四）及时去除不利因素

合理使用压力支持模式和呼气末正压,尽可能趋于或达到正常的胸压和腹压,必要时停用抑酸剂。使用呼吸机期间建议取半卧位,强化口腔护理,使用鼻-空肠喂养,可有效预防呼吸机相关性肺炎的发生。

（五）其他

1.适当应用胃肠动力药

应用胃肠动力药物时应基于患者的病情及个体差异,排便后立即停药,避免过度导泻;对便秘患者尽量采用物理疗法,如多食含粗纤维的蔬菜和水果。

2.粪液引流

有研究表明,双腔气囊尿管末端接负压吸引器持续引流,可有效吸出肠内稀便,方便直肠用药治疗腹泻。

3.严格无菌操作

避免侵袭性操作如鼻饲、灌肠术等造成的感染;坚持每餐做好食物、食具消毒;对感染性腹泻患者采取严格的床边隔离措施,避免发生交叉感染。

4.微生态制剂

微生态制剂中含有人体肠道中的共生菌,可以在肠道中定植,与致病菌竞争受体结合部位或营养物质,抑制致病菌的生长;还可刺激宿主的免疫应答,增强体液免疫和细胞免疫。

（柏　鑫）

第六节　腹腔高压和腹腔间室综合征

正常情况下,人体的腹腔内压(intra-abdominal pressure,IAP)为 0 mmHg 到 1 个大气压。2006 年,世界腹腔间室综合征协会(WSACS)将 IAP 大于等于 12 mmHg 定义为腹腔内高压(intra-abdominal hypertension,IAH)。根据 IAP 的高低,将 IAH 分为四级:IAP 达 2～15 mmHg 为Ⅰ级,16～20 mmHg 为Ⅱ级,21～25 mmHg 为Ⅲ级,超过 25 mmHg 为Ⅳ级。腹腔内高压并导致循环、肺、肾、胃肠道等多器官功能障碍的,称为"腹腔间室综合征"(abdominal compartment syndrome,ACS)。ACS 被认为是腹腔高压的后期临床表现。

一、病因

当腹腔内容物体积增加超过腹腔变化能力时,IAP 可逐渐增高,引起 IAH。IAH 是 ACS 的早期表现,二者是同一病理过程的不同阶段。急性 ACS 可在数小时或数日内发生,常见原因如下：①自发性：腹膜炎、重症急性胰腺炎、肠梗阻（特别是肠扭转）、腹主动脉瘤破裂、急性胃扩张等；②创伤后：腹腔实质脏器或腹膜后脏器急性出血、空腔脏器破裂等；③手术后：术后腹膜炎、腹腔脓肿、肠麻痹，巨大腹壁疝修补术后、腹壁张力缝合等；④医源性：大量液体复苏、腹腔填塞止血、腹腔镜气腹、腹壁切口高张力缝闭等。

慢性 ACS 在临床上较为少见，起病缓慢。大量腹水、大的腹部囊肿和肿瘤、肥胖、长期腹透可以引起 IAH。由于慢性 IAP 升高，腹腔可以有一个逐渐适应的过程，因此在急性 ACS 中看到的病情迅速恶化的现象在慢性患者中很少见。

二、病理生理

（一）胃肠道

发生 ACS 时，胃肠道为反应最敏感的器官。随着 IAP 的增加，腹腔灌注压降低，肠系膜上动脉血流减少，进而导致胃黏膜 pH 值下降和细菌移位。IAH 还可直接压迫肠系膜静脉，从而造成静脉高压及肠道水肿，进一步升高了 IAP，以致胃肠血流灌注减少，肠黏膜屏障受损，发生细菌移位，最终导致多器官功能障碍。ACS 时 IAP 越高，胃黏膜 pH 值越低。当 IAP 升高时，可导致肠黏膜屏障受损，从而发生细菌移位。

（二）循环系统

随着 IAP 的增加，导致中心静脉压、全身血管阻力、肺动脉压及肺动脉楔压（pulmonary artery wedge pressure，PAWP）升高。IAP 的增加导致膈肌上抬，胸腔内压升高可直接压迫心脏，使心脏顺应性下降，心室舒张末期容积下降，收缩力减弱，进而导致 CO 的降低；增高的 IAP 压迫下腔静脉和门静脉，使回心血流量减少，同时压迫毛细血管床和小动脉，使周围血管阻力增加，引起心脏后负荷增加。研究发现，当 IAP 达到 10 mmHg 时，回心血量和 CO 即可减少，且随着 IAP 增高，心排血量呈进行性下降。

（三）呼吸系统

一般情况下，IAP 为 16～30 mmHg 时肺实质即开始受压；随着 IAP 的升高，PaO_2 下降，$PaCO_2$ 升高，其直接原因是机械性压迫：升高的 IAP 导致膈肌上升，使胸腔内压升高，肺血管阻力增加，肺顺应性下降，肺容积减少，肺换气不足，肺通气/血流比值失调，进而引起呼吸功能衰竭，呼吸道压力峰值及平均气道压明显增加，增加了肺部感染的机会。

（四）肾脏

IAP 进行性升高将导致肾灌注压、肾血流量和肾小球滤过率下降，血液中尿素、肌酐、醛固酮和抗利尿激素增加，从而引起少尿或无尿等肾功能障碍。当 IAP 升高到 15～20 mmHg 时即出现少尿，达 30 mmHg 时即出现无尿，且对扩容及多巴胺和髓袢利尿剂无效。

（五）肝脏

IAH 时，由于 CO 下降，肝动脉血流减少；IAH 可导致肝脏机械性受压以及肝静脉和门静脉血流量降低，进而导致能量物质产生减少，乳酸清除率下降，因而血清乳酸浓度可作为反映 LAH/ACS 病情及液体复苏疗效的有效指标。

（六）中枢神经系统

IAH 对中枢神经系统的影响是导致颅内压（intracranial pressure，ICP）升高，脑灌流压（cerebral perfusion pressure，CPP）降低。ICP 与 CPP 变化的原因与胸膜腔内压和中心静脉压升高导致颅内静脉回流障碍有关。

IAH/ACS的高危因素：①腹壁顺应性降低；②脏器内容物增加；③腹腔内容物增加；④毛细血管渗漏/液体复苏等。

三、诊断

(一)临床表现

病史和临床表现是判断ACS的重要依据，比IAP的测定更重要。ACS的诊断依据有：①IAP不低于20 mmHg；②出现以下1个或1个以上的临床表现：气道压增加、低氧血症、少尿/无尿、心排血量下降、低血压或酸中毒；③经腹腔减压后临床症状改善。

1.常见临床表现

ACS的早期体征是腹胀、心率加快和(或)血压下降，呼吸道阻力增加、低氧和高碳酸血症，同时伴有少尿，对液体复苏、多巴胺及呋塞米无效；后期体征是腹胀、少尿、无尿、氮质血症、呼吸衰竭、肠道和肝脏血流量降低，以及发生低心排血量综合征。

2.体格检查

体格检查可见腹胀，腹壁紧张；呼吸急促，膈肌运动减弱；脉搏减弱，血压下降；少尿(尿比重增加)或无尿；肢端湿冷；毛细血管充盈延缓；精神障碍；鼻饲不耐受等。

(二)辅助检查

X线胸片、B超检查可以见到膈肌上抬、腹水等征象。心脏彩超或经食管超声心动图可提示心室舒张末期充盈不足，心排血量减少。如行漂浮导管血流动力学监测，可发现CVP与PCWP正常或增高，但心排血量减少。CT表现可见下腔静脉压迫狭窄，肾脏受压移位，肠壁水肿、增厚，圆腹征阳性(腹部前后径/横径比例超过0.8)。

(三)腹内压的测量和分级

对于ICU患者，一些IAP正常的病例也不能排除ACS，必需结合临床和其他检查结果才能明确诊断。

四、治疗

(一)一般性治疗

与其他重症患者一样，一般性治疗包括血流动力学监测、机械通气、纠正电解质/酸碱失衡、营养支持、防治感染和控制血糖等。

(二)排空胃肠道内容物

胃肠减压可予留置胃管，持续负压吸引；也可灌肠或肛管引流进行直肠引流。如患者无禁忌证，可给予胃肠促动力药，如胃内注入西沙比利、多潘立酮等，也可给予甲氧氯普胺或新斯的明静脉注射，排空肠内容物并降低IAP。

(三)解除腹腔占位

腹腔积血、腹水、腹腔脓肿、腹膜后血肿甚至游离气体都能导致占位性损害，并导致IAP升高。如证实过多的液体聚集在腹部，可行经皮穿刺引流。不能引流的占位如实体肿瘤，则必须采取手术治疗措施。

(四)液体管理

过度复苏、大量液体复苏将导致IAH/ACS，应当尽量避免医源性的ACS，因此液体管理非常重要。在发生IAH/ACS后，尽管患者的CVP升高，但其不能真正反映右心前负荷，有条件者可监测 PAWP、心排血量、混合静脉血氧饱和度等,同时结合血流灌注指标,以便更好地进行液体管理和指导应用血管活性药物。如持续复苏血流动力学稳定却少尿、无尿,则应尽早采用透析或超滤等疗法去除过量液体。液体的去除要绝对保证不影响组织灌注。

(柏 鑫)

第七节 暴发性肝衰竭

暴发性肝衰竭(FHF)是指原来无肝炎病史,急骤发病后 8 周内肝细胞大块变性、坏死,导致肝功能衰竭的综合征。本病预后险恶,病死率可达 40% 以上。

一、病因与发病机制

(一)病因

1.病毒感染

(1)肝炎病毒:包括各型肝炎病毒,其中以乙肝病毒所致者占首位。

(2)其他病毒:如 EB 病毒、巨细胞病毒、疱疹病毒及柯萨奇病毒等。

2.药物及化学毒物

(1)药物性肝损伤最常见,如抗结核药、对乙酰氨基酚、四环素、甲基多巴、氟烷、单胺氧化酶抑制剂及磺胺药等。

(2)化学性毒物如四氯化碳、毒蕈及无机磷等。

3.代谢异常

代谢异常有急性妊娠期脂肪肝、半乳糖血症、遗传性酪氨酸血症、瑞氏(Reye)综合征及威尔逊(Wilson)病等。

4.肝脏缺血及缺氧

各种原因所致的充血性心力衰竭、感染性休克、肝血管阻塞等可造成肝脏缺血及缺氧。

5.肿瘤

如原发性或继发性肝癌,以后者为常见。

(二)发病机制

1.致病因素对肝细胞的损伤

(1)肝炎病毒导致肝细胞坏死:急性肝炎有 3.8%～6.7% 的患者可发生 FHF,具体取决于肝炎病毒的致病力和机体对该病毒的敏感性,相关机制包括:①病毒直接使肝细胞变性坏死;②机体产生的免疫抗体对病毒感染的肝细胞(靶细胞)发生免疫破坏作用。

(2)药物或毒物对肝细胞的损伤:①某些药物(如抗结核药)在肝脏内分解代谢,其代谢产物以共价键与肝细胞连接,形成新的大分子结构,是造成肝细胞坏死的重要原因之一;②酶诱导剂能增强单胺氧化酶抑制剂的肝细胞毒性作用;③四环素可结合到肝细胞的 tRNA 上,影响肝细胞的合成作用;④毒蕈含有蝇蕈碱,能抑制肝细胞的 RNA 聚合酶,从而抑制肝细胞合成蛋白质。

2.肝内代谢物浓度的影响

肝细胞大量坏死可导致肝功能严重损伤,因此与肝脏有关的许多体内代谢产物浓度也会发生显著变化,表现为内源性和外源性异常物质增多,如血氨、短链脂肪酸(SCFA)、硫醇、乳酸等毒性物质增加;反之,维持人体正常功能的物质,如支链氨基酸、α-酮戊二酸、延胡索酸及草酰乙酸减少,进而干扰脑组织代谢,可产生精神、神经症状,严重时可发生肝性脑病。

二、诊断

(一)临床表现

FHF的临床表现取决于原发病及肝损害程度,而且常伴有多脏器功能受累。

1.神经系统障碍(脑病)

疾病早期因两侧前脑功能障碍,患者表现为性格改变和行为异常,如情绪激动、视幻觉、精神错乱、睡眠颠倒。病情加重后累及脑干功能受损,患者出现意识障碍并陷入昏迷,称为"肝性脑病"。

2.黄疸

患者可出现不同程度的黄疸,且呈进行性加重。

3.脑水肿

50%～80%的患者有脑水肿表现,如呕吐,球结膜水肿,并使昏迷程度加深。当发生脑疝时,两侧瞳孔大小不等,可致呼吸衰竭而死亡。

4.出血

FHF患者因肝功严重受损使凝血因子合成减少,故常伴有严重出血倾向,危重者可发生急性DIC,主要表现为上消化道出血及皮肤黏膜广泛出血。发生大出血后,FHF患者血容量减少,血氨增高,可诱发或加重肝性脑病。

5.肺部病变

FHF患者可发生多种肺部病变,如肺部感染、肺水肿及肺不张等,其中肺水肿的发生率异常增高,可导致突然死亡。

6.肾衰竭

FHF患者合并急性肾衰竭的发生率为70%～80%,可出现少尿、无尿、氮质血症及电解质紊乱的表现。

7.低血压

大多数FHF患者伴有低血压,其原因是出血、感染、心肺功能不全及中枢性血管运动功能受损所致。

(二)辅助检查

1.血清转氨酶

血清转氨酶早期升高,晚期可降至正常。

2.血清胆红素

血清胆红素以结合胆红素升高为主,并出现"酶胆分离"现象,即胆红素进行性升高时转氨酶却降低,提示预后不良。

3.凝血与抗凝功能检查

可见多种凝血因子活性降低,凝血酶原时间延长,且用维生素K不能纠正。抗凝血酶Ⅲ和α血浆抑制物合成障碍,与肝脏受损程度呈正相关,可用于对预后的判断。

4.血清蛋白与前清蛋白

早期患者血清前清蛋白及清蛋白即可明显降低,可用于早期诊断。

5.血浆氨基酸

FHF患者血液中芳香族氨基酸水平显著增高,支链氨基酸水平降低。

6.甲胎蛋白

血清甲胎蛋白轻度升高。

7.影像学检查

腹部超声、CT、磁共振等检查可观察患者的肝脏萎缩和坏死程度。

8.脑压检测

FHF患者存在颅内压升高,常用持续导管测压。

(三)诊断标准

1983年提出的FHF早期诊断要点如下:

(1)患者无肝炎病史,体检时肝脏明显缩小,周身情况渐差。

(2)患者的神志模糊,或新近有性格、行为改变。

(3)肝功能检查异常,凝血酶原时间延长,超过对照3秒以上。

(4)低血糖。

(5)重度高胆红素血症。

(6)血氨升高。

(7)脑电图异常。

三、救治措施

FHF的病因复杂,病情变化多端,进展迅速,治疗上必须采取综合措施才能降低病死率,具体措施如下。

(一)严密监护及支持疗法

(1)患者应安置在监护病房,严格记录各项生命体征及精神、神经情况,预防感染,对病情变化应及时处理。

(2)补充足够的热量及营养,每日热量为1 200～1 600 kJ;必须输注10%的葡萄糖液及多种维生素,适当辅以新鲜血浆、全血和清蛋白等。

(3)维持电解质和酸碱平衡,特别应纠正低血钾,如出现稀释性低血钠应限制入水量。

(二)护肝治疗

1.胰高血糖素

胰岛素疗法可用胰高血糖素1 mg及胰岛素8 U溶于10%的葡萄糖溶液250～500 mL中静脉滴注,每日1次,2周为一个疗程。本疗法可阻止肝坏死,促进肝细胞再生。

2.能量合剂

能量合剂每日一剂,同时可给予肝素250 mL。

3.六合或复方氨基酸

复方氨基酸250 mL或支链氨基酸250～500 mL静脉滴注,可调整患者体内的氨基酸失衡。

4.促肝细胞生长因子(HGF)

HGF每日80～120 mg,溶于5%～10%的葡萄糖溶液250～500 mL中静脉滴注。该药可促进肝细胞再生,保护肝细胞膜,并能增强肝细胞清除内毒素的功能。

（三）并发症的治疗

1.出血倾向

对皮肤黏膜出血可用足量维生素 K_1,输注新鲜血浆以及补充凝血因子、凝血酶原复合物、酚磺乙胺等;消化道常发生急性胃黏膜病变而出血者,可用组织胺 H_2 受体阻滞剂及壁细胞质子泵阻滞剂奥美拉唑,或口服凝血酶;若发生 DIC 出血应使用肝素,每次 $0.5\sim1$ mg/kg,加入 $5\%\sim10\%$ 的葡萄糖溶液 500 mL 中静脉滴注,用试管法测定凝血时间,维持在 $20\sim25$ 分钟,出血好转后停药。在肝素化的基础上给予新鲜血浆或全血。

2.脑水肿

限制输液量,常规应用脱水剂,如 20% 的甘露醇 200 mL,快速静脉滴注,每 $6\sim8$ 小时一次;或用地塞米松 $5\sim10$ mg 静脉滴注,每 $8\sim12$ 小时一次。

3.肾衰竭

肾衰竭早期可常规使用利尿剂,如尿量仍不增加,则按功能性肾衰竭处理,或行透析疗法。

4.感染

必须尽早行抗感染治疗,应避免使用可损伤肝功能和肾功能的抗生素,如红霉素、四环素和氨基糖苷类药物。常选用氨苄西林和头孢菌素类抗生素。

5.调整免疫功能

可用胸腺素 20 mg 加入 10% 的葡萄糖液内静脉滴注;或干扰素 100 万单位,每周 $2\sim3$ 次,肌内注射。

（四）肝移植

肝移植是目前较新的 FHF 治疗方法,但价格昂贵、条件受限,尚难普及应用。

（柏　鑫）

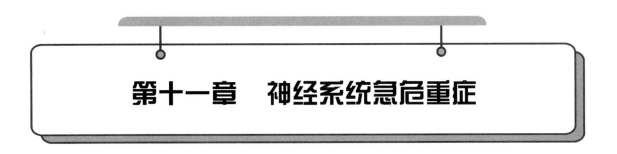

第十一章　神经系统急危重症

第一节　原发性脑出血

脑出血(ICH)是指原发性非外伤性脑实质和脑室内出血,占全部脑卒中的 20%～30%。根据受损破裂的血管可分为动脉出血、静脉出血及毛细血管出血,但以深部穿通支小动脉出血为最多见。常见者为高血压伴发的脑小动脉病变在血压骤升时破裂所致,称为"高血压性脑出血"。

一、临床表现

(一)脑出血共有的临床表现

(1)高血压性脑出血多见于 50～70 岁的高血压患者,男性略多见,冬春季发病较多,患者多有高血压病史。

(2)多在动态下发病,如情绪激动、过度兴奋、排便用力过猛时等。

(3)发病多突然急骤,一般均无明显的前驱症状表现,常在数分钟或数小时内致使患者病情发展到高峰。

(4)发病时常突然感到头痛剧烈,并伴频繁呕吐,重症者呕吐物呈咖啡色,继而表现为意识模糊不清,很快出现昏迷。

(5)呼吸不规则或呈潮式呼吸,伴有鼾声,面色潮红,脉搏缓慢有力,血压升高,大汗淋漓,大小便失禁,偶见抽搐发作。

(6)若患者昏迷加深,脉搏快,体温升高,血压下降,则表示病情危重,有生命危险。

(二)基底节区出血

基底节区出血约占全部脑出血的 70%,以壳核出血最为常见。由于出血常累及内囊,并以内囊损害体征为突出表现,故又称"内囊区出血";壳核出血又称"内囊外侧型出血",丘脑出血又称"内囊内侧型出血"。本征除具有以上脑出血的一般表现外,患者可出现头和眼转向病灶侧凝视和偏瘫、偏身感觉障碍及偏盲。病损如在主侧半球可有运动性失语,个别患者可有癫痫发作。"三偏"的体征多见于发病早期或轻型患者,如病情严重,意识呈深昏迷状,则无法测得偏盲,仔细检查可能发现偏瘫及偏身感觉障碍。因此,临床上一定要结合其他症状与体征,切不可拘泥于"三偏"的表现。

（三）脑桥出血

脑桥出血约占脑出血的 10%，多由基底动脉脑桥支破裂所致。出血灶多位于脑桥基底与被盖部之间。大量出血（血肿超过 5 mL）累及双侧被盖和基底部，常破入第四脑室。脑桥出血的临床特点如下。

（1）若开始于一侧脑桥出血，则患者表现为交叉性瘫痪，即病变侧面瘫和对侧偏瘫，头和双眼同向凝视病变对侧。

（2）脑桥出血常迅速波及双侧，患者四肢弛缓性瘫痪（休克期）和双侧面瘫，个别病例有去大脑强直的表现。

（3）因双侧脑桥出血，患者头和双眼回到正中位置，双侧瞳孔极度缩小，呈针尖状，这是脑桥出血的特征之一，此系脑桥内交感神经纤维受损所致。

（4）脑桥出血因阻断了丘脑下部的正常体温调节功能而使患者体温明显升高，呈持续高热状态，这是脑桥出血的又一特征。

（5）双侧脑桥出血由于破坏或阻断了上行网状结构激活系统，患者常在数分钟内陷入深昏迷。

（6）由于脑干呼吸中枢受到影响，患者表现为呼吸不规则或呼吸困难。

（7）脑桥出血后，患者如出现两侧瞳孔散大、对光反射消失、脉搏血压失调、体温不断上升或突然下降、呼吸不规则等，为病情危重的表现。

（四）小脑出血

小脑出血的临床表现较复杂，临床症状和体征多种多样，因此常依其出血部位、出血量、出血速度以及对邻近脑组织的影响来判断。小脑出血的临床特点如下。

（1）患者多有高血压、动脉硬化史，部分患者有卒中史。

（2）起病凶猛，首发症状多为眩晕、头痛、呕吐、步态不稳等小脑共济失调的表现，可有垂直性或水平性眼球震颤。

（3）患者早期四肢常无明显的瘫痪，或有的患者仅感到肢体软弱无力，可有一侧或双侧肢体肌张力低下。

（4）患者双侧瞳孔缩小或不等大，双侧眼球不同轴，角膜反射早期消失，展神经和面神经麻痹。

（5）患者脑脊液可为血性，脑膜刺激征较明显。

（6）多数患者发病初期并无明显的意识障碍，随着病情的加重而出现不同程度的意识障碍，甚至迅速昏迷，瞳孔散大，眼-前庭反射消失，呼吸功能障碍，高热，强直性或痉挛性抽搐。

根据小脑出血的临床表现，可将其分为三型：①暴发型（闪电型或突然死亡型）：此型约占 20%，患者暴发起病，呈闪电样经过，常为小脑蚓部出血破入第四脑室，并以手抓头或颈部，表示头痛严重、剧烈，意识随即丧失而昏迷，亦常出现双侧脑干受压的表现，如出现四肢瘫、肌张力低下、双侧周围性面瘫、发绀、脉细、呼吸节律失调、瞳孔散大、对光反射消失。由于昏迷深，不易发现其他体征。患者可于数分钟至 1～2 小时内死亡，病程最长不超过 24 小时。②恶化型（渐进型、逐渐恶化型或昏迷型）：此型约占 60%，是发病最多的一型，常以严重头痛、不易控制的呕吐、眩晕等症状开始，患者一般均不能站立行走，逐渐出现脑干受压三联征：瞳孔明显缩小，时而又呈不等大，对光反射存在；双眼偏向病灶对侧凝视；周期性呼吸异常。更有临床意义的三联征是肢体共济失调，双眼向病灶侧凝视麻痹，周围性面瘫。患者可迅速发生不同程度的意识障碍，直至昏迷,此时患者瞳孔散大,出现去大脑强直,常在 48 小时或数日内死亡。③良性型(缓慢进展型):此型约占 20%,多数为小脑半球中心部少量出血所致,病情进展缓慢,患者早期小脑体征表现突出,如头痛、眩晕、呕吐、共济失调、眼震、角膜反射早期消失;如出血停止,血液可逐渐被吸收,患者完全恢复或遗留一定程度的后遗症;如继续出血,则病情可发展转化为恶化型。

自从 CT 和 MRI 检查技术问世以来,该病的病死率明显下降。尤其是前两型,如能及时就诊并做影像学检查,经手术治疗常能挽救生命。

(五)脑室出血

脑室出血一般为脑实质内的出血灶破入脑室,引起继发性脑室出血。由脑室内脉络丛血管破裂引起原发性脑室出血非常罕见,较常见的是由内囊、基底节出血破入侧脑室或第三脑室,脑干或小脑出血则可破入第四脑室。出血可限于一侧脑室,但以双侧侧脑室及第三、第四脑室(即整个脑室系统)都充满了血液者多见。脑室出血的临床表现通常是在原发出血的基础上突然昏迷加深,阵发性四肢强直,脑膜刺激征阳性,高热、呕吐,呼吸不规则或呈潮式呼吸,脉弱且速,眼球固定,四肢瘫痪,肌张力增高或减低,腱反射亢进或引不出,浅反射消失,双侧病理反射阳性,脑脊液为血性。如仅一侧脑室出血,则临床症状出现缓慢或较轻。

二、辅助检查

(一)腰椎穿刺

如依据临床表现脑出血诊断明确,或疑有小脑出血者,均不宜做腰椎穿刺检查脑脊液,以防因穿刺引发脑疝。如出血与缺血性疾病鉴别难以明确时,应慎重地进行腰椎穿刺(此时如有条件,最好做 CT 检查)。多数病例脑压升高在 2 kPa(200 mmH$_2$O)以上,并含有数量不等的红细胞和蛋白质。

(二)颅脑 CT 检查

CT 检查可以直接显示脑内血肿的部位、大小、数量、占位征象,以及破入脑室与否,从而为制订治疗方案、疗效的观察和预后的判断等提供直观的证据。脑出血不同时期的 CT 表现如下。

1.急性期(血肿形成期)

此期出现在发病后 1 周以内,血液溢出血管外形成血肿,其内含有大量血红蛋白,血红蛋白对 X 线吸收系数高于脑组织,故 CT 呈现高密度阴影,CT 值为 60～80 HU。

2.血肿吸收期

此期从发病第 2 周到 2 个月,自第 2 周血肿周围的血红蛋白逐渐破坏,纤维蛋白溶解,使其周围低密度带逐渐加宽,血肿高密度影像呈向心性缩小,边缘模糊,一般于第 4 周变为等密度或低密度区。在此期若给予增强检查,约有 90% 的血肿周围可显示环状强化,此环可直接反映原血肿的大小和形状。

3.囊腔形成期

此期出现在发病 2 个月后,血肿一般完全吸收,周围水肿消失,不再有占位表现,呈低密度囊腔,边缘清楚。

关于脑出血的病因诊断问题,临床上最多见的是动脉硬化、高血压,但应想到除高血压以外的其他一些不太常见的脑出血病因。尤其对 50 岁以下发病的青壮年患者,更应仔细地考虑有无其他病因的可能,如脑实质内小型动静脉畸形或先天性动脉瘤破裂;结节性动脉周围炎;病毒、细菌、立克次体等感染引起动脉炎,导致血管壁坏死、破裂;维生素 C 和 B 族维生素缺乏;砷中毒;

血液病；颅内肿瘤侵犯脑血管或肿瘤内新生血管破裂；抗凝治疗过程中等。

三、诊断与鉴别诊断

(一)诊断要点

典型的脑出血诊断并不困难，一般发病在 50 岁以上，有高血压、动脉硬化史，在活动状态时急骤发病，病情迅速进展，早期有头痛、呕吐、意识障碍等颅内压增高症状，短时内即出现严重的神经系统症状如偏瘫、失语及脑膜刺激征等，应考虑为脑出血。

如果腰椎穿刺脑脊液呈血性，或经颅脑 CT 检查即可确诊。当少量脑出血时，特别是出血位置未累及运动与感觉传导束时，患者往往症状轻微，常需要进行颅脑 CT 检查方能明确诊断。

(二)鉴别诊断

对于迅速发展为偏瘫的患者，首先要考虑为脑血管疾病。以昏迷、发热为主要症候者应注意与脑部炎症相鉴别；若无发热而有昏迷等神经症状，应与某些内科系统疾病相鉴别。

1.脑出血与其他脑血管疾病的鉴别

(1)脑血栓形成：本病多在血压降低状态(如休息过程中)发病，症状出现较迅速但有进展性，常在数小时至 2 天内达到高峰，患者意识多清晰。如过去有过短暂性脑缺血发作，本次发作又在同一血管供应区，尤应考虑本病。若临床血管定位诊断可局限在一个血管供应范围之内(如大脑中动脉或小脑后下动脉等)，或既往有过心肌梗死、高脂血症史，也有助于脑血栓形成的诊断。本病患者的脑脊液肉眼观察大多数皆为无色透明，少数患者红细胞为 $(10\sim100)\times10^6/L$，可能是出血性梗死所致。脑血管造影可显示血管主干或分支闭塞，脑 CT 可显示受累脑区出现界限清楚的楔形或不规则状的低密度区。

(2)脑栓塞多见于有风湿性瓣膜病的年轻患者，也可见于有严重全身性动脉粥样硬化的老年人。该病发病急骤，多无前驱症状即出现偏瘫等神经症状。患者意识障碍较轻，眼底有时可见栓子，脑脊液正常，脑 CT 表现和脑血栓形成引起的脑梗死相同。

(3)蛛网膜下腔出血多见于青壮年，因先天性动脉瘤破裂致病。老年人则先有严重的动脉硬化，受损的动脉多系脑实质外面的中等粗细动脉形成动脉瘤，一旦此瘤破裂可导致本病。该病起病急骤，常在患者情绪激动或用力时诱发，表现为头部剧痛、喷射性呕吐及颈项强直，意识障碍一般较轻，多数无局限性体征而以脑膜刺激征为主。由于流出的血液直接进入蛛网膜下腔，故皆可引起血性脑脊液。CT 显示蛛网膜下腔，尤其是外侧沟及环池中出现高密度影可以确诊。

(4)急性硬膜外血肿：本病患者有头部外伤史，多在伤后 24～48 小时内进行性出现偏瘫，常有典型的昏迷-清醒-再昏迷的所谓"中间清醒期"。仔细观察，患者在第 2 次昏迷前往往有头痛、呕吐及烦躁不安等症状。随偏瘫之发展，可有颅内压迅速升高的现象，甚至出现脑疝。脑 CT 多在颞部显示周边锐利的梭形致密血肿阴影。在正位片上，脑血管造影可见颅骨内板与大脑皮质间形成一无血管区，并呈月牙状，可确诊。

2.当脑出血患者合并高热时，应注意和下列脑部炎症相鉴别

(1)急性病毒性脑炎：本病患者先有高热、头痛，然后陷入昏迷，常有抽搐发作。查体可有颈项强直及双侧病理征阳性，腰椎穿刺查脑脊液，多数有白细胞(尤其是单核细胞)升高。如患者有疱疹性皮肤损害，更应考虑本病的可能。

(2)结核性脑膜炎：少数患者因结核性脑血管内膜炎引起小动脉栓塞或因脑底部蛛网膜炎而导致偏瘫，临床表现颇似脑出血。但此类患者多先有发热、头痛，脑脊液白细胞数增多，氯化物及

糖含量降低可助鉴别。

3.当脑出血患者已处于昏迷状态(尤其是老年人),应与下列疾病相鉴别

(1)糖尿病性昏迷:患者有糖尿病病史,常在饮食不加控制或停止胰岛素注射时发病,临床出现酸中毒表现,如恶心、呕吐、呼吸深而速、呼吸有酮体味,血糖升高超过 33.6 mmol/L,尿糖及酮体呈强阳性,因无典型的偏瘫及血性脑脊液,可与脑出血相鉴别。

(2)低血糖性昏迷:常因应用胰岛素过量或严重饥饿引起。患者除昏迷外,尚有面色苍白、脉速而弱、瞳孔散大、血压下降、出汗不止及局部或全身抽搐发作,可伴有陈-施呼吸。血糖在 3.4 mmol/L 以下,又无显著的偏瘫及血性脑脊液可以排除脑出血。

(3)尿毒症:患者有肾脏病史,昏迷多呈渐进性,皮肤黏膜干燥呈慢性病容及失水状态,可有酸中毒表现;眼底动脉痉挛,可在黄斑区见到棉絮状弥散样白色渗出物。血压多升高,呼吸有尿素味,血 BUN 及 Cr 明显升高,无显著偏瘫可以鉴别。

(4)肝性昏迷:患者有严重的肝病史或因药物中毒引起,可伴黄疸、腹水及肝大,可出现病理反射,但偏瘫症状不明显;可有抽搐,多为全身性。根据血黄疸指数增高、肝功异常及血氨增高、脑脊液无色透明不难鉴别。

(5)一氧化碳中毒性昏迷:老年患者常出现轻偏瘫,但有明确的一氧化碳接触史,体温升高,皮肤及黏膜呈樱桃红色,检测血中碳氧血红蛋白明显升高可助鉴别。

四、治疗与预后

在急性期,特别是已昏迷的危重患者,应采取积极的抢救措施,其中主要是控制脑水肿,调整血压,防止内脏综合征及考虑是否采取手术消除血肿。应采取积极合理的治疗措施,以挽救患者的生命,减少神经功能损伤程度和降低复发率。

(一)稳妥运送

患者发病后应绝对卧床休息,保持安静,避免频繁搬运。在送医途中可轻轻搬动,头部适当抬高15°,有利于缓解脑水肿及保持呼吸道通畅,并有利于口腔和呼吸道分泌物的流出。患者可仰卧在担架上,也可视情况使患者头部稍偏一侧,使呕吐物及分泌物易于流出。运送途中避免颠簸,并注意观察患者的一般状态,包括呼吸、脉搏、血压及瞳孔变化,视病情采取应急处理。

(二)控制脑水肿常为抢救能否成功的主要环节

由于血肿在颅内占据了一定的空间,其周围脑组织又因受压及缺氧而迅速发生水肿,致使颅内压急剧升高,甚至引起脑疝,因此在治疗上控制脑水肿就成为关键。常用的脱水药为甘露醇、呋塞米及皮质激素等。临床上为加强脱水效果,减少药物的不良反应,一般均采取上述药物联合应用,常用者为甘露醇+激素、甘露醇+呋塞米或甘露醇+呋塞米+激素等方式,但用量及用药间隔时间均应视患者病情轻重及全身情况,尤其是心脏功能及有无高血糖等而定。20%的甘露醇为高渗脱水药,在体内不易代谢且不能进入细胞,其降颅内压作用迅速,一般用量成人为1 g/kg体重,每6小时静脉快速滴注1次。呋塞米有渗透性利尿作用,可减少循环血容量,对心功能不全者可改善后负荷,用量为每次 20~40 mg,每日静脉注射 1~2 次。皮质激素多采用地塞米松,用量为15~20 mg 静脉滴注,每日1次。有糖尿病史或高血糖反应和严重胃出血者不宜使用激素。激素除能协助脱水外,还可改善血管通透性,防止受压组织在缺氧下发生自由基的连锁反应,从而使细胞膜免受过氧化损害。在发病最初几天的脱水过程中,因颅内压力可急速波动上升,故密切观察患者瞳孔变化及昏迷深度非常重要,遇有脑疝前期表现如一侧瞳孔散大或角

膜反射突然消失,或脑干受压症状明显加剧,可及时静脉滴注 1 次甘露醇,一般滴后 20 分钟左右即可见效,故初期不可拘泥于常规时间用药。一般水肿于 3～7 天内达高峰,多持续 2 周至 1 个月之久方能完全消散,故脱水药的应用要根据病情逐渐减量,再减少用药次数,最后终止。由于高渗葡萄糖溶液静脉注射的降颅内压时间短,反跳现象重,且注入高渗糖对缺血的脑组织有害,故目前已不再使用。

（三）调整血压

脑出血后,常发生血压骤升或降低的表现,这是直接或间接损伤了下丘脑等处所致。此外,低氧血症也可引起脑血管自动调节障碍,导致脑血流量减少,使症状加重。临床上观察血压常采用平均动脉压,即收缩压加舒张压之和的半数(或舒张压加 1/3 脉压)。正常人平均动脉压的上限为 26.9 kPa(200 mmHg),下限为 8.00 kPa(60 mmHg),只要在这个范围内波动,脑血管的自动调节功能就是正常的,脑血流量基本稳定。如果平均动脉压降到 6.67 kPa(50 mmHg),脑血流量就降至正常时的 60%,出现脑缺血缺氧的症状。对高血压患者来讲,如果平均动脉压降到平常的 30%,就会引起脑血流量的减少;如血压太高,上限虽可上移,但同样会破坏自动调节,引起血管收缩,出现缺血现象。发病后血压过高或过低,均提示预后不良,故调整血压甚为重要。一般可将发病后的血压控制在发病前血压数值略高一些的水平上。如原有高血压,发病后血压又上升至更高水平者,所降低的数值也可按上升数值的 30% 左右控制。常用的降压药物如利血平每次 0.5～1 mg 肌内注射,或 25% 的硫酸镁每次 10～20 mg 肌内注射。注意不应使血压降得太快和过低。血压过低者可适量用间羟胺或多巴胺静脉滴注,使血压缓慢回升。

（四）肾上腺皮质激素的应用

脑出血患者应用激素治疗,其价值除前述可有改善脑水肿的作用外,还可增加脑脊液的吸收,减少脑脊液的生成,对细胞内溶酶体有稳定作用,抑制抗利尿激素的分泌,促进利尿作用,还具有抗脂过氧化反应而减少了自由基的生成。此外,其尚有改善细胞内外离子通透性的作用,故激素已普遍用于临床治疗脑出血。但也有人认为,激素不利于破裂血管的修复,可诱发感染,加重消化道出血及引起血糖升高,而这些因素均可促使病情加重或延误恢复时间,故激素的应用与否应视患者的具体情况而定。如无显著消化道出血、高血糖及血压过高,可在急性期及早应用激素。常用的激素有地塞米松静脉滴注 10～20 mg,每天 1 次;或氢化可的松静脉滴注 100～200 mg,每天 1 次。一般应用 2 周左右,视病情好转程度而逐渐减量和终止。

（五）关于止血药的应用

由于脑出血是血管破裂所致,凝血机制并无障碍,且多种止血药可以诱发心肌梗死甚至弥漫性血管内凝血;另外实验室研究发现,高血压性脑出血患者凝血、抗凝及纤溶系统的变化与脑梗死患者无差异,均呈高凝状态;再者,高血压性脑出血血管破裂出血一般在 4～6 小时内停止,几乎没有超过 24 小时者;还有研究发现应用止血药者血肿吸收比不用者慢,故目前多数学者不主张使用止血药。

（六）急性脑出血致内脏综合征的处理

急性脑出血致内脏综合征包括脑心综合征、急性消化道出血、中枢性呼吸形式异常、中枢性肺水肿及中枢性呃逆等。这些综合征的出现常常直接影响预后,严重者可导致患者死亡。内脏综合征发生的原因主要是脑干或丘脑下部发生原发性或继发性损害之故。脑出血后,急性脑水肿使颅内压迅速增高,压力经小脑幕中央游离所形成的"孔道"向颅后窝传导,此时脑干背部被迫向尾椎推移,但脑干腹侧由于基底动脉上端的两侧大脑后动脉和威利斯(Willis)动脉环相互联结而难以移动,致使脑干向后呈弯曲状态。如果同时还有颞叶钩回疝存在,则会将脑干上部的下丘脑向对侧推移,继而中脑水管也被挤压变窄,引起脑脊液循环受阻,加重了脑积水,使颅内压进一步增高,这样颅内压升高形成了恶性循环,脑干扭曲也随之不断加重而受到严重损害,可导致脑干内继发性出血或梗死,引起一系列严重的内脏综合征。

1.脑心综合征

脑出血发病后 1 周内做心电图检查,常发现 S-T 段延长或下移、T 波低平倒置以及 Q-T 间期延长等缺血性变化。此外,也可出现室性期前收缩、窦性心动过缓、过速或心律不齐,以及房室传导阻滞等改变。这种异常可以持续数周之久,有人称之为"脑源性"心电图变化,其性质是功能性的还是器质性的,目前尚有不同的认识,临床上最好按器质性病变处理。应根据心电图变化,给予氧气吸入,服用异山梨酯、门冬酸钾镁甚至毛花苷 C 及利多卡因等治疗,同时密切随访观察心电图的变化,以便及时处理。

2.急性消化道出血

经胃镜检查,半数以上出血来自胃部,其次为食管,少数为十二指肠或小肠。胃部病变呈急性溃疡、多发性糜烂及黏膜下点状出血。损害多见于胃窦部、胃底腺区或幽门腺区。临床上,出血多见于发病后 1 周之内,重者可在发病后数小时内就发生大量呕血,呈咖啡样。为了解胃内情况,对昏迷患者应在发病后 24~48 小时置胃管,每日定时观察胃液 pH 值及有无潜血。若胃液 pH 值在 5 以下,即给予氢氧铝胶凝胶 15~20 mL,使 pH 值保持在 6~7。此外,可给予西咪替丁鼻饲或静脉滴注,以减少胃酸分泌。如已发生胃出血,应局部止血,可给予卡巴克洛每次 20~30 mL 与氯化钠溶液 50~80 mL,每天 3 次,此外云南白药也可应用。大量出血者应及时输血或补液,以防发生贫血及休克。

3.中枢性呼吸异常

中枢性呼吸异常多见于昏迷患者,其呼吸快、浅、弱,呼吸节律不规则,有潮式呼吸、中枢性过度换气和呼吸暂停。应及时给予氧气吸入,用人工呼吸器进行辅助呼吸。可适量给予呼吸兴奋药如洛贝林或二甲弗林等,一般从小剂量开始静脉滴注。为观察有无酸碱平衡及电解质紊乱,应及时送检血气分析,若有异常即应纠正。

4.中枢性肺水肿

中枢性肺水肿多见于严重患者的急性期,在发病后 36 小时即可出现,少数发生较晚。肺水肿常随脑部变化加重或减轻,又常为病情轻重的重要标志。应及时吸出患者呼吸道中的分泌物,甚至行气管切开,以便给氧和保持患者呼吸通畅。部分患者可酌情给予强心药物。此类患者呼吸道颇易继发感染,故可给予抗生素,并注意呼吸道的雾化和湿化。

5.中枢性呃逆

中枢性呃逆可见于病程的急性期或慢性期,轻者偶尔发生几次,并可自行缓解;重者可呈顽固持续性发作,后者可干扰患者的呼吸节律,消耗体力,以致影响预后。一般可采用针灸处理,药物治疗可肌内注射哌甲酯,每次 10~20 mg,也可试服奋乃静;氯硝西泮每次 1~2 mg 也有一定的作用,但其可使睡眠加深或影响对昏迷患者的观察。膈神经刺激常对顽固性呃逆有缓解作用。部分患者可试用中药治疗如柿蒂、丁香及代赭石等。

近年来又发现脑出血可引起患者肾脏损害,多表现为血中尿素氮升高等症状,甚至可引起肾衰竭。脑出血患者出现两种以上内脏功能衰竭又称为"多器官功能衰竭",常为导致死亡的重要原因。

（七）维持营养

注意酸碱平衡及水、电解质平衡，防治高渗性昏迷。初期脱水治疗时就应考虑这些问题，特别是对昏迷患者，发病后 24～48 小时即可置鼻饲以便补充营养及液体。在脱水过程中，每日入量一般控制在 1 000～2 000 mL，其中包括从静脉给予的液体。因需要脱水，故每日应是负平衡。初期每日热量至少为 6 276 kJ，以后逐渐增至每日至少 8 368 kJ，且脂肪、蛋白质及糖等应配比合理，必要时应及时补充复合氨基酸、人血清蛋白及冻干血浆等。对于高热者尚应适当提高入水量。由于初期加强脱水治疗，或同时有呼吸功能障碍，多数严重患者可出现酸碱平衡紊乱及水、电解质失衡，常见酸中毒、低钾及高钠血症等，均应及时纠正。应用大量脱水药和皮质激素，特别是对有糖尿病者应防止诱发高渗性昏迷，其表现为意识障碍程度加重、血压下降，有不同程度的脱水症，可出现癫痫发作。高渗性昏迷的确诊还要检查是否有血浆渗透压增高（提示血液浓缩）。此外，高血糖、尿素氮及血清钠升高、尿比重增加也均提示有高渗性昏迷的可能。另外，低渗液不宜输入过多、过快；有高血糖者应尽早应用胰岛素，避免静脉注射高渗葡萄糖溶液。应经常观察血浆渗透压及水、电解质的变化。

（八）手术治疗

当确诊为脑出血后，应根据血肿的大小、部位及患者的全身情况，尽早考虑是否需要外科手术治疗。如需要手术治疗，又应考虑采用何种手术方法为宜。常用的手术方法有开颅血肿清除术、立体定向血肿清除术以及脑室血液引流术等。关于手术的适应证、手术时机及选用的手术方式，目前尚无统一意见，但在下述情况下，多考虑清除血肿：①发病之初病情尚轻，但逐步恶化，并有显著的颅内压升高症状，几乎出现脑疝，如壳核出血、血肿向内囊后肢及丘脑进展者。②血肿较大，估计应用内科治疗难以奏效者，如小脑半球出血，血肿直径超过 3 cm；或小脑中线血肿，估计将压迫脑干者。③患者全身状况能耐受脑部手术操作者。

脑出血血肿清除治疗的适应证如下。

1.非手术治疗的适应证

（1）清醒伴小血肿（血肿直径小于 3 cm 或出血量小于 20 mL），常无手术治疗的必要。

（2）少量出血的患者，或较少神经缺损者。

（3）格拉斯哥昏迷指数（GCS）不超过 4 分的小脑出血患者伴有脑干受压，在特定的情况下，手术仍有挽救患者生命的可能。

2.手术治疗的适应证

（1）手术的最佳适应证是清醒的患者，中至大的血肿。

（2）小脑出血量超过 3 mL，神经功能恶化、脑干受压和梗阻性脑积水的患者，应尽可能快地清除血肿或行脑室引流，可以挽救生命，预后良好。即使昏迷的患者也应如此。

（3）脑出血合并动脉瘤、动静脉畸形或海绵状血管瘤，如果患者有机会获得良好的预后并且手术能达到血管部位，应当行手术治疗。

（4）年轻患者，中等到大量的脑叶出血，临床恶化的应积极行手术治疗。

立体定向血肿清除术与以往的开颅血肿清除术相比更有优越性。立体定向血肿清除术采用 CT 引导立体定向技术，将血肿排空器置入血肿腔内，采用各种方法将血肿粉碎并吸出体外。该方法定位准确，减少了脑组织损伤，对急性期患者也适用。立体定向血肿抽吸术治疗壳核血肿效果较好，但对一般位于大脑深部的血肿，包括基底节及丘脑部位的血肿，手术虽可挽救生命，但后遗瘫痪较严重。脑干及丘脑出血也可手术治疗，但危险性较大。对脑叶及尾状核区域出血，手术治疗效果较佳。

血肿清除后临床效果不理想的原因很多,但目前注意到,脑出血后引起的脑缺血体积可以超过血肿体积的好几倍,这可能是重要原因之一。缺血机制包括直接机械压迫、血液中血管收缩物质的参与及出血后血液呈高凝状态等。因此,血肿清除后,应同时应用神经保护药、钙通道阻滞剂等,以提高临床疗效。

（九）康复治疗

脑出血后生存的患者,多数会遗留瘫痪及失语等症状,重者甚至不能起床或站立。如何最大限度地恢复其运动及语言功能,物理及康复治疗起着重要作用。一般主张只要可能,应尽早进行物理及康复治疗,如瘫肢按摩、被动运动、针灸及语言训练等。有一定程度的运动功能者,应鼓励其主动锻炼和训练,直到功能恢复到最好的状态。失语患者训练语言功能应有计划,由简单词汇开始,逐渐进行训练。感觉缺失障碍者似难康复,但仍可随全身的康复而逐渐好转。

患者的病程依出血的多少、部位、脑水肿的程度及有无并发内脏综合征而各不相同。发病后生存时间可自数小时至几个月,除非大的动脉瘤破裂引起的脑出血,一般不会发生猝死。丘脑及脑干部位出血的出血量虽少,但容易波及丘脑下部以及生命中枢,故生存时间短。脑内出血量、脑室内出血量和发病后格拉斯哥昏迷指数是预测脑出血的病死率的重要因素。CT 显示,出血量不少于 60 mL,GCS 小于等于 8 分的患者,30 天内死亡的可能性为 91%;而 CT 显示出血量不超过 30 mL,GCS 大于等于 9 分的患者,死亡的可能性为 19%。平均动脉压对皮质下、小脑、脑桥出血的预后无相关性;但可影响壳核、丘脑出血的预后,平均动脉压越高,预后越差。血肿破入脑室有利于丘脑出血的恢复,但不利于脑叶出血的恢复。

（杨　荟）

第二节　单纯疱疹病毒性脑炎

神经系统病毒感染性疾病的临床分类较多,依据发病及病情进展速度可分为急性病毒感染和慢性病毒感染,根据病原学中病毒的核酸特点可分为 DNA 病毒感染和 RNA 病毒感染。具有代表性的人类常见的神经系统病毒有单纯疱疹病毒、巨细胞病毒、柯萨奇病毒等。单纯疱疹病毒性脑炎（HSE）也称"急性出血坏死性脑炎",是由Ⅰ型单纯疱疹病毒（HSV-Ⅰ）感染引起的急性脑部炎症,是最常见的一种非流行性中枢神经系统感染性疾病,是成年人群中散发性、致命性脑炎的最常见病因。单纯疱疹病毒通常潜伏于三叉神经半月节内,当机体免疫功能降低时,潜伏的病毒被激活,沿轴突入脑而发生脑炎。病变主要侵犯颞叶内侧面、扣带回、海马回、岛叶和额叶眶面。

一、诊断

（一）临床表现

该病无明显季节性和地区性,无性别差异,其临床表现如下。

（1）急性起病,部分患者可有口唇疱疹病史。

（2）前驱症状有卡他、咳嗽等上呼吸道感染症状及头痛、高热等,体温可达 40 ℃。

（3）神经系统症状多种多样，常有人格改变、记忆力下降、定向力障碍、幻觉或妄想等精神症状，重症病例可有不同程度的意识障碍，如嗜睡、昏睡、昏迷等，且意识障碍多呈进行性加重。

（4）局灶性神经功能受损症状多两侧明显不对称，如偏瘫、偏盲、眼肌麻痹等，常有不同形式的癫痫发作，严重者呈癫痫持续状态，全身强直阵挛性发作；也可有扭转、手足徐动或舞蹈样多动等多种形式的锥体外系表现。患者肌张力增高，腱反射亢进，可有轻度的脑膜刺激征，重者还可表现为去大强脑直发作或去皮质状态。

（5）颅内压增高，甚至形成脑疝。

（二）辅助检查

（1）血中白细胞和中性粒细胞增高，血沉加快。

（2）脑脊液压力增高，细胞数增加，最多可达 $1 \times 10^9/L$，以淋巴细胞和单核细胞占优；蛋白质轻度至中度增高，一般低于 1.5 g/L；糖和氯化物一般正常。

（3）脑组织活检或脑脊液中检出单纯疱疹病毒颗粒或抗原，或者血清、脑脊液中抗体滴度有 4 倍以上的升高，可确诊本病。

（4）脑电图早期即出现异常，有与病灶部位一致的异常波，如呈弥漫性高波幅慢波。最有诊断价值的为左右不对称、以颞叶为中心的周期 2～3 Hz 的同步性放电。

（5）影像学改变：CT 多在起病后 6～7 天显示颞叶、额叶边界不清的低密度区，有占位效应，其中可有不规则的高密度点状、片状出血影，增强后可见不规则线状影。MRI 早期在 T_2 加权像上可见颞叶和额叶底面周围边界清楚的高信号区。

（三）诊断依据

（1）急性起病，有发热、脑膜刺激征、脑实质局灶性损害症状。

（2）以意识障碍、精神紊乱等颞叶综合征为主。

（3）脑脊液变化特点为压力增高；细胞数增加，最多可达 $1 \times 10^9/L$，以淋巴细胞和单核细胞占优；蛋白质轻度至中度增高，一般低于 1.5 g/L；糖和氯化物一般正常。脑电图出现以颞叶为中心的、左右不对称、2～3 Hz 周期的同步性、弥漫性、高波幅慢波最有诊断价值。头颅 CT 可在颞叶、额叶出现边界不清的低密度区，有占位效应，其中可有不规则的高密度点状、片状出血影，增强后可见不规则线状影。MRI 早期在 T_2 加权像上可见颞叶和额叶底面周围边界清楚的高信号区。

（4）确诊需做血和脑脊液的病毒学及免疫学检查。

（四）鉴别诊断

1.结核性脑膜炎

本病呈亚急性起病，中毒症状重，脑膜刺激征明显，呈特异性脑脊液改变：外观无色透明或混浊呈毛玻璃状，放置数小时后可见白色纤维薄膜形成，直接涂片可找到结核杆菌；脑脊液压力正常或升高；细胞数增至 $(11～500) \times 10^6/L$，以淋巴细胞为主；糖和氯化物含量降低，氯化物低于 109.2 mmol/L，葡萄糖低于 2.2 mmol/L，蛋白含量多中度增高。抗结核治疗有效。

2.化脓性脑膜炎

本病起病急，感染症状重，好发于婴幼儿、儿童和老年人。常有颅内压增高及脑膜刺激征，有脑实质受累表现，血常规示白细胞、中性粒细胞升高，脑电图表现为弥漫性慢波；脑脊液白细胞增多，常在 $(1.0～10) \times 10^9/L$；蛋白升高，糖和氯化物降低，脑脊液细菌培养和细菌涂片可检出病原菌。

3.新型隐球菌性脑膜炎

本病以头痛剧烈、视力下降为主要临床表现,无低热、盗汗等结核毒血症状,脑脊液墨汁染色阳性和真菌培养可资鉴别。

4.其他病毒引起的中枢神经系统感染

以巨细胞病毒性脑炎为例,该病亚急性或慢性起病,患者可出现意识模糊、记忆力减退、情感障碍、头痛等症状和体征,血清、脑脊液的病毒学和免疫学检查可明确具体的病毒型别。

二、治疗

(一)治疗原则

及早、足量、足程应用抗病毒治疗药物,抑制炎症,降颅压,积极行对症和全身支持治疗,防治并发症等。

(二)治疗方案

(1)抗病毒治疗:应选用广谱、高效、低毒药物,常选用阿昔洛韦,30 mg/(kg·d),分 3 次静脉滴注,连用 14~21 天;或选用更昔洛韦,5~10 mg/(kg·d),静脉滴注,连用 10~14 天。当临床表现提示单纯疱疹病毒性脑炎时,即应给予阿昔洛韦治疗,不必等待病毒学结果而延误治疗。

(2)免疫治疗:免疫治疗能控制炎症反应和减轻水肿,可早期、大量和短程给予糖皮质激素,临床上多用地塞米松 10~20 mg/d,每天 1 次,静脉滴注,连用 10~14 天,而后改为口服泼尼松 30~50 mg,晨起顿服,病情稳定后每 3 天减 5~10 mg,直至停止。病情严重时可采用甲泼尼龙冲击疗法,用量 500~1 000 mg,静脉点滴,每天 1 次,连续 3 天,而后改为泼尼松 30~50 mg 口服,每天上午1次,以后每 3~5 天减 5~10 mg,直至停止。还可选用干扰素或转移因子等。

(3)针对高热、抽搐、精神错乱、躁动不安、颅内压增高等症状,可分别给予降温、抗癫痫、镇静和脱水降颅内压等相应处理。

(4)应注意保持营养及水、电解质平衡,畅通呼吸道等全身支持治疗,并防治各种并发症。

(5)恢复期可采用理疗、按摩、针灸等,促进肢体功能恢复。

（周　庆）

第三节　急性细菌性脑膜炎

急性细菌性脑膜炎是指细菌引起的脑膜、脊髓膜和脑脊液化脓性炎性改变,又称"急性化脓性脑膜炎"。多种细菌(如流感嗜血杆菌、肺炎链球菌、脑膜炎双球菌及脑膜炎奈瑟菌)均为常见的引起急性细菌性脑膜炎的致病菌。

一、临床表现

(一)一般症状和体征

本病呈急性或暴发性发病,发病前常有上呼吸道感染、肺炎和中耳炎等其他系统感染。患者的症状、体征可因具体情况不同而不同,成人多见发热、剧烈头痛、恶心、呕吐和畏光、颈强直、克氏(Kernig)征和巴氏(Brudzinski)征等,严重时出现不同程度的意识障碍,如嗜睡、精神错乱或昏迷。患者出现脑膜炎症状前，如患有其他系统较严重的感染性疾病，并已使用抗生素，但所用抗生素剂量不足或不敏感，则可能只以亚急性起病的意识水平下降作为脑膜炎的唯一症状。

婴幼儿和老年人患细菌性脑膜炎时，脑膜刺激征可表现不明显或完全缺如，婴幼儿在临床上可只表现发热、易激惹、昏睡和喂养不良等非特异性感染症状；老年人可因其他系统疾病掩盖脑膜炎的临床表现，须高度警惕，需腰椎穿刺方可确诊。

脑膜炎双球菌引起的脑膜炎可出现暴发型脑膜脑炎，这是因脑部微血管先痉挛后扩张，大量血液聚积和炎性细胞渗出，导致严重脑水肿和颅内压增高所致。暴发型脑膜炎的病情进展极为迅速，患者于发病数小时内死亡。华-佛综合征发生于 10%～20% 的患者，表现为融合成片的皮肤瘀斑、休克及肾上腺皮质出血，多合并弥散性血管内凝血，皮肤瘀斑首先见于手掌和脚掌，可能是免疫复合体沉积的结果。

（二）非脑膜炎体征

非脑膜炎体征可发现紫癜和瘀斑，这被认为是脑膜炎双球菌感染疾病的典型体征；发现心脏杂音应考虑心内膜炎的可能，应进一步检查；血培养发现肺炎链球菌和金黄色葡萄球菌时应注意蜂窝织炎、鼻窦炎、肺炎、中耳炎和化脓性关节炎。

（三）神经系统并发症

细菌性脑膜炎病程中可出现局限性神经系统症状和体征。

1.神经麻痹

炎性渗出物在颅底积聚和药物毒性反应可造成多数颅神经麻痹，特别是对前庭耳蜗的损害，以展神经和面神经多见。

2.脑皮质血管炎性改变和闭塞

这方面其表现为轻偏瘫、失语和偏盲，可于病程早期或晚期脑膜炎性病变过程结束时发生。

3.癫痫发作

癫痫局限性和全身性发作皆可见，局限性脑损伤、发热、低血糖、电解质紊乱（如低血钠）、脑水肿和药物的神经毒性（如青霉素和亚胺培南）均可能为其病因。癫痫发作在疾病后期脑膜炎经处理已控制的情况下出现，则意味着患者存有并发症。

4.急性脑水肿

细菌性脑膜炎患者可出现脑水肿和颅内压增高，严重时可导致脑疝。颅内压增高必须积极处理，如给予高渗脱水剂、抬高头部、过度换气和必要时行脑室外引流。

5.其他并发症

其他并发症有脑血栓形成和颅内静脉窦血栓形成、硬膜下积脓和硬膜下积液、脑脓肿形成甚或破裂。长期的后遗症除神经系统功能异常外，10%～20% 的患者还可出现精神和行为障碍，以及认知功能障碍。少数儿童患者还可遗留有发育障碍。

二、诊断要点

（一）诊断

根据患者呈急性或暴发性发病，表现为高热、寒战、头痛、呕吐、皮肤瘀点或瘀斑等全身性感染中毒症状，颈强直及 Kernig 征阳性等，以及可伴动眼神经、展神经和面神经麻痹，严重病例出现嗜睡、昏迷等不同程度的意识障碍，脑脊液培养发现致病菌方能确诊。

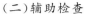

（二）辅助检查

1.外周血常规

白细胞增高和核左移,红细胞沉降率增高。

2.血培养

血培养应作为常规检查,常见病原菌感染阳性率可达75%,若在使用抗生素2小时内行腰椎穿刺,则脑脊液培养不受影响。

3.腰椎穿刺和脑脊液检查

本检查是细菌性脑膜炎诊断的"金标准",可判断病情的严重程度、预后及观察疗效。腰椎穿刺对细菌性脑膜炎几乎无禁忌证,相对禁忌证包括严重颅内压增高、意识障碍等;典型细菌性脑膜炎的脑脊液为脓性或浑浊外观,细胞数$(1\sim10)\times10^9/L$,早期中性粒细胞占85%～95%,后期以淋巴细胞及浆细胞为主;蛋白增高,可达$1\sim5$ g/L,糖含量降低,氯化物亦常降低;致病菌培养阳性,革兰氏染色阳性率达60%～90%,有些病例早期脑脊液离心沉淀物中可发现大量细菌,特别是流感杆菌和肺炎链球菌。

4.头颅CT或MRI等影像学检查

此类影像学检查早期可与其他疾病鉴别,后期可发现脑积水(多为交通性)、静脉窦血栓形成、硬膜下积液或积脓、脑脓肿等。

三、治疗方案及原则

（一）一般处理

一般处理包括降温、控制癫痫发作、维持水及电解质平衡等(低钠可加重脑水肿),处理颅内压增高和抗休克治疗;出现DIC应及时给予肝素化治疗。应立即取血化验和培养,保留输液通路,行头颅CT检查排除颅内占位性病变;立即行诊断性腰椎穿刺。当脑脊液检查结果支持化脓性脑膜炎的诊断时,应立即转入感染科或内科,并立即开始适当的抗生素治疗,等待血培养化验结果才开始治疗是不恰当的。

（二）抗生素选择

表11-1中所示的治疗方案可供临床医师选择,具体方案应由感染科医师决定。

表11-1　治疗细菌性脑膜炎的抗生素选择

人群	常见致病菌	首选方案	备选方案
新生儿（<1个月）	B组或D组链球菌、肠杆菌科、李斯特菌	氨苄西林＋庆大霉素	氨苄西林＋头孢噻肟或头孢曲松
婴儿（1～3个月）	肺炎链球菌、脑膜炎球菌、流感杆菌、新生儿致病菌	氨苄西林＋头孢噻肟或头孢曲松±地塞米松	氯霉素＋庆大霉素
婴儿（>3个月），儿童（<7岁）	肺炎链球菌、脑膜炎球菌、流感杆菌	头孢噻肟或头孢曲松±地塞米松±万古霉素	氯霉素＋万古霉素或头孢吡肟替代头孢噻肟
儿童和青少年（7～17岁）	肺炎链球菌、脑膜炎球菌、李斯特菌、肠杆菌科	头孢噻肟或头孢曲松＋氨苄西林±万古霉素	青霉素过敏者用氯霉素＋甲氧嘧啶/磺胺甲噁唑
成人	（对肺炎链球菌抗药发生率高组）	万古霉素＋三代头孢＋利福平	氯霉素（非杀菌）

续表

人群	常见致病菌	首选方案	备选方案
HIV 感染者	同成人＋梅毒、李斯特菌、隐球菌、结核杆菌	病原体不清时,同成人＋抗隐球菌治疗	
外伤或神经外科手术后	金黄色葡萄球菌、革兰阴性菌、肺炎链球菌	万古霉素＋头孢他啶(假单胞菌属加用静脉±鞘内庆大霉素),甲硝唑(厌氧菌)	万古霉素＋美罗培南

（三）脑室内用药

脑室内使用抗生素的利弊尚未确定,一般情况下不推荐使用;某些特殊情况如脑室外引流、脑脊液短路术或脑积水时,药代动力学及药物分布改变可考虑脑室内给药,表 11-2 供参考。

表 11-2　脑室内应用抗生素的剂量

抗生素	指征	每日剂量
万古霉素	苯甲异噁唑青霉素抗药	5~20 mg(或 5~10 mg/48 h)
庆大霉素	革兰阴性菌严重感染	2~8 mg(典型剂量 8 mg/d)
氨基丁卡霉素	庆大霉素抗药	5~50 mg(典型剂量 12 mg/d)

（四）皮质类固醇的应用

为预防神经系统后遗症(如耳聋等),可在应用抗生素前或同时应用类固醇激素治疗。小儿流感杆菌脑膜炎治疗前可给予地塞米松 0.15 mg/kg,每 6 小时一次,共 4 天;或 0.4 mg/kg,每 12 小时一次,共 2 天。

（吴育宇）

第四节　重症多发性神经病与肌病

重症多发性神经病(CIP)与重症肌病(CIM)是指继发于危重症患者,以感觉和运动神经元轴索性损害为主的一大类神经-肌肉病变,又可称作"重症获得性神经-肌肉综合征",多由于败血症、多脏器功能衰竭以及长时间机械通气等引起。由于该病主要累及周围神经和肌肉,所以极易漏诊和忽略。许多患者由于并发神经-肌肉病变而导致脱机困难,甚至脱机后由于四肢瘫痪和肌肉萎缩而不得不长期卧床。

一、病因

引起 CIP 和 CIM 的确切病因目前尚不清楚,多种研究发现机械通气、全身炎症反应综合征(SIRS)、脓毒血症和多脏器功能衰竭是引起本病的常见病因。大剂量使用类固醇皮质激素以及非去极化神经-肌肉阻滞剂也可能导致 CIM 的发生,这可能与神经-肌肉阻滞剂和激素对肌肉的毒性作用有关。营养缺乏和代谢异常也是导致 CIP 和 CIM 的重要原因。其他原因如肺移植可

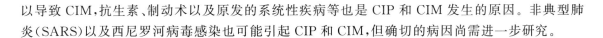

以导致 CIM,抗生素、制动术以及原发的系统性疾病等也是 CIP 和 CIM 发生的原因。非典型肺炎(SARS)以及西尼罗河病毒感染也可能引起 CIP 和 CIM,但确切的病因尚需进一步研究。

二、发病机制

CIP 和 CIM 的患病率为 20％～50％,目前发病机制尚不完全明确,但多认为系统性炎症反应综合征(SIRS)是 CIP 最主要的发病因素,且为 CIM 的可能病因。SIRS 发生后可以导致细胞和体液免疫被激活,细胞免疫可以导致血管内皮细胞、巨噬细胞、中性粒细胞性反应,从而进一步促进体液免疫反应,以及炎症前介质如白介素、肿瘤坏死因子、氧自由基、前激肽酶等的激活和释放。这些因子或物质与黏附分子相互作用,使得血液中的血细胞和血小板与血管内皮细胞结合,导致血流缓慢以及微血栓形成;同时,毛细血管内皮细胞损伤后导致毛细血管通透性增加,加重局部组织水肿,这样神经和肌肉滋养血管的微循环发生障碍。神经损伤主要表现为运动和感觉神经元的轴突变性,而肌肉的改变则表现为肌肉萎缩和坏死。另外,血糖升高导致的血-神经屏障破坏以及胰岛素抵抗也是 CIP 和 CIM 的发病机制。大剂量使用类固醇皮质激素可以诱发肌肉的坏死和凋亡;非去极化神经-肌肉阻滞剂可以导致肌肉损害,并影响肌肉的修复和再生,同时在并发多脏器功能衰竭时药物的清除能力下降也是导致 CIM 的重要原因。

三、临床表现

本病多在发生危重病后数天至 3 周左右起病,呈急性或亚急性起病,表现为对称性多发性神经病,运动、感觉均受累,以运动症状为主,多无脑神经受损及自主神经功能障碍的表现。病情可轻可重,轻者可仅表现为电生理检查异常,重者可致四肢弛缓性瘫痪,腱反射消失,甚至呼吸肌瘫痪。患者常伴肌肉萎缩,腱反射正常或减低,无明显感觉障碍。由于 CIP 和 CIM 继发于危重病,危重病患者又多伴有意识障碍,故原发疾病的严重性往往掩盖了临床医师对上述症状的及时识别,常在原发病被控制或患者意识恢复后,才发现患者有明显的四肢无力;或因患者呼吸肌瘫痪,长时期不能脱离呼吸机时才引起医师的注意。

四、辅助检查

(一)电生理检查

对于 CIP 和 CIM 的诊断主要通过电生理检查,直接肌肉刺激(DMS)对于诊断 CIP 和 CIM 有一定价值。

(二)肌肉活检

光镜下可见到肌纤维不同程度的变性、坏死、萎缩、再生。

(三)血肌酸激酶

患者的血肌酸激酶基本正常,但偶有升高,可高达 1 000 U/L。

(四)脑脊液检查

患者的脑脊液检查基本都正常,偶见蛋白升高。

五、诊断

CIP 和 CIM 的诊断首先是建立在急危重症的基础上的,当患者出现不能以原发病解释的四肢弛缓性瘫痪时,应考虑 CIP 和 CIM 的可能。当患者被怀疑并发 CIP 和 CIM 时,应尽早行电生理检查,必要时行神经或肌肉的病理检查以明确诊断。部分患者的败血症和多脏器功能衰竭得到了很好的控制,心肺方面的问题被纠正后依然不能脱机者,应高度怀疑 CIP 的发生。而对于大量饮酒的患者,应警惕慢性酒精性肌病的可能。

六、鉴别诊断

(一)吉兰-巴雷综合征(GBS)

本病是一种周围神经的脱髓鞘性疾病,可见神经传导速度减慢,脑脊液检查出现蛋白细胞分离的现象可资鉴别。

(二)低钾血症

本病可见血钾降低,心电图示 T 波低平,出现 u 波,纠正电解质紊乱后临床症状好转,可资鉴别。

(三)多发性肌炎

多发性肌炎通常起病较慢,在数周或数月内出现四肢近端肌无力伴压痛,逐渐加重,肌肉活检示骨骼肌炎症改变,可资鉴别。

(四)重症肌无力

重症肌无力的特征为受累肌肉易于疲劳,以涉及脑神经支配的肌肉较为多见,全身型者可累及肢体及呼吸肌,症状可有波动性,疲劳试验和新斯的明试验阳性及肌电图的递减现象可资诊断。

七、治疗

到目前为止,CIP 和 CIM 还没有确切的药物治疗方法,主要是治疗原发病、控制危险因素及支持治疗。

(1)患者入住 ICU 后,首先要预防和控制全身炎症反应综合征的形成,尽可能避免使用有创治疗方法,以免导致感染加重。

(2)如果多脏器功能衰竭一旦发生,治疗的环节就应该包括多脏器中涉及的每一个器官,如早期鼻饲管胃肠营养、肾有效循环血量的维持、缩血管药物的合理应用以及利尿剂等,通过这些方法,可有效预防肾衰和心衰的发生。

(3)后期应积极进行理疗和功能康复。

(4)激素和神经-肌肉阻滞剂可以导致 CIM,故应在尽可能短的时间内或最低剂量下使用,能不用则最好避免使用。

(5)静脉注射 γ 球蛋白可降低患者的病死率,但目前没有确切的有效证据。

(6)控制血糖对预防 CIP 有非常重要的作用,对重症患者使用胰岛素治疗,可以通过刺激外周葡萄糖的摄取和异常脂质的储存促进葡萄糖的代谢,从而达到降低患病率和病死率的目的。

(杨　荟)

第十二章　血液系统急危重症

第一节　急性白血病

急性白血病(AL)是造血干细胞的恶性克隆性疾病,主要表现为贫血、出血、感染和浸润等征象。发病时,骨髓中异常的原始细胞及幼稚细胞(白血病细胞)大量增殖并广泛浸润肝、脾、淋巴结等各种脏器,抑制正常造血。急性白血病分为急性淋巴细胞白血病(ALL)和急性非淋巴细胞白血病(ANLL)。

一、诊断要点

（一）病史

1.现病史

询问患者有无进行性加重的头晕、乏力,有无活动后气急、胸闷和心慌;有无发热,如有应询问是低热还是高热;有无多汗,有无扁桃体炎、咽峡炎、牙周炎和肺炎的症状,有无肛周炎和肛周脓肿的表现;有无出血征象,如皮肤瘀点瘀斑、鼻出血、牙龈渗血等,女性可询问有无月经增多或淋漓不尽;有无头痛、恶心、呕吐、肢体瘫痪或神志不清的表现,有无牙龈肿胀。还要注意询问患者有无肋骨、眼眶、胸骨肿块,有无睾丸肿大。

2.既往史

尽管绝大部分患者既往体健,但就诊时应详细询问是否有不明原因的或经久不愈的贫血,以及反复感染、发热、骨关节疼痛史;是否有银屑病史,如有可询问是否曾长期使用过乙双吗啉治疗;是否使用过氯霉素、保泰松或抗肿瘤药物,是否接触过电离辐射。

3.个人史

询问患者是否有长期接触含苯化合物的职业史。

4.家族史

询问患者家族中有无恶性肿瘤及白血病病史,是否有近亲结婚史,是否有先天愚型史,如有则易患本病。

（二）症状

各种类型的急性白血病共同的症状均有发热、感染、出血、贫血;同时有白血病细胞浸润组织器官的相应症状,如骨痛等。

（三）体征

本病体征多见肝、脾、淋巴结大,胸骨压痛,牙龈增生,巨舌,浸润皮肤可有结节、溃疡等。

（四）检查

1.血常规检查

绝大多数初诊患者已有不同程度的血红蛋白或红细胞计数减少,呈正常细胞性贫血。发病早期血小板数可正常或稍低,但随着病情发展,血小板均有明显减少。白细胞数量变异较大,大多数患者增高,超过 $10×10^9/L$ 者称为"白细胞增多性白血病"。也有白细胞计数正常或减少的,低者可低于 $1.0×10^9/L$,称为"白细胞不增多性白血病"。外周血出现较多的各系列的白血病细胞(原始细胞和早幼粒细胞/幼稚细胞)是诊断急性白血病的重要依据之一,但白细胞不增多性白血病患者的血片上很难找到原始细胞。

2.骨髓检查

骨髓检查是诊断 AL 的主要依据和必做检查。FAB 协作组提出,原始细胞占全部骨髓有核细胞不低于 30% 为 AL 的诊断标准。多数病例骨髓检查可见有核细胞显著增多,主要是白血病性的原幼细胞。因较成熟的中间阶段细胞缺如,并残留少量成熟粒细胞,从而形成了所谓的"裂孔"现象。正常的幼红细胞和巨核细胞减少。约有 10% 的急性非淋巴细胞白血病患者骨髓增生低下,称为"低增生性急性白血病"。白血病性原始细胞形态常有异常改变,例如胞体较大,核浆比例增加,核的形态异常(如切迹、凹陷、分叶等),染色质粗糙,排列紊乱,核仁明显,分裂象易见等。Auer 小体较常见于急性粒细胞白血病的细胞质中,急性单核细胞白血病和急性粒-单核细胞白血病的细胞质中有时亦可见到,但不见于急性淋巴细胞白血病,因此 Auer 小体有助于鉴别急性淋巴细胞白血病和急性非淋巴细胞白血病。

3.免疫分型

ML-M$_5$ 型 ANLL 中,CD13 和 CD33 大多阳性;M$_4$ 和 M$_5$ 型 ANLL 中,CD14 可表达阳性,CD41 阳性者仅见于 M$_7$ 型。T 细胞性 ALL 中,一般可见 CD2 和 CD7 表达阳性;B 细胞性 ALL 中,一般可见 CD19 和 HLA-DR 表达阳性。CD33 在两种不同细胞类型的 ALL 中均不表达。

4.染色体核型分析

患者常伴有特异性染色体核型改变。M$_2$ 型可见 t(8;21)(q22;q22),M$_3$ 型可见 t(15;17)(q22;q21),M$_{4EO}$ 可见 inv/del(16)(q22)等。5%～20% 的 ALL 患者可见 Ph 染色体,即 t(9;22)(q34;q11);L$_3$ 型的 B 细胞 ALL 中,易见 t(8;14)(q24;q32)核型改变。

5.融合基因检测

M$_2$ 型可见 AML/ETO,M$_3$ 型可见 PML/RARα,M$_{4EO}$ 可见 CBFB/MYHll,M$_5$ 型可见 MLL/ENL等。Ph 阳性的 ALL 患者融合基因检测可见 Bcr/Abl 表达,L$_3$ 型(B 细胞)ALL 上可见 MYC 与 IgH 并列。

6.血液生化检查

患者的乳酸脱氢酶和尿酸可升高,部分患者可见肝、肾功能损害,出现低蛋白,血糖增高,凝血酶原时间(PT)、凝血酶时间(TT)、部分凝血活酶时间(APTT)也可有不同程度的改变。

二、治疗原则

(一)一般治疗

(1)早期、足量、联合、强化髓外白血病的预防和治疗,以及个体化治疗。

(2)治疗步骤包括诱导化疗、缓解后化疗、根治性化疗。

(二)药物治疗

(1)针对患者的具体情况设计化疗方案、药物剂量和适宜的化疗间歇时间,尽量选择不良反应小、疗效好的药物。

(2)应根据白血病细胞的体外药敏试验结果、血药浓度和药物动力学指导化疗。

三、治疗方案

(一)一般治疗

1.抗感染治疗

对怀疑有感染发热的患者,应努力地寻找病原菌以及敏感药物。在细菌培养获得阳性结果前,立即按照早期方案应用广谱高效抗生素,以后再根据病原学检查及药敏试验结果调整用药。最好静脉内给药,剂量要充分。三阶段用药为:①哌拉西林 6 g、阿米卡星 0.4 g,各溶于 5% 的葡萄糖注射液 250 mL 中,静脉滴注,1 次/12 小时;或氧氟沙星 0.4 g,2 次/天及阿米卡星 0.4 g。②如72 小时病情未好转,则阿米卡星改为万古霉素 1 g,溶于 5% 的葡萄糖注射液 200 mL 中,静脉滴注,1 次/12 小时。③如再经 72 小时仍无效且病原菌还不明确,改为头孢他啶或头孢哌酮联合其他药物治疗,剂量均各为 2 g 溶于 5% 的葡萄糖注射液 250 mL 中,静脉滴注,1 次/(8~12)小时。

如以上三阶段治疗均无效,则考虑抗真菌药物。当中性粒细胞低于 $0.5 \times 10^9/L$ 时,根据美国 IDSA 中性粒细胞减少的癌症患者抗生素应用指南,经验用药时可以首选单药头孢吡肟、碳青霉烯类或头孢他啶,也可以上述药物联合氨基糖苷类或万古霉素。如亚胺培南-西司他丁 1 g 溶于 5% 的葡萄糖注射液 100 mL 中,静脉滴注,1 次/8 小时,或头孢吡肟 2 g,静脉滴注,1 次/12 小时,或与氨基糖苷类抗生素联合应用。一旦病原菌明确,应立即调换敏感药物积极治疗。如果是真菌感染,局限在口腔或咽部可涂搽制霉菌素,50 万 U,3 次/天。全身性念珠菌病或隐球菌病等可予以静脉注射氟康唑,第 1 天 400 mg,以后每日加 200 mg,疗程视临床反应而定。也可用两性霉素 B 或其脂质体,此为深部真菌感染疗效较为肯定的药物,前者剂量开始小,以后 0.5~1 mg/(kg·d)静脉滴注。治疗深部真菌感染时两性霉素 B 的疗效优于氟康唑,但不良反应较大。为预防患者在化学药物治疗时发生真菌感染,可给予氟康唑 50 mg 口服,1 次/天。病毒感染(如带状疱疹)可用阿昔洛韦 200~400 mg 口服,5 次/天,连续 7 天,严重者可 5 mg/kg 体重,3 次/天,静脉滴注,连用 7~14 天,或肌内注射 α 干扰素。疑有其他病原菌(如奴卡菌病)用磺胺嘧啶口服,4~8 g/d,疗程要长。肺孢子虫病用复方磺胺甲噁唑 2 片/次,3 次/天,共 21 天;或喷他脒 3~5 mg/kg,深部肌内注射,1 次/天,12~14 天为 1 个疗程;或口服乙胺嘧啶 25 mg,4 次/天。弓形虫病可并用乙胺嘧啶(第 1 天50 mg 口服,2 次/天,第 2 天起改为 25 mg,2 次/天)和磺胺嘧啶(每次1 g,4 次/天和叶酸每次 10 mg,1 次/天,口服)。

2.贫血与出血

急性白血病患者的血红蛋白低于 50 g/L 时,可输浓缩红细胞或全血。当血小板低

于 $20×10^9$/L,有出血倾向时,宜输注浓缩血小板。若出血为弥散性血管内凝血所引起,应及时给予适当的抗凝治疗,局部(鼻或牙龈)出血可用填塞或吸收性明胶海绵止血。

3.防治高尿酸血症

由于白血病细胞大量破坏,尤其是化学药物治疗后,血清和尿中尿酸浓度将明显升高,有时尿路为尿酸结石所梗阻,发生少尿乃至急性肾衰竭。因此,应嘱患者多饮水,碱化尿液。同时给予别嘌醇,每次100 mg,3 次/天。

(二)急性髓细胞白血病(AML)的化学药物治疗

1.诱导缓解治疗

(1)柔红霉素(DNR)+阿糖胞苷(Ara-C)方案:DNR 45 mg/(m^2·d),静脉注射 3 天,Ara-C 100 mg/(m^2·d)持续静脉滴注7 天,此为现今较肯定的经典标准诱导缓解方案,50%～75%的患者可以获得 CR。若改成 DA2-7 方案或 DNR 剂量减为 30 mg/m^2,则效果较差,剂量增至 70 mg/m^2 对 CR 率并无明显的提高作用。Ara-C 持续静脉滴注比分次静脉注射效果为佳,剂量增至 200 mg/m^2 以上或者延长治疗时间至 10 天并不会提高疗效。在 DA 方案中加依托泊苷(VP-16)75 mg/(m^2·d),静脉滴注共 7 天,即 DAE 方案也不能提高 CR 率,但对 55 岁以下的年轻患者可以延长中位缓解时间,DA 方案和 DAE 方案的中位缓解时间分别为 12 个月和 27 个月,但对老年患者只是增加了不良反应,而且加用 VP-16 会增加继发性白血病的发生率,所以是否该加 VP-16 需要视患者的情况而定。

(2)IA 方案:去甲氧柔红霉素(IDA)12～13 mg/m^2,静脉注射滴注 3 天,Ara-C 100～200 mg/(m^2·d),静脉滴注 7 天,对 50 岁以下的成年人 AML,其疗效优于经典的 DA 方案,而且1 个疗程的 CR 率更高。IDA 脑脊液浓度较高,心脏毒性较轻,并能抑制多药耐药 PgP 的表现,但价格昂贵。

(3)MA 方案:米托蒽醌(MIT)10 mg/m^2 静脉滴注,1 次/天,第 1～3 天;Ara-C 100 mg/(m^2·d),持续静脉滴注 7 天,该方案对心脏毒性小,适宜老年患者使用。

(4)ID/HD Ara-C 方案:中等或大剂量阿糖胞苷(ID/HD Ara-C),中等剂量指 0.5～1.0 g/m^2,每 12 小时一次,静脉滴注 1～3 小时;大剂量指 1.5～8 g/m^2,每 12 小时一次,静脉滴注 1～3 小时。ID/HDAra-C 单独或联合其他药物组成联合化学药物治疗方案主要适用于难治和复发的病例,作为 AML 初治诱导缓解治疗并不比标准剂量 Ara-C 组成的方案疗效更高,而且增加了早期病死率,因此不适用于初治诱导缓解治疗方案。

(5)HA 方案:三尖杉碱 2～4 mg/d,第 1～7 天,Ara-C 100 mg/m^2,静脉滴注,第 1～7 天,CR 率为 65%,可作为初治诱导缓解的第一线治疗方案。在 HA 基础上加长春新碱和泼尼松即组成 HOAP 方案,并不提高疗效。

(6)CAG 方案:Ara-C 10 mg/(m^2·d),皮下注射,每 12 小时一次,第 1～14 天;Acla 10～14 mg/(m^2·d),静脉注射,第 1～4 天;或 6 mg/(m^2·d),静脉注射,第 1～8 天;G-CSF 200 μg/(m^2·d),皮下注射,第 1～14 天。在第 1 次注射 Ara-C 之前予以 G-CSF,在最后一次注射 Ara-C 前 12 小时停用。该方案不良反应显著减少,几乎无非血液学毒性,但仍有骨髓抑制出现。该方案不仅适宜难治复发和继发 ANL 的治疗,并且适宜老年患者及低增生 AML 的治疗。

2.缓解后治疗

AML 第一次 CR 后需要用各种治疗方法防止复发,延长 CR 持续时间,提高生存率,所以缓解后治疗要比诱导缓解更重要,所采用的化学药物治疗剂量将更大。方法是设计一些与原诱导方案无交叉耐药的新方案,连同原诱导方案进行反复序贯或交替治疗,如由 DA 方案达 CR 者,可用 DA、HA 和中剂量 Ara-C 三种方案序贯治疗,通常第 1 年每月一次,第 2 年每 2 个月一次,第 3 年每 3 个月一次。也可达 CR 后再用原诱导方案巩固 2 个疗程,再进行上述强化治疗。缓解后治疗方案中以中等或大剂量 Ara-C(ID/HD Ara-C)最为重要,可以延长无病生存率,特别对于年轻患者更是重要。老年患者往往不能耐受大剂量 Ara-C。

3.难治或复发性 AML 的治疗

(1)中等剂量阿糖胞苷:0.5 g/m²,半量静脉注射,15 分钟后余下半量持续静脉滴注;米托蒽醌 5 mg/m²,静脉滴注,在阿糖胞苷后 6 小时注射。每一疗程重复 4~6 次(共 44~68 天)。该方案患者易耐受,尤其适用于老年患者。

(2)中等剂量阿糖胞苷:1 g/m²,静脉滴注,6 小时滴完,共 6 天;米托蒽醌 6 mg/m²,静脉滴注;依托泊苷 80 mg/m²,静脉滴注,1 小时滴完。该方案不但缓解率较高,而且不良反应少,几乎没有严重的心脏及神经毒性,对老年患者也可用。

(3)中等剂量阿糖胞苷:0.5 g/(m²·d),第 1~3 天及第 8~10 天;米托蒽醌 12 mg/m²,静脉滴注,第 1~3 天;依托泊苷 200 mg/(m²·d),持续静脉滴注,第 8~10 天。该方案治疗缓解率相对较高,可作为年轻难治性患者的第一线治疗方案。

(4)阿糖胞苷:2 g/m²,1 次/12 小时;依托泊苷 100 mg/(m²·d),均静脉滴注,连用 5 天。

(5)去甲氧柔红霉素:12 mg/m²,静脉滴注,第 1~3 天;阿糖胞苷 1 g/m²,每 12 小时一次,静脉滴注,连用 4 天。

(6)安吖啶:100 mg/m²,静脉滴注,第 7~9 天;大剂量 Ara-C 3 g/m²,每 12 天一次,第 1~6 天,适用于年轻患者。

(7)米托蒽醌:12 mg/m²,静脉滴注,第 1~5 天;依托泊苷 100 mg/m²,静脉滴注,第 1~5 天。

(8)表柔比星:15 mg/(m²·d),持续静脉滴注,第 1~4 天;长春新碱 0.5 mg/d,持续静脉滴注,第 5~8 天,其联合方案在 15~28 天后可用第 2 个疗程,与柔红霉素无交叉耐药。该方案不良反应少,适用于体弱及老年患者,但缓解率不高。

(三)急性早幼粒细胞白血病的治疗

1.诱导缓解治疗

(1)全反式维 A 酸(ATRA):常用剂量为 45 mg/(m²·d),近年来国内外推荐采用小剂量 [25 mg/(m²·d)]治疗,也可取得同样疗效。ATRA 的优点是疗效高、安全,一般不诱发 DIC;缺点是仅对急性早幼粒细胞白血病(APL)有效,且不能用于维持治疗,因此应用 ATRA 取得 CR 后必须加用其他联合化学药物治疗,或应用 ATRA 和联合化学药物治疗交替维持巩固,否则 3~4 个月后几乎都复发,主要不良反应为皮肤黏膜干燥、脱屑、口干、口角皲裂、皮疹、黏膜溃疡、高三酰甘油血症、肝功能损害、骨关节肌肉疼痛等,严重的可引起维 A 酸综合征,表现为高热、水潴留、肺部阴影、呼吸困难、胸腔和心包积液、肾衰竭等。少数病例还能引起头痛、颅内压增高等不良反应。APL 伴白细胞增多者宜和高三尖杉碱或其他化学药物治疗方案合用。

(2)三氧化二砷:0.1%的三氧化二砷注射液 10 mL 稀释于 5%的葡萄糖或 0.9%的氯化钠注射液 250~500 mL 内,静脉滴注 3~4 小时,每天一次,4 周为一个疗程。该方案主要适用于 ATRA 治疗无效的难治和复发 APL,完全缓解率可达 87%。必须注意砷剂的不良反应,如可引起胃肠道反应、手足麻木及肝功能损害等。

2.缓解后治疗

(1)单用化学药物治疗方式:较好的 DA、HA 化学药物治疗方案。

(2)ATRA 与化学药物治疗交替:如 HA(或 DA)、硫基嘌呤、甲氨蝶呤。

(3)三氧化二砷与化学药物治疗交替,三氧化二砷与 HA 或 DA 方案交替:在目前的治疗条件下,对 APL 完全缓解后的巩固与维持治疗,化学药物治疗方案不宜单一,疗程最好不少于 3 年,以最大限度地消灭微小残余白血病细胞。

(4)骨髓移植疗法:尽管积极采用上述巩固与维持治疗方式,APL 的复发率仍可高达 45%。骨髓移植是目前减少复发、提高患者长期无病生存甚至治愈的最好方法。

(四)急性淋巴细胞白血病(ALL)的化学治疗

1.诱导缓解治疗

(1)VP 方案:长春新碱于每周第 1 天静脉注射,每次 1~2 mg;泼尼松 40~60 mg,每日分次口服,若 2 周后无效,改用其他方案。

(2)VDP 方案:长春新碱于每周第 1 天静脉注射,每次 1~2 mg;柔红霉素于每周第 1~3 天各静脉注射(30~40)mg/m²;泼尼松 40~60 mg,每日分次口服。

(3)VDLP 方案:长春新碱第 1 天、第 8 天、第 15 天、第 21 天各静脉注射 1.5 mg/m²;柔红霉素第 1~3 天、第 15~17 天静脉注射,(30~40)mg/m²;泼尼松 40~60 mg,分次口服,第 1~14 天,第 15 天起渐减;天冬酰胺酶第 17~28 天用 5 000~10 000 U/d,静脉滴注。此为 ALL 的标准诱导缓解方案。

(4)VAP 方案:长春新碱于每周第 1 天静脉注射,每次 1~2 mg;多柔比星于每周第 1~2 天各静脉注射 40~60 mg;泼尼松 40~60 mg 每日分次口服。

2.巩固强化治疗

2018 年召开的贵阳全国血液学术讨论会曾建议,巩固治疗应从完全缓解后第 2 周开始,用 6 个疗程强化治疗,每疗程间隔 2~3 周,第 1 疗程、第 4 疗程同原诱导方案;第 2 疗程、第 5 疗程用 VP-16 75 mg/m²,静脉滴注,第 1~3 天,Arc-a(100~150)mg/m²,静脉滴注,第 1~7 天;第 3 疗程、第 6 疗程用大剂量 MTX 1~1.5 mg/m²,第 1 天静脉滴注,维持 24 小时,停药后 12 小时以四氢叶酸钙1.5 mg/m² 解救,每 6 小时一次,共 8 次。目前的巩固强化治疗中,十分强调大剂量 MTX 和大剂量 Arc-a 的应用,其可以克服多耐药,预防中枢神经系统白血病的发生。

3.维持治疗

甲氨蝶呤 20 mg/m²,口服,每周一次;6-硫嘌呤 75 mg/m²,口服,每天一次。以上两药联合治疗,维持治疗时间最短 3 年。

4.中枢神经系统白血病的防治措施

甲氨蝶呤(或阿糖胞苷)5~10 mg/m²,加地塞米松 5 mg 鞘内注射,每周 2 次,共 5 次。大剂量或中等剂量的甲氨蝶呤或阿糖胞苷静脉滴注。

5.难治或复发病例的治疗

(1)中等剂量或大剂量甲氨蝶呤:中等剂量为(500~1 500)mg/m²,大剂量为(1 500~2 500)mg/m²,一般将总量的 20% 在 1 小时内滴完,其余剂量持续静脉滴注 24 小时,同时要碱化和水化尿液,于甲氨蝶呤应用后 12 小时开始用四氢叶酸钙解救,每次 12~20 mg,每 6 小时一次,共 8 次。

(2)大剂量阿糖胞苷:单用疗效不如 AML。阿糖胞苷每次 2 g/m²,每 12 小时一次,共 8 次;

再加用米托蒽醌12 mg/(m² · d),连续 3 天,完全缓解率达 80%。

(3)氟达拉滨:30 mg/(m² · d),静脉滴注 30 分钟;阿糖胞苷1 g/m²,静脉滴注,1 次/2 小时,共 6 天。

(李 娜)

第二节 暴发性紫癜

暴发性紫癜(purpura fulminans,PF)又名"坏疽性紫癜""坏死性紫癜""出血性紫癜",系儿科危重症,病死率目前仍高达 40%以上,主要表现为广泛血管内血栓形成,临床表现酷似弥散性血管内凝血(DIC)。

一、临床表现

PF 的临床表现为突然迅速进展的对称性皮肤紫癜,累及全身皮肤,以下肢为密集,与其他暴发性皮肤损伤不同的是皮疹可在几小时内由瘀点迅速增大融合为直径数厘米的瘀斑;基底肿胀坚硬,与周围组织分界清楚,颜色由鲜红渐变为暗紫色,坏死后成为黑色焦痂;浆液坏死区发生水疱或血疱,可融合成大疱;发疹的肢体可出现明显的肿胀疼痛,主要死亡原因为器官功能衰竭、DIC、肾出血。本病病因不明,可发生于以下三种情况:急性感染引起的急性感染性暴发性紫癜,遗传性或获得性蛋白 C 缺陷或其他凝血障碍所致的凝血障碍性暴发性紫癜,以及原因不明的特发性暴发性紫癜。

二、治疗

目前 PF 的治疗主张置患者于重症监护室进行综合治疗,包括抗生素、类固醇激素、液体复苏、儿茶酚胺等的治疗;以及低血钙、低血糖的防治;至于抗凝血酶、蛋白 C、组织纤溶酶原活性因子、血管扩张药的治疗尚有争议。

(一)抗感染治疗

暴发性紫癜的主要病因为细菌感染,以脑膜炎球菌败血症最为常见,肺炎球菌、A 组溶血性链球菌、流感嗜血杆菌、肺炎克雷白杆菌、金黄色葡萄球菌也可引起 PF。有学者主张在无病原学证据之前,对有感染征象且伴有皮肤瘀斑的患儿,首选第三代头孢菌素或联合使用能覆盖上述主要病原菌的抗生素治疗早期 PF,一旦病原菌明确后再重新调整抗生素。有研究报道,早期有效使用抗生素可以使 PF 的总体死亡率从 70%降至 40%。值得注意的是,水痘带状疱疹病毒、EB病毒等病毒感染也可并发暴发性紫癜。对于病毒感染的患儿,早期抗病毒治疗有助于康复。

(二)蛋白 C 或活化蛋白 C 替代治疗

蛋白 C 是一种具有抗凝活性的维生素 K 依赖蛋白酶,近年来发现蛋白 C 基因突变可导致血浆蛋白 C 缺陷或其活性下降,易于发生微血管内血栓,其与严重感染合并暴发性紫癜密切相关,是患者发生 PF 的根本原因。因此,有人提出在抗感染和抗休克的同时,使用外源性蛋白 C 或活化蛋白 C(APC)替代治疗,有助于纠正凝血失衡,减轻 PF 的组织损伤。临床使用重组人活化蛋白 C 具有抗凝、抗炎活性,研究发现中心静脉持续给药每小时 24 μg/kg,持续 96 小时,可使蛋白

C活性增加,凝血功能改善,该方法使用安全,并且发现血小板小于30×10^9/L并非绝对禁忌证。有研究人员对15例脑膜炎球菌并发暴发性紫癜患者研究发现,所有患者的血浆蛋白C水平均明显降低,给予蛋白C替代治疗可获得较好疗效,并且发现蛋白C替代治疗时最小负荷剂量为250 IU/kg,每日维持剂量分别为200 IU/kg,没有发现任何不良反应。至于蛋白C治疗的最佳时期及最佳给药剂量仍需进一步研究。此外,如单纯同源蛋白C缺陷,新鲜冷冻血浆可以有效替代。

(三)抗凝血酶Ⅲ(AT-Ⅲ)

PF时AT-Ⅲ减少,予以AT-Ⅲ替代治疗可促使患者恢复正常,改善DIC,且可促进脑膜炎球菌PF血浆蛋白C水平升高。另有研究发现,所有脑膜炎球菌并发暴发性紫癜患者的抗凝血酶水平均明显降低,给予抗凝血酶替代治疗获得了较好疗效;并且发现AT替代治疗时最小负荷剂量为150 IU/kg,每日维持剂量分别为150 IU/kg且安全有效。

(四)重组组织纤溶酶原活性因子(rt-PA)

PF时,纤溶酶原活性抑制因子浓度增加,纤维蛋白沉积,血管内血栓形成,多器官功能衰竭。rt-PA有助于溶解血栓,改善外周灌注,其半衰期为5分钟,剂量为每小时0.25~0.5 mg/kg,重复使用对脑膜炎球菌并发PF的治疗有帮助。但有研究人员通过对62例需要截肢或伴有顽固性休克的PF患儿使用rt-PA研究发现,其中5例患儿并发颅内出血,因缺乏对照,使用rt-PA是否会引起出血尚不能确定。

(五)肝素

对处于高凝状态的患儿,肝素与抗凝血酶Ⅲ结合使用可抑制血栓形成,减轻皮肤坏死。早期可持续滴注肝素100~200 U/(kg·d)或低分子肝素75 U/(kg·d),同时输注新鲜冷冻血浆和抗凝血酶Ⅲ,使用时须注意肝素耐受、停药后反复、血小板减少和出血等现象。但也有学者认为肝素并无肯定疗效。

(六)外科治疗

部分PF患儿经内科抢救存活后,虽然生命体征基本稳定,但约90%的患儿有全层皮肤软组织坏死,有时可深达肌肉、骨骼,愈后残留瘢痕,需要外科进一步处理,包括筋膜切开术、截肢术、皮肤移植术。外科治疗分为二期,一期为清创、植皮、截肢,二期为松解肌肉挛缩、治疗残肢溃疡。及时行外科清创、截肢对降低死亡率有关键作用。PF时肢体肿胀,可引起筋膜腔综合征,并发横纹肌溶解,使器官功能恶化,故所有的患者都要监测筋膜腔压力,当筋膜腔压力大于4.0 kPa(30 mmHg)时,立即实行筋膜腔切开术。尽早实施筋膜切开术可能减轻软组织坏死的深度,减少截肢。此外,对有遗传性PC基因突变的患儿,在手术、外伤、感染时可及时给予PC或APC制剂,以预防PF的发生。

总之,目前对暴发性紫癜的治疗是包括治疗原发疾病在内的一系列综合治疗,其中支持治疗、有效的血液成分(包括新鲜冷冻血浆及凝血因子)输入、抗感染仍是主要的治疗手段,蛋白C、AT-Ⅲ缺陷时给予蛋白C、AT-Ⅲ替代治疗。鉴于血栓和出血这一矛盾,抗凝剂的使用仍有争议,且剂量必须个体化。容量负荷过重时可考虑采用血浆去除术,难治病例可试用甲泼尼龙冲击或免疫抑制剂环磷酰胺治疗。随着继发感染得到控制、支持治疗以及其他治疗方法的应用,原发性PF的死亡率有了明显降低。对感染合并暴发性紫癜者,液体复苏、应用抗生素及血管活性药物非常重要,纠正酸碱失衡、电解质紊乱,早期给氧、机械通气有助于疾病康复。

(李　娜)

第三节　弥散性血管内凝血

弥散性血管内凝血(DIC)是指在某些致病因素的作用下,血液凝固加速,发生弥漫性小血管栓塞,消耗了大量的血浆凝血因子和血小板,并继发纤维蛋白溶解亢进,引起严重的凝血和微循环障碍,导致广泛性出血的综合征。本病是涉及多种病因的一种复杂的病理过程,亦称为"消耗性凝血障碍"。DIC 涉及的临床学科广泛,常伴有多器官衰竭(MOF)。

一、病因与病机

人体有完善的凝血、抗凝和纤维蛋白溶解系统。在正常情况下,凝血与抗凝(含纤溶)保持着相对动态的平衡,两者是对立统一的。关于 DIC 的发生,可通过以下四个方面来说明。

(一)血管内皮广泛损伤

血管内皮广泛损伤可使其下面的胶原纤维显露,激活因子Ⅶ成为Ⅶa,从而激活内源性凝血系统形成血栓;又使胰血管舒缓素原转变为胰血管舒缓素,引起缓激肽释放,致使血管扩张,血压下降。胰血管舒缓素又可使纤溶酶原转变为纤溶酶,触发纤溶过程。严重的感染(细菌、病毒、霉菌、螺旋体)、药物变态反应、中暑或严重冻伤、抗原-抗体复合体、酸中毒及持续性低血压所致的缺氧等均可引起血管内皮损伤。

(二)组织损伤

组织的严重损伤与坏死组织释放组织因子Ⅲ,在因子Ⅶ与 Ca^{2+} 的参与下,激活外源性凝血系统。肿瘤广泛转移、急性白血病、严重烧伤、外伤、体外循环、广泛性外科手术、挤压综合征以及产科子痫、胎盘早剥、滞留性死胎、羊水栓塞等皆可导致 DIC。

(三)血小板和红细胞损伤

当血小板和红细胞损伤后,则释放促凝物质,可激活外源性与内源性凝血系统而导致 DIC。暴发性紫癜、系统性红斑狼疮、血栓性血小板减少性紫癜、异型输血、血管性溶血性贫血、溶血性尿毒症综合征、恶性及脑型疟疾以及毒蛇咬伤等均可发生 DIC。

(四)网状内皮系统损伤

网状内皮系统损伤、功能低下或长期应用皮质激素,使网状内皮系统的功能被封闭时,便易发生 DIC,如肝损害、脾切除术后及过敏性紫癜等。

诱发 DIC 的病因大致是感染性疾病占首位,其次是恶性肿瘤(含血液病,尤其是早幼粒细胞性白血病)、手术创伤与产科意外。

DIC 的实质是血淤与出血,而血淤导致的 DIC 的临床综合征中常见的是气滞血淤、气虚血淤和热解血淤,其集中表现是致病因素－血淤－DIC。

二、诊断

根据病史、临床表现和典型的实验室检查所见,一般可以对 DIC 作出正确诊断。关键在于早期诊断,即便于及时处理。

（一）临床特点

患者具有 DIC 的诱因及易发本病的原发病,遇有原因不明的出血、血不凝固、顽固休克和血管栓塞四者之一,即应疑及本病。

（二）消耗性凝血障碍的检查

1.血小板减少

DIC 时,血小板Ⅲ因子参与凝血,血小板计数降低提示广泛性凝血已经发生。血小板动态减少尤为重要,并可作为 DIC 的临床指标。由于诱因不同,血小板减少的程度也不同,如羊水栓塞、溶血所致的 DIC,由于绒毛颗粒含有凝血酶或凝血酶样物质,红细胞破坏后释放出磷脂可直接参与始动凝血,节省了血小板的消耗,故临床上虽有 DIC 的表现,但血小板减少却不太明显。

2.凝血酶原时间延长（Quick-期法）

凝血酶原时间主要通过测定外源凝血系统所需的凝血时间来确定,时间延长主要由于纤维蛋白原、凝血酶原、因子Ⅴ、因子Ⅶ或因子Ⅹ的减少所致。正常值为(12.0±1)秒。

3.纤维蛋白原定量减少

纤维蛋白原正常值为 2～4 g/L。在 DIC 早期阶段,纤维蛋白原可能不低于正常值,动态观察可见纤维蛋白原逐渐减少。当患者有感染、妊娠、恶性肿瘤、创伤和休克时,常因处于应激状态而使纤维蛋白原维持在较高水平。

上述三项检查均有改变,即可确定 DIC 存在。如仅有两项异常,则必须做有关纤溶活力亢进的试验,其中有一项或数项异常才能确诊。另外,末梢血片看红细胞形态有无盔形、三角形、微小形、多角形及带芒刺的红细胞,以证明红细胞受到机械损伤产生了异形碎片。凝血时间测定在反映凝血因子消耗方面并不敏感,但在临床上常因首先发现其异常,故对诊断有一定价值,且本法操作简单易行。

（三）有关纤溶活力亢进的试验

DIC 常伴有继发性纤溶亢进,故其有间接证明该病的价值。

1.血块溶解试验

正常人 48 小时血块不溶解,如溶解较快,说明纤溶亢进。DIC 时,血凝块在数小时或数十分钟内溶解。此法简单易行,但灵敏度差。

2.优球蛋白溶解时间（ELT）

当纤溶酶原活化素增高时,纤溶酶原降低,而纤溶酶原是优球蛋白中的主要组成部分,因而当纤溶酶增多、纤溶酶原下降时,优球蛋白溶解时间缩短。约 40% 的 DIC 患者可缩短至 2 小时以内。

3.凝血酶时间（TT）

将标准凝血酶悬液加入待测血浆中,血浆凝固所需的时间称"凝血酶时间",正常值为(20±1.6)秒。如血浆中纤维蛋白原含量减少或纤维蛋白降解产物（FDP）增多,则均可使凝血酶时间延长,较正常延长 3 秒以上为异常。约 60% 的 DIC 患者有 TT 延长。

4.FDP 的测定

（1）血浆鱼精蛋白副凝试验（简称"3P 试验"）:在 DIC 时所形成的纤维蛋白单体可与 FDP 的一种（Ⅹ碎片）结合为可溶性复合物,不被凝血酶凝固。当向血浆内加入鱼精蛋白后,复合物可再行分离,单体与碎片各自发生自我聚合,形成絮状沉淀（称"副凝现象"）。正常血浆含纤维蛋白单体和 FDP 极少,加入鱼精蛋白后无凝集现象。如 FDP 碎片的分子量较小,该试验也可为阴性。

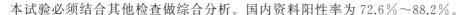

本试验必须结合其他检查做综合分析。国内资料阳性率为 $72.6\%\sim88.2\%$。

（2）乙醇胶试验：在含有 FDP-纤维蛋白单体复合物的血浆中，加入 50% 的乙醇少许也可出现副凝现象。该试验灵敏度较差，意义不太大。

（3）测定血中 FDP 的其他方法有 FDP 絮凝试验、免疫扩散和鞣酸红细胞血凝抑制免疫测定等。

（四）诊断指标

（1）存在可能诱发 DIC 的基础疾病。

（2）下列临床表现具有两项以上：①反复、严重或多部位出血倾向，不易用原发病解释。②不明原因的顽固性低血压状态或休克，伴其他微循环障碍表现。③出现提示肺、肾、脑、肝、皮肤、皮下及肢体栓塞坏死的症状和体征，其中与原来疾病不符合的急性肾功能不全及肺功能不全最具诊断价值。④原发病不易解释的、迅速发展的进行性贫血。⑤肝素或其他抗凝治疗有效。

（3）实验室检查符合下列标准：①同时出现下列几项试验异常，即血小板计数减少（低于 100×10^9/L 或进行性减低）、血浆纤维蛋白原降低（低于 150 mg% 或进行性下降）和凝血酶原时间延长 3 秒以上。②如以上几项试验结果仅有两项异常，则必须有下列中的 2 项以上异常：a.凝血酶凝固时间延长（若正常对照为 $16\sim18$ 秒，需超过 3 秒；若正常对照为 20 秒，需超过 5 秒，甲苯胺蓝不能或仅能部分纠正）；b.鱼精蛋白副凝实验（3P）阳性，或乙醇胶试验、葡萄球菌聚集试验、Fi 试验阳性，或 FDP 定量高于 209 g/mL；c.白陶土部分凝血酶时间（KPTT）延长 10 秒以上，正常对照（45 ± 5）秒；d.优球蛋白溶解时间（ELT）短于 120 分钟，或血浆中血浆素原含量降低；e.血片中可见 2% 以上的破碎红细胞及三角形、盔形、葫芦形及棘皮状畸形红细胞。

（五）早期诊断指标

DIC 抢救成败的重要因素之一在于早期诊断并及时处理，然而难度最大的就是早期诊断：诊断指标不全难下诊断，是否用肝素等抗凝治疗难定决心；诊断指标悉具已成晚期，疗效甚受影响。为利于急诊抢救，有学者归纳了各项指标中最为敏感者，提出了早期诊断指标如下。

（1）病史有 DIC 诱因。

（2）临床表现出血倾向。

（3）血小板减少：①突然减少；②进行性减少；③大幅度减少（即使仍为正常值也宜高度警惕）；④蛇毒致病者例外。

三、鉴别诊断

（一）原发性纤溶活性增加

原发性纤溶活性增加主要表现为血小板不减低，3P 试验阴性，纤维蛋白原及因子Ⅷ的减少程度不如 DIC 严重。原发性纤溶活性增加常合并继发性纤溶活性增加，因此应注意观察有无周身性纤溶活性增加。

（二）肝脏疾病

患肝病时，血小板及各种凝血因子有所减少，且有一定程度的纤溶现象，此时诊断 DIC 比较困难，诊断标准更应严格。有学者提出了如下标准：①血小板低于 50×10^9/L；②凝血酶原时间超过 25 秒；③纤维蛋白原不超过 125 mg/100 mL；④Fi 试验结果大于 1∶64；⑤经肝素治疗有好转。此外，单纯肝病时因子Ⅷ不减少，合并 DIC 者才减低。

（三）其他

由于 DIC 的诱因不同，有时不是全部试验均一致异常。如妊娠时及应激状态下，纤维蛋白原在较高水平，而血小板和其他凝血因子异常；毒蛇咬伤时，蛇毒具有类似凝血酶的作用，可呈现纤维蛋白原极度减少，而血小板及其他凝血因子改变不明显。更由于原有指标水平可能高低不等，出现某些检查明显异常而另一些尚属正常，这种不平行现象不足以否定诊断。

四、治疗

（一）抗血小板集聚

血小板的黏附和集聚是造成 DIC 的重要环节之一，可用潘生丁 400～600 mg/日。阿司匹林有增强双嘧达莫作用的疗效。前列腺素 E 能阻止血小板集聚，并能在损伤的血管内膜上阻止血栓形成，但由于前列腺素 E 有使血压下降等不良反应，故其临床应用受限。

右旋糖酐-40 可减低血小板的黏附性，并抑制红细胞凝聚，降低全血黏度，改善微循环，从而具有抗血栓形成的作用，一般用量为 500～1 000 mL/d 或每日 15 mL/kg 体重。剂量过大可致出血及阻滞网状内皮系统的功能。目前习惯将肝素或双嘧达莫加入右旋糖酐中静脉滴注，每日 1～3 次，每次 500 mL。对早期 DIC 诊断尚未完全肯定者，可先用双嘧达莫、右旋糖酐及碱性药物等，待确诊 DIC 后再加肝素。

（二）肝素的应用

肝素对凝血过程的三个阶段均有抑制作用。它虽能抗凝，但对血管内已形成的血栓无作用，故应在早期血液处于高凝状态时使用。遗憾的是，诊断指标悉具的病程常非早期，此时是否用肝素往往争论较大。只能从患者的实际出发，具体分析，区别对待。

1.应用肝素的适应证

（1）凡病因能及时去除或原发病本身是暂时性的，则可不用或短时使用肝素。若病因不能及时去除，作为 DIC 的对症治疗措施，一般主张应用肝素。

（2）若准备应用纤溶抑制剂或补充凝血物质，而又没有足够的把握得知促凝物质仍在血液中发挥作用时，也可先给肝素，后给纤溶抑制剂（EACA 或对羧基苄胺），或输血及给予纤维蛋白原等，此时以短时少输几次为宜。

（3）肝素对慢性或亚急性 DIC 效果较好，若无血管损伤病变，没有新鲜创口、创面等，合理使用肝素比较安全。若属急性 DIC，特别是伴有血管损伤或新鲜创面者，病情及临床表现往往较复杂，肝素的疗效较难判断，使用应慎重。

2.应用肝素的禁忌证

（1）患有活动性肺结核、溃疡病出血者。

（2）手术后不久、创面大、止血不完善者。

（3）DIC 已发展到纤溶亢进阶段。

3.肝素的使用方法

DIC 一经确立，肝素要及早使用，首次剂量按 0.5～1.0 mg/kg 体重，加入葡萄糖溶液内静脉滴注，每次 4～6 小时。要求每次静脉滴注前测凝血时间（试管法），将凝血时间控制在 20～30 分钟，适当调整肝素用量，一直到 DIC 指标恢复正常，原发病得到控制。静脉用药以均匀静脉滴注为妥。如果凝血时间超过 30 分钟，出血加重，并确立为肝素过量，应立即停用肝素；如出血明显，可静脉注入鱼精蛋白中和之，其用量可与最后 1 次肝素用量相等或用其 1/2 的量（1 mg 鱼精蛋

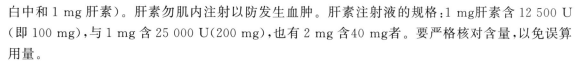

白中和1 mg肝素)。肝素勿肌内注射以防发生血肿。肝素注射液的规格:1 mg肝素含 12 500 U (即 100 mg),与 1 mg 含 25 000 U(200 mg),也有 2 mg 含40 mg者。要严格核对含量,以免误算用量。

4.肝素的疗效判定

有人提出,应结合临床及凝血象来判断肝素的疗效。①改善:出血完全停止,无新生紫癜,发绀消失,所有的凝血试验改善。②部分改善:大出血停止,无新鲜紫癜,发绀消失,至少两项凝血试验改善。③无变化:临床表现维持不变。④恶化:出血、紫癜、发绀加重,或所有的凝血试验恶化。

5.肝素停用指征

临床病情好转,出血停止,血压稳定,发绀消失即可停用。停用肝素后,每天1次复查凝血时间等。连续 3～5 天,以免复发。

(三)输血及血浆,补充凝血因子

DIC 时需适当补充血小板及凝血因子,但必须是在肝素治疗的基础上进行。输入血小板悬液和新鲜血浆较理想,一般认为肝素治疗有效;凝血因子常可回升,故不需要补充。

(四)抗纤溶药物的应用

一般不主张应用抗纤溶药物;也有学者认为 DIC 后期,继发性纤溶成为出血的主要矛盾时,可适量应用抗纤溶药物(与肝素同用)。只有当凝血消耗过程已完全停止而继发性纤溶仍继续进行时,才单用抗纤溶剂。

(五)糖皮质激素

由于其阻滞网状内皮系统的清除功能,故在理论上 DIC 时不宜用糖皮质激素。如治疗原发病必须应用时,最好在应用肝素的基础上使用。糖皮质激素与中药中具有免疫调节作用的药物(如清热解毒、补益脾肾、化瘀止血的药物)同用更为安全适宜。

(李　娜)

第十三章 皮肤急危重症

第一节 红斑狼疮

中医认为红斑狼疮主要是素体禀赋不足、精血亏损、七情内伤、劳倦过度而致脏腑亏虚,患者真阴不足,火热内盛,加上外受邪毒,内外火毒相搏,更使阴阳失调,气血失和,瘀阻脉络,五脏六腑受损,皮、肉、筋、脉、关节等失养而致病。因先天不足,肝肾亏虚,肝主藏血,肾主藏精,精血不足,易致阴虚火旺,复加孕产、房事不节,阴精气血益伤,或兼因腠理不密,外邪入侵;或内服药物,药毒伏里;或烈日曝晒,阳毒所伤,内热外毒相搏,阴亏毒盛,毒热外泛皮肤发为疹;瘀阻肌肉、关节,脏腑受损而为诸症。此外,七情所伤,五志过极,气郁化火,气血凝滞,瘀阻经络,或致心肝火旺;思虑过度,暗耗阴津,心阴不足,心火炽盛,邪火内伤而致病。本病为本虚标实,虚实夹杂,其发病之根本在于先天不足,脏腑亏损,以肾阴不足,阴虚火旺为主,常因劳累、外感、情志失调、创伤、日晒、药毒、产后等引发。因病久可致阴精气血亏虚,而病的后期每多阴损及阳,阴阳失调,累及脏腑,以致脾肾阳虚,水湿泛滥,膀胱气化失权。本病病位在经络血脉,以三焦为主,与心、脾、肾最为密切相关,可累及心、肝、脾、肺、肾、脑、皮肤、肌肉、关节、营血,遍及全身,因此表现为病情多变,病症各异。

一、临床表现

(一)盘状红斑狼疮的临床表现

盘状红斑狼疮的皮疹好发于暴露部位,如颧部、鼻尖、鼻梁、鼻翼、唇部、头部、颈部、上胸背部、上肢伸侧、手背、指(趾)背、足跟等处。初起时起为一个或数个小圆形的红色斑疹或丘疹,逐渐扩大呈圆形或不规则形的斑块,疹色淡红或黯红色,可伴有毛细血管扩张,上覆盖有鳞屑,剥去鳞屑下面可见钉状角质栓;皮损边界清楚略高起,中央萎缩略凹陷,呈盘状。20％～25％的患者可发生口腔损害,下唇、齿龈及颊黏膜较易受累。唇部受损时以下唇多见,常形成灰白色糜烂面或浅溃疡。头皮损害形成瘢痕可致永久性脱发。本病日晒或劳累可加重,一般无全身症状,少数患者可有轻度发热、乏力和关节或肌肉疼痛等。本病病程呈慢性经过,很少自动消退,偶有继发癌变,有 5％的盘状红斑狼疮可转为系统性红斑狼疮。

（二）系统性红斑狼疮的临床表现

1.红斑皮疹

红斑皮疹呈多样型,颧面部蝴蝶状红斑和甲周、指端水肿性红斑为系统性红斑狼疮(SLE)的特征性表现。红斑皮疹的形状有盘状红斑、环形红斑、水肿性红斑、多形红斑等。可有红色丘疹、斑丘疹,一般不痒或轻微瘙痒,在身体多个部位都能发生。患者对光敏感,约有1/3的患者一晒阳光即出现面部发红或出现阳光过敏性皮疹。

2.发热

高热、中等热、低热等均可出现,高热者稽留热为多;长期发热者呈不规则热,或高热、低热交替出现。

3.黏膜溃疡和脱发

黏膜损害可累及口唇、舌、颊等,出现无痛性黏膜溃疡;头发失去光泽,干燥、易断、稀疏,称为"狼疮发"。

4.雷诺现象

SLE患者的手足对称性发白、发绀、潮红按顺序相继出现,可由寒冷诱发,多在冬天出现,这称为"雷诺(Renault)现象"。

5.关节炎

SLE患者常有关节痛及肌肉疼痛,呈游走性、对称性。关节痛可于发病前数年出现,呈关节周围软组织肿胀、触痛和积液,受累部位多见于近端指关节、掌指关节、腕、肘、膝、趾节等。

6.血管炎

SLE患者的双手双足可出现大片瘀点,指端、趾尖出现凹陷、溃疡、坏死。极少数能引起足背动脉闭塞性脉管炎,伴剧痛。双腿可出现网状青斑和片状青紫斑等。

7.心脏损害

SLE患者可有心包炎、心肌炎、心内膜炎,偶有心衰;另外可有胸闷、胸痛、气短、心悸等。

8.肺损害

肺损害表现为咳嗽、气急,一般无痰,可能发热,严重者甚至会出现呼吸衰竭。肺损害患者容易反复继发感染而加重病情,合并阻塞性肺气肿、支气管肺炎、呼吸衰竭、肺性脑病和肺心病心衰,也有合并肺空洞、大咯血者。

9.肾脏损害

肾脏损害较早而常见,是最重要的内脏损害,也是系统性红斑狼疮患者死亡的主因。临床上SLE患者可见各种肾炎的表现。早期尿中可发现蛋白、红细胞、白细胞,少数患者有管型。初起的轻度肾小球肾炎常以轻微血尿为主,部分急性狼疮性肾小球肾炎患者尿中蛋白、白细胞、红细胞较多,并伴有水肿、高血压、氮质血症等。后期肾功能损害可出现肾病综合征,表现为尿中大量蛋白、浮肿、低蛋白血症或出现尿毒症,严重者可出现肾衰竭而死亡。

10.脑损害

脑损害可引起各种精神障碍,如烦躁、失眠、幻觉、猜疑、妄想、强迫观念等;头痛和偏头痛是较早出现的症状;狼疮性脑炎、狼疮性脑膜炎患者可有头痛、恶心、呕吐、癫痫样抽搐、昏迷、惊厥,可引起偏瘫、截瘫等。

11.眼部病变

眼部病变可导致视觉障碍。

12.其他表现

SLE 患者的其他表现有月经不调等。

二、实验室和其他辅助检查

（一）盘状红斑狼疮

一般认为盘状红斑狼疮患者的免疫生化等实验室指标多无异常,但有学者认为约 30% 的患者可出现抗核抗体阳性,但滴度一般较低;少数患者可有白细胞减少,γ球蛋白升高,血沉轻度增快,类风湿因子阳性。

（二）系统性红斑狼疮

SLE 患者在实验室及其他辅助检查等方面多有异常,这些异常是进行临床诊断的重要依据。

1.血常规检查

血常规检查最常见的是轻度和中度贫血,多为正细胞正色素性贫血,少数为溶血性贫血。白细胞多在 $(2\sim4)\times10^9/L$,其中中性粒细胞或淋巴细胞降低 $(1.5\times10^9/L$ 以下$)$。淋巴细胞降低与 SLE 的活动有明显关系,有继发感染时,白细胞可升高;血小板可降低 $(1.0\times10^{11}/L$ 以下$)$,活动期血沉加快。

2.尿常规

患者可有不同程度的蛋白尿、血尿、管型尿或脓尿。

3.生化检查

患者可有转氨酶升高,浊度试验异常。肾功能不全时,患者的血尿素氮(BUN)、血清非蛋白氮(NPN)升高,血钾升高,多数患者血清蛋白电泳示 γ球蛋白升高。

4.免疫学检查

免疫学检查可见狼疮细胞,免疫荧光检查可见抗核抗体(ANA),血清检测可见抗 DNA 抗体(主要为抗 DNA 双链抗体,即 dsDNA),血清检测自身抗体可见 Sm 抗体、RNP 抗体(含 Sm、RNP、SSA、SSB、PM-1 等抗原组分),冷球蛋白测定可为阳性;其他抗体还可有抗淋巴细胞抗体(ALA)、抗细胞质巨分子(Ro)抗体和细胞质 RNP(La)抗体;类风湿因子(RF)阳性,梅毒血清反应假阳性,免疫球蛋白(IgM、IgG)、补体、细胞免疫、自身成分皮肤试验、狼疮带试验(LBT)等也可为诊断 SLE 及预后提供一定依据。

5.X 线检查

(1)肺部:患者肺部普遍有间质性改变,肺纹理增多增粗,交织成网状,以两肺中下叶为显著;胸腔积液一般少量至中量,吸收后有胸膜增厚与粘连。

(2)心脏:患者心脏增大,以左心室为主,搏动减弱;心包积液时,心影可向两侧扩大,正常弧度消失。

(3)骨坏死:3～6 个月后可显示出股骨头骨质有片状缺失,继而出现新骨致密点,关节面扁平萎缩,直至骨质吸收、萎缩,出现点状致密和破碎的混合阴影。

6.超声波检查

(1)B 超:患者常有肝大、脾大甚至巨脾征,肾脏略大,晚期则出现纤维化甚至缩小,B 超检查可证实肋膈角闭锁时有无胸腔积液并提示腹水。

(2)超声心动图:可见瓣膜病变、心肌损害、心功能减退、心包炎、心包积液等。

7.心电图检查

患者心电图常见窦性心动过速,低电压,QT 间期延长,ST 段改变,T 波平坦倒置等。

8.肌电图检查

肌电图检查可提示有肌性损害。

9.脑电图检查

SLE 患者中,界限性脑电图、轻度异常脑电图、中度和重度脑电图均可出现,如欲对脑损害部位、范围、程度等有更加直观的了解,可选择脑电地形图检查。

三、诊断要点

（一）盘状红斑狼疮

盘状红斑狼疮主要根据皮疹的特征,如黯红色斑、盘状皮损、中央萎缩有黏着性鳞屑等可初步诊断,必要时做活检组织病理检查、免疫病理狼疮带试验及血清免疫学检查（查 ANA）可协助诊断。

（二）系统性红斑狼疮

由于 SLE 可能累及的组织和器官较多,临床症状多种多样,病情颇为复杂且经常反复,与其他疾病的症状有时重叠,从而给诊断带来了比较大的难度,特别是无皮疹甚至无临床表现的病例,诊断尤其困难。一般根据病史、临床表现和实验室检查结果综合来诊断。

（1）SLE 国际临床协作组（SLICC）在风湿病学会（ACR）大会上公布了对 ACR SLE 分类标准的修订版,该分类标准包括以下 11 条临床标准:①急性或亚急性皮肤狼疮表现;②慢性皮肤狼疮表现;③口腔或鼻咽部溃疡;④非瘢痕形成引起的脱发;⑤炎性滑膜炎,医师观察到 2 个或 2 个以上肿胀关节,或者伴有晨僵的压痛关节;⑥浆膜炎;⑦出现尿蛋白/肌酐异常（或 24 小时尿蛋白超过 500 mg）或红细胞管型;⑧神经系统出现癫痫发作、精神异常,多发性单神经炎、脊髓炎、外周或脑神经病变及脑炎（急性精神错乱状态）;⑨溶血性贫血;⑩白细胞减少（低于 $4 \times 10^9/L$,至少 1 次）或淋巴细胞减少（低于 $1 \times 10^9/L$,至少 1 次）;⑪血小板减少症（低于 $100 \times 10^9/L$,至少 1 次）。

（2）免疫学标准包括以下 6 条:①ANA 高于实验室正常参考值范围;②抗 dsDNA 抗体高于实验室正常参考值范围（ELISA 方法则需 2 次均高于实验室正常参考值范围）;③抗 Sm 抗体阳性;④抗磷脂抗体（包括狼疮抗凝物、梅毒试验）假阳性,抗心磷脂抗体至少 2 次异常或中高滴度,抗-β_2 GP1 抗体阳性;⑤低补体包括低 C3、低 C4、低 CH50;⑥直接 Coombs 试验阳性（非溶血性贫血状态）。

确诊 SLE 需符合以下条件:①肾活检证实为狼疮肾炎且 ANA 阳性,或抗 dsDNA 阳性;②满足以上临床标准和免疫学标准中的 4 条,其中包括至少 1 条临床标准和至少 1 条免疫学标准。

四、中医治疗

盘状红斑狼疮以皮肤损害为多见,全身症状不明显,初期以清热凉血为主,日久则以养阴补肾或活血化瘀为主。相比之下,系统性红斑狼疮虚实错综复杂,变化甚速,病情危笃。二者的临床表现繁多纷乱,各有不同,治疗也应按不同的临床表现和阶段进行。抓住扶正与祛邪两端,可执简驭繁。这两种疾病正虚是主要因素,外邪是致病条件。邪犯人体当时可无症状,后因某种因素的激发,病邪会乘虚与正气相搏而发病,因此扶正应视为基本大法。另外,应辨证与辨病相结合。轻度和病情稳定的系统性红斑狼疮可考虑单纯用中医药治疗,但中、重度患者或在进行期的患者,由于病情危重,同时为了防止该病对多种脏器的急剧损害,应予以中西医结合治疗,待病情缓解后用中药调理、巩固并酌减西药,避免由此引起的各种危及生命的不良反应。中医治疗的方法有以下几种。

(一)内治法

1.辨证治疗

中医对治疗盘状红斑狼疮和系统性红斑狼疮都积累了丰富的经验。对盘状红斑狼疮中的风热上攻型、气滞血瘀型,系统性红斑狼疮中的热毒炽盛型、气滞血瘀型、毒邪攻心型、邪热伤肝型、心脾积热型、风湿热痹型等,一般均以攻法祛邪为主;盘状红斑狼疮中的阴虚火旺型,系统性红斑狼疮中的阴虚内热型、气阴两虚型、阴阳两虚型、脾肾阳虚型等则以补法扶正为主。

(1)盘状红斑狼疮的辨证治疗如下:

1)风热上攻。①证候特点:皮损初起,斑疹色红或淡红,境界清楚,日晒后加重,伴瘙痒或烧灼感。咽干口苦,烦躁易怒,小便黄,大便硬,舌质红,苔黄,脉弦或滑数。②治法:祛风清热解毒。③推荐方剂:银翘散加减。④基本处方:金银花 12 g,连翘 12 g,淡竹叶 9 g,防风 9 g,芦根 12 g,山栀子 9 g,黄芩 12 g,牛蒡子 9 g,生地黄 15 g,青蒿 15 g,白花蛇舌草 30 g,丹参 15 g。每日1剂,水煎服。⑤加减法:小便黄赤可加灯芯草 5 扎,白茅根 15 g,车前草 10 g;大便硬结可加大黄 8 g,肉苁蓉 20 g,芒硝 10 g 等;斑疹色红赤可加水牛角粉 30 g,牡丹皮 10 g;咽干口苦,烦躁甚可加柴胡 10 g,郁金 10 g,生龙牡 30 g(先煎)。

2)阴虚火旺。①证候特点:斑疹局限,淡红浮肿,边界清楚,日晒加重,伴有低热,五心烦热,午后颧红,口干舌燥,自汗盗汗,月经量少,舌尖红,苔薄黄,脉细数。②治法:滋阴补肾,凉血清热。③推荐方剂:二至丸合地骨皮汤加减。④基本处方:旱莲草 15 g,女贞子 12 g,生地黄、玄参、天冬、麦冬、玉竹、地骨皮、银柴胡、枸杞子、菟丝子各 10 g,青蒿 15 g,牡丹皮 20 g,龙骨 30 g。每日1剂,水煎服。

3)气滞血瘀。①证候特点:皮损日久,时轻时重,疹色黯红,周围色素沉着,中央肌肤萎缩,毛细血管扩张,妇人月经量少夹有血块,舌质黯红有瘀斑,苔薄,脉沉涩。②治法:理气活血祛瘀。③推荐方剂:桃红四物汤加减。④基本处方:桃仁、红花各 10 g,当归 12 g,赤白芍各 15 g,生熟地黄各 12 g,丹参 15 g,青蒿 15 g,郁金 12 g,鸡血藤 30 g,益母草 15 g。每日1剂,水煎服。⑤加减法:疹色深黯,加莪术 10 g,重用丹参以活血祛瘀;毛细血管扩张明显者加川芎 5 g,三七粉 3 g,水蛭 3 g 以改善微循环;经量少甚至闭经者加三棱 10 g,莪术 10 g,虻虫 10 g 以祛瘀生新。

(2)系统性红斑狼疮辨证治疗如下。

1)热毒炽盛。①证候特点:面部蝶形红斑鲜艳,皮肤紫斑,伴有高热,烦躁口渴,神昏谵语,抽搐,关节肌肉疼痛,大便干结,小便短赤,舌红绛,苔黄腻,脉洪数或细数。②治法:清热凉血,化斑解毒。③推荐方剂:犀角地黄汤合黄连解毒汤加减。④基本处方:水牛角(先煎)30 g,生地黄 30 g,牡丹皮 15 g,黄连 10 g,黄芩 15 g,黄柏 15 g,栀子 15 g,青蒿(后下)20 g,赤芍 15 g,泽泻 15 g,知母 15 g,白茅根 20 g,玄参 15 g 等。每日1剂,水煎服。⑤加减法:高热神昏加安宫牛黄丸或紫雪散等;咽喉肿痛加山豆根 6 g,蒲公英 12 g,甘草 6 g 以清热解毒利咽。

2)阴虚内热。①证候特点:斑疹黯红,伴有不规则发热或持续低热,五心烦热,自汗盗汗,面浮红,关节痛,足跟痛,月经量少或闭经,舌红,苔薄,脉细数。②治法:滋阴降火。③推荐方剂:六味地黄丸合大补阴丸、清骨散、二至丸加减。④基本处方:生地黄 30 g,鱼腥草、益母草、青蒿(后下)、紫草、知母、黄柏各 15 g,女贞子、旱莲草各 20 g,茯苓、泽泻、牡丹皮、山茱萸各 9 g。每日 1 剂,水煎服。⑤加减法:自汗明显加黄芪 15 g,党参 10 g,麻黄根 10 g 以益气敛汗;盗汗明显加龟甲(先煎)15 g,地骨皮 10 g,糯稻根 10 g 以滋阴清热止汗;咽干、反复发生咽喉肿痛加玄参 15 g,麦冬 9 g,北沙参 9 g,桔梗 6 g 以滋阴润肺、利咽消肿。

3)脾肾阳虚。①证候特点:面色无华,眼睑、下肢水肿,胸胁胀满,腰膝酸软,面热肢冷,口干不渴,小便清长,尿少或尿闭,舌淡胖,苔少,脉沉细。②治法:温肾壮阳,健脾利水。③推荐方剂:肾气丸、右归丸或附子理中汤,重者用参附汤加减。④基本处方:熟地黄 24 g,山茱萸 12 g,山药 12 g,牡丹皮 9 g,白茯苓 9 g,泽泻 9 g,赤芍 9 g,生姜 5 g,附子(先煎)3 g,肉桂 3 g。每日 1 剂,水煎服。⑤加减法:水肿明显加茯苓 12 g,车前子(包煎)15 g,冬瓜皮 30 g 以补益脾肾、利水消肿;腰酸明显加杜仲 15 g,续断 12 g 以补肾健腰。

4)脾虚肝旺。①证候特点:皮肤紫斑,胸胁胀满,腹胀纳呆,头昏头痛,耳鸣失眠,月经不调或闭经,舌紫黯或有瘀斑,脉细弦。②治法:健脾清肝。③推荐方剂:四君子汤合丹栀逍遥散加减。④基本处方:党参 15 g,白术 15 g,茯苓 15 g,牡丹皮 9 g,栀子 9 g,木香 10 g,陈皮 10 g 等。⑤加减法:腹胀明显,加香附 9 g,枳壳 6 g 以理气消胀。每日 1 剂,水煎服。

5)气滞血瘀。①证候特点:红斑黯滞,角栓形成及皮肤萎缩,伴倦怠乏力,舌黯红,苔白或光面舌,脉沉细。②治法:疏肝理气,活血化瘀。③推荐方剂:逍遥散合血府逐瘀汤加减。④基本处方:柴胡、白芍、当归、白术、茯苓各 15 g,炙甘草 6 g,桃仁 12 g,红花 9 g,枳壳 10 g,赤芍 6 g,川芎 10 g,牛膝 10 g,益母草 30 g,丹参 20 g,香附 15 g。每日 1 剂,水煎服。⑤加减法:伴心悸失眠,加炒酸枣仁 30 g,柏子仁 12 g 以养心安神;倦怠乏力、气短懒言加黄芪 15 g,党参 15 g 以健脾益气;肝脾大加炙鳖甲(先煎)15 g,穿山甲 5 g,三棱 9 g,莪术 9 g 以活血散结。

2.中成药

(1)昆明山海棠片:饭后口服,1 次 2 片,每日 3 次。

(2)雷公藤片:饭后口服,1 次 1～2 片,1 日 2～3 次。

(3)雷公藤总苷片:每片 10 mg,按每日每千克体重 1～1.5 mg 计算用量,分 2～3 次饭后服。

(二)外治法

1.针刺疗法

取穴分为两组,甲组为风池、间使,华佗夹脊之 T_3、T_7、T_{11},足三里;乙组为大椎、合谷,华佗夹脊之 T_5、T_9、L_1,复溜,每周针刺治疗 3 次。上述两组穴位交替使用,10 次为 1 个疗程,一般连续治疗 3 个疗程。

2.耳针疗法

针刺心、肺、神门、肾上腺、脑穴,留针 1～3 个小时,每隔 3 天针刺 1 次,10～15 次为 1 个疗程。

3.穴位封闭法

在三叉神经分布部位取穴,每支取 1 个穴位:第 1 支取阳白,第 2 支取四白、巨髎、下关之一,第 3 支取颊车、大迎、承浆之一。每次取上述 3 个穴位加合谷,交替使用。穴位均取双侧,隔日封闭一次,用 0.25% 的普鲁卡因溶液作皮丘注射,然后垂直注入,边推边注射,直至患者感觉注射部位有麻胀感,每穴位注射普鲁卡因溶液 1～3 mL,然后局部按摩。

4.挑刺法

取双侧大杼、风门、肺俞穴,用 20% 的普鲁卡因溶液行皮丘局麻,用三棱针刺破皮肤约

0.2 cm,然后用直圆针挑起肌筋膜,左右摆动,以加强刺激。每次挑1对穴位,间隔30～40天再挑,1～4次为一疗程。

5.其他方法

(1)红斑狼疮出现皮损者可选用外治法:①生肌白玉膏加甘草粉(比例为20%)调匀外涂,每日3～4次。②生肌玉红膏外涂,每日3～4次。③黄檗霜和氟轻松软膏各取等份,调匀外涂,每日3～4次。④皮疹呈泛发,色泽呈黯红或鲜红,鳞屑较多时,选用清凉膏、20%的青蒿膏、白玉膏外涂,每日1～2次。

(2)局部治疗(保留灌肠法):处方为生大黄12 g,熟附片10 g,牡蛎30 g,加水500～800 mL,小火煎至200 mL。每天晚上用灌肠注射器将药汁一次性推入直肠内,保留30～60分钟后再排出体外。本法能够加速患者体内血液中非蛋白氮的排泄。

五、西医治疗

西医治疗原则为正确地评估病情,消除诱因,抗炎,纠正病理过程,一般使用免疫抑制或免疫促进两方面的药物,进行免疫调节。

(一)盘状红斑狼疮

治疗盘状红斑狼疮需及时,以免毁容及发生继发性癌变,一般先用局部治疗,效果不明显时再加用全身疗法。

1.局部疗法

(1)类固醇皮质激素霜外用,如醋酸氟轻松、哈西奈德、复方醋酸地塞米松、糠酸莫米松等软膏或乳霜。

(2)皮质激素皮内注射,如羟氢氟化可的松或醋酸氢化可的松混悬液,1～2周注射一次,可注射6～8次,根据具体情况决定。

(3)液氮或二氧化碳雪冷冻疗法。

2.内治疗法

抗疟药如氯喹等口服,开始剂量为每天0.25～0.5 g,病情好转后减量。呋咪哌啶酮治疗也有效。

(二)亚急性皮肤性红斑狼疮和深部红斑狼疮

亚急性皮肤性红斑狼疮和深部红斑狼疮采用轻型红斑狼疮的治疗方法,前者又可给予呋咪哌啶酮、氯喹治疗。

(三)系统性红斑狼疮

1.轻型病例

如仅有皮疹、低烧或关节症状者,只需应用非甾体消炎药,如水杨酸类、吲哚美辛等;如皮疹明显可用抗疟药治疗,如氯喹每天0.25～0.5 g,也可用小剂量的皮质激素,如泼尼松每天15～20 mg。

2.重型病例

(1)皮质激素:皮质激素是目前治疗严重自身免疫疾病的首选药物,可显著抑制炎症反应,但该药对淋巴细胞有直接的细胞毒作用,可抑制抗原-抗体反应。适应情况包括:①用于其他疗法无效的轻型病例;②急性或亚急性发作,有严重的"中毒症状",如高热,关节痛,无力和(或)病变迅速累及浆膜、心、肺、肝、肾、造血器官和其他脏器组织者;③慢性病例但有明确的进行性内脏损害。剂量:每日每千克体重 0.5～1.5 mg,一般病例可用相当于泼尼松每天 40～60 mg,个别病情重的,可用相当于泼尼松每天 60～80 mg,甚至每天 120 mg。一般认为开始用量宜大,因从小剂量开始既不能迅速控制病情,使重要器官免受侵犯,或使重要器官不致造成不可逆的损害,又反而会使激素总量增加,产生更多的不良反应;如初量已够,则在 12～36 小时内就可退热,1～2 天内关节痛消失,使发热引起的毒性症状明显好转。除每日给药外,也可采用隔日(间隔 48 小时)给药法,即隔日上午一次顿服 2 日的药量。

激素冲击疗法适用于弥漫性增殖性肾小球肾炎、明显神经精神症状、重症溶血性贫血及血小板显著低下等迅速恶化病例的治疗。一般以甲泼尼龙 1 g,每日静脉内注射,连续 3 日,冲击结束给予泼尼松每天 40～60 mg 继续治疗,3～4 周内递减至维持量。

类固醇皮质激素的疗效观察:若用药后 24 小时热度仍未下降,则提示剂量仍然不足,应在原剂量的基础上加大 25%～100%。一般认为皮质类固醇治疗后若有效,最先可表现为体温下降、关节疼痛减轻。当临床症状有效控制 2～3 周,患者开始出现满月脸、痤疮时,则认为皮质类固醇已足量,可考虑开始减量。一般是先减初始量的 20%,如患者症状无反复,病情稳定,可每隔2 周减量一次,每次减量相当于泼尼松 10 mg。当减至初量的一半时,则每次递减的剂量宜小些,速度宜慢些,并确定合适的维持量,一般为每日 5～15 mg。若在减量过程中出现症状加重,病情反复,则激素应恢复到初用量或初用量增加 20%。

(2)免疫抑制剂:免疫抑制剂具有抗炎和免疫抑制作用,常用的有环磷酰胺、环孢素 A、硫唑嘌呤、甲氨蝶呤、来氟米特、霉酚酸酯。环磷酰胺对体液免疫和细胞免疫都有抑制作用,剂量为 1～4 mg/(kg·d)。近年来,有人采用免疫抑制药物作冲激治疗,如环磷酰胺,剂量为 0.5～0.75 g/m²,加入 5% 的葡萄糖液中静脉滴注,每 1～3 个月 1 次,共 6 次,需要时再注射,其对狼疮性肾炎有效果。环孢霉素 A 可使自身抗体阴转,补体升高,每日 2.5～5 mg/g,可持续数月或数年。其他如苯丁酸氮芥(2 mg,每日 2～3 次)、6-巯基嘌呤(50 mg,日 2 次)等亦可应用。这类药物主要在下列情况下采用:①单独使用皮质激素无效;②对长期大量皮质激素治疗不能耐受;③为了更有效地控制 SLE 中的某些病损;④在急性症状得到控制后,为了进一步减少激素维持量或更顺利地逐渐递减激素。免疫抑制剂常与皮质激素合用。

(3)免疫增强剂:鉴于 SLE 中有抑制性 T 淋巴细胞功能低下,致使 B 淋巴细胞功能亢进,造成免疫功能紊乱。应用免疫增强剂是为了使低下的细胞免疫功能恢复正常。常用的免疫增强剂为左旋咪唑,隔周连续服药 3 日,每日 150 mg,分 3 次服药。此外,胸腺素可促进 T 淋巴细胞亚群的成熟,从而纠正细胞免疫功能低下。转移因子亦可试用,每周 1 次,10 次为 1 个疗程。

(4)血浆置换疗法:血浆置换疗法是从患者体内抽取血液,分离,除去血浆后回输红细胞,被除去的血浆部分选用相等体积的等张液(如血浆蛋白组分或新鲜冰冻血浆等置换液)加以补充,每周或每月 1 次,每次置换 2～4 L。

维生素 K 除参与凝血机制外,尚可增强皮质激素的效力,抑制肉芽组织增生,抗过敏反应和降低毛细血管的通透性。甘草酸素亦有类似的作用,可与激素并用。此外,试用三苯氧胺也有一定效果。近年来,利妥昔单抗等生物制剂也开始在临床上应用,干细胞移植也在逐步开展。

(龙剑文)

第二节　皮　肌　炎

皮肌炎(dermatomyositis,DM)是一种以红斑、水肿为皮损特点,伴有肌无力和肌肉炎症、变性的疾病,主要累及皮肤和血管,常伴有关节、心肌等多处损害。典型的皮肤损害是以眼睑为中心的水肿性紫红色斑片,患者手指关节及肘膝关节伸侧出现对称性角化性红色斑丘疹,表面有细小鳞屑。肌肉损害以对称性四肢近端肌无力、酸痛、触痛、肿胀、萎缩为特征,食管、咽部、心、肺、肝等亦可累及。患者全身可有不规则发热、关节疼痛、贫血、消瘦、乏力等症状。

本病各年龄人群均可发病,儿童皮肌炎多于10岁以前发病,常伴钙质沉积,预后相对较好。成人皮肌炎以40～60岁多见,女性发病多于男性,女性与男性之比约为2:1。

本病属中医学"肌痹""痿证"范畴,历代典籍多有描述,如《素问·长刺节论篇》记载"病在肌肤,肌肤尽痛,名曰肌痹",《中藏经》中提到"肉痹者,饮食不节,高粱肥美之所为也",《诸病源候论·虚劳病诸候》中说"夫风寒湿三气合为痹,病在于阴,其人筋骨痿枯,身体疼痛,此为痿痹之病"。

一、病因病机

中医认为本病主因先天禀赋不足,气血亏虚于内,复感风湿热邪,邪热交蒸肌肤而成。初起多为皮肤红斑、水疱,肌肉疼痛;禀赋不足,湿浊困脾,脾气受损而肌肉无力;久病则阴阳气血失调,脏气受损。具体阐述如下。

(一)热毒炽盛

患者先天禀赋不耐,或由七情内扰,致气机逆乱,卫外失固,热毒侵袭,蕴结肌肤,内灼营血,热毒炽盛,发为本病。

(二)湿热蕴脾

患者禀赋不足,湿浊内生,郁久化热,或饮食不节,过食肥甘,脾不能受承,损伤脾胃,致湿热内蕴。脾主肌肉,脾气损肌肉无力,湿热流注关节则痛。

(三)气血两虚

患者病程日久则气耗,湿热内蕴则伤脾,先天之气不足,后天脾气不养,而致气血虚弱,经络不通,肌肉失养,发为肌痹。

二、临床表现

皮肌炎发病多数为缓慢起病,少数呈急性或亚急性起病,部分病例发病有前驱症状,如不规则发热、雷诺现象、倦怠乏力、关节痛等。皮肤和肌肉损害症状为本病的两组主要症状,皮肤损害往往先于肌肉损害数周或数年发病,少数先有肌病,部分患者两者同时发病。

(一)皮肤症状

皮肤症状一般为本病最先出现的症状。患者双眼睑常首先受累,表现为以眼睑为中心出现的不同程度的水肿性紫红色斑片,可逐渐扩散至前额、颧颊、上胸部"V"形区,伴细微毛细血管扩张,此为皮肌炎的特征性皮肤改变。面部及上胸部的红斑和毛细血管扩张持续日久可变成褐色色素沉着。有些病例的这些色素沉着可伴有点状色素缺失、萎缩及毛细血管扩张,最终发展为异色性皮病。病变以眼睑为中心,出现眶周不同程度的水肿性紫红色斑片;随病程进展,四肢肘、膝、踝、掌指关节和指间关节伸面可出现紫红色丘疹,之后融合成斑块变萎缩,有毛细血管扩张、色素减退和上覆细小鳞屑,即戈特隆(Gottron)征;另外,甲根皱襞可见甲小皮增厚,有僵直毛细血管扩张和瘀点。有些病例躯干部亦可出现皮疹,呈弥漫性或局限性黯红色斑。个别患者在皮肤异色病样皮疹的基础上皮疹呈鲜红、火红或棕红色,称"恶性红斑",高度提示伴有恶性肿瘤。光敏感可见于75%~80%的患者,这些患者的皮疹多见于身体受光照的部位,受日光照射后皮疹增多或加重,患者于春、夏两季出现的皮疹更难控制。皮肤和肌肉钙质沉着在儿童皮肌炎中多见,成人少见。约10%的患者可出现雷诺现象。

(二)肌肉症状

肌肉症状以累及四肢近端横纹肌为主要表现,对称性四肢近端肌无力为本病的特点。患者通常感觉肌肉乏力,随后有肌肉疼痛、压痛和运动痛,进而由于肌力下降呈现各种运动功能障碍。一般多数患者有抬臂、头部运动或下蹲后站起困难,步态拙劣。有时由于肌力急剧衰减,患者可呈特殊姿态,如头部下垂、两肩前倾等;当咽、食管上部和腭部肌肉受累时,可出现声音嘶哑和吞咽困难;当膈肌和肋间肌受累及时,可出现气急和呼吸困难、心肌受累,产生心力衰竭;累及眼肌可发生复视。亦有报道称患者有重症肌无力样综合征,即无痛性肌软弱,在活动后加剧,病变肌肉质地可正常或呈柔韧感,有时纤维样变性后而为硬或坚实。病变肌肉上的皮肤可增厚或呈水肿性。

(三)其他症状与体征

患者可有不规则发热(约40%的患者可出现发热),并可有关节痛,肘、膝、肩和指关节发生畸形,运动受阻,浅表淋巴结一般无明显肿大,少数患者颈部淋巴结可成串肿大。心脏功能可异常,呈心动过速、过缓,心脏扩大,心肌损害,房颤,可有胸膜炎、间质性肺炎、钙质沉着排出、皮下结节,约1/3的患者肝轻度至中度肿大。部分患者可与其他结缔组织病重叠发生,可伴发恶性肿瘤。小儿发病前常有上呼吸道感染史,在皮肤、肌肉、筋膜中有弥漫或局限性钙沉着,较成人更常见。

(四)常见并发症

皮肌炎并发恶性肿瘤的概率较高,有文献报道其发生率为10%~60%,一般好发于40岁以上人群,以DM发病一年内为多见,主要并发于鼻咽癌、肺癌、乳腺癌、肝癌、胃癌等。随着DM病程延长,肿瘤发病的危险性相应降低。此外,心肌炎、间质性肺炎、弥漫性肺泡炎、闭塞性机化性肺炎、胸膜炎等并发症在临床上也多见。

三、实验室和其他辅助检查

(一)尿肌酸排泄量增加

在发育期、妇女月经来潮前后和老年患者可有生理性肌酸尿,但其24小时排出总量不超过4 mg/kg。皮肌炎患者由于肌肉的病变,所摄取的肌酸减少,参加肌肉代谢活动的肌酸量亦减少,形成的肌酐量亦减少,血中肌酸量增高,而肌酐量降低,尿中肌酸大量排出,肌酐排出量降低。

(二)血清肌酶改变

患者的血清肌酸磷酸激酶(CPK)、醛缩酶(ALD)、谷草转氨酶(AST)、谷丙转氨酶(ALT)、乳酸脱氢酶(LDH)测定值可显著增高。血清肌红蛋白或碳酸酐酶Ⅲ检测阳性亦可作为辅助诊断指标。

（三）肌电图改变

患者的肌电图呈所谓"肌源性萎缩相"，常见的表现为失神经纤维性颤动。

（四）病理检查

1.肌肉活检

一般本病初期表现为肌纤维肿胀，呈灶性透明变性或颗粒变性。随着病程进展，肌纤维呈现玻璃样、颗粒状和空泡变性以致坏死。另一特征性肌肉病理改变为束周萎缩，表现为肌纤维损伤和萎缩，常集中于肌束周围，横断面上可见位于肌束边缘的肌纤维直径明显变小。10％的患者可无明显病理改变。

2.皮肤活检

特征性皮损黯红色水肿性斑疹的病理改变主要可见表皮萎缩，基底细胞液化变性，真皮浅层少量淋巴细胞浸润。戈特隆征丘疹则显示有表皮角化过度、棘层增厚和乳头瘤样增生，并可见棘层肥厚与萎缩交替发生，以及基底细胞液化变性或空泡变性。

（五）磁共振检查

近年来，国外已开始用磁共振成像（MRI）和^{31}P-磁共振光谱检查（MRS）来对皮肌炎患者的肌肉代谢和功能状态进行测定。该方法可对患者静息状态下及运动状态下肌肉的生物化学状况进行定量评价，并可依此对患者的病情活动性及药物是否减量做出判断。部分皮肌炎患者丘疹明显但肌炎缺如或很轻，有的学者称之为"无肌病性皮肌炎"，此类患者磁共振检查无肌炎改变，静息状态下 MRS 测定也正常，但在随意运动状态下，与正常人比较，患者的肌肉代谢功能明显减低；而肌病性皮肌炎患者磁共振检查不仅有肌炎改变，而且在静息状态下也有肌肉代谢的异常，故磁共振检查对两者有鉴别意义。

（六）其他检查

患者的血常规通常无显著变化，有时可有轻度贫血和白细胞增加，约 1/3 的患者有嗜酸性粒细胞增加，血沉中等程度增加，血清蛋白总量不变或减低，白蛋白和球蛋白比值下降，白蛋白减少，α_2 和 γ 球蛋白增加。免疫血清方面，抗肌浆球蛋白阳性率达 90％，抗肌红蛋白抗体阳性率达 71％，抗 Mi-2 抗体阳性率达 5％～20％，抗 PM 抗体阳性率为 12％，抗 JO-1 抗体阳性率低于 5％，LE 细胞、抗核抗体、类风湿因子阳性，循环免疫复合物增高，直接免疫荧光法测定病变肌肉中的毛细血管壁（特别是儿童）显示有 IgG、IgM 和补体沉积，但在病变皮肤基底膜上未见有免疫荧光带。皮肌炎患者免疫荧光阳性率可达 30％以上，有 60％～80％的患者 ANA 呈阳性。

四、诊断要点

（1）对称性四肢带肌群和颈前屈肌无力。

（2）肌酶增高，如肌酸类酸激酶、转氨酶、乳酸脱氢酶和醛缩酶。

（3）肌电图异常。

（4）肌肉活检有特征性肌炎。

（5）典型的皮肤病学特征。

以上标准（除皮肤病学特征外）具备 2 条者，可能为皮肌炎；具备 3 条者可确诊。另有学者提出，诊断本病还应增加以下要点：①肌痛；②抗 Jo-1 抗体阳性；③非破坏性关节炎或关节痛；④全身炎症性体征（发热、血沉增快等）。

五、治疗

皮肌炎的治疗应根据病情,在辨证治疗的基础上区别缓急,结合西药(以皮质类固醇、免疫抑制剂为主)开展综合治疗。一般慢性期或缓解期应用中医药辨证治疗及其他有关中医综合治疗,急性期则结合西药皮质类固醇为主的综合治疗。对中老年患者应注意有无合并内脏恶性肿瘤,如肿瘤得到治愈,往往皮肌炎症状可以缓解。

(一)内治法

1.辨证治疗

中医认为皮肌炎属禀赋不耐,气血亏虚于内,风湿热邪侵于外而致,热毒炽盛、气血两燔、脾肾阳虚、卫阳不固导致风寒湿邪侵袭肌肤,阻滞经络,气血运行不畅而致。急性期以热毒炽盛为主,治以清热凉血解毒;缓解期以脾虚湿盛为主,治以健脾祛湿;慢性期以脾肾两虚为主,治以补脾益肾。

(1)热毒炽盛。①证候特点:多见于急性期,皮疹紫红肿胀,肌肉关节疼痛,无力,伴胸闷口渴,舌质红或绛,苔黄厚,脉弦数。②治法:清热解毒,凉血活血。③推荐方剂:普济消毒饮合清瘟败毒饮加减。④基本处方:生石膏 30 g,黄芩 15 g,黄连 10 g,连翘 15 g,板蓝根 15 g,生地黄 30 g,赤芍 12 g,牡丹皮 10 g,柴胡 12 g,甘草 5 g。水煎服,每日 1 剂,水煎服。⑤加减法:肌肉关节疼甚者加秦艽 15 g,防己 12 g 以祛风止痛;乏力者加黄芪 30 g 以补气托毒;咽肿音哑者加桔梗 12 g,牛蒡子 15 g,木蝴蝶 10 g 以利咽开音。

(2)脾虚寒湿。①证候特点:纳呆便溏,皮疹为黯红斑块,肌肉酸痛乏力,舌淡苔白,脉沉缓。②治法:健脾除湿,活血止痛。③推荐方剂:四君子汤加减。④基本处方:党参 15 g,白术 12 g,茯苓 15 g,黄芪 20 g,干姜 10 g,藿香 10 g,佩兰 10 g,丹参 15 g,五加皮 12 g。水煎服,每日 1 剂,水煎服。⑤加减法:肌肉酸痛重者加鸡血藤 15 g,三七末(冲服)3 g 以活血通络,通则不痛。

(3)脾虚湿热。①证候特点:不规则发热,乏力纳呆,皮损红肿疼痛,苔黄腻,脉濡数。②治法:健脾祛湿,解毒消肿。③推荐方剂:茵陈蒿汤合萆薢渗湿汤加减。④基本处方:茵陈蒿 15 g,栀子 15 g,萆薢 15 g,石菖蒲 6 g,柴胡 15 g,车前子 15 g,泽泻 15 g,生薏仁 20 g,益智仁 10 g,甘草 6 g。水煎服,每日 1 剂,水煎服。⑤加减法:肌肉疼痛者加忍冬藤 20 g,防己 10 g 以清热通络,祛风除湿,消肿止痛;乏力纳呆重者加茯苓 15 g,鸡血藤 20 g 以健脾渗湿。

(4)脾肾阳虚。①证候特点:肤色黯红带紫,肌肉萎缩,关节疼痛,肢端发绀发凉,自汗怕冷,腹胀不适,夜尿多,面色㿠白,舌淡苔薄白,脉沉细。多见于慢性期。②治法:补肾温阳,健脾通滞。③推荐方剂:右归丸加减。④基本处方:制附子 12 g,肉桂 2 g(焗服),淫羊藿 12 g,鹿角胶(烊化)10 g,人参 10 g,黄芪 30 g,牡丹皮 15 g,鸡血藤 15 g,巴戟天 10 g,山药 15 g。水煎服,每日 1 剂,水煎服。⑤加减法:血虚者加阿胶(烊化)10 g,何首乌 15 g 以滋阴补血;阳虚水湿不化者加茯苓 15 g,泽泻 12 g 以化湿利水;痛甚者加制川乌 6 g,细辛 2 g 以祛风除湿、散寒止痛;肢软无力者加续断 15 g,狗脊 12 g 以补肝肾、强筋骨。

(5)气血亏虚。①证候特点:肌肉萎缩,消瘦乏力,自汗,舌淡苔白薄,脉细弱。多见于慢性期。②治法:益气养血。③推荐方剂:十全大补汤加减。④基本处方:党参 20 g,茯苓 15 g,白术 15 g,当归 10 g,熟地黄 20 g,川芎 10 g,白芍 15 g,黄芪 15 g,鸡血藤 15 g,甘草 6 g,红藤 10 g。水煎服,每日 1 剂,水煎服。⑤加减法:食欲低下者加山药 15 g,炒扁豆 15 g,麦芽 30 g 以健脾化湿;肌肉酸痛明显者加豨莶草 10 g,威灵仙 10 g 以通经活络,除痹止痛。

2.中成药

(1)防风通圣丸:适用于热毒壅遏患者,每次 6 g,每日 2 次。

(2)龙胆泻肝丸:适用于肝胆湿热患者,水丸每次 6 g,每日 2 次;蜜丸每次 1 丸(丸重 9 g),每日 2 次;片剂每次 6 片,每日 3 次。

(3)桂附地黄丸:适用于脾肾阳虚患者,大蜜丸每次 1 丸(丸重 9 g),水蜜丸每次 6 g,小蜜丸每次 9 g,每日均 2 次。

(4)十全大补丸:适用气血两虚患者,大蜜丸每次 1 丸(丸重 9 g),水蜜丸每次 6 g,每日均 2 次。

(5)雷公藤多总片:主治自身免疫性疾病,适合于皮肌炎用激素治疗效果欠佳者,用量为 1～1.5 mg/(kg·d),最大用量不超过 90 mg/d,分 3 次服,1 个疗程 2～3 个月或遵医嘱。

(6)昆明山海棠片:可用于激素治疗效果欠佳或不良反应过大患者,每次 2～3 片,每日 3 次,饭后服用。

(7)火把花根片:可用于激素治疗效果欠佳或不良反应过大患者,每次 3～5 片,每日 3 次。饭后服用。

(8)羚羊角滴丸:可用于高热及高热引起的惊厥抽搐、神昏、子痫、癫痫发狂、头痛目眩、目赤障翳、温毒发斑、痈肿疮毒,每次 10 粒,每日 2 次,小儿酌减。

(9)人参养荣丸:用于心脾不足、气血两亏、形瘦神疲、食少便溏、病后虚弱者,每次 6 g,每日 1～2 次。

(10)薄芝片:每次 3～5 片,每日 3 次,饭后服用。可用于激素治疗效果欠佳或不良反应过大者。

(二)外治法

1.中药外洗

(1)热毒炽盛:生马钱子片 30 g,虎杖片 50 g,生甘草 18 g,单煎 1 小时,加陈醋 100 g,分用 3 天。以纱布外浸关节,每日 3～5 次。

(2)湿热蕴脾:丹参 30 g,红花 30 g,赤芍 30 g,独活 30 g,川芎 30 g,伸筋草 40 g,丝瓜络 40 g,路路通 40 g。以上药物煎煮 30～40 分钟,以热毛巾浸湿,拧干,以不滴水为宜,热敷于患处,外包保鲜膜,30 分钟后取下,每天 1 次,7 天为一疗程。

2.针灸

(1)脾肾两虚血瘀:治以健脾补肾、活血化瘀为法,体针针刺内关、公孙、阳陵泉、阴陵泉、三阴交等穴,腹针针刺引气归元(下脘、中脘、关元、气海)、天枢、大横等穴。麦粒灸(非瘢痕灸)用于引气归元,选择肺俞、心俞、百劳、四花穴(胆俞、膈俞)、脾俞、膀胱俞,隔盐灸用于神阙,选择热敏灸背部膀胱经,悬灸可在夜间用艾条悬灸强壮穴。以上每日 1 次,另行刺络拔罐,每周 1 次。

(2)痰瘀阻络:治以化瘀通络为法,体针针刺郗门、地机、太白、束骨、大陵、足临泣等穴,腹针针刺引气归元、上下风湿点等穴。麦粒灸选择大椎、足三里、隐白、引气归元、肺俞、心俞、百劳、四花穴(胆俞、膈俞)、脾俞、膀胱俞,热敏灸选择心包经,刺络拔罐选择大椎、曲泽、委中。以上日行 1 次。

3.推拿按摩

可以用活络油、红花油、金粟兰酊外搽患处,推拿按摩。

(龙剑文)

第三节 硬 皮 病

硬皮病是一种以局限性或弥漫性皮肤增厚和纤维化为特征的结缔组织疾病,可以影响心、肺、肾和消化道等器官。本病的确切发病率尚不清楚,世界各地均有发病,在美国,每百万人中每年有 4~12 人发病,估计共有 5 万~10 万硬皮病患者。在我国,结缔组织病中硬皮病的发病率仅次于类风湿关节炎、红斑狼疮而居第三位,任何年龄都可发病。局限性硬皮病以儿童及中年发病者居多,系统性硬皮病患者 20~40 岁居多,两类硬皮病均以女性发病率为高,男女比例为 1∶3。

一、中医病因病机

硬皮病早期多由于不慎外感寒邪,腠理闭塞,卫气郁滞,肺气不宣,不能荣养皮毛;寒为阴邪,易伤阳气,阳虚则寒;寒性凝滞,经脉气血为寒邪所凝闭,阻滞不通,不通则痛;血得寒则凝,气血运行不畅,瘀血内生;寒性收引,可使腠理,经络筋脉收缩而挛急,皮失所养(包括氧气和营养),皮损变硬。加之患者素体脾肾阳虚,肾为先天之本,各脏腑阴阳之根,生命之源,其温养脏腑组织,须靠脾的供养,若脾阳虚衰,运化无力,不能化生精微以养肾,导致肾阳不足,若肾阳先虚,火不生土,不能温煦脾阳,或肾虚水泛,土不能制水而反为所克,均促使脾阳受伤,两者相互影响,均促成脾肾阳虚之本。脾失健运,运化失司,水谷精微不能上濡于肺,气血运行不畅,瘀血内生,经络收缩,肺失所养,日久形成肺间质病变。

二、临床表现

(一)局限性硬皮病

1.点滴状硬皮病

点滴状硬皮病多发生在上胸、颈、肩、臀及股部,损害范围从黄豆大小到五分硬币大小。可见瓷白色或象牙色集簇或线状排列的圆形斑,有时中央稍凹陷,病变活动时周围有紫色晕。圆形斑早期质硬,后期变软或变为羊皮纸样感觉,病变发展很慢,向四周扩展而互相融合,或持续不变。某些皮损可消退,局部残留轻度萎缩的色素沉着斑。

2.斑块状硬皮病

斑块状硬皮病其较常见,最常发生于腹、背、颈、四肢、面部,初呈圆形或不规则的淡红色或紫色水肿性斑片,经数周或数月后扩大,直径 1~10 cm 或更大,呈淡黄色或象牙白色硬斑,表面平滑干燥,有蜡样光泽,周边有轻度紫红色晕,触之有皮革样硬度,有时伴毛细血管扩张。局部无汗,亦无毛发生长,经过数年后硬度减轻,渐渐萎缩,中央色素脱失,可侵及真皮及浅表皮下,但仍可移动。皮损数目不一,可单发可多发,部位可不定,有时呈对称性。皮损发生于头部可引起硬化萎缩性斑状脱发。

3.硬斑病、硬化萎缩性苔藓重叠征

有些患者有硬斑病损害,又有硬化性萎缩性苔藓损害,此类患者通常为女性,伴有广泛的硬斑病,又有典型的硬化萎缩性苔藓损害。后者可与硬斑病损害分开存在,也可以重叠,对这些患者应当将硬斑病视为原发病。

4.泛发性硬斑病

此型的特点是广泛受累的硬性斑状，伴有色素减低或色素沉着，可伴有肌肉萎缩，但无系统受累，患者因皮肤紧绷没有皱纹而较同龄人看起来年轻，自然缓解的结局较局限型损害少见。

5.帕西尼(Pasini)皮肤萎缩斑

1923 年，Pasini 描述过一种特殊类型的皮肤萎缩斑，现在认为属于硬斑病范畴。其表现为棕色、圆形、椭圆形或不规则形光滑的萎缩斑，损害面低于皮肤表面，有明显的陡斜边缘。该病主要发生在年轻人的躯干部，以女性居多。损害通常无症状，其单发或多发皮肤损害直径为数厘米至 20 cm 以上。

有学者提出可将该病分为两种临床型，在其研究的 34 例患者中，23 例为经典型，其余为局限表浅型。患者在躯干部有很多孤立的损害，外形不规则，外周有卫星状棕色斑疹，最常见于上背及腰部。组织病理显示真皮结缔组织厚度变薄。由于能观察到的变化轻微，所以活检时需包括外观正常的皮肤，以便比较。

皮肤萎缩症的过程是良性的，经过数月或数年后有些病例可自行停止发展，有些病例会持续很久，目前尚没有有效的治疗方法。

6.线状或带状硬皮病

这种硬皮病的线状损害可向整个手前臂、上臂、臀和腿部伸展，大多数起始于 10 岁以内，并也可以发生于头皮前部与矢状面平行的部位，向前额下伸展如刀砍状，巴里·罗姆伯格(Parry Romberg)综合征可能是线状硬皮病的一种类型，表现为进行性面部单侧萎缩、癫痫、突眼和脱发，当下肢受累时可能出现脊柱裂，有时躯干的线状损害会合并而形成更广泛的受累。总之，唯一能自行缓解的类型是仅累及四肢的儿童型。为了防止挛缩和关节僵直，对累及单肢体或多肢体的患者进行物理康复治疗是非常有必要的。

(二)系统性硬皮病

系统性硬皮病中，肢端硬皮病与弥漫性硬皮病实质上属于同一种病，其主要区别为肢端型硬皮病患者几乎均有雷诺现象，皮损开始于手足等远端部位，常呈向心性伸展至前臂、小腿、胸骨上区；较少累及躯干，受累范围相对局限；内脏受累较少，进展速度较慢，预后较好。弥漫性硬皮病常从胸部开始发病，向远心处扩展，雷诺现象发生少，内脏如心、肺、消化道、肾常受累，病情重，病变发展速度快，预后差。

1.首发症状

雷诺现象是进行性系统性硬皮病最先出现的表现，见于半数以上的病例，最终几乎所有的患者都会发生，小部分不发生雷诺现象的患者以男性较多见，其较易发生肾和心脏病变，预后较差。约 33% 的患者有明显的关节疼痛，起病时可有不规则发热、胃纳减退、体重下降，约有半数病例有手及面部皮肤肿胀不适感。

2.皮肤表现

系统性硬皮病早期，受累的手足和面部可出现红斑和肿胀，患者常被误诊为腕管综合征，甚至肌电图有阳性改变，雷诺现象经常存在。其后发生皮肤硬化，皮肤呈黄色、坚硬、紧绷，表面发亮。随着疾病的进展，手部和面部皮肤变得收缩紧绷，如皮包骨头，以致面部无表情，手如爪状，面部皮肤被拉紧收缩，但还不硬，皱纹和表情消失，下颌可起皱，颈部伸展时皮肤呈崤状隆起和紧缩(95% 的硬皮病患者有此特征)。

本病可长期限于肢端,指(趾)硬化,手指变为半屈曲状,不能活动,失去功能,表面皮肤变硬,失去弹性,不能被挤压,末节指(趾)呈板状和硬结,这称为"圆指垫征",即手指失去了凹凸多峰的轮廓,从侧面看呈圆的半球形,这一过程可导致末节指骨消失、营养性溃疡和坏疽,常发生在指尖和指节,手指出现疼痛,后期转为感觉迟钝;也可以发生灶性黏蛋白沉着性损害,指甲可以出现反向性翼状胬肉,即远端部位的甲床仍与甲板腹面粘连。75%的系统性硬皮病患者可见扩张的、不规则的甲皱毛细血管袢。在活动性系统性硬皮病患者中,也可因毛细血管缺失而导致无血管区。有学者发现,甲皱毛细血管出血是很容易观察到的现象,当出现两个或两个以上的手指甲皱毛细血管出血时,90%为硬皮病的特征性表现,这与着丝点抗体相关。

瘢痕疙瘩样结节可以发生于四肢和胸部,在X线片上可以显示广泛的弥漫性皮肤钙化。在病程晚期,可以出现过度色素沉着、色素脱失或弥漫性青铜色改变,皮肤萎缩可能伴有毛细血管扩张,在CREST综合征时患者颜面部可见广泛的毛细血管扩张,四肢雷诺现象明显,可以发生大疱和溃疡,皮肤有钙化,食管蠕动异常,指(趾)硬化和手臂血管扩张,着丝点抗体阳性。部分患者有脱发和汗腺分泌减少。

3.内脏病变

进行性系统性硬皮病可以累及大部分内脏器官,其特征是纤维化,现分系统阐述如下。

(1)呼吸系统:鼻黏膜、气管和支气管黏膜均可萎缩变薄、苍白,分泌减少,可见肺泡间质和支气管周围组织广泛纤维化和不同程度的炎症浸润,可造成通气障碍。临床上患者可出现气短、咳嗽、少痰,病变轻时可以无症状,较重时可表现为进行性活动后气短、活动耐受量受限及间断咳嗽。此外,胸部皮肤硬化会导致胸廓固定,支气管周围纤维化会导致支气管扩张或阻塞性肺气肿等,均可成为导致呼吸困难的因素。X线检查可见肺纹理增多、紊乱,呈蜂窝状或网状结构。呼吸功能测试可出现肺活量降低,弥散功能障碍,肺顺应性差,但以弥散功能障碍较多见。有间质性肺纤维化的患者肺部可听到吸气早期的细小捻发音,或者反映肺动脉高压的体征,如肺动脉瓣第二心音、右心奔马律、肺动脉瓣和三尖瓣关闭不全的杂音;还可见颈静脉扩张及静脉回流征阳性和下肢水肿。CT是检测肺纤维化和间质性肺炎比较敏感的方法,临床上反复呼吸道感染常导致纤维化的发展、加重,而由于肺纤维化常导致肺部感染不易控制,因此是造成病情加剧的原因之一。

(2)消化系统:黏膜也可发生变化,尤以黏膜萎缩为明显,患者可见口腔黏膜萎缩变薄,呈暗红色或灰白色。软腭、悬雍垂及舌系带均可发生萎缩,致使舌的运动受限,伸舌困难,舌乳头可萎缩变平,牙龈亦可萎缩致使牙根外露。X线检查可显示特有的牙周膜增宽,可作为参考。国外有人统计了127例,发现牙周膜增宽的仅有9例,而我国协和医院皮肤科观察的14例中有7例,发生率明显高于国外,这可能与对牙齿的保护差及不良的口腔卫生习惯有关。

食管发生变化者占30%~50%,由于食管黏膜硬化萎缩,食管蠕动功能低下,故吞咽干性食物时胸骨后有阻塞感,卧位时更为明显。由于贲门关闭不全、胃内倒流而出现反酸,食管下2/3蠕动异常,吞咽固体食物困难。X线检查早期见食管松弛扩张,卧位观察可见钡剂停滞,蠕动减弱甚至消失。如果食管狭窄出现在皮肤硬化前常造成诊断困难,有时会误诊为食管癌。

患者常有恶心、呕吐、胀满、消化不良、腹痛等症状,X线检查可见胃张力低,蠕动减慢,排空时间延长,胃镜检查可见萎缩性胃炎改变。小肠、结肠黏膜可发生纤维化及萎缩,临床上表现为腹痛、腹泻、便秘、大便困难,X线下服钡剂54小时肠内还有50%的钡剂残留。肠袋呈球状,严重病例肛门括约肌受累可引起直肠脱垂和大便失禁。

（3）心脏与血管系统：该病主要侵犯心肌，可同时侵犯心包和心内膜，临床表现为气急、胸闷、心绞痛及心律失常，严重者可致左心或全心衰竭，亦可因肺部损害导致肺源性心脏病引起右心衰竭，甚至发生心源性猝死。约50％的患者有心电异常表现。

（4）泌尿系统：肾脏受累约占75％，可发生硬化性肾小球肾炎，出现蛋白尿、高血压及氮质血症，严重时可致急性肾衰竭。

（5）神经系统：少数病例有神经炎（包括脑神经）、惊厥及癫痫样发作，出现性格改变、脑血管硬化、脑出血、脑脊液中蛋白增高及脑电异常，其中三叉神经痛和面神经麻痹最为常见。

（6）内分泌系统：有报道称，约1/4的患者有甲状腺功能低下，但临床上很少见到甲减的症状；少数患者并发桥本甲状腺炎，部分男性患者有阳痿现象。

（7）骨关节：大约80％的患者有关节疼痛，患者经常抱怨对称性多关节炎和僵硬，主要累及手指、腕、膝和踝关节。X线表现有骨侵蚀、关节腔狭窄、软组织萎缩、皮下钙化和骨硬化等。

（8）肌肉：肌肉病变较常见，除累及平滑肌及心肌外，也可累及横纹肌，患者可有肌无力、肌痛和肌压痛，受累明显时可出现肌萎缩、肌肉变硬。CREST综合征是系统性硬皮病的一个亚型，着丝点抗体可有50％～90％的阳性，该综合征包括同时有钙质沉积、雷诺现象、指硬化和毛细血管扩张四个特征，后来又观察到该病患者常合并有食管功能障碍。国外资料报道，约40％的患者有皮下钙质沉积，主要在手指、鹰嘴前区、鹰嘴区、骨前滑囊及下肢前侧等，但中国人CREST综合征出现钙质沉积者少见。雷诺现象发生率为100％，食管受累程度与其他类型的系统性硬皮病可无差别。指（趾）硬化有的可向手背、足背发展，也可累及面颈部。毛细血管扩张主要见于面、颈、胸背和上肢。CREST综合征进展缓慢，呈逐渐加重，有时不易察觉其病情发展，但一般无自发好转。有学者指出，CREST综合征主要是发展缓慢的系统性硬皮病，在起病前10年可仅有雷诺现象、指硬化，而没有内脏器官改变；但在第二、第三个10年，可有内脏器官病变，如合并间质性肺炎可发生肺动脉高压。部分患者可并发原发性胆汁性肝硬化及三叉神经痛。

三、实验室检查

（一）组织病理

系统性硬皮病患者早期可见真皮中、下层胶原纤维肿胀和均质化，血管周围淋巴细胞浸润，以后真皮的胶原纤维肥厚硬化，血管壁内膜增生，管壁增厚，管腔变窄甚至闭塞，毛囊、皮脂腺、汗腺等附属器明显减少甚至消失，晚期表皮萎缩，真皮胶原纤维增厚，可达汗腺及真皮深层和皮下组织，有时可有钙质沉着。

（二）实验室检查

系统性硬皮病患者血常规检查可见嗜酸性粒细胞增多，有的患者有缺铁性贫血。尿常规检查可有尿蛋白阳性、镜下血尿和管型尿。患者血沉可增快，血浆白蛋白可降低，球蛋白可增高。尿17-酮-17-羟皮质醇含量可降低。

（三）免疫学检查

系统性硬皮病患者70％～80％有抗核抗体阳性，主要为斑点型，其次为核仁型，滴度高低与病情无平行关系；抗着丝点抗体在CREST综合征中呈50％～90％的阳性率；抗SCL-70抗体在弥漫性硬皮病中呈20％～30％的阳性率；抗dsDNA阴性，Sm抗体阴性，抗mRNA抗体呈20％的阳性率，SSA、SSB可为阳性，IgG、IgM增高。

四、诊断

（一）局限性硬斑病

该病根据临床主要表现，即皮肤硬化、象牙白，开始有水肿，以后形成萎缩，病变早期其周围有淡红色、紫红色晕，结合病理检查真皮中胶原纤维肿胀和均质化，晚期表现萎缩，真皮胶原纤维增厚，附属器减少，不难进行诊断。

（二）系统性硬皮病

现被广泛采用的是，如符合下述 1 个主要标准或 2 个次要标准，系统性硬皮病的诊断即可成立。该标准对系统性硬皮病诊断的特异性为 97%，在对照研究的 SLE、皮肌炎、多发性肌炎或雷诺现象患者中，阳性率仅为 2%。

（1）主要标准：对称性手指及掌指关节或跖趾关节近端的皮肤增厚、绷紧及硬化，这种皮肤改变可波及整个肢体、面部、颈部和躯干（敏感性 91%，特异性大于 99%）。

（2）次要标准：①手指硬化，指上述皮损仅限于手指；②指端凹陷性瘢痕或指垫实质丧失；③双侧肺底纤维化。

五、西医治疗

（一）一般治疗

注意保暖，戒烟；防止或减少雷诺现象；尽量避免精神刺激，使患者精神愉快；给予高蛋白饮食及足量维生素；避免外伤，防止感染。

（二）局限性硬皮病治疗

（1）局部外用回阳玉龙膏。

（2）积雪苷内服，每次 3 片（每片 6 mg），每日 3 次，也可外用积雪苷软膏。

（3）维生素 E 0.1 g，每日 2～3 次。

（4）早期小片皮损可用皮质类固醇局部封闭，如复方倍他米松 1 mL 加 2% 的利多卡因局部封闭，2 周 1 次，注意避免皮肤发生萎缩。

（5）异维 A 酸胶丸每日 2～3 次，每次 10 mg。

（6）复春片（脉管炎片）6～8 片/次，每日 2～3 次，3 个月为一疗程。

（三）系统性硬皮病治疗

本病目前西医虽无特效疗法，但部分病例治疗后可停止发展或缓解。国外有学者强调，应早期发现小动脉病变并加以控制，在组织纤维化发生之前是治疗本病的最好时机。

1.一般疗法

一般疗法同局限性硬皮病。

2.皮质类固醇

通常认为皮质激素不能阻止系统性硬皮病的进展，现皮质类固醇主要用于炎症性肌病、间质性肺病变炎变期、心包积液及心肌病变发生时的治疗。有人对历史文献进行回顾后，将激素对系统性硬皮病的疗效归纳为四点：①对骨骼肌症状的减轻有效；②对水肿期皮损有效；③对内脏病变无效；④没有足够证据表明激素能促发肾脏或其他内脏病变。我国学者陈顺乐 1985 年报道，用大剂量激素治疗 6 例伴有大量心包积液的系统性硬皮病患者，其中 4 例经远期随访皆显效。

3.免疫抑制剂

系统性硬皮病患者发病早期有突出的细胞和体液免疫异常,但一项对照研究显示,苯丁酸氮芥的疗效与安慰剂相似;一项长达23个月的对硫唑嘌呤的研究也未得出有效的结论;一项为期6个月对氟尿嘧啶的研究也未证实有效;对环孢素的研究提示,其对减轻皮损有效,但若用量过大则引起肾脏中毒等不良反应的概率较大。

4.抗纤维素药物

(1)青霉胺是治疗本病最常用的药物,在原胶原转变为胶原的过程中,需要单胺氧化酶的作用使胶原聚合和交叉联结。青霉胺能络合该酶中的铜离子,从而抑制新胶原的成熟;还能激活胶原酶,使已成熟的胶原降解,减少可溶性胶原向不溶性胶原的转化。一项大型的回顾性研究显示,如青霉胺用量大,维持时间久,可改善皮损,并可减少内脏器官(尤其是肾脏)受累的概率,与接受其他治疗的对照相比,可改善患者的生存率。另外两项回顾性研究显示,青霉胺的剂量较大,不良反应也大,有些患者难以耐受,常见不良反应为发热、厌食、恶心、呕吐、口腔溃疡、味觉异常、皮疹、白细胞和血小板减少、蛋白尿、血尿等,不良反应的发生率为30%,且能加重氯喹、金制剂、保泰松等对造血系统的不良反应。我国学者苏立德在1980年用小剂量青霉胺缓慢递增给药治疗了52例系统性硬皮病患者,从每日0.125 g开始,每隔2～4周增加0.125 g/d,至0.75 g/d不再增加,持续用药1～3年,取得了明显效果,严重不良反应明显减少。国外有学者对134例病程短于18个月的系统性硬皮病患者进行了一项长达2年的多中心、随机双盲临床对照试验,结果显示隔日口服0.125 g青霉胺的疗效与每日口服0.75～1 g相似,两组患者死亡和肾衰的发生率无显著差异。

(2)秋水仙碱能与细胞核中的微管结合,破坏微管的转运,使成纤维细胞内原胶原蓄积,阻止原胶原转变为胶原。本药能使胶原的活力增加,阻止胶原的堆积,口服剂量为每日0.5～1.5 mg,连服3个月至数年。应注意药物的不良反应(监测肝肾功及血常规)。

(3)丹参注射液20 mL+5%的葡萄糖注射液500 mL或低分子右旋糖酐400 mL静脉点滴,每日1次,连续点滴3～4周。

(4)中药:复春片(脉管炎片),6～8片/次,每日2～3次,3个月为一疗程。

(5)雷公藤总苷:如尿蛋白阳性,可每次加服10～20 mg,每日3次。

5.血管扩张剂

硬皮病患者,尤其是系统性硬皮病患者,血管痉挛和血管病变可导致组织缺血,从而促进组织纤维化,因此控制雷诺现象是十分重要的。除丹参注射液静脉点滴外,也可加硝苯地平5～10 mg,每日3次。地尔硫草、哌唑嗪对雷诺现象也多数能有效。但一项对照研究显示,血管扩张剂卡托普利、酮色林,以及阿司匹林、双嘧达莫合用,对皮肤硬化及内脏损害均无明显疗效。

6.增加血氧分压疗法

在低氧状态下,无论是系统性硬皮病、郁积性皮炎的郁积性皮下硬化症还是聚合性痤疮时的瘢痕,由于局部组织处于缺氧或低氧状态,可以促使患者的皮肤纤维细胞增殖加快。同样,如果系统性硬皮病患者,尤其是病情较重者血氧分压低,低氧可能会加重患者的皮肤硬化,甚至促进肺间质性肺炎的加重。国内外文献报道,采用高压氧舱等疗法治疗系统性硬皮病有效。国内采用普特巴治疗系统性硬皮病有较好的疗效,成人剂量为4 g,每日3次,这是由于单胺氧化酶(MAO)活性降低可使组织纤维化加重,MAO维持正常的功能需要足够的氧,而普特巴可增加组织对氧的摄取,故能增加单胺氧化酶的活性,从而对组织纤维化起治疗作用。因此,合并间质

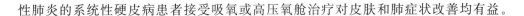

性肺炎的系统性硬皮病患者接受吸氧或高压氧舱治疗对皮肤和肺症状改善均有益。

六、中医辨证施治

硬皮病在中医学中称为"皮痹",赵炳南称之为"皮痹疽",其病因病机多为脾肾阳虚,卫外不固,风寒之邪乘隙外侵,阻于皮肤肌肉,以致经络阻隔,气血凝滞,营卫不和,痹塞不通,故名。对于痹证,《杂病源流犀烛·诸痹源流》曰:"痹者,闭也。三气杂至,壅蔽经络,血气不行,不能随时祛散,故久而为痹。"《类证治载·痹证》曰:"诸痹……良由营卫先虚,腠理不密,风寒湿乘虚内袭。正气为邪所阻,不能宣行,因而留滞,气血凝涩,久而成痹。"《素问·痹论》曰:"痹在于骨则重,在于脉则血凝而不流,在于筋则屈伸不利,在于肉则不仁,在于皮则寒。"

硬皮病的辨证应首辨虚实、表里、寒热,早期多病位较浅,后期应多用脏腑辨证。临床上可分以下几型。

(一)寒凝经脉型

该型相当于局限性硬皮病初期和系统性硬皮病的水肿期,或有雷诺现象的早期,患者肢端青紫苍白,遇寒加剧,皮纹消失,水肿,呈非凹陷性水肿,皮损感觉刺痛或麻木,发胀,关节痛,舌质淡红,苔白,脉濡或紧。

(1)治则:温经散寒,调和营卫,通络。

(2)方药:阳和汤合当归四逆汤加减,炙麻黄9 g,熟地黄15 g,白芥子9 g,炮姜9 g,当归9 g,桂枝9 g,赤芍9 g,白芍9 g,丹参15 g,羌活9 g,僵蚕9 g,甘草3 g,细辛3 g。

(二)寒凝血瘀型

该型相当局限性硬皮病后期和系统性硬皮病的中期(硬化期),患者四肢板硬,麻木不仁,可有毛细血管扩张,肌肤甲错,毛发干枯脱落,肢端发绀,面色晦暗,口干不欲饮,月经不调,舌质紫暗,脉细涩。

(1)治则:温阳散寒,活血通络。

(2)方药:桃红四物汤加减,桃仁9 g,红花9 g,当归9 g,赤芍9 g,生地30 g,丹参15 g,桂枝9 g,三棱9 g,鸡血藤30 g,八月札15 g,益母草9 g。

若患者伴有雷诺现象,畏寒肢冷,面色㿠白,腰酸膝软,进食困难,舌质淡红,舌体胖嫩,苔白,脉沉细无力,此为系统性硬皮病,以气滞血瘀为标证,脾肾阳虚为本,需标本同治。治则为健脾温肾,佐以活血,方药为附子6 g,肉桂0.9~3 g,白芥子9 g,熟地15 g,麻黄6 g,鹿角胶10 g,黄芪15 g,白术15 g,茯苓10 g,鸡血藤30 g,僵蚕10 g,党参15 g,木香10 g。

若伴关节痛加秦艽10 g,羌活5 g,独活4.5 g,威灵仙10 g;食欲缺乏加陈皮10 g,砂仁6 g,蔻仁4 g,鸡内金3 g,半夏10 g;腹胀加枳壳10 g,厚朴10 g;有雷诺现象加桂枝10 g,归尾10 g,红花10 g,鸡血藤15 g,莪术10 g,姜黄10 g;腰痛加独活4.5 g,桑寄生10 g,防风10 g,威灵仙10 g,秦艽10 g,鸡血藤15 g,伸筋草10 g,桑枝10 g。

(三)脾肾阳虚型

该型患者周身皮肤板硬,手足尤甚,面少表情,眼睑不合,口唇缩小,舌短难伸,伴有畏寒肢冷,面色白,便溏溺清,腰膝酸软,女性月经不调,男子滑精阳痿,纳食不振,舌质淡红,苔薄白,脉懦弱。

(1)治则:温肾阳,补气血,活血通络。

(2)方药:圣愈汤和二仙汤加减,黄芪15 g,白术10 g,当归10 g,赤芍10 g,白芍10 g,丹参15 g,桃红10 g,红花10 g,仙茅10 g,淫羊藿10 g,鹿角胶10 g,肉桂0.9~3 g,附子6 g。

（四）肺脾气虚型

该型患者临床可见周身皮肤板硬或皮肤干枯,萎缩,伴有面色萎黄,倦怠乏力,纳食不振,胸闷气短,腹胀便溏,胃脘满闷,舌质淡红,苔白,脉细弱。

（1）治则:甘温扶脾,兼滋肺阴。

（2）方药:四君子汤加减,生黄芪 15 g,白术 10 g,茯苓 10 g,天冬 10 g,麦冬 10 g,花粉 10 g,党参 10 g,桂枝 10 g,白芥子 10 g,伸筋草 15 g,山药 10 g。

（龙剑文）

第十四章
循环、呼吸系统急危重症的中西医结合诊治

第一节 急性心力衰竭

急性心力衰竭（AHF）是临床医师面临的最常见的心脏急症之一。在许多国家，随着人口老龄化加剧及急性心肌梗死患者存活率的升高，慢性心衰患者的数量正在快速增长，同时也增加了心功能失代偿患者的数量。AHF 患者中，60％～70％是由冠心病所致，尤其是老年人。在年轻患者，AHF 的原因更多见于扩张型心肌病、心律失常、先天性或瓣膜性心脏病、心肌炎等。

AHF 患者预后不良，急性心肌梗死伴有严重心力衰竭患者的病死率非常高，12 个月的病死率为 30％。据报道，急性肺水肿患者院内病死率为 12％，1 年病死率为 40％。

一、急性心力衰竭的临床表现

AHF 是一种由于心脏功能异常而出现的急性临床发作。无论既往有无心脏病病史，均可发生。心功能异常可以是收缩功能异常，亦可为舒张功能异常，还可以是心律失常或心脏前负荷和后负荷失调。它通常是致命的，需要紧急治疗。

急性心力衰竭可以在既往没有心功能异常者中首次发病，也可以是慢性心力衰竭（CHF）的急性失代偿。急性心力衰竭患者的临床表现如下。

（一）基础心血管疾病的病史和表现

大多数患者有各种心脏病病史，存在引起急性心衰的各种病因。老年患者的主要病因为冠心病、高血压和老年性退行性心瓣膜病，而在年轻患者中多由风湿性心瓣膜病、扩张性心肌病、急性重症心肌炎等所致。

（二）诱发因素

AHF 常见的诱因有：①慢性心衰药物治疗缺乏依从性。②心脏容量超负荷。③严重感染，尤其是肺炎和败血症。④严重颅脑损害或剧烈的精神心理紧张与波动。⑤大手术后。⑥肾功能减退。⑦急性心律失常，如室性心动过速（室速）、心室颤动（室颤）、心房颤动（房颤）或心房扑动（房扑）伴快速心室率、室上性心动过速及严重的心动过缓等。⑧支气管哮喘发作。⑨肺栓塞。⑩高心排血量综合征，如甲状腺功能亢进危象、严重贫血等。⑪应用负性肌力药物如维拉帕米、

地尔硫䓬、β受体阻滞剂等。⑫应用非类固醇消炎药。⑬心肌缺血。⑭老年急性舒张功能减退。⑮吸毒。⑯酗酒。⑰嗜铬细胞瘤。这些诱因使心功能原来尚可代偿的患者骤发心衰，或者使已有心衰的患者病情加重。

（三）早期表现

原来心功能正常的患者出现急性失代偿的心衰（首发或慢性心力衰竭急性失代偿）伴有急性心衰的症状和体征，出现原因不明的疲乏或运动耐力明显降低，心率增加 15～20 次/分，这可能是左心功能降低的最早期征兆。继续发展可出现劳力性呼吸困难、夜间阵发性呼吸困难，睡觉时需用枕头抬高头部等，检查可发现左心室增大，闻及舒张早期或中期奔马律，肺动脉第二音亢进，两肺（尤其肺底部）有细湿啰音，还可有干性啰音和哮鸣音，提示已有左心功能障碍。

（四）急性肺水肿

急性肺水肿起病急骤，病情可迅速发展至危重状态。患者表现为突发严重呼吸困难、端坐呼吸、喘息不止、烦躁不安并有恐惧感，呼吸频率可为 30～50 次/分；频繁咳嗽并咯出大量粉红色泡沫样血痰；听诊心率快，心尖部常可闻及奔马律；双肺满布湿啰音和哮鸣音。

（五）心源性休克

心源性休克的主要表现为以下几点。

（1）持续低血压，收缩压降至 11.97 kPa 以下，或原有高血压的患者收缩压降幅不低于 7.98 kPa，且持续 30 分钟以上。

（2）组织低灌注状态，可有：①皮肤湿冷、苍白和发绀，出现紫色条纹；②心动过速，超过 110 次/分；③尿量显著减少（低于 20 mL/h），甚至无尿；④意识障碍，常有烦躁不安、激动焦虑、恐惧和濒死感；收缩压低于9.31 kPa，可出现抑制症状如神志恍惚、表情淡漠、反应迟钝，逐渐发展至意识模糊甚至昏迷。

（3）血流动力学障碍：肺毛细血管楔压（PCWP）不低于 2.39 kPa，心排血指数（CI）不低于 36.7 mL/(s·m²)[相当于 2.2 L/(min·m²)]。

（4）低氧血症和代谢性酸中毒。

二、急性左心衰竭严重程度分级

急性左心衰竭的主要分级有 Killip 法（表 14-1）、Forrester 法（表 14-2）和临床程度分级（表 14-3）三种。Killip 法主要用于急性心肌梗死患者，分级依据临床表现和胸部 X 线片的结果。

表 14-1　急性心肌梗死的 Killip 法分级

分级	症状与体征
Ⅰ级	无心衰
Ⅱ级	有心衰，两肺中下部有湿啰音，占肺野下 1/2，可闻及奔马律；X 线片示肺淤血
Ⅲ级	严重心衰，有肺水肿，细湿啰音遍布两肺（超过肺野下 1/2）
Ⅳ级	心源性休克、低血压（收缩压低于 11.97 kPa）、发绀、出汗、少尿

Forrester 法依据临床表现和血流动力学指标，可用于急性心肌梗死后 AHF，最适用于首次发作的急性心力衰竭。临床程度分级适用于心肌病患者，它主要依据临床表现，最适用于慢性失代偿性心衰。

表 14-2 急性左心衰竭的 Forrester 法分级

分级	PCWP/kPa	CI/[mL/(s·m²)]	组织灌注状态
Ⅰ级	≤2.39	>36.7	无肺淤血,无组织灌注不良
Ⅱ级	>2.39	>36.7	有肺淤血
Ⅲ级	<2.39	≤36.7	无肺淤血,有组织灌注不良
Ⅳ级	>2.39	≤36.7	有肺淤血,有组织灌注不良

注:PCWP 为肺毛细血管楔压;CI 为心排血指数,其法定单位[mL/(s·m²)]与旧制单位[L/(min·m²)]的换算因数为 16.67。

表 14-3 急性左心衰竭的临床程度分级

分级	皮肤	肺部啰音
Ⅰ级	干、暖	无
Ⅱ级	湿、暖	有
Ⅲ级	干、冷	无/有
Ⅳ级	湿、冷	有

三、急性心力衰竭的诊断

AHF 的诊断主要依据症状和临床表现,同时辅以相应的实验室检查,如心电图、胸片、生化标志物、多普勒超声心动图等,诊断的流程如图 14-1 所示。

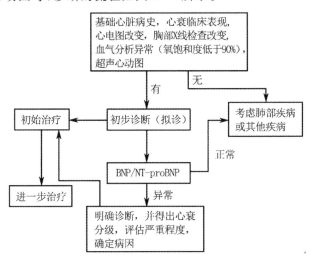

图 14-1 急性左心衰竭的诊断流程

对急性心衰患者,需要系统地评估外周循环、静脉充盈、肢端体温。在心衰失代偿时,右心室充盈压通常可通过中心静脉压评估。AHF 时中心静脉压升高应谨慎分析,因为在静脉顺应性下降合并右心室顺应性下降时,即便右心室充盈压很低也会出现中心静脉压的升高。左心室充盈压可通过肺部听诊评估,肺部存在湿啰音常提示左心室充盈压升高。进一步的确诊、严重程度的分级及对随后出现的肺淤血、胸腔积液应进行胸片检查。左心室充盈压的临床评估常被迅速变化的临床征象所误导,对此应进行心脏触诊和听诊,了解有无室性和房性奔马律(S_3、S_4)。

四、实验室检查及辅助检查

(一)心电图(ECG)检查

急性心衰时 ECG 多有异常改变。ECG 可以辨别节律,可以帮助确定 AHF 的病因及了解心室的负荷情况,这在急性冠脉综合征中尤为重要。ECG 还可了解左右心室/心房的劳损情况、有无心包炎及既往存在的病变(如左右心室的肥大)。心律失常时应分析 12 导联心电图,同时应进行连续的 ECG 监测。

(二)胸片及影像学检查

对于所有的 AHF 患者,胸片和其他影像学检查宜尽早完成,以便及时评估已经存在的肺部和心脏病变(心脏的大小及形状)及肺淤血的程度。胸片不但可以用于明确诊断,还可用于了解随后的治疗效果。胸片还可用作左心衰的鉴别诊断,除外肺部炎症或感染性疾病。胸部 CT 或放射性核素扫描可用于判断肺部疾病和诊断大的肺栓塞。CT、经食管超声心动图可用于诊断主动脉夹层。

(三)实验室检查

AHF 时应进行一些实验室检查。动脉血气分析可以评估氧合情况(氧分压 PaO_2)、通气情况(二氧化碳分压 $PaCO_2$)、酸碱平衡(pH 值)和碱缺失,对所有严重 AHF 患者都应进行此项检查。脉搏血氧测定及潮气末 CO_2 测定等无创性检测方法可以替代动脉血气分析,但不适用于低心排血量及血管收缩性休克状态。静脉血氧饱和度(如颈静脉内)的测定对于评价全身的氧供需平衡很有价值。

血浆脑钠尿肽(B 型钠尿肽,BNP)是在心室壁张力增加和容量负荷过重时由心室释放的,现在已用于急诊室呼吸困难的患者,作为排除或确立心力衰竭诊断的指标。BNP 对于排除心衰有着很高的阴性预测价值。如果心衰的诊断已经明确,升高的血浆 BNP 和 N 末端脑钠尿肽前体(NT-proBNP)可以预测预后。

(四)超声心动图检查

超声心动图对于评价基础心脏病变及与 AHF 相关的心脏结构和功能改变是极其重要的,同时对急性冠脉综合征也有重要的评估价值。多普勒超声心动图应用于评估左右心室的局部或全心功能改变、瓣膜结构和功能、心包病变、急性心肌梗死的机械性并发症和比较少见的占位性病变。通过多普勒超声心动图测定主动脉或肺动脉的血流时速曲线可以估测心排血量。多普勒超声心动图还可估计肺动脉压力(三尖瓣反流射速),同时可监测左室前负荷。

(五)其他检查

在涉及与冠状动脉相关的病变,如不稳定性心绞痛或心肌梗死时,血管造影是非常重要的,现已明确血运重建能够改善预后。

五、急性心力衰竭患者的监护

急性心力衰竭患者应在进入急诊室后就尽快地开始监护,同时给予相应的诊断性检查以明确基础病因。

(一)无创性监护

对所有的危重患者,必须监测的项目有血压、体温、心率、呼吸、心电图。有些实验室检查应重复做,如电解质、肌酐、血糖及有关感染和代谢障碍的指标。必须纠正低钾血症或高钾血症。

如果患者情况恶化,这些指标的监测频率也应增加。

1.心电监测

在急性失代偿阶段,ECG 的监测是必需的(监测心律失常和 ST 段变化),尤其是在心肌缺血或心律失常是导致急性心衰的主要原因时。

2.血压监测

开始治疗时维持正常的血压很重要,其后也应定时测量(例如每 5 分钟测量一次),直到血管活性药、利尿药、正性肌力药剂量稳定时。在并无强烈的血管收缩和不伴有极快心率时,无创性自动袖带血压测量是可靠的。

3.血氧饱和度监测

脉搏血氧计是测量动脉氧与血红蛋白结合饱和度(SaO_2)的无创性装置。从联合血氧计测得的 SaO_2 的误差通常在 2% 之内,除非患者处于心源性休克状态。

4.心排血量和前负荷

心排血量和前负荷可应用多普勒超声的方法监测。

(二)有创性监测

1.动脉置管

置入动脉导管的指征是因血流动力学不稳定,需要连续监测动脉血压或需进行多次动脉血气分析。

2.中心静脉置管

中心静脉置管联通了中心静脉循环,所以可用于输注液体和药物,也可监测中心静脉压(CVP)及静脉氧饱和度(SvO_2)(上腔静脉或右心房处),后者用以评估氧的运输情况。

在分析右房压力时应谨慎,避免过分注重右房压力,因为右房压力几乎与左房压力无关,因此也与 AHF 时的左室充盈压无关。CVP 也会受到重度三尖瓣关闭不全及呼气末正压通气(PEEP)的影响。

3.肺动脉导管

肺动脉导管(PAC)是一种漂浮导管,用于测量上腔静脉(SVC)、右房、右室、肺动脉压力、肺毛细血管楔压及心排血量。现代 PAC 能够半连续性地测量心排血量及混合静脉血氧饱和度、右室舒张末容积和射血分数。

虽然置入肺动脉导管用于急性左心衰的诊断通常不是必需的,但对于伴发有复杂心肺疾病的患者,它可以用来鉴别是心源性机制还是非心源性机制。对于二尖瓣狭窄、主动脉关闭不全、高气道压或左室僵硬(如左室肥厚、糖尿病、纤维化、使用正性肌力药、肥胖、缺血)的患者,肺毛细血管楔压并不能真实反映左室舒张末压。

建议将 PAC 用于对传统治疗未产生预期疗效的血流动力学不稳定的患者,及合并淤血和低灌注的患者。在这些情况下,置入肺动脉导管可以保证左室最恰当的液体负荷量,并指导血管活性药物和正性肌力药的使用。

六、急性心力衰竭的治疗

(一)临床评估

对 AHF 患者均应根据上述各种检查方法及病情变化作出临床评估,内容包括:①基础心血管疾病;②急性心衰发生的诱因;③病情的严重程度和分级,并估计预后;④治疗的效果。此种评估应多次和动态进行,以调整治疗方案。

（二）治疗目标

(1)控制基础病因和矫治引起心衰的诱因:应用静脉和(或)口服降压药物以控制高血压;选择有效的抗生素控制感染;积极治疗各种影响血流动力学的快速性或缓慢性心律失常;应用硝酸酯类药物改善心肌缺血。糖尿病伴血糖升高者应有效控制血糖水平,同时防止出现低血糖。对血红蛋白低于 60 g/L 的严重贫血者,可输注浓缩红细胞悬液或全血。

(2)缓解各种严重症状:①低氧血症和呼吸困难可采用不同方式的吸氧,包括鼻导管吸氧、面罩吸氧及无创或气管插管的呼吸机辅助通气治疗。②胸痛和焦虑可应用吗啡。③呼吸道痉挛可应用支气管解痉药物。④淤血症状可应用利尿药,有助于减轻肺淤血和肺水肿,亦可缓解呼吸困难。

(3)稳定血流动力学状态,维持收缩压不低于 90 mmHg,纠正和防止低血压可应用各种正性肌力药物。对血压过高者的降压治疗可选择血管扩张药物。

(4)纠正水、电解质紊乱和维持酸碱平衡。

(5)保护重要脏器如肺、肾、肝和大脑,防止功能损害。

(6)降低死亡危险,改善近期和远期预后。

（三）急性左心衰竭的处理流程

急性左心衰竭确诊后,即按图 14-2 所示的流程处理。初始治疗后症状未获明显改善或病情严重者应行进一步治疗。

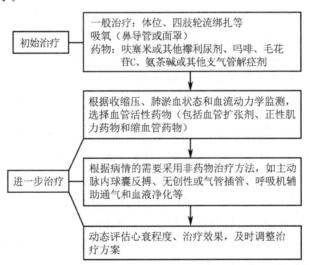

图 14-2　急性左心衰竭的处理流程

1.急性左心衰竭的一般处理

(1)体位:静息时明显呼吸困难者应采取半卧位或端坐位,双腿下垂以减少回心血量,降低心脏前负荷。

(2)四肢交换加压:患者四肢轮流绑扎止血带或血压计袖带,通常同一时间只绑扎三肢,每隔15～20 分钟轮流放松一肢。血压计袖带的充气压力应较舒张压低 10 mmHg,使动脉血流仍可顺利通过,而静脉血回流受阻。此法可降低前负荷,减轻肺淤血和肺水肿。

(3)吸氧:吸氧适用于低氧血症和呼吸困难明显(尤其指端血氧饱和度低于 90%)的患者。

应尽早采用吸氧,使患者 SaO_2 不低于 95%(伴 COPD 者 SaO_2 不低于 90%)。可采用不同的吸氧方式,如:①鼻导管吸氧:从低氧流量(1~2 L/min)开始,如仅为低氧血症,动脉血气分析未见 CO_2 潴留,可采用高流量给氧(6~8 L/min)。酒精吸氧可使肺泡内的泡沫表面张力降低而破裂,改善肺泡的通气,方法是在氧气通过的湿化瓶中加入 50%~70% 的乙醇或有机硅消泡剂,用于肺水肿患者。②面罩吸氧:适用于伴呼吸性碱中毒患者。必要时还可采用无创性或气管插管呼吸机辅助通气治疗。

(4)做好救治的准备工作:至少开放 2 条静脉通道,并保持通畅。必要时可采用深静脉穿刺置管,以随时满足用药的需要。血管活性药物一般应用微量泵泵入,以维持稳定的速度和正确的剂量。固定和维护好漂浮导管、深静脉置管、心电监护的电极和导联线、鼻导管或面罩、导尿管及指端无创血氧仪测定电极等。保持室内的温度、湿度适宜,灯光柔和,环境安静。

(5)饮食:患者应摄入易消化食物,避免一次大量进食,在控制总量的情况下,可少量多餐(6~8 次/天)。应用袢利尿药的情况下不要过分限制钠盐摄入量,以避免低钠血症,导致低血压。利尿药应用时间较长的患者要补充多种维生素和微量元素。

(6)出入量管理:肺淤血、体循环淤血及水肿明显者应严格限制饮水量和静脉输液速度,对无明显低血容量因素(大出血、严重脱水、大汗淋漓等)者,每天摄入液体量一般宜在 1 500 mL 以内,不要超过 2 000 mL。保持每天水出入量负平衡约 500 mL,严重肺水肿者每天的水负平衡为 1 000~2 000 mL,甚至可达 5 000 mL,以减少水钠潴留和缓解症状。3~5 天后,如淤血、水肿明显消退,应减少水负平衡量,逐渐过渡到出入水量大体平衡。在水负平衡下应注意防止发生低血容量、低血钾和低血钠等。

2.AHF 时吗啡及其类似物的使用

吗啡一般用于严重 AHF 的早期阶段,特别是患者出现不安和呼吸困难时。吗啡能够使静脉扩张,也能使动脉轻度扩张,并降低心率。应密切观察疗效和呼吸抑制的不良反应,伴明显和持续低血压、休克、意识障碍、COPD 等患者禁忌使用,老年患者慎用或减量。也可应用哌替啶 50~100 mg 肌内注射。

3.AHF 治疗中血管扩张药的使用

对大多数 AHF 患者,血管扩张药常作为一线药使用,其可以用来开放外周循环,降低前负荷或后负荷。

(1)酸酯类药物:急性心衰时此类药在不减少每搏心排血量和不增加心肌氧耗的情况下能减轻肺淤血,特别适用于急性冠状动脉综合征伴心衰的患者。临床研究已证实,硝酸酯类静脉制剂与呋塞米合用治疗急性心衰有效;应用大剂量硝酸酯类药物联合小剂量呋塞米的疗效优于单纯大剂量的利尿药。静脉应用硝酸酯类药物应高度注意滴定剂量,经常测量血压,防止血压过度下降。硝酸甘油静脉滴注起始剂量为 5~10 μg/min,每 5~10 分钟递增 5~10 μg/min,最大剂量 100~200 μg/min;亦可每 10~15 分钟喷雾一次(400 μg),或舌下含服,每次 0.3~0.6 mg。硝酸异山梨酯静脉滴注剂量为 5~10 mg/h,亦可舌下含服,每次 2.5 mg。

(2)硝普钠(SNP)适用于严重心衰,临床应用宜从小剂量(10 μg/min)开始,可酌情逐渐增加剂量至 50~250 μg/min。由于其强效降压作用,应用过程中要密切监测血压,根据血压调整合适的维持剂量。长期使用时其代谢产物(硫代氰化物和氰化物)会产生毒性反应,特别是在严重肝肾衰竭的患者中应避免使用。减量时,硝普钠应该缓慢减量,并加用口服血管扩张药,以避免反跳。AHF 时硝普钠的使用尚缺乏对照试验,而且在 AMI 时使用会使病死率增高。对急性冠脉综合征所致的心衰患者,因为 SNP 可引起冠脉缺血,故在此类患者中硝酸酯类的使用优于硝普钠。

(3)奈西立肽:这是一类新的血管扩张药(肽类),近期被用于治疗 AHF。它是人脑钠尿肽(BNP)的重组体,是一种内源性激素物质,能够扩张静脉、动脉(如冠状动脉),由此降低前负荷和后负荷,在无直接正性肌力的情况下增加心排血量。慢性心衰患者输注奈西立肽对血流动力学可产生有益的作用,可以增加钠排泄,抑制肾素-血管紧张素-醛固酮和交感神经系统。和静脉使用硝酸甘油相比,奈西立肽能更有效地促进血流动力学改善,并且不良反应更少。该药临床试验的结果尚不一致,近期的两项研究(VMAC 和 PROACTION)表明,该药的应用可以带来临床和血流动力学的改善,推荐应用于急性失代偿性心衰。国内一项 II 期临床研究提示,该药较硝酸甘油静脉制剂能够更显著地降低 PCWP,缓解患者的呼吸困难。应用方法:先给予负荷剂量 1.500 $\mu g/kg$,静脉缓慢推注,继以 0.0075~0.0150 $\mu g/(kg \cdot min)$ 静脉滴注;也可不用负荷剂量而直接静脉滴注。疗程一般为 3 天,不建议超过 7 天。

(4)乌拉地尔:该药具有外周和中枢双重扩血管作用,可有效降低血管阻力,降低后负荷,增加心排血量,但不影响心率,从而减少心肌耗氧量。该药适用于高血压心脏病、缺血性心肌病(包括急性心肌梗死)和扩张型心肌病引起的急性左心衰竭,可用于 CO 降低、PCWP 大于 2.39 kPa 的患者。通常静脉滴注 100~400 $\mu g/min$,可逐渐增加剂量,并根据血压和临床状况予以调整。伴严重高血压者可缓慢静脉注射 12.5~25.0 mg。

下列情况下禁用血管扩张药物:①收缩压低于 90 mmHg,或持续低血压并伴症状(尤其是有肾功能不全的患者),以避免重要脏器灌注减少;②严重阻塞性心瓣膜疾病患者,例如主动脉瓣狭窄、二尖瓣狭窄患者有可能出现显著的低血压,应慎用;③梗阻性肥厚型心肌病患者。

4.急性心力衰竭时血管紧张素转化酶抑制剂(ACEI)的使用

ACEI 在急性心衰中的应用仍存在诸多争议,急性心衰的急性期、病情尚未稳定的患者不宜应用;急性心肌梗死后的急性心衰可以试用,但须避免静脉应用,口服起始剂量宜小,在急性期病情稳定 48 小时后逐渐加量,疗程至少 6 周,不能耐受 ACEI 者可以应用 ARB。

在心排血量处于边缘状况时,ACEI 应谨慎使用,因为它可以明显降低肾小球滤过率。当联合使用非类固醇消炎药及出现双侧肾动脉狭窄时,患者不能耐受 ACEI 的风险增加。

5.利尿药的应用

(1)适应证:AHF 和失代偿心衰的急性发作,伴有液体潴留的情况是应用利尿药的指征。利尿药缓解症状的益处在临床上被广泛认可,不必再进行大规模的随机临床试验来评估。

(2)作用效应:静脉使用袢利尿药也有扩张血管效应,在使用早期(5~30 分钟),其在降低肺阻抗的同时也降低了右房压和肺毛细血管楔压。如果快速静脉注射大剂量(>1 mg/kg)袢利尿药,就有反射性收缩血管的可能。与慢性心衰时使用利尿药不同,在严重失代偿性心衰时使用利尿药能使容量负荷恢复正常,可以在短期内减少神经-内分泌系统的激活。特别是对急性冠脉综合征患者,应使用低剂量的利尿药,最好已给予扩血管治疗。

(3)实际应用:静脉使用袢利尿药(呋塞米、托拉塞米)有强效快速的利尿效果,对 AHF 患者优先考虑使用。在入院以前就可安全使用,应根据利尿效果和淤血症状的缓解情况来选择剂量。开始时使用负荷剂量,然后继续静脉滴注呋塞米或托拉塞米,静脉滴注比一次性静脉注射更有效。噻嗪类和螺内酯可以联合袢利尿药使用,低剂量联合使用比高剂量使用一种药更有效,而且继发反应也更少。将袢利尿药和多巴酚丁胺、多巴胺或硝酸盐联合使用也是一种治疗方法,其比仅仅增加利尿药剂量更有效,不良反应也更少。

(4)不良反应及药物的相互作用:虽然利尿药可安全地用于大多数患者,但它的不良反应也很常见,甚至可威胁生命。主要的不良反应包括:①神经内分泌系统的激活,特别是肾素-血管紧张素-醛固酮系统和交感神经系统的激活;②低血钾、低血镁和低氯性碱中毒可能导致严重的心律失常;③可以产生肾毒性及加剧肾衰竭;④过度利尿可过分降低静脉压、肺毛细血管楔压及舒张期灌注,由此导致每搏输出量和心排血量下降,特别见于严重心衰和以舒张功能不全为主的心衰或缺血所致的右室功能障碍。

6.β受体阻滞剂

(1)适应证和基本原理:目前尚无应用β受体阻滞剂治疗 AHF 改善症状的研究。相反,在发生 AHF 时是禁止使用β受体阻滞剂的。急性心肌梗死后早期,肺部啰音超过基底部的患者及低血压患者均被排除在应用β受体阻滞剂的临床试验之外。急性心肌梗死患者没有明显心衰或低血压,使用β受体阻滞剂能限制心肌梗死范围,减少致命性心律失常,并能缓解疼痛。

当患者出现缺血性胸痛对阿片制剂无效、反复发生缺血、高血压、心动过速或心律失常时,可考虑静脉使用β受体阻滞剂。在一项针对美托洛尔的研究中发现,急性心肌梗死后早期静脉使用美托洛尔或安慰剂,接着口服治疗 3 个月,则美托洛尔组发展为心衰的患者明显减少。如果患者有肺底部啰音的肺淤血征象,则联合使用呋塞米,那么美托洛尔治疗可产生更好的疗效,降低病死率和并发症的出现。

(2)实际应用:当患者伴有明显急性心衰,肺部啰音超过基底部时,应慎用β受体阻滞剂。对出现进行性心肌缺血和心动过速的患者,可以考虑静脉使用美托洛尔。但是,对急性心肌梗死伴发急性心衰患者,待病情稳定后,应早期使用β受体阻滞剂。对于慢性心衰患者,在急性发作稳定后(通常 4 天后),应早期使用β受体阻滞剂。

在大规模临床试验中,比索洛尔、卡维地洛或美托洛尔的初始剂量都很小,然后逐渐缓慢增加到目标剂量。增加剂量应个体化。β受体阻滞剂可能过度降低血压,减慢心率。一般的用药原则是,服用β受体阻滞剂的患者若由于心衰加重而住院,除非必须用正性肌力药物维持,否则应继续服用β受体阻滞剂。但如果疑为β受体阻滞剂剂量过大(如有心动过缓和低血压)时,可减量继续用药。

7.正性肌力药

正性肌力药适用于低心排血量综合征,如伴症状性低血压或 CO 降低伴有循环淤血的患者,可缓解组织低灌注所致的症状,保证重要脏器的血液供应,对血压较低和对血管扩张药物及利尿药不耐受或反应不佳的患者尤其有效。使用正性肌力药有潜在的危害性,因为它能增加耗氧量和钙负荷,所以应谨慎使用。

对于失代偿的慢性心衰患者,其症状、临床过程和预后在很大程度上取决于血流动力学,所以改善血流动力学参数就是治疗的目的。在这种情况下,正性肌力药可能有效,甚至挽救生命,但它改善血流动力学参数的益处部分被它增加心律失常的危险抵消了。而且在某些病例中,由于过度增加能量消耗可引起心肌缺血和心衰的慢性进展。正性肌力药的利弊比较方面,不同的药并不相同。对于那些兴奋β₁受体的药物,可以增加心肌细胞内钙的浓度,可能有更高的危险性。有关正性肌力药用于急性心衰治疗的对照试验研究目前较少,特别对预后的远期效应的评估更少。

(1)洋地黄类:此类药物能轻度增加 CO 和降低左心室充盈压,对急性左心衰竭患者的治疗有一定帮助。一般应用毛花苷 C 0.2～0.4 mg 缓慢静脉注射,2～4 小时后可以再用 0.2 mg,伴快速心室率的房颤患者可酌情适当增加剂量。

(2)多巴胺:小剂量[低于 2 μg/(kg·min)]的多巴胺仅作用于外周多巴胺受体,直接或间接地降低外周阻力。在此剂量下,对于肾脏低灌注和肾衰竭的患者,其能增加肾血流量、肾小球滤过率、尿和钠的排泄,并增强人体对利尿药的反应。大剂量[超过 2 μg/(kg·min)]的多巴胺可直接或间接刺激 β 受体,增加心肌的收缩力和心排血量。当剂量超过 5 μg/(kg·min)时,可作用于 α 受体,增加外周血管阻力。此时,虽然多巴胺对低血压患者很有效,但它对 AHF 患者可能有害,因为它增加了左室后负荷,增加了肺动脉压和肺阻力。

多巴胺可以作为正性肌力药[剂量超过 2 μg/(kg·min)]治疗 AHF 伴有低血压的患者。当静脉滴注低剂量不超过 3 μg/(kg·min)时,它可以使失代偿性心衰伴有低血压和尿量减少的患者增加肾血流量,增加尿量。但如果无反应,则应停止使用。

(3)多巴酚丁胺:多巴酚丁胺的主要作用在于通过刺激 β_1 受体和 β_2 受体产生剂量依赖性的正性变时、正性变力作用,并反射性地降低交感神经张力和血管阻力,其最终结果依个体的不同而不同。小剂量时,多巴酚丁胺能产生轻度的血管扩张反应,通过降低后负荷而增加射血量。大剂量时,多巴酚丁胺可以引起血管收缩,心率通常呈剂量依赖性增加,但增加的程度弱于其他儿茶酚胺类药物。但对房颤的患者,心率可能增加到难以预料的水平,因为该药可以加速房室传导。患者的全身收缩压通常轻度增加,但也可能不变或降低。心衰患者静脉滴注多巴酚丁胺后可观察到尿量增多,这可能是该药提高心排血量而增加肾血流量的结果。

多巴酚丁胺用于外周低灌注(低血压、肾功能下降),伴或不伴有淤血或肺水肿且使用最佳剂量的利尿药和扩血管剂无效时。

多巴酚丁胺常用来增加心排血量,其起始静脉滴注速度为 2～3 μg/(kg·min),可以逐渐增加到 20 μg/(kg·min),不需要负荷量。静脉滴注速度根据症状、尿量反应或血流动力学监测结果来调整。该药的血流动力学作用和剂量成正比,在静脉滴注停止后,它的清除也很快。

对接受 β 受体阻滞剂治疗的患者,需要增加多巴酚丁胺的剂量,才能恢复该药的正性肌力作用。

单从血流动力学来看,多巴酚丁胺的正性肌力作用增加了磷酸二酯酶抑制剂(PDEI)的作用。PDEI 和多巴酚丁胺的联合使用能产生比单一用药更强的正性肌力作用。

长时间地持续静脉滴注多巴酚丁胺(24～48 小时以上)会出现耐药,部分血流动力学效应会消失,因此长时间应用应逐渐减量。

静脉滴注多巴酚丁胺常伴有心律失常发生率的增加,可来源于心室和心房。这种影响呈剂量依赖性,可能比使用 PDEI 时更明显。在使用利尿药时应及时补钾。心动过速时使用多巴酚丁胺要慎重,因为多巴酚丁胺静脉滴注可以促发冠心病患者的胸痛。现在还没有关于 AHF 患者使用多巴酚丁胺的对照试验,一些试验显示它会增加不利的心血管事件。

(4)磷酸二酯酶抑制剂:米力农和依诺昔酮是两种临床上使用的Ⅲ型 PDEI。在 AHF 时,它们能产生明显的正性肌力、松弛性及外周扩血管效应,由此增加心排血量和搏出量,同时伴随有肺动脉压、肺毛细血管楔压的下降,从而使全身和肺血管阻力下降。在血流动力学方面,该药的作用介于纯粹的扩血管剂(如硝普钠)和正性肌力药(如多巴酚丁胺)之间;因为它们的作用部位远离 β-受体,所以在使用 β 受体阻滞剂的同时,PDEI 仍能够保留其效应。

Ⅲ型 PDEI 用于低灌注伴或不伴有淤血,使用最佳剂量的利尿药和扩血管剂无效时。当患者在使用β受体阻滞剂和(或)对多巴酚丁胺没有足够的反应时,Ⅲ型PDEI可能优于多巴酚丁胺。

由于PDEI过度的外周扩血管效应可引起低血压,因此静脉推注较静脉滴注更常见。有关PDEI治疗对AHF患者的远期疗效目前数据尚不充分,但人们已提高了对其安全性的重视,特别是在缺血性心衰患者中。

(5)左西孟旦:这是一种钙增敏剂,通过结合于心肌细胞上的肌钙蛋白C促进心肌收缩,还通过介导ATP敏感的钾通道而发挥血管舒张作用和轻度抑制磷酸二酯酶的效应。该药的正性肌力作用独立于β肾上腺素能受体刺激,可用于正接受β受体阻滞剂治疗的患者。左西孟旦的乙酰化代谢产物仍然具有药理活性,半衰期约80小时,停药后作用可持续48小时。

临床研究表明,急性心衰患者应用本药静脉滴注可明显增加CO和每搏输出量,降低PCWP、全身血管阻力和肺血管阻力;冠心病患者不会增加病死率。用法:首剂12~24 μg/kg静脉注射(时间超过10分钟),继以0.1 μg/(kg·min)静脉滴注,可酌情减半或加倍。对于收缩压低于13.3 kPa的患者,不需要负荷剂量,可直接用维持剂量,以防止发生低血压。

在比较左西孟旦和多巴酚丁胺的随机对照试验中,已显示左西孟旦能改善患者的呼吸困难和疲劳等症状,并产生很好的结果。不同于多巴酚丁胺的是,当联合使用β受体阻滞剂时,左西孟旦的血流动力学效应不会减弱,甚至会更强。

在大剂量使用左西孟旦静脉滴注时,可能会出现心动过速、低血压,因此对收缩压低于11.3 kPa的患者不推荐使用。在与其他安慰剂或多巴酚丁胺比较的对照试验中显示,左西孟旦并没有增加恶性心律失常的发生率。

8.主动脉内球囊反搏(IABP)

临床研究表明,IABP是一种在有效改善心肌灌注的同时又能降低心肌耗氧量和增加CO的治疗手段。

IABP的适应证:①急性心肌梗死或严重心肌缺血并发心源性休克,且不能由药物治疗纠正;②伴血流动力学障碍的严重冠心病(如急性心肌梗死伴机械并发症);③心肌缺血伴顽固性肺水肿。

IABP的禁忌证:①存在严重的外周血管疾病;②主动脉瘤;③主动脉瓣关闭不全;④存在活动性出血或其他抗凝禁忌证;⑤严重血小板缺乏。

9.机械通气

急性心衰者行机械通气的指征是:①出现心跳呼吸骤停而进行心肺复苏时;②合并Ⅰ型或Ⅱ型呼吸衰竭。机械通气的方式有下列两种。

(1)无创呼吸机辅助通气:这是一种不需要气管插管,经口/鼻面罩给患者供氧,由患者自主呼吸触发的机械通气治疗,分为持续气道正压通气(CPAP)和双相间歇气道正压通气(BiPAP)两种模式。其作用机制是通过气道正压通气改善患者的通气状况,减轻肺水肿,纠正缺氧和CO_2潴留,从而缓解Ⅰ型或Ⅱ型呼吸衰竭。

适用对象:Ⅰ型或Ⅱ型呼吸衰竭患者经常规吸氧和药物治疗仍不能纠正时应及早应用,主要用于呼吸频率不超过25次/分、能配合呼吸机通气的早期呼吸衰竭患者。对不能耐受和合作的患者、有严重认知障碍和焦虑的患者、呼吸急促(频率超过25次/分)、呼吸微弱和呼吸道分泌物多的患者应用受限。

(2)气道插管和人工机械通气:应用指征为心肺复苏时、严重呼吸衰竭并经常规治疗不能改善者,尤其是出现明显的呼吸性和代谢性酸中毒并影响意识状态的患者。

10.血液净化治疗

(1)血液净化治疗不仅可维持水、电解质和酸碱平衡,稳定内环境,还可清除尿毒症毒素(肌酐、尿素、尿酸等)、细胞因子、炎症介质及心脏抑制因子等。治疗中的物质交换可通过血液滤过(超滤)、血液透析、连续血液净化和血液灌流等来完成。

(2)血液净化治疗对急性心衰有益,但并非常规应用的手段。出现下列情况之一时可以考虑采用:①高容量负荷如肺水肿或严重的外周组织水肿,且对袢利尿药和噻嗪类利尿药抵抗;②低钠血症(血钠低于 110 mmol/L)且有相应的临床症状,如神志障碍、肌张力减退、腱反射减弱或消失、呕吐及肺水肿等,在上述两种情况下应用单纯血液滤过即可;③肾功能进行性减退,血肌酐超过 500 μmol/L 或符合急性血液透析指征的其他情况。

(3)不良反应和处理:建立体外循环的血液净化均存在与体外循环相关的不良反应,如生物不相容、出血、凝血、血管通路相关并发症、感染、机器相关并发症等。应避免出现新的内环境紊乱,连续血液净化治疗时应注意患者热量及蛋白的丢失。

11.心室机械辅助装置

急性心衰经常规药物治疗无明显改善时,有条件的可应用此种技术。心室机械辅助装置有体外膜式氧合(ECMO)和心室辅助泵(如可置入式电动左心辅助泵、全人工心脏)。根据急性心衰的不同类型,可选择应用心室辅助装置,在积极纠治基础心脏病的前提下短期辅助心脏功能,并作为心脏移植或心肺移植前的过渡。ECMO 可以部分或全部代替心肺功能。临床研究表明,短期循环呼吸支持(如应用 ECMO)可以明显改善预后。

七、中医病因病机

中医认为,急性心力衰竭的主要病因有外邪侵袭、过度劳倦、情志失调、饮食不节等。

(一)外邪侵袭

外邪侵袭,郁于气道,导致肺气宣降不利,升降失常,肺气壅塞。心主血,肺主气,气血互根互用,肺气受损,致心气不足,鼓动无力,导致急性心衰。

(二)情志失调

郁怒伤肝,肝疏泄失常,均可致气滞或痰阻,升降失常,治节无力,血行不畅;忧思伤脾,使中阳失运,痰湿内生,或痰郁化热成火,煎熬血液,均可导致瘀血内生,血行失畅,心脉痹阻,复因情志失调而诱发为急性心力衰竭。

(三)饮食不节

饮食不当,损伤脾胃,运化失健,积湿成痰,痰湿上阻心肺,脉道不利,心气鼓动无力,发为心力衰竭。

(四)劳欲所伤

因年迈体虚或久病体虚,日久导致心阳不振,气血运行失畅,心脉因之瘀滞,心失营运;或各种疾病迁延日久,耗气伤津,残阳损阴,复因体劳过度而诱发出现急性心衰。

本病以心阳(气)虚衰为本,每因感受外邪、劳倦过度、情志所伤等诱发,病变脏腑以心为主,涉及肝、肺、脾、肾四脏,同时与气、阳、血、水关系密切,为本虚标实之证。本病日久可致肾阳不足,心肾阳虚,甚至出现阳气虚脱,阴阳离决,出现冷汗淋漓、面色灰白、口唇紫黯、神昏脉微等厥脱危重证候。

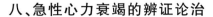

八、急性心力衰竭的辨证论治

（一）阳虚水泛证

1.症状

憋喘、呼吸困难，端坐呼吸，不能平卧或夜间发作性呼吸困难，咯吐白色或粉红色泡沫痰，心悸怔忡，颜面或下肢浮肿，面色青灰或晦暗，舌淡黯，体胖，苔白厚腻，脉沉数或沉迟，或结、代、促，或雀啄。

2.治法

温阳活血，利水强心。

3.选方

方用真武汤合葶苈大枣泻肺汤或参附汤和五苓散加减：制附子 12 g，肉桂 10 g，红参 8 g，黄芪 30 g，白术 15 g，白芍 15 g，茯苓 15 g，泽兰泻各 25 g，益母草 25 g，葶苈子包煎 25 g，红花 15 g，地龙 20 g。

（二）阴竭阳脱证

1.症状

喘悸不休，呼多吸少，抬肩撷肚，不能平卧，身冷肢厥，汗出如油或汗出如珠，昏愦谵妄，舌淡紫或绛而萎，苔白腻或剥脱，脉微欲绝，或散涩，或浮大无根。

2.治法

养阴救逆，回阳固脱。

3.选方

方用参附汤合生脉散加减，紧急时用参附注射液静注后静滴参附注射液或参麦注射液，方剂为：制附子 12 g，肉桂 10 g，红参 15 g，麦冬 25 g，炙甘草 15 g，五味子 15 g，煅龙骨 30 g，煅牡蛎 30 g。

（三）专方专药

1.破格救心汤

（1）方剂组成：附子 30～100 g（甚至可达 200 g），干姜 60 g，炙甘草 60 g，高丽参 10～30 g（另煎浓汁对服），山萸净肉 60～120 g，生龙牡粉 30 g，磁石粉 30 g，麝香 0.5 g（分次冲服）。

（2）煎服方法：病势缓者加冷水 2 000 mL，文火煮取 1 000 mL，5 次分服，2 小时 1 次，日夜连服 1～2 剂；病势危急者开水武火急煎，随煎随喂，或鼻饲给药，24 小时内不分昼夜频频喂服，服用 1～3 剂。

（3）方解：破格重用附子、山萸肉加麝香而成，方中四逆汤为中医学急救剂，心衰患者病情错综复杂，不但阳气衰微，而且阴液内竭，故加人参，成为四逆加人参汤，大补以元气，滋阴和阳，益气生津。当心衰垂危，患者全身功能衰竭，五脏六腑表里三焦已被重重阴寒所困，生死存亡，系于一发之际，阳回则生，阳去则死。非破格重用附子纯阳之品的大辛大热之性，不以雷霆万钧之力，不能斩关夺门，破阴回阳，而挽垂绝之生命。"山萸肉为救脱第一要药"，方中尤以山萸肉一味，"大能收敛元气，固涩滑脱，收涩之中，兼具调畅之性。故又通利九窍，流畅血脉，敛正气而不敛邪气"。山萸肉可适应一切心衰虚中夹瘀的特征，用之可助附子固守已复之阳，挽五脏气血之脱失。龙、牡二药为固肾摄精、收敛元气的要药；磁石吸纳上下，维系阴阳；麝香为急救醒神的要药，开中有补，《中药大辞典》载现代药理实验研究证实，小量麝香对中枢神经系统、呼吸系统、循环系统均有兴奋作用,且对心衰、呼吸衰竭、血压下降、冠心病、心绞痛发作均有可靠疗效。

(4)功效:挽垂绝之阳,救暴脱之阴。

(5)主治:凡内外妇儿各科危急重症,或大吐大泻,或吐衄便血,妇女血崩,或外感寒温,大汗不止,或久病气血耗伤殆尽导致阴竭阳亡,元气暴脱,心衰休克,生命危急(一切心源性、中毒性、失血性休克及急症导致循环衰竭),症见冷汗淋漓,四肢冰冷,面色㿠白或萎黄、灰败,唇、舌、指甲青紫,口鼻气冷,喘息抬肩,口开目闭,二便失禁,神志昏迷,气息奄奄,脉象沉微迟弱,1分钟50次以下,或散乱如丝,雀啄屋漏,或脉如潮沸,数急无伦,1分钟120～240次以上,还可用于古代医籍所载心、肝、脾、肺、肾五脏绝症和七怪脉等必死之症。

(6)加减:四肢乏力、腰酸者加肾四味(枸杞子、菟丝子、补骨脂、淫羊藿);痰多者加三生饮(生半夏、生南星、菖蒲)。

2.小青龙汤

(1)组成:麻黄 9 g,芍药 9 g,细辛 3 g,干姜 3 g,炙甘草 6 g,桂枝 6 g,五味子 3 g,半夏 9 g。

(2)功用:解表散寒,温肺化饮。

(3)主治:外寒里饮证。恶寒发热,头身疼痛,无汗,喘咳,痰涎清稀而量多,胸痞,或干呕,或痰饮喘咳,不得平卧,或身体疼重,头面四肢浮肿,舌苔白滑,脉浮。

(4)方解:麻黄、桂枝相须为君,发汗散寒以解表邪,且麻黄又能宣发肺气而平喘咳,桂枝化气行水以利里饮之化。干姜、细辛为臣,温肺化饮,兼助麻、桂解表祛邪。患者素有痰饮,脾肺本虚,故佐以五味子以敛肺止咳,芍药和营养血二药与辛散之品相配,一散一收,既可增强止咳平喘之功,又可制约诸药辛散温燥太过之弊。半夏燥湿化痰,和胃降逆,亦为佐药。炙甘草兼为佐使之药,既可益气和中,又能调各辛散酸收之品。本药虽八味,但配伍严谨,散中有收,开中有合,使风寒解、水饮去、宣降复,则诸症自平。

该方的理论依据如下:①肺主行水,通调水道:肺气宣发,将津液布散至全身以濡润之,司腠理开合,调节汗液排泄。肺气肃降,将体内津液下输至肾,经肾和膀胱气化作用,生成尿液而排出体外。如肺通调水道功能减退,就可导致水湿停聚,产生痰饮、尿少、水肿等病变。②肺朝百脉,主治节:朝百脉指肺具有助心行血的作用,即全身血液都通过经脉而聚会于肺,通过肺的呼吸,进行气体交换,然后输布全身。"治节"指治理和调节。《素问》曰:"肺者,相傅之官,治节出焉。"这是指肺主呼吸运动,治理调节全身气机,辅助心脏,推动和调节血液运行,随肺的宣发肃降,治理和调节津液的输布和排泄。

(5)临床应用:小青龙汤作为张仲景经方,治疗"风寒束表,痰饮停胸"疗效卓越。现用于治疗急性左心衰竭,辅助强心利尿剂清除肺部啰音卓有成效。

(6)注意事项:小青龙汤的生麻黄应可改为炙麻黄。心衰病机为本虚标实,叶天士在《临证指南医案》中早已明确指出,对于久咳久喘患者,"麻黄有耗散肺气之弊,不可轻易投之"。

(四)中药针剂

1.参麦注射液

参麦注射液主要药物为红参、麦冬,红参能提高心肌耐缺氧能力及心肌收缩力,促进心肌细胞 DNA 合成,并对损伤心肌的超微结构有保护作用;麦冬可稳定心肌细胞膜,减少胞浆酶促脂素外漏,同时有正性肌力作用。用法:30～50 mL 加入葡萄糖注射液 250 mL 中静滴,每日 1 次,连用 2 周。

2.参附注射液

参附注射液主要由红参、附子提取物组成,有效成分为人参皂苷、乌头碱等,有益气固脱、回阳救逆之功。参附注射液对心肌细胞膜 ATP 酶活性有明显的抑制作用,能增强心肌收缩力,改善心功能;并能改善血液流变学特性,降低心肌耗氧量,具有双向调节心率、抗炎、抗寒、提高机体抗病能力等作用。

(姜诗谦)

第二节 难治性心力衰竭

难治性心力衰竭又称"顽固性心力衰竭",是指心衰经各种治疗不见好转,甚至还有进展者,但并非指心脏情况已至终末期不可逆转。多数难治性心衰属于慢性心衰不良发展的晚期表现,亦称"终末期心衰",患者休息或轻微活动即感气急,端坐呼吸,极度疲乏,发绀,倦怠,四肢发冷,运动耐量降低伴呼吸困难,骨骼肌萎缩,心源性恶病质,顽固性水肿,肝脏进行性增大伴右上腹疼痛。该病具有死亡率高、发病率高、住院率高、医疗费用高的"四高"特点。

一、难治性心力衰竭的病因

(一)难治性心力衰竭的中医病因病机

中医古籍中对心衰相关疾病的描述比较分散,《素问·水热穴论》云"水病下为胕肿大腹,上为喘呼,不得卧者,标本俱病",这不仅描述了本病的临床表现,还指出本病为本虚标实之证。汉代张仲景《金匮要略·胸痹心痛短气病脉证治》中列举了本病症状为"胸痹之病,喘息咳唾",还提出了与心衰有关的"支饮"与"心水",支饮表现为"咳逆倚息,气短不得卧,其形如肿",心水表现为"身重而少气,不得卧,烦而躁,其人阴肿",并提出以真武汤、葶苈大枣泻肺汤等进行治疗。清代程杏轩《医述·脏腑》中有"心主脉,爪甲色不华,则心衰矣"的记载。近代唐容川《血证论》着眼于瘀血,指出"血积既久,其水乃成","瘀血化水,亦发水肿,是血病而兼也",由此推论出心气虚导致血瘀,血瘀又进一步引起水停心下,从而引发了喘咳、水肿、心悸等一系列症状。

现代中医医家在深入研究中医古籍的基础上,结合临床实践,对心力衰竭的病因病理进行了全面而系统地探讨,认为本病的发生多与先天禀赋不足、感受外邪、饮食劳倦、情志刺激、药食不当及久病体虚等因素有关。在上述因素的影响下,心气(阳)逐渐耗伤而导致心气(阳)虚,出现运动耐量下降、呼吸困难等症状。心主血,且气为血帅,气(阳)虚则推动和温煦作用减弱,导致血流逐渐缓慢甚至停滞而形成瘀血,加重了呼吸困难、口唇发绀等症状,甚至出现咯粉红色泡沫痰等。瘀血又会阻碍气(阳)血的生化、运行,加重气(阳)虚。气(阳)虚则不能运化水液,从而又导致痰饮、水肿的形成。同时,痰饮、水肿亦会阻滞气(阳)的运行而加重瘀血,故气(阳)、血、水病变构成了心衰病理实质的内涵,"气(阳)虚→血瘀→水停"的演变则是其病变规律,同时三者又相互影响。目前大部分学者认为,本病乃本虚标实之证,心气心阳亏虚是其病理基础,血脉瘀滞为其中心病理环节,淤血、痰浊、水饮则乃标实之候。就病理属性而言,心衰以心为本,以脏为标。心衰病位在心,却不局限于心。五脏是相互关联的一个整体,心病及肾,水不化气,气滞而为水肿;水湿、血瘀停于肺,则肺气不降,不能平卧,呼吸短促。五脏之中心属火,脾属土,心脾为母子关系,火不生土,则脾失运化而腹胀、纳呆、呕恶。肝藏血,若心病及肝,肝失疏泄,血结于内则肝脏肿大。五脏六腑息息相关,肺、脾、肝、肾的功能失调亦可影响于心而发生心力衰竭。

难治性心衰多属于慢性心衰不良发展的终末期,中医古籍中并无与之相对应的病名,按其临床表现不同,可归属于中医"心衰、水肿、虚劳"等范畴,后者具有上述心衰的病因病理基本特点,但又不完全相同,其病因病机更加复杂,症状更加顽固。难治性心衰多由先天禀赋不足、感受外邪、失治误治、久病体虚等多种因素相互作用而引起。中医认为本病多为本虚标实、虚实夹杂之证,以脏腑气血阴阳亏损虚衰为本,以痰浊、水饮、瘀血为标,初起多表现为心肺气虚,亦有肾阴亏虚者,久虚不复致心肾阳虚,进而损及肺、脾、肝等脏,在此基础上产生痰浊、水饮、瘀血等标实之象,痰浊、水饮、瘀血不仅可相互转化,还可加重正虚,所以标本之间互为因果,相兼为病,导致病情反复发作,缠绵难愈。

(二)难治性心力衰竭的西医学病因及机制

西医学认为,难治性心力衰竭主要有以下病因。

1.联合用药不当

对于心衰及其伴随并发症的治疗,用药失当常是心衰治疗效果不良的医源性原因。联合使用抗心律失常药物如奎尼丁、普罗帕酮甚至美西律和胺碘酮等,或抗风湿治疗时使用非甾体消炎药等,这些药物本身的心脏和非心脏作用以及它们与抗心衰药物的相互作用等常对心衰治疗产生不利影响。此外,β受体阻滞剂、钙拮抗剂以及洋地黄制剂的应用中,药物选择不当、投药剂量大或给药速率快常能直接恶化心衰或使心衰治疗无效。

2.电解质紊乱

如低钾低氯性碱中毒或低钠血症,症状多由过度利尿和限制钠盐摄入所致。晚期心衰患者往往进食少,血管内容物向组织间转移,形成所谓的"低盐综合征"。过度限盐则有可能使心排血量进一步降低。

3.肺栓塞

心衰患者可能患有未被识别的肺栓塞,这种情况经常发生在心力衰竭时,且常常是无症状的,也可只表现为轻度的心动过速、焦虑、呼吸困难和心力衰竭加重,为确诊有必要行肺动脉造影。这一过程存在一定的危险性,但阳性结果需要抗凝治疗。肺栓塞时强心剂和利尿剂的疗效常常不佳。

4.肺部感染

肺部感染是左心衰常见的并发症,在慢性充血性心力衰竭患者中可能难以识别,因为心力衰竭患者胸部 X 线片上经常有间质纹理增多和临床检查时闻及肺部啰音。心内外感染均可增加基础代谢及心肌耗氧量,兴奋交感神经,儿茶酚胺释放及心率增快等可致心力衰竭加重。在感染未控制时,心力衰竭难以控制。

5.甲状腺功能亢进或感染性心内膜炎

甲状腺功能亢进(在老年人常为淡漠型)和感染性心内膜炎在心力衰竭时可能没有典型的临床表现,但它们能导致难治性心力衰竭。

6.酗酒

酒精除了是心肌病的原发性原因之外,当饮用酒精并发于某些形式的心脏病时,亦可导致心力衰竭。

7.心脏机械性障碍

心脏机械性障碍常见于严重的瓣膜病,严重的分流性先心病,瓣膜撕裂、乳头肌或腱索断裂,室间隔穿孔,心内或心肌肿瘤,心包填塞,限制型心肌病,心房球瓣样血栓或心房黏液瘤,缩窄性心包炎,室壁瘤等,也常见于心室壁瘤的心室运动紊乱。由于区域性心肌坏死、缺血、损伤,病变心肌与健康心肌在兴奋传导(主要是机械舒缩活动)方面产生不同步,甚至呈矛盾运动,心室射血合力减退,从而加剧心功能恶化。这是冠心病等心衰难治的常见原因。

8.心律失常

发生快速性心律失常时,心室率加快,增加心脏负荷,可使心衰加重,尤其值得注意的是心房颤动和不全性心房扑动。心衰状态下,心房收缩的辅助心室充盈作用尤显重要,若不能转复心律或心室率控制不当,则心功能常常更为恶化。

9.相关疾病

隐伏的新生肿物、病毒性肝炎或肝硬化,或存在大面积心肌损伤的病理状态,如大面积心肌梗死或心肌广泛性缺血等可致心衰。

针对难治性心力衰竭,临床医师要在详细询问病史及全面的体格检查后,对病情展开分析,既要明确原有心脏病及心力衰竭的诊断是否正确,又要及时发现可引起心力衰竭加重的各种因素。

二、难治性心力衰竭的诊断

难治性心衰的诊断尚无统一的标准。建立这方面的标准对于指导心衰的治疗,促进心脏移植的开展可能有益。一般认为下列内容可以作为难治性心衰的诊断依据。

(一)存在不可逆转的原发病损害

这些损害有多部位心肌梗死,器质性心瓣膜功能异常,乳头肌和(或)腱索断裂,心室间隔穿孔,室壁瘤,弥散性心肌损害如心肌病(原发性和继发性)等。

(二)慢性症状

心衰超过半年以上,心衰的症状和体征在正规抗心衰药物治疗下持续不见好转或进行性恶化,时间超过4周。

(三)难治性心力衰竭的临床表现

1.症状

患者休息或轻微活动即感气急,端坐呼吸,极度疲乏,发绀,倦怠,四肢发冷,运动耐量降低伴呼吸困难,骨骼肌萎缩,心源性恶病质,顽固性水肿,肝脏进行性增大伴右上腹疼痛。

2.体征

心尖冲动向左下扩大,可闻及第三心音奔马律,肺动脉瓣第二音亢进,继发于二尖瓣关闭不全的收缩早期或全收缩期杂音,右心室第三心音奔马律;三尖瓣反流时,沿着胸骨左下缘可闻及收缩早期及全收缩期杂音,用力吸气时增强;外周水肿、腹水;体重迅速增加;终末期难治性心力衰竭患者可扪及肝脏搏动。部分患者持续存在心动过速和(或)舒张期奔马律,血压偏低,在此基础上脉压常持续低于3.32 kPa。还可存在胸腔积液、腹水或心包积液,及持续存在双侧肺部湿啰音等。

(四)实验室检查

实验室检查可见出现原发心脏病的特有表现及并发症的特征性改变。

（1）X线检查见心脏扩大明显，心胸比值（CTR）常大于 0.55～0.60。

（2）通过超声心动图测定心室收缩末内径判断心脏大小：在一定范围内，心脏大小对病情和预后评估有重要的临床意义。

（3）其他方面：心脏指数持续小于 2.0 L/（min·m²），LVEF 持续小于 0.10～0.20，最大氧耗量持续小于 14 mL/（kg·min），血清钠持续低于 130 mmol/L，血去甲肾上腺素含量持续增高。

三、难治性心力衰竭的中西医治疗

难治性心力衰竭的内科治疗水平正在不断得到提高。按照不同程度的心功能不全，心衰应行阶梯式治疗方案，其目标是去除病因和诱因，有效地降低肺楔压，适当增加心排血量，改善组织的血液灌流，最大限度地恢复血流动力学功能平衡，使心衰的治疗收到较满意的效果。

（一）一般治疗

难治性心力衰竭患者应卧床休息，限制钠盐摄入（每日应低于 500 mg），水摄入量在 1 000 mL 左右，中等至大量吸氧。

（二）药物治疗

1.镇静剂

心力衰竭患者应在体力与精神两方面予以充分休息，以减轻心脏负荷和耗氧，故需适当使用镇静剂。例如，心源性肺水肿用盐酸吗啡静注往往有效，但有明显发绀、呼吸衰竭、脑动脉硬化、脑供血不足、支气管痉挛及重症休克时慎用；肺心病心力衰竭不要轻易使用镇静剂，以免抑制呼吸和咳嗽反射，但在躁动不安、抽搐及长期不能入睡时可审慎使用。

2.血管扩张剂

血管扩张剂可减轻衰竭心脏的前负荷或（和）后负荷，使心衰得到控制，现简要介绍几种血管扩张剂如下。

（1）硝酸甘油：适应证以肺充血、肺水肿为主，左室舒张末压明显增高而无明显周围灌注不足者宜选用。较大剂量的硝酸甘油不仅可扩张静脉，亦能扩张动脉，具有降低心脏前负荷和后负荷的作用。

（2）肼屈嗪：心搏出量降低、周围灌注不足而肺充血不严重者宜选用本品，以扩张小动脉，使心衰患者的心排出量增加。该药对有显著心脏扩大和体循环血管阻力明显增高者最有效。

（3）硝普钠：本品直接松弛血管平滑肌，包括动脉和静脉，用于严重左心衰的患者，可增加心排血量，也可减轻肺充血。

（4）血管紧张素转换酶抑制剂（ACEI）作用于动脉和静脉床，在心衰患者中 ACEI 可使左右心室充盈压下降，心排量稍有增加，但血压和心率无太大改变。ACEI 甚至优于肼屈嗪和异山梨酯的联合应用，用于治疗心衰可获得临床和血流动力学的明显好转，并可以逆转心脏的结构改变。

3.增加心肌收缩力的药物

（1）洋地黄类：洋地黄制剂是治疗心力衰竭的最主要的正性肌力药物，对伴有快速心房颤动及快速心室率的心力衰竭有肯定的疗效，不能因其未奏效而轻易停用，应分析用量是不足还是过量。当不能确定时，可以在严密的临床观察及心电监护下，结合血清洋地黄浓度给药。

（2）非洋地黄类正性肌力药物：①多巴酚丁胺可兴奋 β_1、β_2 及 α 受体，对 β_1 受体的作用远比对 β_2 受体的作用强。本药对主动脉瓣狭窄无效，梗阻性肥厚型心肌病禁用。②多巴胺是去甲肾上腺素合成的前体,主要兴奋β受体。多巴胺在低浓度时作用于多巴胺受体,扩张内脏血管(如肾动脉、冠状动脉等),因而能改善冠脉血供,增加肾血供应。由于支气管平滑肌β受体占优势,所以多巴胺还有解除支气管平滑肌痉挛的作用。③磷酸二酯酶抑制剂:氨力农有增加心排血量和降低外周阻力的作用,能显著改善心衰的血流动力学状态;同时尚能直接作用于血管平滑肌,使血管扩张,若与肼屈嗪联用,可明显提高心排血量,降低肺毛细血管楔压,适用于伴有严重肺动脉高压的心衰患者。米力农与氨力农为同类药物,但米力农的作用是氨力农的 10～30 倍,且不良反应比氨力农少。但在有关氨力农和米力农治疗心衰存活率的前瞻性研究中发现,长期大量应用这两种药可增加心衰患者的病死率,故难治性心衰患者只应短期应用,或在等待心脏移植的患者中应用。

4.利尿剂

难治性心衰患者常伴有顽固性水肿及严重的水钠潴留。为了加强利尿效果,可用大剂量呋塞米静脉注射或静脉滴注,也可以联合用药,如噻嗪类利尿剂＋呋塞米＋醛固酮拮抗剂螺内酯,往往可收到显著疗效。不良反应主要为低血钾、低血镁、低血容量而加重心衰,应注意防治。

5.β受体阻滞剂

β受体阻滞剂可提高患者的生活质量,特别是应用超过 2 个月时。在强心、利尿、扩血管的基础上,用适量β受体阻滞剂对难治性心衰可收到令人满意的效果。

6.肾上腺皮质激素

长期患有心脏病或心衰,特别是老年人或趋于恶病质的患者常伴有肾上腺皮质功能低下,即使没有皮质功能低下,短期应用激素也可改善身体的一般状况,提高心脏对各种药物的反应能力,所以主张治疗难治性心衰时可使用小剂量激素。

7.镁盐

镁离子能激活 ATP 酶和心肌腺苷环化酶,对维持心肌线粒体的完整性和促进其氧化磷酸化过程起重要作用,从而改善心肌代谢,增强心肌收缩力。另外,镁离子可抑制心肌的自律性和兴奋性,对心力衰竭中的心律失常和心源性猝死有一定的防治作用。

(三)非药物治疗

虽然目前研究显示,药物治疗(包括 ACEI、β受体阻滞剂、醛固酮受体拮抗剂等)能抑制心肌的重塑,改善心功能,改善预后,但心衰末期临床药物治疗仍不能很好地提高患者的生存率和生活质量。非药物治疗将成为治疗慢性心力衰竭不可缺少的一种方法。

1.双心室再同步起搏(CRT)

心衰晚期常常伴有房室和(或)室内传导阻滞,导致心房、心室不能同步,左右心室不能同步,导致血流动力学异常及预后的恶化,加重心衰。CRT 通过最佳的房室延迟和左心室起搏作用增加舒张期充盈时间,同时室间、室内再同步收缩,减少二尖瓣反流,增加每搏输出量,恢复心脏的机械与电同步,逆转左室重构,改善症状,提高患者的生活质量,降低死亡率。治疗适应证应同时满足以下条件:缺血性或非缺血性;充分抗心力衰竭药物治疗心功能依旧,NYHAⅢ级或不必卧床的Ⅳ级;窦性心律;EF 小于等于 35％,LVEDD 大于等于 55 mm,QRS 大于等于 120 毫秒并伴有心脏运动不同步。CRT 现已成为部分慢性心力衰竭的常规治疗,有报道称 CRT 治疗可导致诱发恶性心律失常。目前 CRT 存在的问题为如何挑选能从 CRT 治疗中获益的患者,怎样评估心室收缩的同步性,CRT 电极植入哪支静脉才能获得最大限度的获益及膈神经刺激等。目前临床上使用的 CRT-D 有使双心室再同步化及抗心律失常的双重功能,可降低 CRT 患者因心律失常导致的住院频率、死亡率,并且多中心临床随机评估试验也证明其有效。

2.植入型心律转复除颤器(ICD)

慢性心衰患者,尤其是伴有左室功能减退的患者易发生室性心动过速和(或)心室颤动,从而出现心源性猝死。ICD可对自发性心室颤动作出有效的反应,感知危及生命的恶性室性心律失常,并进行有效的治疗,预防心源性猝死的发生。多项临床试验显示,ICD可以改善慢性心衰患者的生存率。慢性心衰患者应根据病情和经济等具体情况,考虑是否需要植入ICD;对于既是CRT适应证,同时又是猝死高危人群的患者,应该考虑植入CRT-D。ICD的适应证为:①心衰伴低LVEF者,曾有心脏停搏、室颤或伴有血流动力学不稳定的VT,推荐植入ICD作为二级预防(A)。②缺血性心肌病,MI后至少40天,LVEF小于等于35%,长期优化药物治疗后NYHA心功能Ⅱ或Ⅲ级,预期生存超过1年,推荐植入ICD作为一级预防(ⅠB)。③非缺血性心肌病,LVEF小于等于35%,长期优化药物治疗后NYHA心功能Ⅱ或Ⅲ级,预期生存超过1年,推荐植入ICD作为一级预防(ⅠB)。④MI致心功能不全,MI后至少40天,LVEF小于等于30%,NYHA心功能Ⅰ级(ⅠA)。⑤MI相关的非持续性室速,LVEF小于等于40%,电生理诱发室颤或持续性室速(ⅠB)。

3.机械通气

经口(鼻)面罩的双水平正压通气(BiPAP)不但操作简便而且无创,大多数患者都能耐受,疗效也较为理想。这种方法可以纠正患者由于心力衰竭、心排出量减少导致的缺血缺氧和酸中毒,能够明显改善患者的症状,提高PaO_2、SaO_2,降低$PaCO_2$,纠正pH值。研究发现,无创正压通气(NIPPV)对难治性心力衰竭的治疗作用是综合的,疗效是肯定的,并且由于允许患者在辅助呼吸时任何时期内都存在自主呼吸,因此从理论上消除了人机对抗的可能性,避免了气管插管时应用麻醉剂带来的并发症及气管插管后带来的患者脱机困难。

4.心肌收缩力调节器(CCM)

心肌收缩力调节器是在心室绝对不应期释放相对较长时间的点刺激,其能量强于标准起搏器脉冲约150倍,既不引起心脏收缩,也不增加额外收缩因素,无附加的动作电位,能增强心肌收缩力。CCM的置入过程和双腔起搏器相似。小规模临床试验发现,采用CCM治疗能够显著提高心力衰竭患者的生活质量和运动耐量,其植入后室性心律失常的发生率无差异,其中CRT治疗宽QRS波的心力衰竭效果相对较好,可以改善左室收缩功能,逆转左室结构和生化方面的重塑。目前CCM仍不能用于异位心律失常、心房颤动,且其具有电极植入定位复杂、电池持续时间较短及植入后患者对其信号有感觉等众多不足。

5.机械辅助循环(MCS)

机械辅助循环是指用人工制造的机械装置部分或完全替代心脏的泵血功能,保证全身组织、器官的血液供应,其主要的组成部分是血泵。机械辅助循环能够部分或完全替代心脏的排血功能,减少心脏的负荷和耗氧量,从而改善心肌代谢,提高心功能。临床常用的机械辅助循环装置有心室辅助循环装置、主动脉内气囊反搏(IABP)、增强型体外反搏等。以上机械辅助循环装置在改善心功能方面有良好的效果。心脏机械辅助循环装置供应方便,不需要使用免疫抑制剂,无急/慢性排斥反应。目前,国内外都在积极研制和开发新型的MCS技术和器械,其中产生脉动血流的技术接近生理循环的状态,对血管内皮细胞的功能具有保护效应。

6.心脏移植

心脏移植是目前治疗顽固性心力衰竭的唯一成熟的外科方法,其适应证为精神状态稳定;肺动脉压力低于 60 mmHg;EF 值 30%~40%(或低于 20%);Ⅳ级心功能;年龄低于 65 岁,药物不能控制的心衰;患有心衰,预期寿命低于 12 个月。目前国内外心脏移植的患者预后明显提高,并发症的发生率均较少。目前存在的主要问题有心脏供体少,手术难度大,术后出现排斥反应。大多数患者因排斥反应而在术后几年就死亡。目前,由于心脏移植受到供体来源和技术的限制,无法广泛开展。人造心脏的诞生将为需要心脏移植的患者带来新的希望。全人工心脏是一种原位心脏替代装置,可植入患者的心包腔内,临床上主要用于严重全心衰患者或左心功能衰竭合并左心室血栓、严重室性心律失常、主动脉瓣关闭不全的患者,已用于临床的有气动式和电动式两种。

7.干细胞治疗

近年来,多种疾病使用干细胞移植治疗获得了成功,给治疗慢性心衰指明了一个新方向,移植干细胞继心脏移植及心脏细胞性成形术(CMP)之后,已成为治疗心衰的新方法,也是现今心血管病学研究的热点之一。目前干细胞治疗的种子细胞主要有胚胎干细胞、骨骼肌卫星细胞、骨骼肌成肌细胞、骨髓干细胞、外周血干细胞、心脏干细胞,移植途径有经冠状动脉注射、开胸手术时注入心外膜下、经皮穿刺导管介入心内膜注射法、外周静脉注入法、组织工程膜法、外周血干细胞自体归巢等方法。

8.血液净化治疗

血液净化治疗的目的是替代肾脏的部分功能,清除代谢废物,调节水、电解质和酸碱平衡。顽固性心衰患者、心衰合并肾功能不全及电解质紊乱的患者,肾脏血流灌注不足,同时心搏血量减少,神经内分泌被激活,交感神经兴奋,肾素-血管紧张素-醛固酮系统等激活,心脏前、后负荷增加,加重了心衰,进一步使肾脏功能受损,出现电解质紊乱,此时常规的利尿等药物治疗效果不佳。血液净化治疗可有效地清除体内的水分和电解质,减轻患者心脏的负荷,增加射血分数,改善心功能;减轻肾间质水肿,增加肾血流量,恢复肾小管对利尿剂的反应,改善肾功能,纠正电解质紊乱和酸碱平衡,稳定内环境。

9.基因治疗

从现代分子生物学的角度而言,慢性心衰是基因异常表达的结果。所谓"基因治疗慢性心衰",就是用一定的方法和技术将目的基因以一定的手段导入体内,通过修复或补充失去正常功能的心肌基因及其表达产物,或抑制某些基因的过度表达,达到治疗心衰的目的。目前已经可以使用通过基因转移技术改构非心肌细胞为具有收缩功能的细胞的方法治疗心衰。基因治疗为慢性心衰的治疗提供了新的方法和策略。如今,一些基因治疗慢性心衰动物模型的试验已经证实了它的安全性及有效性。人体基因治疗的初期结果良好,显示出了较好的前景,但同时也需考虑对其长期效果的评价。从基础研究到临床基因治疗的研究仍然任重道远。

(四)中医对难治性心衰的治疗

1.治则治法

难治性心衰为本虚标实之病,病因病机复杂,五脏俱损,虚实夹杂,标本并见,形同"虚劳"之病,故临床治疗原则为扶正祛邪,标本兼顾。本虚为其根本,因此顾护正气是治疗基本大法,贯穿于治疗的整个过程。针对心气(阳)虚衰,心肾阳虚,心脾气虚兼顾他脏,主要有益气、温阳、健脾等法;扶正不忘祛邪,针对病理产物主要应用消导、理气、化瘀、利水等法。其中,补、泻之侧重主要在于标、本之缓急,同时因时、因人、因地制宜,注重个体差别。

2.辨证论治与辨病辨证论治相结合

按《中药新药临床研究指导原则》的说法,心衰的中医证候分为以下几型:心肺气虚证、气阴两虚证、心肾阳虚证、气虚血瘀证、阳虚水泛证、痰饮阻肺证、阴竭阳脱证,分别有相关的方药对应治疗。目前临床对难治性心衰的辨证分型论治尚未完全统一,但近年来中医从多角度对难治性心衰进行了深入的研究,已逐渐对其取得了一定的共识:多从气虚血瘀、阳虚(或阴虚)兼瘀血、水湿立论,应用益气活血、温阳益气(或兼益气养阴)、活血利水为法,获得了明显的效果。辨证属心肾气阴两虚、水湿内停者,以益气养阴,利水活血为法;辨证属心脾肾阳虚损、水湿泛滥者,以益气温阳、活血利水为法;辨证属心脾气虚、水湿内停者,以补益心脾、活血利水为法。目前已经完成了多个辨证论治的临床研究,结果令人振奋。中药治疗不仅可以纠正难治性心衰患者的血流动力学紊乱,明显改善心功能,而且能够纠正神经内分泌紊乱,可能对延缓难治性心衰的进程有利。

3.开展中医药预防工作

未病先防,既病防变的"治未病"理念本就是中医理论的优势和特色,可以把握疾病先机,从根本上提高心衰及难治性心衰治疗的远期疗效,并减少医药资源的浪费。

随着西医学的发展,中医界的学者正努力尝试着将传统的中医治疗方法与西医学技术相结合,在长期的实践中探索出了不少行之有效的中西医结合治疗方法,而干细胞治疗与基因治疗则为人们展示了最终征服 RHF 的新的实现途径。

(姜诗谦)

第三节　慢性阻塞性肺疾病

一、病因与病机

（一）中医病机认识

1.病变脏器

慢性阻塞性肺疾病的病变脏器早期主要在肺、脾,涉及肝与大肠,后期病及于肾、心,多脏受损。

(1)肺为气之主,脾为肺之母。本病早期多表现为肺脾功能的失调。肺主气,开窍于鼻,外合皮毛,主表、卫外。肺为娇脏,不耐邪侵,故外邪从口鼻、皮毛入侵,首先犯肺。若外邪侵袭,或他脏病气上犯,皆可使肺失宣降,肺气胀满,壅阻气道,呼吸不利,出现咳嗽、气喘、胸闷之症。脾为肺之母,脾和肺在经络上联系密切,手太阴肺经起于中焦,下络大肠,还循胃口;病理上,肺病日久,子耗母气,则脾运失健,不能散精上归于肺,水谷精微不从正化,反而转为痰饮,上渍犯肺,则气逆作喘,咳嗽多痰,病程缠绵。

(2)肝肺有经脉络属关系。肝与肺既有经脉络属的关系,如"肝脉布两胁上注于肺",又有五行相克的内在联系,金能制木,如肝气郁结,疏泄不畅,久郁化火,木火刑金,或金不制木,木反侮金,则气火上逆犯肺致咳嗽、喘逆、胸胁胀满。

(3)大肠与肺相表里。肺与大肠相表里,如痰阻肺气,肺气膹郁,可致气机痹阻,影响大肠的转化功能;反之,大肠传导失常,肠痹气逆,也可致肺气壅塞,喘逆不止。

(4)后期累肾伤心。肺为气之主,肾为气之根,肾能助肺纳气。呼吸之息,赖肺主气以呼浊吸清,赖肾摄纳以引气归元。病久由肺及肾,肾元亏虚,精气耗损,肺不主气,肾不纳气,可致气喘日益加重,吸入不易,气不归元,阴阳不相接续,入少出多,则喘息声低,呼吸浅短难续。《灵枢·经脉》篇云:"肾足少阴之脉,是动则病喝喝而喘。"肺与心脉相通,同居上焦,肺朝百脉,肺气辅助心君运行血脉,肺主气,心主血。久咳久喘,肺病日深,治节失职,肺气痹阻,影响血液运行,则心营不畅,气滞血瘀,可致喘悸不宁、胸闷胸痛。心气、心阳虚衰,血脉推动无力,也可致心脉淤阻,影响肺气肃降。心阳根于命门真火,如肾阳不振,进一步导致心肾阳衰,则可以出现喘脱、浮肿等证候,最终形成多脏器损害的危候。

2.病机

本病大多迁延,病机总属本虚标实。本病属慢性久病,邪恋正虚,肺脾肾不足。在慢性支气管炎阶段以邪实为主,多由感受外邪致肺气失宣,失于布津,痰阻气逆,出现咳嗽、咳痰;痰阻气滞,肺气痹阻,则可见胸部闷塞、喘促之症;痰阻邪留,胸阳不振,则可见咳喘胸痹之候;痰郁化热,痰热蕴阻,肺失清肃,则见咯吐黄痰、口干、便结等症;发病延久,肺气渐损而痰恋难去,邪滞正伤,以致反复感邪,咳喘反复发作。至阻塞性肺气肿阶段以本虚为主,可兼治实。本虚多为肺、肾、脾的亏虚,标实则有外邪、痰留、气郁、血淤的不同。

本病初期多为肺脾不足。肺虚有气虚和阴虚之别,反复感受寒邪,或寒痰内饮久伏,常可导致肺气亏虚或肺气虚寒;风热燥邪犯肺,或邪热壅肺日久,肺阴受灼,常致肺阴亏虚。脾为肺之母,肺虚子盗母气,也可致脾气亏虚,失于健运,致痰饮易生。后期由肺及肾,或年老体衰,劳欲过度,病及于肾,均可耗伤肾之精气,肾虚失于摄纳则咯吐咸痰,喘促气急,动则为甚。肾虚多为肾气(阳)亏虚为主。由于心肾水火互济,心阳根于命门,肾气肾阳亏虚,导致心气心阳衰惫,血脉鼓动无力,可致心悸、发绀,甚至出现喘促、虚脱,亡阳亡阴之危候。

标实为有外邪、痰阻、气郁、血淤。风寒、风热、烟尘毒物侵袭肺卫,肺失宣肃,卫表失和,可见咳嗽、喘逆、咳痰、胸闷、恶寒发热、头身疼痛等。外邪反复袭肺,肺气益伤;肺虚卫表失固,又易复感外邪,愈伤愈感,愈感愈伤,反复不已。痰之生成,或由肺气郁闭,气不布津,津凝成痰;或由热壅于肺,灼津成痰;或由脾失健运,内生痰浊,上渍于肺,痰阻肺气,肺失宣降。肺有痰饮,易为外邪引动,外邪痰饮相搏,阻遏气道,致使咳喘加重。气郁者,是指肺气膹郁,气机痹阻。外邪、痰浊阻肺,或肝气犯肺,邪阻肺壅,清气不易吸入,浊气不易呼出,痹阻胸廓,胸阳不振,症见胸膺闷塞、喘息气促等。血瘀者,或由肺气痹阻,气滞而血涩;或由痰阻肺络,血行淤滞;或由肺失治节,心血运行不畅,心脉淤阻;也由病久气阳虚衰,不能鼓动血脉运行,而致血行滞涩,可见唇黯舌紫,舌下青筋紫黯,或颈部青筋暴露等。

(二)西医病因认识

本病确切的病因尚不完全清楚,研究认为本病的发病与下列因素有关。

1.遗传

COPD在不同的种族人群中有不同的发病率,但这很难单用生活方式的不同加以解释。不同种族人群COPD发病率的不同可能是由于某些基因频率的不同所致。有研究通过对COPD患者遗传因素的回归分析,证明COPD存在遗传效应,且目前多数学者认为COPD是一种多基因遗传疾病。

2.吸烟

吸烟是目前公认的已知危险因素中最为重要的。国外的研究结果表明,与不吸烟的人群相比,吸烟人群肺功能异常的发生率明显升高,出现呼吸道症状如咳嗽、咳痰等症状的人数明显增多,肺功能检查中反映气道是否有阻塞的核心指标1秒钟用力呼气容积(FEV_1)的年下降幅度明显增快。而且已经确定,吸烟量与 FEV_1 的下降速率之间存在剂量-效应关系,即吸烟量越大, FEV_1 下降越快。被动吸烟,也就是环境中有他人吸烟,也可能导致呼吸道症状以及 COPD 的发生。

吸烟产生的烟雾可分为气体和微粒两部分,其中超过 4 000 多种有害物质已被证实,主要的有毒复合物包括 CO、尼古丁和焦油。虽然吸烟导致 COPD 的机制尚未完全明确,但机制的复杂性是肯定的,包括香烟烟雾成分导致直接或间接的肺组织破坏、氧化应激、免疫功能抑制、对病原微生物易感性增高及气流阻塞等。

3.呼吸道感染

对于已经罹患 COPD 者,呼吸道感染,包括病毒、细菌及非典型病原体如支原体、衣原体,是导致本病急性发作的一个重要因素,常可加剧病情。既可以是单独感染,也可是混合感染。但是,感染与 COPD 发病机制之间的因果关系尚未被证实,尤其是病毒感染,可能影响着 COPD 的发生和发展。

4.空气污染

长期生活在室外空气受到污染的区域也会导致 COPD 发病。对于已经患有 COPD 者,空气污染可以加重病情。有研究证明,室内空气污染(如厨房内燃料的烟尘污染或室内取暖用煤产生了大量烟尘)也会引起 COPD。

5.吸入职业粉尘和化学物质

生活和工作环境中的有害物质和粉尘也会引起 COPD。较常见的是从事煤矿、开凿硬岩石、隧道施工和水泥生产等职业的人群,他们肺功能的年下降率因其接触职业粉尘而增大,有的粉尘对肺功能的影响甚至超过了吸烟。

6.社会经济地位

已有流行病学研究结果表明,社会经济地位与 COPD 的发病之间具有负相关关系,即社会经济地位较低的人群发生 COPD 的概率较大,但参与发病的具体过程尚待阐明。受到重视者包括室内与室外空气污染、居室拥挤、营养较差以及其他与社会经济地位较低相联系的因素。

(三)西医发病机制

COPD 的发病机制尚未完全明了,目前认为其发病机制主要包括以下几个方面。

1.气道和肺部炎症

目前普遍认为,COPD 以气道、肺实质和肺血管的慢性炎症为特征。当机体受到吸烟、感染及环境污染等因素的刺激时,在肺的不同部位有肺泡巨噬细胞、T 淋巴细胞(尤其是 $CD8^+$)和中性粒细胞增加,激活的炎性细胞释放多种炎症介质,包括白三烯 B4(LT-B4)、白介素-2、白介素-8、肿瘤坏死因子-α(TNF-α)等。其他细胞如上皮细胞、嗜酸性粒细胞、树突状细胞在本病的发生发展中可能也有一定的作用。这些炎症介质可诱导血管内皮细胞合成细胞间黏附分子-1(ICAM-1)和血管内皮黏附分子-1(VCAM-1)增加,还可激活白细胞表面的黏附分子(LFA-1、VLA-4 和 MAC-4 等),使其表达上调并与内皮细胞上相应的黏附分子相互作用,导致白细胞快速黏附,跨越内皮移行到炎症部位参与炎症反应,从而破坏肺的结构和(或)促进中性粒细胞参与的炎症反应。同时,致病因素如吸烟及感染等对肺组织的损伤亦可刺激上皮细胞、巨噬细胞产生 IL-8、巨噬细胞炎症蛋白-2,激活并趋化中性粒细胞在靶部位聚集,从而加重炎症反应。此外,活化的中性粒细胞释放的蛋白分解酶和弹性蛋白酶使支气管上皮脱落,纤毛运动减退,黏液分泌亢进导致黏液潴留和细菌繁殖,使炎症反复发作并迁延不愈。

2.蛋白酶和抗蛋白酶失衡

蛋白酶-抗蛋白酶失衡在COPD,特别是肺气肿的发病过程中起着重要的作用。在炎症性肺病中,蛋白酶是引起肺间质破坏的最主要因素之一,参与COPD发病过程的蛋白酶有中性粒细胞弹性蛋白酶(NE)、组织蛋白酶、基质金属蛋白酶(MMPs)等。NE是一种中性粒细胞丝氨酸蛋白水解酶,可消化连接组织和蛋白聚糖,从而造成肺气肿的形成;NE还可损害支气管上皮,减少纤毛摆动,刺激黏液腺分泌。组织蛋白酶是另一种中性粒细胞丝氨酸蛋白酶,参与了肺组织的降解过程。MMPs主要由中性粒细胞、肺泡巨噬细胞和气道上皮细胞产生,能够降解肺实质细胞外基质的所有成分,包括弹性蛋白、胶原蛋白、蛋白多糖、层粘连蛋白和纤维连接蛋白。同时,体内存在各种抗蛋白酶以消除蛋白酶的蛋白溶解作用。抗蛋白酶有 α_1-AT、分泌型白细胞蛋白酶抑制剂(SLPI)、基质金属蛋白酶抑制剂(TIMPs),其中最主要的是 α_1-AT,它是肺实质中丝氨酸蛋白酶的主要抑制物。TIMPs是MMPS的内源性抑制剂,由成纤维细胞、上皮细胞、内皮细胞和血管内皮细胞产生,主要与活化的MMPs结合并抑制其活性。正常情况下,肺组织含有充分的抗蛋白酶,可保护肺组织免受蛋白酶的溶解破坏作用。吸入其他有害颗粒或有害气体能诱发周围气道和肺实质的炎症反应,释放的蛋白酶增加,但抗蛋白酶足以消除蛋白酶的作用。然而,吸烟的COPD患者可能由于基因多态性损伤了抗蛋白酶的产生或功能,使其相对缺乏,不足以对抗蛋白酶的作用,从而引起肺组织破坏,发生肺气肿。

3.氧化和抗氧化失衡

正常人体内存在着氧化-抗氧化平衡,肺部产生一定量的氧化物,同时肺脏具有抗氧化系统,使氧化物的产生和清除处于平衡状态。而吸烟导致肺部氧化应激,氧化应激时氧化剂产生增多,在体内大量聚积,再加上肺内抗氧化剂的不断消耗,使肺内出现氧化-抗氧化失衡。活化的炎症细胞也能产生内源性氧化剂,这些炎症细胞包括中性粒细胞和肺泡巨噬细胞。COPD患者呼出气中的凝集水内的过氧化氢(H_2O_2)增加,在急性加重期尤为明显,可说明内源性氧化剂生成增加。氧化-抗氧化失衡可损害蛋白酶抑制剂,加强弹性酶的活性和增加黏液的分泌。同时,氧化剂能活化 NF-κB,NF-κB可协助转录其他许多炎症因子,包括 IL-8、TNF、诱导型 NO 合成酶和诱导型环氧化酶。另外,氧化剂通过直接氧化花生四烯酸而产生异前列腺素,而异前列腺素对气道可产生多种效应,包括支气管缩窄,增加血浆渗出和过度分泌黏液。

COPD肺部病理学的改变可导致相应的疾病特征性的生理学改变,包括黏液高分泌、纤毛功能失调、气流受限、肺过度充气、气体交换异常、肺动脉高压和肺心病。黏液高分泌和纤毛功能失调导致慢性咳嗽及多痰,这些症状可出现在其他症状和病理生理异常发生之前。呼气气流受限是COPD病理生理改变的标志,也是疾病诊断的关键。气流受限的原因中,不可逆者为气道的纤维化和狭窄、保持小气道开放的肺泡支撑作用的消失以及由于肺泡破坏所致肺弹性回缩力的消失;可逆者为支气管内炎症细胞等渗出物的聚积、外周和中央气道平滑肌收缩、运动期间的动态过度充气。气流受限主要是气道固定性阻塞及随之发生的气道阻力的增加所致。肺泡附着的破坏使小气道维持开放的能力受损,在气流受限中所起的作用较小。COPD进展时,外周气道阻塞、肺实质破坏及肺血管的异常减少了肺气体交换容量,产生低氧血症,表现为气短、呼吸困难、喘息等,之后出现高碳酸血症。体重下降、食欲减退等为COPD常见的肺外表现,即"COPD全身反应",其与系统性炎症、营养不良、组织缺氧等有关。

综上所述,COPD是一种在慢性炎症病变的基础上,通过蛋白酶-抗蛋白酶失衡以及氧化-抗氧化系统失衡造成气道和肺组织损害,从而引起气流阻塞的渐进性发展的疾病。有研究表明,

COPD是多种遗传易感基因与复杂的环境因素相互作用的结果,其发病与空气污染、职业环境以及患者的社会经济地位密切相关。近年来,又有学者提出细胞凋亡和免疫失衡可能与COPD的发病有关。总之,COPD是一种发病机制复杂的疾病,对其内在本质尚未完全认识,有关其发病机制的研究有待进一步深入。

二、临床表现

（一）症状

1.咳嗽

咳嗽通常为COPD的首发症状。起初咳嗽呈间歇性,早晨较重,之后早晚或整日均有咳嗽,但夜间咳嗽并不显著。少数病例咳嗽不伴咳痰,也有少数病例虽有明显气流受限,但无咳嗽症状。

2.咯痰

咳嗽后通常咯少量黏液性痰,部分患者在清晨较多;合并感染时痰量增多,常有脓性痰。

3.气短或呼吸困难

这是COPD的标志性症状,是使患者焦虑不安的主要原因,早期仅于劳力时出现,其后逐渐加重,以致日常活动甚至休息时也感到气短或呼吸困难。

4.喘息和胸闷

喘息和胸闷不是COPD的特异性症状。部分患者,特别是重度患者有喘息;胸部紧闷感通常于劳力后发生,与呼吸费力、肋间肌等容性收缩有关。

5.其他症状

晚期患者常有体重下降、食欲减退、精神抑郁和（或）焦虑等,合并感染时可咯血痰或咯血。

（二）体征

COPD早期患者体征可不明显,随着疾病的进展,常有以下体征。

1.视诊及触诊

胸廓形态异常,包括胸部过度膨胀、前后径增大、剑突下胸骨下角（腹上角）增宽及腹部膨凸等;常见呼吸变浅,频率增快,辅助呼吸肌如斜角肌及胸锁乳突肌参加呼吸运动,重症可见胸腹矛盾运动;患者不时采用缩唇呼吸以增加呼出气量;呼吸困难加重时患者常采取前倾坐位;低氧血症者可出现黏膜及皮肤发绀,伴右心衰者可见下肢水肿,触诊时肝脏增大。

2.叩诊

由于肺过度充气使心浊音界缩小,肺肝界降低,肺叩诊可呈过清音。

3.听诊

听诊可见两肺呼吸音减低,呼气延长,平静呼吸时可闻及干性啰音,两肺底或其他肺野可闻及湿啰音;心音遥远,剑突部心音较清晰响亮。

三、实验室和其他辅助检查

（一）肺功能检查

肺功能检查是判断气流受限且重复性好的客观指标,对COPD的诊断、严重度评价、疾病进展、预后及治疗反应等均有重要意义。气流受限是以FEV_1和FEV_1与FVC之比（FEV_1/FVC）降低来确定的。FEV_1/FVC是COPD的一项敏感指标,可检出轻度气流受限。FEV_1占预计值的百分比是中、重度气流受限的良好指标,其变异性小,易于操作,常作为 COPD 肺功能检查的基本项目。吸入支气管舒张剂后 FEV_1 小于 80% 预计值且 FEV_1/FVC 小于 70% 者,可确定为气流受限。呼气峰流速(PEF)及最大呼气流量-容积曲线(MEFV)也可作为气流受限的参考指标,但 COPD 时 PEF 与 FEV_1 的相关性不够强,PEF 有可能低估气流阻塞的程度。气流受限可导致肺过度充气,使肺总量(TLC)、功能残气量(FRC)和残气容积(RV)增高,肺活量(VC)减低。TLC 增加不及 RV 增加的程度大,故 RV/TLC 增高。肺泡隔破坏及肺-毛细血管床丧失可使弥散功能受损,一氧化碳弥散量(DLCO)降低,DLCO 与肺泡通气量(VA)之比(DLCO/VA)比单纯 DLCO 更敏感。

（二）胸部 X 线检查

X 线检查对确定肺部并发症及与其他疾病(如肺间质纤维化、肺结核等)鉴别有重要意义。COPD 早期 X 线胸片可无明显变化,以后出现肺纹理增多、紊乱等非特征性改变;主要 X 线征为肺过度充气,肺容积增大,胸腔前后径增宽,肋骨走向变平,肺野透亮度增高,横膈位置低平,心脏悬垂狭长,肺门血管纹理呈残根状,肺野外周血管纹理纤细稀少等,有时可见肺大泡形成。合并肺动脉高压和肺源性心脏病时,除右心增大的 X 线征外,还可有肺动脉圆锥膨隆、肺门血管影扩大及右下肺动脉增宽等。

（三）胸部 CT 检查

CT 检查一般不作为常规检查,但当诊断有疑问时,高分辨率 CT(HRCT)有助于鉴别诊断。另外,HRCT 对辨别小叶中央型或全小叶型肺气肿及确定肺大泡的大小和数量有很高的敏感性和特异性,对预计肺大泡切除或外科减容手术等的效果有一定价值。

（四）血气分析

血气分析对晚期患者十分重要。FEV_1 小于 40% 预计值者及具有呼吸衰竭或右心衰竭临床征象者均应做血气分析。血气异常首先表现为轻、中度低氧血症。随着疾病的进展,低氧血症逐渐加重,并出现高碳酸血症。呼吸衰竭的血气诊断标准为海平面吸空气时动脉血氧分压(PaO_2)小于 7.98 kPa,伴或不伴动脉血二氧化碳分压($PaCO_2$)增高(不低于 6.65 kPa)。

（五）其他化验检查

低氧血症,即 PaO_2 小于 7.32 kPa 时,血红蛋白及红细胞可增高,血细胞比容超过 55% 可诊断为红细胞增多症。并发感染时,痰涂片中可见大量中性粒细胞。痰培养可检出各种病原菌,常见者为流感嗜血杆菌、肺炎链球菌、卡他摩拉菌、肺炎克雷白杆菌等。

四、诊断标准

COPD 的诊断应根据病史、危险因素接触史、体征及实验室检查等资料综合分析确定。存在气流受限是诊断 COPD 的必备条件,肺功能检查是诊断 COPD 的"金标准"。用支气管舒张剂后,FEV_1 小于 80% 预计值及 FEV_1/FVC 小于 70% 可确定为气流受限。

需要说明的是,COPD 与慢性支气管炎和肺气肿密切相关,当慢性支气管炎、肺气肿患者肺功能检查出现气流受限时,则能诊断 COPD;如患者只有慢性支气管炎和(或)肺气肿而无气流受限,则不能诊断为 COPD,故肺功能检查是诊断的关键所在。

COPD 早期轻度气流受限时,患者可有或无临床症状。胸部 X 线检查有助于确定肺过度充气的程度及与其他肺部疾病相鉴别。COPD 全球策略修订版认为:任何患有呼吸困难、慢性咳嗽或多痰的患者,且有暴露于危险因素的病史者,临床上需要考虑 COPD 的可能。当吸入支气管

扩张药后 FEV_1/FVC 小于 70％即可诊断为 COPD。COPD 全球策略修订版不主张应用气流受限的可逆程度鉴别 COPD 和支气管哮喘（简称"哮喘"）。COPD 全球策略修订版指出：虽然 COPD 的诊断和严重程度评估时，需要在应用支气管扩张药后测定肺功能，但已经不再推荐用于判断气流受限的可逆程度；气流受限的可逆程度也没有纳入 COPD 的定义，以及用于哮喘和 COPD 的鉴别诊断。

五、临床分级与分期

（一）严重程度分级

COPD 的严重程度评估需要根据患者的症状、肺功能异常、是否存在并发症（呼吸衰竭、心力衰竭）等确定，其中反映气流受限程度的 FEV_1 下降有重要参考意义。根据肺功能，可把 COPD 的严重性分为四级（表 14-4）。

表 14-4　慢性阻塞性肺疾病临床严重程度的肺功能分级（吸入支气管舒张剂后）

级别	特征
Ⅰ级（轻度）	$FEV_1/FVC<70\%$，FEV_1占预计值百分比≥80％
Ⅱ级（中度）	$FEV_1/FVC<70\%$，50％≤FEV_1占预计值百分比<80％
Ⅲ级（重度）	$FEV_1/FVC<70\%$，30％≤FEV_1占预计值百分比<50％
Ⅳ级（极重度）	$FEV_1/FVC<70\%$，FEV_1占预计值百分比<30％或伴有慢性呼吸衰竭

由于 COPD 是一种渐进性疾病，因此早期防范尤为重要。2002 年版的 COPD 指南严重程度分级中，将具有危险因素及慢性咳嗽、咳痰症状而肺功能尚属正常者定为 0 级，即高危患者。新版的指南中已取消，因为目前尚没有充分的证据表明处于"危险期"（慢性咳嗽、咳痰，肺功能正常）的患者必然进展为Ⅰ级 COPD。然而，慢性咳嗽、咳痰是不正常的，这一健康信息的重要性并未改变。

Ⅰ级（轻度 COPD）：其特征为轻度气流受限（$FEV_1/FVC<70\%$但 FEV_1≥80％预计值），通常可伴有或不伴有咳嗽、咳痰。此时患者本人可能还没认识到自己的肺功能是异常的。

Ⅱ级（中度 COPD）：其特征为气流受限进一步恶化（50％≤$FEV_1<80\%$预计值）并有症状进展和气短，运动后气短更为明显。此时由于呼吸困难或疾病的加重，患者常去医院就诊。

Ⅲ级（重度 COPD）：其特征为气流受限进一步恶化（30％≤$FEV_1<50\%$预计值），气短加剧并且反复出现急性加重，影响了患者的生活质量。

Ⅳ级（极重度 COPD）：其特征为严重的气流受限（$FEV_1<30\%$预计值）或者合并有慢性呼吸衰竭。此时患者的生活质量明显下降，如果出现急性加重则可能有生命危险。

虽然 $FEV_1\%$预计值对反映 COPD 的严重程度、健康状况及病死率有用，但 FEV_1 并不能完全反映 COPD 复杂的严重情况。除 FEV_1 以外，已证明体重指数（BMI）和呼吸困难分级在预测 COPD 生存率等方面有意义。BMI 小于 21 kg/m^2 的 COPD 患者死亡率可增加。

功能性呼吸困难可用呼吸困难量表来评价：①0 级，除非剧烈活动，否则无明显呼吸困难；②1 级，当快走或上缓坡时有气短；③2 级，由于呼吸困难而比同龄人步行得慢，或者以自己的速度在平地上行走时需要停下来呼吸；④3 级，在平地上步行 100 m 或数分钟后需要停下来呼吸；⑤4 级，明显的呼吸困难而不能离开房屋，或者当穿、脱衣服时气短。

如果将 FEV$_1$ 作为反映气流阻塞程度的指标,将呼吸困难分级作为症状的指标,将 BMI 作为反映营养状况的指标,再加上将 6 分钟步行距离作为运动耐力的指标,将这四方面综合起来建立一个多因素分级系统(BODE),被认为可比 FEV$_1$ 更好地反映 COPD 的预后。

生活质量评估广泛地用于评价 COPD 患者的病情严重程度、药物治疗的疗效、非药物治疗的疗效(如肺康复治疗、手术)和急性发作的影响等。生活质量评估还可用于预测死亡风险,而与年龄、PEV$_1$ 及体重指数无关。常用的生活质量评估方法有圣乔治呼吸问卷(SGRQ)和治疗结果研究(SF-36)等。此外,COPD 急性加重次数也可作为 COPD 严重程度的一项监测指标。

（二）分期

虽然修订版 COPD 全球策略摒弃了分期,但从 COPD 的临床实际看,COPD 病程有急性加重与稳定期的过程。COPD 急性加重是指患者出现超越日常状况的持续恶化,并需改变基础 COPD 的常用药,通常在疾病过程中,患者短期内咳嗽、咳痰、气短和(或)喘息加重,痰量增多,痰呈脓性或黏脓性,可伴发热等炎症明显加重的表现;稳定期则是指患者咳嗽、咳痰、气短等症状稳定或症状轻微。

六、分型辨证和要点

（一）急性加重期

1.风寒束肺证

(1)主症:咳嗽气喘,胸部闷窒,咳痰清稀量多,恶寒发热。

(2)次症:无汗或少汗,头痛,鼻塞,周身酸楚,舌苔薄白而润,脉浮紧,常因寒冷气候诱发加重。

具备 2 项主症及 2 项(或 2 项以上)次症者,即可诊断为本证型。

2.表寒里热证

(1)主症:喘咳气粗,或气急,鼻翼翕动,咳痰稠黏,痰色白或黄,咯吐不爽。

(2)次症:胸部胀痛,烦闷,口干口苦,形寒,发热,鼻塞,流清涕,身痛,无汗或少汗,苔薄白薄黄,舌边红,脉浮数或滑。

具备 2 项主症及 2 项(或 2 项以上)次症者,即可诊断为本证型。

3.外寒内饮证

(1)主症:咳嗽气急,呼吸不利,喉中水鸡声,胸膈满闷,痰多稀薄或如水样。

(2)次症:形寒背冷,口不渴或渴喜热饮,寒冷或冬季发作加重,舌苔白滑,脉细弦滑。

具备 2 项主症及 2 项(或 2 项以上)次症者,即可诊断为本证型。

4.痰湿阻肺证

(1)主症:咳声重浊或胸闷喘息,痰多黏腻色白,晨起痰多易咯,苔白腻或厚腻。

(2)次症:脘痞呕恶,口黏纳少,身困,脉濡滑。

具备 2 项主症及 2 项(或 2 项以上)次症者,即可诊断为本证型。

5.痰阻气痹证

(1)主症:咳嗽气逆阵作,或突然气憋胸闷,或胸痛,常由情志刺激而诱发,或症状随情绪波动而加重。

(2)次症:精神抑郁,胸胁满闷或咽中如窒,失眠或心悸,脉弦。

具备 2 项主症及 2 项(或 2 项以上)次症者,即可诊断为本证型。

6.痰热蕴肺证

(1)主症:咳嗽气粗或喘息气急,痰多质稠,咯吐不爽,咯吐黄脓痰,痰有腥味或痰中带血。

(2)次症:胸中烦热或胀满疼痛,面赤身热,口干欲饮,小便短赤或大便秘结,舌红,苔黄腻,脉滑数。

具备2项主症及2项(或2项以上)次症者,即可诊断为本证型。

(二)稳定期

1.肺气阴两虚证

(1)主症:喘咳日久,气短息促,咳声低弱或嘶哑,咳痰无力,吸气不利。

(2)次症:语声低弱,体倦乏力,形体消瘦,或面红、口干、心烦,舌淡或舌红少苔,脉细弱或细数。

具备2项主症及2项(或2项以上)次症者,即可诊断为本证型。

2.肺气虚寒证

(1)主症:咳声低弱无力,气喘短促或气短不足以息,咳痰清稀色白量多。

(2)次症:面色㿠白,自汗畏风,神疲懒言,平素易反复感冒且缠绵难已,舌淡苔薄,脉细弱。

具备2项主症及2项(或2项以上)次症者,即可诊断为本证型。

3.肺脾气虚证

(1)主症:咳声低弱无力,气短不足以息,气喘短促,咳痰色白量多。

(2)次症:面白少华,畏风,自汗,神疲懒言,纳少,便溏,舌淡苔白,脉细弱。

具备2项主症及2项(或2项以上)次症者,即可诊断为本证型。

4.肺肾阴虚证

(1)主症:干咳呛咳,咳声短促,喘促气急,痰少质黏难咯,或见痰中带血。

(2)次症:腰酸耳鸣,面红烦热,口干咽燥,舌红少津,脉细数无力。

具备2项主症及2项(或2项以上)次症者,即可诊断为本证型。

5.肺肾气虚证

(1)主症:呼吸浅短难续,声低气怯,甚则张口抬肩,不能平卧,胸闷咳嗽。

(2)次症:痰白如沫,咯吐不利,心慌,汗出,形寒,舌淡或黯紫,脉沉细虚数或有结代。

具备2项主症及2项(或2项以上)次症者,即可诊断为本证型。

6.肾阳亏虚证

(1)主症:喘促日久,动则喘甚,呼多吸少,气不得续,形寒肢冷。

(2)次症:形瘦神疲,浮肿,汗出,面青唇紫,舌质淡,苔白滑或黑润,脉微细或沉弱。

具备2项主症及2项(或2项以上)次症者,即可诊断为本证型。

七、治疗

(一)中医辨证治疗

1.急性加重期

(1)风寒束肺证。

证候:咳嗽气喘,胸部闷窒,咳痰清稀量多,恶寒,发热,无汗或少汗,头痛,鼻塞,周身酸楚,舌苔薄白而润,脉浮紧,常因气候异常,或冬季风寒之邪外袭而加重或引起发作,多见于本病急性加重初期。

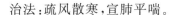

治法:疏风散寒,宣肺平喘。

组方思路:本病初期因有风寒束表之症,风寒外邪不去,肺气难以宣达,故可选用荆防达表汤以疏散风寒,解表祛邪;因有咳喘、胸闷、咳痰之症,故还应选用华盖散以加强宣肺利气化痰之功。

方药运用:荆防达表汤合华盖散加减,方剂为荆芥 10 g,防风 10 g,紫苏叶 10 g,生麻黄 5 g,杏仁 10 g,紫苏子 10 g,橘红 6 g,姜制半夏 10 g,前胡 10 g,紫菀 10 g,炙甘草 5 g,赤茯苓 10 g,焦神曲 10 g。

方药解释:荆芥、防风温散风寒;紫苏叶、紫苏子合用,一能温散理气和胃,一能降逆平喘,两者合用祛邪护胃,肃肺降气;麻黄散寒平喘两擅其长,用量不宜过大,一般以 3~5 g 为宜,需防温散太过;麻黄与杏仁同用,一宣一降,实为风寒外束致喘常用的对之品;橘红、制半夏化痰燥湿;前胡、紫菀可增宣肺化痰止咳之力。若素禀脾虚易泻,则杏仁、紫苏子不宜量大,需防仁、子类药滑肠致泻,此时一般以 6~10 g 为宜;加用赤茯苓、焦神曲意在健脾化湿,助运和胃;甘草调和诸药。全方共奏疏散风寒、宣肺平喘之功。

主要加减:若气急明显,加白前 10 g,金沸草 10 g 增强降气化痰作用;胸闷甚者,加枳壳 10 g,桔梗 6 g,一升一降,调畅气机;恶寒甚者,加桂枝 10 g,生姜 5 g,辛温散寒,以利肺气宣发;若见恶心欲吐,则加旋覆花 6 g(包煎),陈皮 6 g,兼能降气和胃。

中成药:肺宁合剂,主要由麻黄、杏仁、瓜蒌皮、紫菀、前胡等组成,每次 30 mL,每日服用 3 次,可服 5~7 天。适用于本证兼有咽痒、胸闷、咳嗽者。

(2)表寒里热证。

证候:喘咳气粗,或气急,鼻翼翕动,咳痰稠黏,痰色白或黄,咯吐不爽,胸部胀痛,烦闷,口干,口苦,形寒,发热,身痛,无汗或少汗,苔薄白罩黄,舌边红,脉浮数或滑,多见于本病初期感受外寒未及表散,里已化热者。

治法:宣肺泄热。

组方思路:因本证既有形寒、身痛的外寒表证,又蕴痰稠、口干、口苦、苔薄白罩黄、舌边红等里(肺)热证,此时仅温散发表则影响里热,但苦寒清肺不利祛散外寒,因此应当选用既能温散外寒,又具清肺顾里作用的麻杏石甘汤才属两全之策。

方药运用:麻杏石甘汤加减,方剂为麻黄 5 g,杏仁 10 g,生石膏 30 g(先煎),甘草 3 g,知母 10 g,桑白皮 10 g,大贝母 10 g。

方药解释:麻黄辛温解表、宣肺平喘,石膏清泻肺热,二者相伍,解表宣肺,清泄里热,是外寒里(肺)热证常用对药,若平时脾胃不调,石膏需减量,且应配用健运脾胃之品,如橘皮 6 g,砂仁 3 g(后下)之类;杏仁降气化痰平喘,若平时易于泄泻者,用量不宜过大,以 5~6 g 为宜,且须配用健脾助运之品,如扁豆 10 g,炒薏仁 20 g 等;知母、桑白皮清肺泻热;大贝母清化痰热,甘草调和诸药。诸药合用外宣表寒,内清肺热,化痰降气,止咳平喘。

主要加减:痰热甚,见胸闷心烦,痰多色黄稠厚,加黄芩 10 g,瓜蒌皮 10 g,法半夏 10 g 以加强清肺泻热化痰之力;喉间痰涌,辘辘有声,加葶苈子 10 g,射干 10 g 以泻肺祛痰;表证重,恶寒发热头痛,周身酸痛,加荆芥 10 g,防风 10 g 以辛散表邪,外邪得去,则肺气得宣。

中成药:先声咳喘宁(市售,主要由麻黄、杏仁、石膏等组成),每支 10 mL,每次 1~2 支,日服 3 次,可服 5~7 天。适用于本证兼有咳嗽较甚,夜间咳嗽明显者。

(3)外寒内饮证。

证候:咳嗽气急,或喘息不能平卧,喉中水鸡声,痰多稀薄或如水样,恶寒,无汗,肢冷,背寒,口不渴或渴喜热饮,舌苔白滑或白腻,脉弦紧,多见于慢阻肺合并哮喘患者,素体肺虚,在肺气壅遏的基础上,外受寒邪而诱发或加重。

治法:解表散寒,温肺化饮。

组方思路:本证外有寒邪,内有寒饮,乃表里俱寒之证,故组方应选既能外散寒邪,又能温化寒饮之方,代表方如小青龙汤。

方药运用:小青龙汤加减,方剂为麻黄 5 g,桂枝 10 g,干姜 5 g,细辛 3 g,姜半夏 10 g,川椒 5 g,五味子 6 g,白芍 10 g,炙甘草 3 g。

方药解释:麻黄、桂枝解表散寒平喘,是为表寒证常用对药,若表寒不显,动则喘甚、易汗者,则不宜过用麻黄;干姜、细辛温化寒饮,其中细辛散剂用量一般不超过 3 g,其镇痛镇咳力较强;川椒入肺散寒,入脾暖胃燥湿,消食除胀,化饮截喘,尤宜于肺寒夹脾寒者,用量一般为 3～5 g;半夏姜制去毒,辛温和胃,健脾除湿,若水痰明显,可选用矾水煮透,兼姜和造(名矾曲),上四味符合《金匮要略》中"病痰饮者,当以温药和之"之意。五味子温敛肺气以止咳;白芍酸收,配桂枝以调和营卫,配甘草能缓急解痉;如果哮吼症明显(气道反应性较强)而又无苔腻腹胀者,可以加大甘草的剂量至 15～40 g,以加强平喘定吼之效。诸药合用共奏解表散寒、温肺化饮之功。

主要加减:若气涌、痰多,加葶苈子 10 g,苏子 10 g 增强降气化痰作用;若怕冷咳嗽明显,可加制附子 10 g,鹅管石 30 g 以增温肺散寒止咳之力;若脉偏沉可以适当加大制附子用量(30～60 g,先煎 40～60 分钟),以加强温阳祛寒之力;胸闷甚,加苏梗 10 g,枳壳 10 g 行气解郁,加杏仁 10 g,桔梗 6 g 一升一降,宣畅气机;若饮郁化热,山栀子 10 g,生石膏 20 g 能兼清肺经郁热;如胸闷、喘逆、腹胀,则宜加杏仁 10 g,厚朴 10 g 可增宣肺降气平喘之功。

中成药:小青龙冲剂(市售)(组成同水剂),每包 10 g,每次 1 包,日服 3 次,主治同。

(4)痰湿阻肺证。

证候:咳嗽反复发作,咳声重浊,或胸闷喘息,痰多黏腻色白,或稠厚成块,尤以晨起痰多而易咯,兼有呕恶,脘痞,口中黏腻,纳少,身困,舌苔白腻或厚腻,脉濡滑。

治法:降气化痰,化湿和中。

组方思路:本证以痰湿为主,用方侧重化痰燥湿,而化痰燥湿的代表方有二陈汤、三子养亲汤,而平胃散具有燥湿理气作用,符合"治痰先治气"之意,故可选用这三张处方作为基础方进行化裁。

方药运用:平胃二陈汤合三子养亲汤加减,方剂为制半夏 10 g,陈皮 8 g,苍术 10 g,茯苓 12 g,紫苏子 10 g,白芥子 6 g,莱菔子 6 g,杏仁 10 g,厚朴 6 g,甘草 3 g。

方药解释:苍术温燥而辛烈,主要用于痰湿较重的证候,一般以舌苔白腻厚浊作为选用的依据,用治痰湿阻肺之证,常与半夏、茯苓等配合使用;半夏温燥化湿、下气降逆,为治湿痰的要药,因其具有良好的降逆止呕作用,因此适用于痰湿壅滞、咳嗽气逆兼有呕恶之症;茯苓既能健脾利湿,又能和中化饮,临床用治湿饮之症有标本兼顾之妙;厚朴燥湿除满,下气降逆;湿滞佐苍术,则司其燥湿健脾之职;痰滞佐半夏,则行燥湿化痰之功;肺气壅滞,咳逆喘满,可佐杏仁、紫苏子,则增下气平喘之力;陈皮理气燥湿,与半夏、茯苓相配可增化痰功效,与苍术、厚朴相配可加强燥湿健脾作用,尤适宜于痰湿咳喘而兼胃纳不香、甚至脘腹作胀者;苏子降气消痰,善能降气定喘,但其质润滑肠,故平素大便溏薄者需减量,一般以 5～6 g 为宜;白芥子辛散温通而利气,既能祛除寒痰壅滞肺络,又能祛寒饮壅滞于胸膈,故临床痰湿阻肺兼胸膈满痛者尤为适宜,因对胃有刺激,故用量不宜过大,以 5～6 g 为宜;莱菔子下气化痰作用甚为显著,常与紫苏子、白芥子同用,因其兼有消食化积作用,故临床尤适宜于痰多、气喘同时兼有脘痞腹胀、嗳气吞酸者。

主要加减:痰郁化热,咳痰转黄,加黄芩 10 g,桑白皮 10 g,大贝母 10 g 以清热化痰;若咳喘兼水肿候,可配用莱菔根(地枯萝)15 g,车前草 10 g 以增化滞消肿、利湿祛痰之功。

中成药:化痰合剂主要由半夏、陈皮、茯苓、紫苏子、杏仁、白前、莱菔根等组成,每瓶250 mL,每次 30～50 mL,日服 3 次,适用于本证兼有痰多不尽者。

(5)痰阻气痹证。

证候:喘息咳嗽,气憋胸闷,咽喉如窒,气急或胸痛,常伴有精神抑郁,失眠或心悸,大便干结,苔黏腻,脉弦滑,多见于平素性情抑郁内向的患者。

治法:开泄化痰,宣痹降气。

组方思路:本证除有一般喘息咳痰证候外,还有胸咽闷塞、苔黏腻、精神抑郁之胸痹、肺气郁滞之症,因此,选方时要抓住"胸痹""气郁"之特征,选用通阳泄浊之瓜蒌薤白半夏汤和行气解郁之五磨饮子为基本方为宜。

方药运用:瓜蒌薤白半夏汤合五磨饮子加减,方剂为全瓜蒌 10 g,薤白 10 g,沉香 4 g(后下),乌药 10 g,法半夏 10 g,枳壳 10 g,郁金 10 g,杏仁 10 g,槟榔 10 g,制香附 10 g,紫菀 10 g,石菖蒲 10 g,甘草 5 g。

方药解释:瓜蒌宽胸化痰,薤白泄浊通阳,两者相配,开泄宣痹,可使痰浊化、气痹开,是为痰浊痹阻胸阳之的对药;沉香降气平喘,性偏降,体轻易于挥发,故用量较轻(3～4 g),且需后下入煎;槟榔行气导滞,与杏仁相配,开上导下,是取《备急千金要方》下气汤之意;枳壳、郁金、香附、乌药,疏肝顺气、理气开郁;紫菀化痰止咳;半夏燥湿化痰;石菖蒲辛温,有化痰宣壅、化湿和中、通阳除胀之功,痰阻气痹之证常与瓜蒌、薤白同用,则其开通宣痹之力更宏;甘草调和诸药。诸药配合,有开郁降气、止咳平喘作用。

主要加减:气逆喘甚,加旋覆花 6 g(包煎),赭石 30 g(先煎)增强降气镇逆作用;气郁夹痰,见咳而喘逆,喉中痰响,加紫苏子 10 g,射干 10 g,杏仁 10 g 能降气化痰开郁;若伴有心悸、失眠,加百合 15 g,合欢花 10 g,远志 6 g 以宁心解郁、止咳化痰。

中成药:①复方薤白胶囊,主要由瓜蒌、薤白、半夏、川连等组成,每次 10 粒,日服 3 次,适用于本证兼口苦、喘逆较甚者。②平哮合剂,主要由射干、麻黄、瓜蒌、薤白、僵蚕、紫苏子等组成,每瓶 250 mL,每次服50 mL,日服 3 次,适用于本证兼有气喘,喉间痰鸣、胸憋较甚者。

(6)痰热蕴肺证。

证候:咳嗽气粗或喘息气涌,喉中痰鸣,痰多,质稠黄或黏厚,咯吐不爽,或痰有腥味,或痰中带血,胸中烦热或胀满疼痛,面赤,身热,口干欲饮,小便短赤,或便秘,舌红,苔黄腻,脉滑数,多见于本病急性加重感染者。

治法:清肺化痰,肃肺平喘。

组方思路:本证主要抓住"痰热"选方,既要清肺热,又要化热痰,如清金化痰汤、桑白皮汤均是本证的处方。

方药运用:清金化痰汤合桑白皮汤加减,方剂为桑白皮 12 g,黄芩 10 g,栀子 10 g,黄连 3 g,全瓜蒌 10 g,法半夏 10 g,紫苏子 10 g,橘红 6 g,茯苓10 g,杏仁 10 g,象贝母 10 g,南沙参 10 g,知母 10 g。

方药解释:桑白皮、黄芩、栀子清泻肺热,因具苦寒之性,一般以 10～12 g 为宜,其中桑白皮(用量较大,为15～30 g)有泻肺平喘、行水消肿作用,尤适宜肺热喘逆兼有面目浮肿、小便不利者;黄芩既能泻上焦肺火,又能除肠中湿热,故对肺热移肠者更佳;栀子能清热除烦,且能清热止血,故肺热较甚见热伤肺络咯血者尤宜;川连、瓜蒌、半夏三者是取"小陷胸汤"意,用川连之苦寒泻热、瓜蒌之寒润以涤垢、半夏以散结是也;杏仁、紫苏子、贝母降气化痰,止咳平喘;茯苓、橘红理气健脾,消食宽中,以防上述清肺之品过于苦寒伤胃之弊,橘红质轻,一般以5~6 g为宜;南沙参、知母养阴化痰,可防痰热伤阴。诸药合用共奏清肺化痰、止咳平喘之功。

主要加减:若兼见恶风身热、咽喉疼痛等表热证,可加金银花10 g,连翘10 g,一枝黄花15 g,疏散风热,清热解毒;如痰多、胶黏难咯,加海蛤壳20 g,皂角10 g,莱菔子6 g以增软坚祛痰之效;痰涌便秘,喘不得平卧,加葶苈子10 g,制大黄5 g,风化硝3~5 g(另冲)涤痰通腑,使痰有去路;痰黄如脓腥味,加鱼腥草30 g,金荞麦30 g,冬瓜子15 g,薏苡仁30 g,桔梗6 g以清肺化痰排脓;口渴咽干,加天花粉10 g,麦冬10 g,川贝母10 g养阴润肺化痰。

中成药:①清金糖浆,主要由黄芩、鱼腥草、鲜竹沥、枇杷叶、紫苏子等组成,每瓶250 mL,每次30 mL,日服3次,适用于本证兼有咯吐黄脓稠痰,口咽干燥,咳嗽较甚者。②黛芩化痰丸,主要由射干、黄芩、海浮石、天冬、制香附、青果等组成,每次服6~9 g,日服3次,适用于本证兼有痰黏难咳、咽喉不适、咳逆、便结者。③清源化痰颗粒,主要由党参、白术、茯苓、半夏、陈皮、礞石、沉香、黄芩、制大黄等组成,每包10 g,每次1包,日服3次,适用于本证兼有饮食不香、脘腹作胀、神疲乏力、咳痰较难者。④金荞麦片(市售)每次4~6片,每日3次,具有清热解毒、祛痰止咳之功,适用于本证表现咳吐黄脓痰者。

2.稳定期

(1)肺气阴虚证。

证候:喘咳日久,气短息促,咳声低弱或嘶哑,咳痰无力,吸气不利,语声低弱,体倦乏力,形体消瘦,或面红、口干、心烦,舌淡或舌红少苔,脉细弱或细数。

治法:补肺益气,养阴肃肺。

组方思路:本证属虚证,且为气阴两虚,故选方的原则应从具补肺之气阴角度组方,因此以选用生脉散和补肺汤为宜。

方药运用:生脉散合补肺汤加减,方剂为人参10 g(另炖),炙黄芪15 g,麦冬12 g,五味子6 g,生熟地各10 g,紫菀10 g,桑白皮10 g,地骨皮10 g,川贝粉5 g(冲服)。

方药解释:人参大补元气,临床确属肺虚喘促,可以运用,但实证不虚,或外感初期,或里热较盛及湿阻、食滞均不宜用。由于天然野参产量少而价贵,故可用人工栽培之,临床遇肺气虚而兼阴津不足,可用生晒参或糖参,为充分发挥其补气效应,一般不与它药混煎,可单独另炖服用,每次用量6~9 g;黄芪补气升阳,与人参同用,则其补气力大增,用于肺气虚亏之老年患者效著,因取其补气之功,故此处选蜜炙用;麦冬、五味子滋阴敛肺,与人参、黄芪同用,则能气阴双补;生地、熟地滋阴益肾,因老年慢阻肺患者大多肺肾两虚,故在补益肺虚的基础上,加用之取其肺肾同补、纳气平喘效佳;紫菀肃肺止咳;配用桑皮、地骨皮者,是兼顾虚火,且可防补气助火;川贝润肺化痰,因本品价贵故用粉剂,每次3~5 g蜜水冲服。整方补肺益气养阴,又能补肾敛肺纳气。

主要加减:肺气虚甚,加冬虫夏草(5~6 g,另炖服用)以增强补益肺气之功,加白术10 g,山药15 g,益气和中健脾,乃虚则补其母之意。肺阴虚甚,加北沙参15 g,玉竹10 g,诃子5 g养阴敛肺。兼有肾虚,加山萸肉10 g,胡桃肉10 g,坎炁5 g以补肾纳气。如痰稀有泡沫者,去生地、桑白皮、地骨皮之滋腻清泄,加干姜5 g,苍术6 g(与熟地、五味子共同组成黑地黄丸),白石英30 g(先煎)以温脾燥湿,益肾化痰,温肺化饮,止咳定喘。

中成药：①生脉饮（市售），主要由人参、麦冬、五味子组成，每支 10 mL，每次 1 支，日服 3 次，适用于本证兼有气短、口干、乏力者。②固本咳喘片（市售），主要由党参、白术、茯苓、炙甘草、麦冬等组成，每次 6 克，日服 3 次，适用于本证兼有胃脘作胀、神倦便稀者。③参麦注射液（针剂）（主要含红参、麦冬等），每支 10 mL，每次 30～50 mL，加入 5%的葡萄糖注射液250 mL中静脉滴注，每日 1 次，7～15 日为一个疗程，具有益气固脱、养阴生津、养心宁神之功，适用呼吸衰竭膈肌疲劳见气阴两虚证者。

（2）肺气虚寒证。

证候：喘咳反复久延，气促，或气短不足以息，咳声低弱，痰吐稀薄，色白量多，面色㿠白，神疲懒言，自汗，畏风，纳食减少，舌淡苔薄，脉细弱。患者平素易反复感冒，且缠绵难愈。

治法：温肺益气，止咳平喘。

组方思路：本证除有肺气亏虚，还有虚寒证，因此宜选兼具温补肺气类方，如温肺汤。

方药运用：温肺汤加减，方剂为人参 10 g（另炖），肉桂 4 g（后下），干姜 9 g，钟乳石 30 g（先煎），制半夏 10 g，橘红 6 g，广木香 10 g，炙甘草 5 g。

方药解释：人参补益肺气；肉桂温阳祛寒，与人参同用则温补肺气之力大增，因本品质轻，故每次用量 3～5 g，因其易于挥发，故不宜久煎需后下；干姜温肺散寒，运中化饮；钟乳石温肺散寒，重镇纳气，因其质重，用量为 20～30 g，需先煎 30 分钟后再入他药，因其辛温，阴虚有火之人不宜；半夏、橘红化痰降逆平喘；木香理气和中；甘草调和诸药。

主要加减：痰多清稀，加细辛 3 g，白芥子 6 g 以辛温散寒，温肺化饮；肢冷，畏寒，加制附子 6～10 g 温阳祛寒、温肺益气；喘逆气短，动则喘甚，加诃子 6 g，补骨脂 15 g，沉香 4 g（后下）补肾敛肺纳气，增强平喘效果。

（3）肺脾气虚证。

证候：咳声低弱无力，气短不足以息，气喘短促，咳痰色白量多，面白少华，畏风，自汗，神疲懒言，纳少，便溏，舌淡苔白，脉细弱。

治法：健脾养肺，益气平喘。

组方思路：本证要从"虚则补其母"的理论出发，侧重益气健脾，同时兼顾肺气不足，予补肺平喘，因此可以选用六君子汤和玉屏风散化裁。

方药运用：六君子汤合玉屏风散加减，方剂为党参 15 g，炒白术 10 g，制半夏 10 g，茯苓 10 g，陈皮 10 g，炙黄芪 30 g，山药 20 g，制黄精 10 g，紫苏子 10 g，杏仁 10 g，防风 6 g，炙甘草 5 g。

方药解释：党参、黄芪、山药、白术补脾益肺，扶土生金，其中炙黄芪配炒白术具有益气固表止汗作用，党参配白术补脾胃力强，而山药平补脾胃，兼能养肺，用量多在 20～40 g，黄芪配山药具有补气治虚喘作用；黄精补脾润肺，善治肺脾两虚咳喘；茯苓、陈皮、半夏健脾燥湿化痰；紫苏子、杏仁降气化痰、止咳平喘；防风与补气药同用，取其祛风升阳、补气防滞之效，此时用量 5～6 g；甘草补中益气，调和诸药。

主要加减：兼有痰湿壅盛，加厚朴 6 g，苍术 10 g，苏梗 10 g 以燥湿化痰，理气宣壅，可达补而不腻、增加补益效果；若脾阳不振者，可加干姜 6～9 g，桂枝 6 g 以温脾化饮。

玉屏风胶囊（由黄芪、防风、白术组成），每次 2 粒，日服 3 次，8 周为一个疗程，具有益气固表止汗作用，适用于本证反复发作，易于感冒者。

黄芪注射液（主要由黄芪组成），每支 2 mL，每次 10～30 mL，加入 5%的葡萄糖 250 mL 中静脉滴注，10～15 天为一个疗程，具有益气养肺、健脾利湿及提高机体免疫力和改善肺功能的作用,适用于本证肺功能低下患者气喘发作者。

(4)肺肾阴虚证。

证候:干咳呛咳,咳声短促,喘促气急,痰少质黏难咯,或见痰中带血,腰酸耳鸣,面红烦热,口干咽燥,汗出如油,舌红少津,脉细数无力。

治法:滋阴补肺,益肾平喘。

组方思路:本证见有肺肾两经证候,且属肺肾阴虚,故应选用补益肺肾、滋阴纳气之方,代表方如百合固金汤和七味都气丸,百合固金汤偏于滋肾润肺,化痰止咳;七味都气丸侧重补肾纳气平喘。另外,如金水六君煎有补肾养肺、化痰平喘作用,也可选用。

方药运用:百合固金汤合七味都气丸加减,方剂为熟地 15 g,山萸肉 10 g,山药 15 g,百合 10 g,知母 10 g,浙贝母 10 g,麦冬 12 g,五味子 8 g,诃子 6 g,陈皮 5 g,法半夏 10 g,茯苓 10 g。

方药解释:熟地滋补肾阴,因其性滋腻,易于助湿碍胃,故脾胃虚弱、湿阻胸闷、食少便溏者不宜多用,临床兼有此等症时,多与陈皮(5 g)、砂仁(3 g)等配伍同用,如气短,吸气尤难,胃纳正常,则可加大熟地用量至 30～60 g,以加强补肾纳气平喘之力;山萸肉滋补肝肾,与熟地同用滋肾补阴之力更甚;山药补肾平喘,百合润肺止咳,两者相配具有肺肾同补、止虚咳平虚喘作用;知母、贝母滋肾润肺,养阴止咳,也是肺肾阴虚常用对药;麦冬养阴润肺;五味子敛肺滋肾止汗,诃子敛肺下气利咽,两者相配,善治久咳虚喘,用量 3～5 g;陈皮、半夏、茯苓化痰止咳,又能兼制滋阴滋腻之过。诸药合用,共奏补益肺肾、止咳平喘之功。

主要加减:若肾阴虚甚而喘剧,加龟甲 15～20 g(先煎),紫石英 30 g(先煎),胡桃肉 15 g,灵磁石 30 g(先煎),增强滋肾纳气、镇纳平喘作用;临床也可兼有便溏、肠鸣、痰稀者,此时可加用苍术 6～10 g、干姜 6～9 g 组成黑地黄丸,以滋肾燥脾、滋阴化痰两相宜。

中成药:百合固金口服液(市售,含生地 15 g,熟地 15 g,山药 20 g,百合 20 g 等),每支 20 mL,每次 1 支,每日 3 次口服,具有养阴润肺、化痰止咳的作用,适用于本证口干、咳嗽者。

河车大造胶囊(市售,含紫河车 30 g,熟地 15 g,天冬 10 g,杜仲 12 g,牛膝 10 g,黄檗 10 g,龟甲 30 g 等),每次 2～4 粒,每日 3 次口服,具有滋阴清热、补肾益肺之功,适用于本证兼有咳嗽、潮热骨蒸、腰膝酸软等症者。

蛤蚧定喘胶囊(市售)含蛤蚧 10 g,瓜蒌 50 g,紫菀 75 g,麻黄 45 g,鳖甲(醋制)50 g,黄芩 50 g,甘草 50 g,麦冬 50 g,黄连 30 g,百合 75 g,紫苏子(炒)25 g,苦杏仁(炒)50 g,石膏(煅)25 g 等,每次 2～4 粒,每日 3 次口服,8 周为 1 个疗程,具有滋阴清肺、止咳定喘之功,适用于本证兼有喘促气短,咳喘日久,形瘦神疲,语言低微,动则喘甚,五心烦热,腰膝酸软,失眠盗汗,口干咽燥,舌红,脉细者。

(5)肺肾气虚证。

证候:呼吸浅短难续,声低气怯,甚则张口抬肩,不能平卧,胸闷咳嗽,痰白如沫,咯吐不利,心慌,汗出,形寒,舌淡或黯紫,脉沉细虚数或有结代。

治法:补肺纳肾,降气平喘。

组方思路:本证选方要抓住肺肾两虚,且主要针对气虚为着眼点,选择既补肺气,又补肾气,且具有降气化痰的处方作为代表方,如平喘固本汤、人参胡桃汤、补肺汤等皆为的对方剂。

方药运用:平喘固本汤合人参胡桃汤加减,方剂为人参 10 g(另炖),炙黄芪 30 g,熟地 30 g,五味子 6 g,冬虫夏草 6 g(另炖),胡桃肉 15 g,坎炁 2 条,沉香 4 g(后下),灵磁石 30 g(先煎),紫苏子 10 g,款冬花 10 g,陈皮 6 g,谷芽 10 g。

方药解释:人参、黄芪补益肺气;胡桃肉补肾纳气,敛肺定喘,常与人参相配用治肺肾不足的虚喘,胡桃肉有润燥滑肠作用,故遇便溏腹泻时当慎用;熟地、五味子益肾敛肺,气虚以吸气困难,熟地用量需加大至30～80 g,再加磁石以加强补肾纳气之力,用治肺肾虚喘效著,由于本品为矿石药,用量须大,一般在 30 g 左右,且须先煎 40 分钟以上;冬虫夏草为补益肺肾之佳品,物稀价贵,每次 5～6 g,另炖服用;坎炁益肾纳气,平喘止汗,用量 2～3 条,常与补益肺肾之品相配以增纳气平喘作用;沉香温中降逆,纳肾平喘,因本品质轻易挥发,故用量为 3～4 g,入煎应后下。紫苏子、款冬花降气化痰平喘,陈皮、谷芽运脾消食,以助熟地消化吸收。诸药合用,共奏补益肺肾、纳气平喘之功。

主要加减:肺虚有寒,怕冷加肉桂 3 g(后下),干姜 9 g,钟乳石 30 g(先煎)温肺散寒;痰浊明显,咳痰量多,色白如沫,苔腻,需加厚朴 10 g,杏仁 10 g,白芥子 6 g 以加强宣化痰湿之力;见有气虚瘀阻,颈脉动甚,面唇发绀,应加当归 10 g,丹参 15 g,川芎 5 g 等以活血通脉。

中成药:金水宝胶囊(发酵虫草菌菌丝体干粉),每粒 0.2 g,每次 2～3 粒,每日 3 次,8 周为一个疗程,具有补益肺肾作用,适用于本证气喘反复发作者。

(6)肾阳亏虚证。

证候:喘促日久,动则喘甚,呼多吸少,气不得续,形瘦神疲,浮肿,汗出,形寒肢冷,面青唇紫,舌质淡,苔白滑或黑润,脉微细或沉弱。

治法:温补肾阳,纳气平喘。

组方思路:本证主要针对肾阳亏虚之机,选用具有温补肾阳、纳气平喘之方,如金匮肾气丸、参蛤散、河车大造丸等皆为可用之方。

方药运用:金匮肾气丸、参蛤散加减,方剂为制附子9 g,肉桂 5 g(后下),熟地 45 g,山萸肉 10 g,山药 20 g,紫河车 10 g,人参 10 g(另炖),蛤蚧末 3 g(吞服),补骨脂 10 g,陈皮 6 g,砂仁 4 g(后下)。

方药解释:附子性刚燥,为温肾扶阳佳品,临床常与肉桂同用,以增补阳益火之效,配人参则温阳益气,如怕冷明显,右尺沉弱者,制附子用量需加大 30～60 g,先煎 40～60 分钟,且加干姜 9 g,甘草 6～9 g,一方面加强温阳化饮之力,另一方面解大剂量附子之毒。肉桂质轻易于挥发,故用小量,且需后下;熟地、山药、山萸肉滋补肾精,阴中求阳,因肾虚气短难续,其中熟地用量需加大(45～80 g),可增补肾纳气之功;人参大补元气,蛤蚧补益肺肾,两者合用,则补肾平喘之力较盛,是用治肾阳不足虚喘久喘常用药对。蛤蚧咸平,有小毒,用时需截去头足及鳞,用酒浸透,微火焙干,研末备服,每次 3 g 左右;紫河车、补骨脂温补肾阳,纳气平喘,陈皮、砂仁理气和中,运脾助食,以防大剂熟地滋腻碍胃,诸药同用,共奏温补肾阳、纳气平喘之效。该方多用治慢阻肺之虚喘、久喘。

主要加减:肾阳虚弱之喘咳,临床每兼有标实之候,形成虚实夹杂的复杂证候,常见的标实之邪有痰浊、水饮、瘀血等。因此,治疗时需虚实兼顾,提高疗效。若兼见痰浊内阻,喘咳气急,胸闷痰多,苔腻,脉细滑者,可合用苏子降气汤以温肾治下,降气化痰治上;若兼见水饮内停,喘咳,咳痰清稀,肢体浮肿,少尿,舌质淡胖,脉沉细者,可合用真武汤以加强温阳利水之功;若兼见血瘀,面唇、爪甲青紫,舌质紫黯,脉结代者,可加丹参 15～20 g,桃仁 10 g,川芎 5 g,红花 5 g,泽兰 10 g 等以加强活血化瘀;若阳虚较甚,背寒怕冷,喘促痰多,可合用阳和汤[熟地 15 g,麻黄 5 g,鹿角胶 10 g(烊化),白芥子 6 g,肉桂 4 g(后下),生甘草 5 g,炮姜 4 g]以温肾祛寒、化饮平喘;若兼肾阴虚甚,可加天冬 10 g,诃子 6 g,龟甲胶 10 g(烊化)以滋阴补肾,纳气平喘;若冲气上逆,气从少腹上奔者,加紫石英 30 g(先煎),磁石 30 g(先煎),沉香 4 g(后下)等以震摄纳气。

(二)西医治疗

COPD 是一种可以预防及治疗的常见疾病,其特征是持续存在的气流受限。气流受限呈进行性发展,伴有气道和肺对有害颗粒或气体所致慢性炎症反应的增加,急性加重和合并症可影响患者整体疾病的严重程度。COPD 正日益受到世界各国的重视,包括我国在内的许多国家已制订了 COPD 诊断和治疗指南,对其的治疗日趋规范化。

1.治疗目标

COPD 的基本病理改变包括气道纤维化、气道狭窄,肺泡破坏致弹性回缩力丧失,维持小气道开放的肺泡支撑结构破坏等不可逆性改变,以及支气管中炎症细胞、黏液和浆液性渗出物的聚集,外周和中央气道平滑肌收缩以及运动时动态肺过度充气等可逆性改变。现有的治疗措施主要是针对这些可逆性的病理改变,是对症性的,并不能有效地延缓 COPD 患者肺功能长期下降的趋势。因此,COPD 的治疗目标有两个方面:一是迅速缓解症状和减轻患者的临床表现,包括缓解症状、改善运动耐量和改善健康状态;二是降低未来健康恶化的风险,阻止疾病进展,防治急性加重和降低病死率。

2.治疗思路

COPD 是一种复杂的疾病,不同患者之间症状严重程度、对生活质量的影响以及预后等方面均有显著不同,即使同一患者在不同时期的病情也有明显差异。随着对 COPD 研究的进展,目前已有不少新的药物和非药物治疗方法应用于临床,治疗手段正日趋多种多样。COPD 的治疗可视为一项系统工程,即对 COPD 患者采取包括药物治疗在内的多种处理措施的综合治疗。如何面对复杂的病情,在众多的治疗选项中选择合适的措施,将 COPD 患者分为具有一定共同特征的患者群,针对不同的患者群制定相对统一的治疗方案,是解决这一问题的合理途径,可以避免临床上选择治疗方案时无所适从,达到规范化治疗 COPD 的目的。因此,在给每一位 COPD 患者确定治疗方案前,首先需要对其进行全面评估后分类,以便"对号入座"。

3.治疗方法

(1)COPD 的治疗药物:现有的药物虽然不能令人满意地控制 COPD 的气道炎症,也不能缓解 COPD 患者肺功能长期下降的趋势,但能够有效地减轻症状,降低急性加重的风险,改善患者的健康状态和运动耐力。药物治疗是 COPD 处理中的关键措施,常用的治疗 COPD 的药物包括 β_2 受体激动剂、抗胆碱能药物、甲基黄嘌呤类药物、糖皮质激素和磷酸二酯酶-4 抑制剂等。

支气管扩张药和糖皮质激素是控制 COPD 症状的主要药物,应根据基于 COPD 患者症状和急性加重风险的分组合理选择。

支气管扩张药的给药途径主要有定量吸入器(MDI)或干粉吸入器(DPI)吸入、雾化吸入、口服和注射给药等,在 COPD 的治疗中应以吸入给药为主,通常使用 MDI 或干粉吸入器吸入,急性加重期或肺功能较差以致装置吸入困难的患者可采用雾化吸入。吸入治疗最大的优点是疗效确切而全身吸入少,因此药物相关的全身不良反应少,安全性好。但大剂量吸入药物时仍要注意观察全身不良反应。

支气管扩张药短期按需使用可缓解症状,长期规律应用可预防和减轻症状。长效 β_2 激动剂(LABA)和抗胆碱能药物均优于短效支气管扩张药。考虑药物的不良反应,如果患者已规律使用长效支气管扩张药治疗,应尽量避免按需使用高剂量的短效 β_2 受体激动剂。新型 LABA 茚达特罗的作用时间长达 24 小时,能显著改善 FEV_1、缓解症状和改善生活质量。左旋沙丁胺醇的疗效不优于传统支气管扩张药。

在 COPD 气流受限的成因中,迷走神经的胆碱能张力是重要的可逆因素。抗胆碱能药物(M 受体拮抗药)可以缓解气道平滑肌痉挛,减少气道黏液的过度分泌,因此认为,抗胆碱能药物治疗 COPD 的疗效可能优于 β₂ 受体激动剂。长效抗胆碱能药物噻托溴铵干粉吸入剂用于临床后取得了较好的疗效,能较显著地改善患者的症状和生活质量,减少发作次数。有研究表明,在已使用 LABA 加吸入激素(ICS)的患者中,附加吸入噻托溴铵后还能进一步改善症状和改善生活质量。该药的主要药理特点是作用强、维持时间长,支气管扩张效应超过 24 小时,只需每天给药 1 次。有人设想,口服高选择性的 M3 受体拮抗药可能比现有的吸入抗胆碱能制剂疗效更好且更方便使用,但临床研究发现,口服选择性 M3 受体拮抗剂对 COPD 的疗效并不优于异丙托溴铵吸入制剂。

糖皮质激素对于控制 COPD 患者的气道炎症和全身炎症的作用仍有争议。长期吸入糖皮质激素适用于严重和非常严重的 COPD 患者、反复发生急性加重且长效支气管扩张药不能良好控制症状的患者,宜与长效支气管扩张药联合应用。不推荐将全身使用糖皮质激素(包括口服和静脉用药)作为一种常规治疗手段。目前临床常用的吸入激素有倍氯米松、氟替卡松和布地奈德。规律吸入激素治疗可减少 COPD 急性加重的发作次数,改善健康状态和生活质量。循证医学证据表明,LABA 与 ICS 联合使用比单独使用一种药物的疗效更好,而药物相关不良反应并不比单药多。LABA/ICS 复合制剂的疗效优于同时分别吸入 LABA 和 ICS,因为两种药物同在一个吸入装置内,吸入后药物易于沉积在肺内同一个部位而发挥协同作用。目前临床可用的复合制剂有沙美特罗加丙酸氟替卡松和福莫特罗加布地奈德。由于福莫特罗具有剂量依赖性支气管扩张作用,在一定范围内,增加剂量可增加疗效,而沙美特罗的支气管扩张作用非剂量依赖性,而且吸入福莫特罗 5 分钟内即可起效,沙美特罗起效则相对较慢,所以布地奈德的每日剂量可调,在规律用药的基础上可根据病情按需使用。丙酸氟替卡松不宜按需使用,只适合规律用药。

抗胆碱能药物与 β₂ 受体激动剂可能有协同作用,治疗严重 COPD 时,可酌情考虑吸入抗胆碱能药物加 ICS,或 LABA 加 ICS,甚至三者同时使用。选择吸入抗胆碱能药物时,有条件者宜优先考虑长效制剂。

茶碱类药物在我国和其他发展中国家的应用较为广泛,但通常不作为首选。该药可扩张支气管,并能扩张肺血管,增加心肌收缩力,还可能对 COPD 的气道炎症过程起作用,可以明显减少诱导痰中性粒细胞的数量和活性。对于稳定期 COPD 患者,可长期口服小剂量缓释或控释茶碱,也可与上述支气管扩张药或 ICS 联合使用;急性加重期患者可静脉给药。茶碱的治疗效果相对较差,且安全范围窄,不良反应较多,生物利用度与消除速率的个体差异较大,影响其代谢的因素也较多,因此使用茶碱时需要熟悉茶碱的不良反应,了解影响茶碱代谢的各种因素,监测血浆药物浓度,及时调整用量。

罗氟司特是一种磷酸二酯酶-4 抑制剂,可通过抑制细胞内 cAMP 的降解而抑制炎症反应,国内尚未上市,常规剂量使用无明显的支气管扩张作用,与糖皮质激素联用可降低 COPD 的发生率。对于已使用沙美特罗或噻托溴铵治疗的 COPD 患者,加用罗氟司特可改善 FEV₁。

COPD 的急性加重往往与感染有关,稳定期 COPD 患者预防感染是防止其急性加重的重要措施。疫苗和免疫调节剂对于减少感染的发生有一定的作用,对老年或严重 COPD 患者更有效。已有多种疫苗可供临床选用,包括肺炎球菌多糖疫苗、流感疫苗等。免疫调节剂的长期效应还需要进一步证实,目前不推荐常规使用。稳定期 COPD 患者不宜使用抗菌药物来预防感染,盲目使用抗菌药物并不能给患者带来益处,只会增加细菌的耐药性,产生药物相关的不良反应。COPD 患者合并感染或发生急性加重时应考虑使用抗菌药物治疗。

因为黏液过度分泌是 COPD/慢性支气管炎的主要特征,痰液潴留易继发感染并加重气流阻塞,所以临床上长期以来使用各种黏液溶解剂,以期增加痰液咳出,从而改善患者的肺功能。但目前所用的药物,如羧甲基半胱氨酸(羧甲司坦)、N-乙酰半胱氨酸、溴己新、氨溴索、愈创甘油醚、碘化钾以及重组人类 DNA 酶(α-脱氧核糖核酸酶)等对 COPD 的作用尚未得到循证医学证据,故不推荐常规使用祛痰药。其实,停止吸烟是减少黏液过度分泌的最有效方法,另外抗胆碱能药物、β_2 激动剂和茶碱在一定程度上也能减少黏液过度分泌或改善气道黏液清除情况。N-乙酰半胱氨酸可能具有抗氧化效应,有证据表明,该药可减少慢阻肺急性加重(AECOPD)的发生。

白三烯调节剂在 COPD 治疗中的研究尚不充分,亦不推荐常规应用。

(2)稳定期 COPD 的处理:针对稳定期 COPD 的治疗既要关注短期治疗效应,又要重视长期治疗效应。单一治疗措施所取得的疗效通常有限,而应该进行综合处理。总体而言,稳定期 COPD 的处理包括以下几个方面:健康教育与管理、避免和消除危险因素、药物治疗、非药物治疗(如运动康复治疗等)等。

1)健康教育与管理:很大一部分 COPD 患者存在消极、悲观、畏难等不良情绪,或有吸烟、居室不注意通风等不良生活习惯,或盲目锻炼、盲目用药。因此,应对 COPD 患者进行健康教育,帮助患者树立战胜疾病的信心,增强治疗疾病的能力。医护人员可与患者一道共同设立短期和长远目标,使患者理解治疗目标、治疗方案,指导患者的功能锻炼和正确使用药物,特别是正确使用支气管扩张药的吸入制剂。医务人员应对患者定期进行随访管理,建立必要的医疗档案。

2)避免和消除危险因素:吸烟、职业粉尘和化学烟雾、燃烧生物燃料、厨房通风不良等所致的室内空气污染是 COPD 的主要危险因素,早期识别、避免和消除危险因素是预防和控制 COPD 的重要措施。在 COPD 的所有危险因素中,吸烟最重要。目前我国的吸烟人群仍占很大比例,尼古丁具有成瘾性,应把烟草依赖视为慢性疾病。一次性戒断比逐渐减量更易获得成功,但即使执行严格的戒烟方案,一年期戒烟成功率仍仅约为 25%。除心理治疗外,某些药物可成倍提高戒烟的成功率,如尼古丁替代品(有口香糖、皮肤贴片、鼻喷雾剂和吸入剂等多种剂型)和安非他酮,其中后者是一种抗抑郁剂,通过刺激体内去甲肾上腺素的活性而起作用。

3)药物治疗:应根据 COPD 的综合评估结果来制订治疗策略,选择合适的治疗药物。在选择药物时应首先考虑首选药物,如果受药物来源限制,或首选药物疗效不满意,患者希望获得更佳的疗效时,可应用次选药物。备选药物主要适用于受经济状况或药物来源限制的患者。

4)运动康复治疗:症状较轻的患者须接受运动康复训练,以便改善运动耐量,改善症状,降低疲劳感。主要的功能锻炼方式是缩唇呼吸和腹式呼吸,旨在锻炼患者的膈肌和辅助呼吸肌。缩唇呼吸时患者用鼻吸气、用嘴呼气,同时缩唇做吹口哨状以加大呼气阻力。腹式呼吸时可一手置于胸部,另一手置于腹部中央,感受呼吸时手的起伏幅度,应尽可能加大腹部的起伏。缩唇呼吸和腹式呼吸两者结合起来,以深缓的节奏进行,可称之为"呼吸体操"。

5)外科手术:严重 COPD 患者可考虑行肺大泡切除术(有巨大肺大泡者)、肺减容术(LVRS)或肺移植术。反复发作气胸的患者可用胸腔镜治疗。肺减容术对运动耐量差、肺上叶肺气肿明显而其他部位相对正常的 COPD 患者有益,切除两上叶部分肺组织后可增加 6 分钟步行距离,增加 FEV_1,降低 RV,减少对氧气的需求,减轻呼吸困难和改善生活质量。FEV_1 预计值小于20%,两肺病变弥漫呈均质性或弥散量小于 20%预计值者不宜做此手术。

6)长期家庭氧疗:长期家庭氧疗(LTOT)可提高 COPD 伴慢性呼吸衰竭患者的生存率,改善生活质量,近年来在发达国家应用较为广泛。随着我国人民生活条件的改善,现已有一些城市正在逐步建立 LTOT 的服务体系,家用制氧机也逐步得到了患者的认可和普及。应用 LTOT 的指征一般是呼吸衰竭稳定 3～4 周,PaO_2 小于等于 7.3 kPa 或 PaO_2 为 7.3～7.9 kPa 伴有肺动脉高压、肺心病、红细胞增多症或严重的夜间低氧血症等,但对继续吸烟的患者一般不做 LTOT。吸氧持续时间每天不应少于 15 小时(包括睡眠时间),通常采用经鼻导管吸氧,流量 1.5～2.5 L/min。

7)营养支持:COPD 患者通常伴有营养不良,营养不良是气流受限的独立预计因素,可加重 COPD,增加病死率,导致患者的健康状况恶化和呼吸衰竭。体重小于理想体重 90% 者需调整饮食,加强营养,特别是小于 80% 者应采取积极的营养支持治疗。然而,由于 COPD 营养不良的形成机制仍不十分清楚,因此如何制订适当的营养支持方案尚无一致意见,高蛋白、高脂肪、低碳水化合物的营养配比方案可能对 COPD 有益,尤其适宜于并发 II 型呼吸衰竭的患者。

8)通气支持治疗:呼吸肌疲劳或伴有慢性呼吸衰竭的患者可考虑长期应用无创机械通气治疗。

(3)AECOPD 的处理:AECOPD 是指患者的呼吸系统症状,如呼吸困难、咳嗽和(或)咳痰呈急性恶化,超出日常变异的基线水平,以致患者需要寻求更多的医疗帮助,改变治疗药物的情况。AECOPD 严重时可导致患者死亡,应引起重视。稳定期处理合适、依从性好的患者,急性发作的严重程度和发作频率可明显降低。导致 AECOPD 的常见原因是病毒性上呼吸道感染和气管支气管感染。某些患者因为不遵医嘱,自行减少规律吸入支气管扩张药和(或)吸入激素的用量而导致症状加重,不能算作严格意义上的 AECOPD,此时只需调整吸入药物的剂量。AECOPD 的治疗目标是减轻当前急性加重的临床表现,预防以后急性加重的发生。

AECOPD 的评估主要包括病史和体征两个方面。病史方面,包括急性加重或新症状出现的时间,以气流受限判断的 COPD 严重程度,稳定期的治疗方案,既往加重次数和应用机械通气的资料,并发症情况等。体征方面,包括呼吸运动(辅助呼吸肌参与、胸壁矛盾运动),发绀,外周水肿,血流动力学状况与精神状态等。根据病史和体征,结合胸部影像学、血气分析和其他实验室检查结果,可大致判断病情的严重程度,决定患者采取院外治疗还是住院治疗,以及是否需要入住重症监护病房(ICU)。

AECOPD 的治疗药物主要有支气管扩张药、全身糖皮质激素和抗菌药物三大类。发生时,可适当增加吸入短效支气管扩张药的剂量和(或)用药次数,应考虑联合应用短效 β_2 受体激动剂和抗胆碱能药物。对于较严重的患者,雾化吸入与 MDI 和 DPI 等吸入装置相比可能是更好的选择,亦可加用口服茶碱、口服 β_2 受体激动剂,但需注意不良反应。通常需要口服或静脉使用糖皮质激素,推荐口服泼尼松 30～40 mg/d,使用 10～14 天;或静脉使用甲泼尼龙 40 mg/d,3～5 天后改口服。雾化吸入布地奈德的全身不良反应相对较少。对于咳脓性痰同时伴有呼吸困难和(或)痰量增加的患者,需酌情予以抗菌药物治疗,痰液增多者适当予以祛痰药物治疗。选择抗菌药物时应参考当地的细菌耐药情况,治疗疗程应避免过长,建议为 5～7 天。

氧疗是 AECOPD 患者的重要治疗措施,一般采用低流量给氧,以维持患者的氧饱和度在 88%～92% 为宜。大量临床研究证实,合理使用无创机械通气可改善缺氧和 CO_2 潴留,缓解呼吸肌疲劳,降低呼吸频率和减轻呼吸困难程度,从而缩短住院时间,降低插管与死亡风险。对于无创机械通气不能耐受、治疗失败或有无创机械通气禁忌证的患者,应积极采取有创机械通气。

在进行氧疗和机械通气时,应监测动脉血气。

在处理 AECOPD 患者时,还需注意水、电解质与酸碱平衡,维持血流动力学稳定,酌情进行抗凝、营养支持以及治疗并发症。

(4)治疗并发症:COPD 患者无论病情轻重,无论处于稳定期还是急性加重期,均可以有并发症。存在并发症时无需改变对 COPD 的治疗。

心血管疾病是 COPD 的最主要并发症,包括缺血性心脏病、心力衰竭、心房颤动和高血压。缺血性心脏病在 COPD 患者中的诊断常常不足,心力衰竭与 COPD 的鉴别诊断有时十分困难,且两者可互相影响导致病情加重。COPD 合并的心血管疾病应按照相应疾病的治疗原则或指南进行治疗。长期以来,对 COPD 患者使用 β 受体阻滞剂持谨慎或反对的态度,目前认为,在 COPD 患者中应用心脏选择性的 β_1 受体阻滞剂(如比索洛尔)是安全的,如果合并的心血管疾病有应用指征且益处大于潜在风险,即使重症的 COPD 患者也可使用 β_1 受体阻滞剂,但应避免高剂量使用。

吸入 β_2 受体激动剂可增加心力衰竭患者住院和死亡的风险,应用于重症心力衰竭患者时需密切随访、监测。心房颤动患者慎用大剂量 β_2 受体激动剂,因其可导致心率难以控制。

COPD 患者还常伴有骨质疏松、焦虑、抑郁、肺癌、感染、代谢综合征和糖尿病等并发症,需要给予相应的治疗。

（姜诗谦）

第十五章
多器官功能障碍综合征的中西医结合诊治

第一节 病因病机

多器官功能障碍综合征（MODS）是临床常见的急危重症，是指严重感染、创伤、休克、大手术、重症胰腺炎等原发病发生24小时后，机体同时或序贯发生2个或2个以上器官或系统功能障碍的临床综合征。在有上述原发病因的前提下，如果2个或者2个以上器官或系统功能符合功能障碍的判定标准，则可诊断为MODS。MODS发病率高，病情凶险，是急危重症患者的主要死亡原因。实践证明，中西医结合防治MODS可明显提高疗效。

一、中医病因病机

MODS的病因可概括为内、外两因。外因主为六淫毒邪、外伤，内因主为内生之瘀、毒、痰、浊，亦见于产后失血等重症。本症的根本发病之机在于正气不足，气虚阴虚伤阳、真脏受损、阳脱阴竭。《黄帝内经》云："正气存内，邪不可干"，"邪之所凑，其气必虚"，"阴平阳秘，精神乃治，阴阳离决，精气乃绝"。阐明了发病的关键为正虚。严重感染属热毒之邪，即《黄帝内经》所云之"壮火"，"壮火"耗气伤阴；创伤、大手术、病理产科等均可出现大出血或合并感染，出血则气随血脱，感染则使气阴更虚。气虚阴虚进一步可发展为阳脱阴竭，阴阳俱损，生化欲熄，终至"十二官相危"。

阳脱阴竭是热毒症的根本病机，而瘀、毒、痰、浊则为发病的重要条件。中医学中的"毒"不仅包括致病微生物产生的内、外毒素，而且包括生理及病理状态下机体产生的一切有害物质。国内学者于智敏提出了"诸病暴烈，竞相染易，皆属于毒""诸病重笃，伤神损络、败坏形体，皆属于毒""诸邪秽浊，皆属于毒""诸邪迁延，蕴积不解，皆属于毒"的论点，他认为"毒"导致的病证一般比较危重。从致病危害来看，阳脱阴竭有气血逆乱、昏聩偏枯、伤经损络、败坏形体、直中脏腑等特点，预后多不良，甚至会危及生命。

痰瘀可由病者自身体质所患，亦可是病理产物，痰瘀内停又可导致气血运行不畅。国内学者刘清泉认为缺血/再灌注损伤与微循环障碍是全身炎症反应综合征（SIRS）发病的根本，这种病机与中医学"痰瘀"的概念是相同的，从而提出现代医学只重视了"瘀血"的概念，但对于"痰饮"的认识不足。他认为，如果没有痰瘀的形成，将不会最终导致脓毒症及其相关器官功能障碍的发生,从而精辟地阐明了痰瘀在 MODS 发病中的作用。

络脉阻滞可致血呀、血瘀,导致营卫气血,津液输布,贯通失司,脏真受损,继而形成 MODS。

二、西医病因

引起 MODS 的病因很多,一般可分为感染性因素和非感染性因素两类。

(一)感染性因素

据统计,MODS 病例约 70% 由感染引起,尤其是严重感染导致的败血症(致病菌主要为大肠埃希菌与绿脓杆菌)。在因感染所致的 MODS 病例中,腹腔内感染是造成 MODS 的一个主要原因。据统计,腹腔内有感染的患者手术后 30%～50% 可发生 MODS。此外,肺部感染也是 MODS 的常见病因,主要发生在老年患者。

(二)非感染性因素

严重创伤、大面积烧伤、大手术和休克等患者,经过治疗病情平稳 12～36 小时后,有的突然出现呼吸功能不全,继之发生肝、肾功能不全和凝血功能障碍,死于 MODS。此类患者血中往往无细菌和内毒素,尸体解剖未发现感染灶,说明此类患者的 MODS 并非由感染引起,可能是上述原因刺激机体产生大量炎症介质,引起全身性炎症反应和组织器官的损伤所致。

在很多情况下,MODS 是多因素诱发的综合征。MODS 的诱发因素有机体抵抗力明显下降、输液过多、吸氧浓度过高、原有器官慢性功能障碍等,它们均可诱发或促进 MODS 的发生。

三、MODS 的发病经过

上述病因作用于机体后,到出现 MODS,再到多器官功能衰竭(MSOF),常有一个发病过程。根据临床发病形式可分为单相速发型和双相迟发型两种类型。

(一)单相速发型

单相速发型通常由损伤因子如创伤、休克直接引起,又称为"原发型"。原无器官功能障碍的患者在损伤因子的直接打击下,同时或在短时间内相继出现两个甚至两个以上器官系统的功能障碍,患者迅速出现肺、肾、肝等器官衰竭。病变的进程只有一个时相,即只有一次器官衰竭的高峰,患者在短时间内即可死亡。

(二)双相迟发型

机体常由创伤、休克等原发因子第一次打击后,经过治疗出现相对稳定的缓解期,甚至在休克复苏后,又受到致炎因子的第二次打击发生多器官功能障碍和(或)衰竭。第一次打击可能较轻,也可以恢复;而第二次打击病情较重,常严重失控,病死率很高。本型患者病情发展呈双相,有两个高峰,又称"继发型"。

四、MODS 的发病机制

原发型与继发型 MODS 的发病机制不尽相同,前者通常由严重损伤直接引起,后者不完全是由损伤本身引起,其机制尚未完全清楚,目前认为可能与下列多个环节的障碍有关。

(一)失控的全身炎症反应

各种感染性因素或非感染性因素作用于机体后,机体启动代偿防御机制,出现全身炎症反应及代偿性抗炎反应,两者失控就可导致 MODS 和 MSOF。

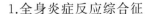

1.全身炎症反应综合征

全身炎症反应综合征(systemic inflammatory response syndrome,SIRS)是因感染或非感染病因作用于机体而致的一种全身性炎症反应临床综合征,其主要的病理生理变化是全身高代谢状态(即静息时全身耗氧量增多,伴心排血量增加等)和多种促炎介质(TNF-α、IL-1、IL-6、PAF等)作用,炎症反应不断加重,最后对组织器官造成严重损伤。

SIRS时,机体在有关病因的作用下,单核-巨噬细胞系统被激活,释放促炎介质如TNF-α、IL-1、IL-6、PAF等进入血液循环,损伤血管内皮细胞,导致血管壁通透性增高、血栓形成和远隔器官的损伤。这些促炎介质又可促使内皮细胞和白细胞激活,产生TNF-α、IL、PAF等细胞因子,加重器官损伤。中性粒细胞激活后可黏附于血管壁,并释放氧自由基、溶酶体酶、血栓素和白三烯等血管活性物质,进一步损伤血管壁,形成恶性循环,导致炎症反应失控性放大,从而造成组织器官的严重损伤。

SIRS的主要临床表现:①体温高于38 ℃或低于36 ℃;②心率超过90次/分;③呼吸超过20次/分或PaCO₂小于4.3 kPa;④白细胞计数高于$12×10^9$/L或低于$4×10^9$/L,或幼稚粒细胞超过10%。具有以上临床表现中两项或两项以上者,SIRS的诊断即可成立。

2.代偿性抗炎反应综合征

代偿性抗炎反应综合征(compensatory anti-inflammatory response syndrome,CARS)是指发生感染或创伤时,机体产生可引起免疫功能降低和对感染易感性增加的内源性抗炎反应,可在机体的促炎反应(SIRS)发展过程中释放内源性抗炎介质(如IL-4、IL-10、转化生长因子等)。抗炎介质若适量,有助于控制炎症;若过量,可抑制免疫功能,产生对感染的易感性,成为在感染或创伤早期出现免疫功能损害的主要原因。

在正常状态下,SIRS和抗炎反应(CARS)是保持平衡的,当促炎反应大于抗炎反应时,表现为SIRS;反之,当抗炎反应大于促炎反应时,则表现为CARS。这两种情况均是体内炎症反应失控的表现,也是引起MODS的发病基础。

(二)肠屏障功能损伤及肠细菌移位

正常情况下,肠黏膜及淋巴组织起着重要的屏障作用,肠腔细菌及内毒素不能透过肠黏膜屏障进入血循环。在各种应激状态(如严重创伤、休克、感染等)下,胃肠黏膜供血不足,屏障功能受损,使大量细菌和内毒素吸收、迁移到血循环与淋巴系统,造成全身多器官功能损害。这种肠道细菌通过肠黏膜屏障入血,经血液循环抵达远隔器官的过程,称"细菌移位"。临床研究证实,严重创伤、休克时,患者可因肠黏膜屏障损害、细菌移位引起败血症或内毒素血症,最后导致形成MODS。

(三)器官微循环障碍与缺血-再灌注损伤

严重创伤、休克或感染等因素可通过不同的途径激活交感-肾上腺髓质系统、肾素-血管紧张素系统,使外周血管广泛收缩,导致重要器官微循环血流灌注减少,组织缺血缺氧,进而导致微血管壁损伤,通透性增高,大量组织间液聚集于组织间隙,增大了毛细血管到组织细胞的供氧距离,使氧弥散发生障碍,降低线粒体的氧分压,损害线粒体的氧化磷酸化功能,并抑制三羧酸循环,使ATP生成减少,妨碍cAMP的生成,以致发生细胞功能障碍。此外,MODS患者还可因器官微循环灌注障碍,造成细胞摄氧功能障碍,出现氧耗量增加、组织摄氧减少、血乳酸水平升高等缺氧表现,进一步加重细胞损伤与代谢紊乱。

MODS也可发生在微循环灌流恢复之后,这可能与缺血-再灌注损伤有关。如在严重感染、休克所致的 MODS 中,肠黏膜明显缺血、缺氧,其上皮细胞可生成大量黄嘌呤氧化酶,这种酶可在微循环灌注恢复时,催化氧分子产生大量氧自由基,损伤细胞膜,导致器官功能损害。

(姜诗谦)

第二节　诊　断

一、西医诊断标准

(一)多器官功能衰竭和多器官功能障碍综合征的诊断标准

在第一个 MODS 诊断标准提出之前,循环、呼吸、肾脏和肝脏等器官已经具有单一器官衰竭的判断或诊断标准。应激性上消化道出血被认为是胃肠道功能衰竭的指征。然而,血液、代谢和神经系统的衰竭或功能紊乱尚缺乏明确的诊断方法。DIC 显然是血液系统的功能紊乱,DIC 诊断中除了出血等临床表现外,还需有血浆纤维蛋白降解产物水平升高。但血浆纤维蛋白降解产物浓度升高缺乏特异性,严重创伤或手术患者也可升高,使血液系统功能衰竭的诊断缺乏客观性。代谢紊乱是急危重症患者受应激打击的结果,如果能够对代谢过程进行复杂的监测,则所有急危重症患者可能都存在所谓的"代谢障碍",从而导致对代谢障碍的诊断缺乏可行性。神经系统功能障碍在急危重症患者中也很常见,但准确进行定量评价非常困难。另外,严重感染导致内脏器官严重损害时,往往血压和心排血量是正常或偏高的,直到出现休克或临终期,心血管系统才表现出功能衰竭。因此,多器官功能衰竭的诊断标准仅包含了呼吸、肝脏、肾脏和胃肠道系统(表 15-1)。

表 15-1　多器官功能衰竭诊断标准

衰竭器官	诊断标准
呼吸功能衰竭	在创伤或手术后,为纠正低氧血症需要机械通气 5 天以上
肾衰竭	血肌酐超过 177 μmol/L(2 mg/dL),或原有肾疾病者血肌酐浓度升高 1 倍上
肝衰竭	血胆红素超过 34.2 μmol/L(2 mg/dL),并伴有转氨酶较正常值升高 1 倍
胃肠功能衰竭	上消化道出血,24 小时需输血 400 mL 以上

上述诊断标准中,呼吸功能衰竭是指在创伤或手术后,为纠正低氧血症需要机械通气5天以上。许多患者在创伤、手术或复苏后,往往会出现低氧血症,需要机械通气给予支持。尽管第 1天低氧血症最严重,但第 2~3 天可逐步进入恢复期,短期机械通气后即可脱机。因此,选择机械通气不短于5天作为呼吸衰竭的诊断标准,可以排除早期一过性低氧血症。

同时,符合血胆红素超过 34.2 μmol/L(2 mg/dL)和转氨酶较正常值升高 1 倍为肝衰竭的诊断标准,可排除假性的肝衰竭。即使肝脏未受损害,严重创伤患者非肝脏源性的转氨酶释放也可导致转氨酶升高,而胆红素多不升高。同样,大量输血、腹膜后或盆腔血肿及胆道结石梗阻等常常引起单纯胆红素升高。用胆红素和转氨酶同时升高诊断肝衰竭可避免误诊。

尽管少尿或无尿是急性肾衰竭最突出的表现,但肾衰竭采用了血肌酐超过 177 μmol/L

（2 mg/dL）或原有肾脏疾病者血肌酐浓度升高 1 倍以上为诊断标准,而未包含尿量的指标。这是因为,一方面部分急性肾衰竭患者为非少尿型,以少尿来诊断急性肾衰竭显然会漏诊;另一方面当急性肾衰竭患者发生少尿时,血肌酐可能高达707 μmol/L（8 mg/dL）,如以少尿作为诊断标准,则会延误诊断,不利于急性肾衰竭的早期治疗。

以上消化道出血为特征的胃肠道功能衰竭是急危重症患者的常见并发症。由于急诊床边消化内镜在 ICU 尚未普遍开展,只能以 24 小时需输血 400 mL 以上作为上消化道出血的间接诊断指征。如能够实施床边紧急消化内镜检查,则有助于明确诊断。

尽管上述诊断标准目前是被公认的、应用最普遍的诊断标准,但仍然存在很多问题,如:①该标准未包括神经系统、循环系统、血液系统等常见的器官;②以终末期的功能衰竭为诊断标准,不利于早期诊断和治疗;③难以反映 MOF 动态连续变化的病理生理过程;④呼吸功能衰竭的诊断过于严格,容易漏诊。

针对上述诊断标准存在的问题,后续提出了修正的 MODS 诊断标准（表 15-2）。该标准结合国际常用的诊断标准,几乎包括了所有可能累及的器官或系统。当然,该标准未能包括 MODS 的整个病理生理过程,但避免了烦琐的程度评分,较为简捷,增加了临床实用性。

表 15-2　多器官功能障碍综合征诊断标准

系统或器官	诊断标准
循环系统	收缩压低于 11.97 kPa,并持续 1 小时以上,或需要药物支持才能使循环稳定
呼吸系统	急性起病,动脉血氧分压/吸入氧浓度（PaO_2/FiO_2）不超过 26.6 kPa（无论有否应用 PEEP）,X 线正位胸片见双侧肺浸润,肺动脉嵌顿压不超过 2.4 kPa 或无左房压力升高的证据
肾脏	血肌酐超过 2 mg/dL 伴有少尿或多尿,或需要血液净化治疗
肝脏	血胆红素超过 2 mg/dL 伴有转氨酶升高,大于正常值 2 倍以上或已出现肝性脑病
胃肠	上消化道出血,24 小时出血量超过 400 mL,或胃肠蠕动消失不能耐受食物,或出现消化道坏死或穿孔
血液	血小板计数低于 50×10^9/L 或降低 25%,或出现 DIC
代谢	不能为机体提供所需的能量,糖耐量降低,需要用胰岛素;或出现骨骼肌萎缩无力等表现
中枢神经系统	格拉斯哥昏迷评分低于 7 分

（二）APACHEⅡ修正的多器官衰竭诊断标准

国外有学者在急性生理和既往健康评分（APCHE）Ⅱ的基础上,提出了多器官衰竭的诊断标准。该标准在诊断依据的选择上过多采用了各器官的简单生理特征,导致诊断标准的准确性降低,如以尿量作为肾衰竭的诊断指标,以心率低于 54 次/分作为循环系统衰竭的诊断指标,往往会导致误诊。目前,该标准较少被采用。

（三）反映 MODS 病理生理过程的疾病特异性诊断标准

对 MODS 病理生理过程认识的进步也体现在 MODS 的诊断标准方面。计分法诊断标准是定量、动态评价 MODS 病理生理过程的较理想手段,但简捷、准确是计分法标准是否实用的关键。简捷、准确的计分法 MODS 诊断评估标准值得推广。通过每日进行 MODS 评分,可对 MODS 的严重程度及动态变化进行客观评估。

马歇尔（Marshall）提出的 MODS 计分法评估系统中,MODS 分数与病死率呈显著正相关,对临床 MODS 的预后判断具有指导作用。不同疾病导致的 MODS 具有不同特点,建立疾病特异性的 MODS 评分和诊断系统是深入研究 MODS 的结果。文森特(Vincent)等提出了全身性感染相关性器官功能衰竭评分(SOFA),它不但体现了器官和系统功能衰竭的病理生理过程和程度评价,而且也能对疾病(感染)特异性的 MODS 进行评估。

（四）MODS 诊断标准的片面性

尽管 MODS 的诊断标准已经能够初步反映器官功能障碍的病理生理过程,但仍然存在片面性,主要表现在以下方面。

(1)任何一个 MODS 诊断标准均难以反映器官功能衰竭的病理生理内涵。机体免疫炎症反应紊乱在 MODS 的发生发展中具有关键性作用,但必须通过实验室检查才能够了解免疫功能紊乱的程度,目前还缺乏临床判断指标。对于神经系统功能评估,即使患者的格拉斯哥昏迷评分低于 6 分,也很难肯定患者存在严重的神经系统功能障碍。对胃肠道功能衰竭的诊断就更显得复杂和难以确定:当肠系膜动脉灌注明显减少导致肠道缺血时,肠黏膜屏障功能受损,肠道细菌和毒素就能够发生移位,可能引起休克和呼吸衰竭。此时,往往仅关注患者发生呼吸-循环衰竭,而关键性的胃肠道功能衰竭却被忽视。由此可见,很难给胃肠道功能衰竭确定一个准确的诊断标准。肝脏功能障碍也面临着类似的问题,无论是伴黄疸的肝胆功能障碍还是全身性的内毒素血症,均可导致肝脏库普弗细胞激活,暴发炎症反应,临床上可能首先出现循环衰竭,而肝脏功能及肝脏免疫功能的改变因缺乏临床表现而被遗漏。

(2)目前的 MODS 诊断标准容易使临床医师产生误解,将 MODS 看作是功能障碍及功能衰竭器官的简单叠加,而忽视了 MODS 的病理机制及器官之间互相作用的重要性。强调各个单一器官功能衰竭对急危重症患者的病情判断和治疗无疑是很重要的,如果 MODS 并不是各个单一器官功能障碍的简单叠加。同样是两个器官衰竭,如果器官不同,对 MODS 患者的影响也不同。国外的一项大规模调查显示,循环衰竭合并血液系统衰竭时,MODS 患者的病死率为 20%;而循环衰竭合并神经系统功能衰竭时,病死率可高达 76%。另外,器官简单叠加的 MODS 诊断标准也难以反映某一器官衰竭或损伤后,对机体炎症反应的刺激和放大效应,而正是放大失控的炎症反应导致了器官功能损害的恶化或导致 MODS。还需注意的是,MODS 的临床表现和实验室检查结果(如血清胆红素或血肌酐)尽管在一定程度上反映了相关器官和组织功能受损的程度,但这仅仅是 MODS 机体自身性破坏的部分表象而已,难以说明器官功能损害的本质性原因。因此,有必要强调和确立 MODS 的“关联模式”,以反映 MODS 各器官之间的相互作用。从病理生理机制的角度制定合理的 MODS 诊断标准将有助于深刻了解 MODS 的病理生理学变化,从而更全面、更深入地认识 MODS。

二、中医辨证分型标准

中医学中虽无“多器官功能障碍”的病名,但数千年来的临床实践已积累了丰厚的经验。《素问·玉机真脏论》云:“急虚,身中卒至,五脏闭绝,脉道不通。”《灵枢·五色》云:“大气(大邪)入于脏腑者,不病而猝死矣。”《素问·玉机真脏论》云:“五脏受气于其所生,传之于其所胜,气舍于其所生,死于其所不胜。”又云:“五脏相通,移皆有次。”这些都阐明了五脏相互转变的理论。

应用中医药防治疾病的基础是辨证施治,而辨证的要点是证候分型。辨证分型问题此前曾有多种论点。张明理、崔乃杰提出,将 MODS 分成实证和虚证两大类,实证中包括痰热型、湿热型、气滞血淤型、痰湿型和热毒型;虚证包括阴阳离诀、阳气虚脱、气阴两虚和心肺脾肾俱虚等证型。北京友谊医院的王宝恩、张淑文、任爱民等根据 225 例感染性 MODS 患者的临床症状、舌象、脉象等总结出了四个证型,即实热证(100%)、血淤证(70%)、厥脱证(71%)和胃气上逆腑气不通证(46%)。天津市第一中心医院急救医学研究所的曹书华、王今达将 MODS 分为瘀血证、急性虚证、腑气不通证和毒热证四个证型。"北京课题组"依据 1087 例 MODS 中的 410 例 MODS 患者的中医诊断相关信息,进行统计分析,找出对证型诊断有诊断意义的指标,再用多因素分析进一步筛选,结合专家讨论意见制订出了 MODS 中西医结合证型诊断标准,该标准的科学性和实用性均优于以往的各类分型,如表 15-3 所示。

表 15-3　MODS 的中西医结合证型诊断标准

证型	临床表现
实热证	发热,舌红,舌苔黄,喜冷饮,脉洪大
热夹湿证	发热,舌红,舌苔黄腻,口不渴、不思饮,热缠绵
热盛伤阴证	发热,舌红,舌少津液,舌少苔或无苔,口干思饮
血瘀证	固定疼痛,瘀点瘀斑,舌质紫暗,血小板下降,实验室凝血功能指标异常
腑气不通证	腹胀,肠鸣音减弱或消失,无自主排便、排气
厥脱正	肢端湿冷,脉细数,脉微欲绝,血压下降

（姜诗谦）

第三节　西医防治原则

MODS 的救治十分困难,应重在预防,即积极防治原发病,如及早清除感染灶、及时扩创引流脓液、彻底清除脓肿与坏死组织,正确使用抗生素,防治败血症;防治休克和缺血-再灌注损伤,及时补足血容量,恢复有效循环血量,改善微循环,并酌情使用细胞保护剂、小分子抗氧化剂及自由基清除剂等。MODS 一旦发生,除继续积极治疗原发病外,还应根据其病理生理变化,采用对症治疗和器官支持疗法等综合措施。

一、控制原发病

控制原发病是治疗 MODS 的关键,应重视原发疾病的处理,及时改善患者的病理生理状态。当外伤、休克、严重感染等发生时,应尽早让患者脱离重物挤压等创伤环境,早期抗休克、抗感染、早手术,早引流,避免 MODS 及 MOF 的发生。在 MODS 的初始阶段,机体对治疗的反应尚好,故积极有效地控制 MODS 的病情发展是防治 MOF 的关键。应积极采取一切手段切断 MODS 的恶性循环,不失时机地进行器官功能支持。对于存在严重感染的患者,必须积极引流感染灶和应用有效的抗生素。若为创伤患者,则应积极清创,并预防感染的发生。当急危重症患者出现腹胀、不能进食或无石性胆囊炎时,应采取积极的措施,如导泻、灌肠等,以保持肠道通畅,恢复肠道屏障功能,避免肠源性感染。而对于休克患者,则应争分夺秒地进行休克复苏,尽可能地缩短休克时间,避免引起进一步的器官功能损害。

经验性抗生素治疗的原则是选用覆盖导致脓毒症的常见阳性菌(葡萄球菌、肠球菌、链球菌)

和对革兰氏阴性肠杆菌有效的抗生素。对疑为肠源性感染者,使用对脆弱类杆菌有效的抗生素,如克林霉素或甲硝唑等,单用泰能几乎可覆盖绝大多数致病菌。此外,应重视院内感染,尤其是ICU常见的四个感染部位:导管相关性感染、呼吸机相关性感染、尿道感染和外科创面感染。避免滥用抗生素,尽早进行细菌培养。经验治疗阶段使用广谱抗生素,一旦得到阳性培养结果,立即更换窄谱特异性抗生素。应充分考虑致病菌的耐药性,高度重视抗生素的不良反应(如肾毒性、二重感染、药物热、变态反应等)。需强调的一点是,患者的预后主要取决于年龄、感染类型、治疗时机及抗生素治疗是否正确。即使抗生素应用合理,ICU患者是否死亡的决定因素也不是感染本身,而是炎症反应程度。

二、支持疗法

MODS使患者处于高度应激状态,导致机体出现以高分解代谢为特征的代谢紊乱,机体分解代谢明显高于合成代谢,蛋白质分解、脂肪分解和糖异生明显增加,但糖的利用能力明显降低,这称为"自噬现象"。严重情况下,机体蛋白质分解代谢会较正常增加40%～50%,而骨骼肌的分解可增加70%～110%,分解产生的氨基酸部分经糖异生作用后供能,部分供肝脏合成急性反应蛋白。器官及组织细胞的功能维护和组织修复有赖于细胞得到适当的营养底物,机体高分解代谢和外源性营养利用障碍可导致或进一步加重器官功能障碍。因此,在MODS早期,代谢支持和调理的目标应当是提供适当的营养底物,防止细胞代谢紊乱,支持器官、组织的结构功能,参与调控免疫功能,减少器官功能障碍的发生。而在MODS的后期,代谢支持和调理的目标是进一步加速组织修复,促进患者康复。

（一）代谢支持

代谢支持是指为机体提供适当的营养底物,以维持细胞代谢的需要,而不是供给较多的营养底物以满足机体的营养需要。与营养支持的区别在于,代谢支持既防止了因底物供应受限影响器官的代谢和功能,又避免了因底物供给量过多而增加器官的负担,影响器官的代谢和功能。代谢支持的具体实施方法如下。

（1）非蛋白热量低于146 kJ/(kg·d),一般为105～120 kJ/(kg·d),其中40%～50%的热量由脂肪提供,以防止糖代谢紊乱,减少二氧化碳生成,降低肺的负荷。

（2）提高氮的供应量[0.25～0.35 g/(kg·d)],以减少体内蛋白质的分解,并供给急性反应蛋白合成。

（3）非蛋白热量与氮的比例降低到418 kJ:1 g。

注意,尽管代谢支持的应用对改善MODS的代谢紊乱有一定的疗效,但并不能避免或逆转代谢紊乱。

（二）代谢调理

代谢调理是代谢支持的必要补充。由于MODS患者处于高分解代谢状态,虽根据代谢支持的要求给予了营养,但仍不能达到代谢支持的目的,机体继续处于高分解代谢状态,供给的营养底物不能维持机体代谢的需要。因此,有人提出从降低代谢率或促进蛋白质合成的角度着手,应用药物和生物制剂,以调理机体的代谢,称为"代谢调理",方法包括以下几点。

（1）应用布洛芬、吲哚美辛等环氧化酶抑制药,抑制前列腺素合成,降低分解代谢率,减少蛋白质分解。

（2）应用重组人生长激素和生长因子,促进蛋白质合成,改善了负氮平衡。

代谢调理的应用明显降低了机体分解代谢率,并改善了负氮平衡,但代谢调理仍不能从根本上逆转高分解代谢和负氮平衡。

根据 MODS 患者的代谢特点,利用代谢支持和代谢调理对机体继续进行调控和治疗,可望进一步提高营养代谢支持的疗效,改善 MODS 患者的预后。

三、阻断炎症介质的有害作用

针对机体释放多种炎症介质,炎症反应失控的特点,适当使用炎症介质阻断剂与拮抗剂在理论上有重要意义,但实际使用效果尚未完全肯定。

(一)糖皮质激素

糖皮质激素具有明显的抗炎及保护细胞膜的作用,但同时也抑制了机体的免疫机制,降低了机体抗感染的能力,在临床应用上存在争议。近年来发现,应用小剂量糖皮质激素既可抑制SIRS,又不至于完全抑制免疫系统,从而能获得较满意的疗效。

(二)非类固醇消炎药

吲哚美辛、布洛芬等前列腺素环氧化酶抑制剂能非特异性地阻断炎症反应,又不抑制机体的防御反应,有利于提高 MODS 患者的生存率。

(三)其他方法

内啡肽受体拮抗剂(纳洛酮)、TNF-α 的单克隆抗体等对逆转休克有一定的疗效。对于严重的 MODS 患者,可以使用血浆置换法去除体内的毒素和过多的炎症介质。

四、增加对组织的氧供,降低氧需

氧代谢障碍是 MODS 的特征之一,纠正组织缺氧是 MODS 重要的治疗目标。改善氧代谢障碍、纠正组织缺氧的主要手段包括增加全身氧输送、降低全身氧需、改善内脏器官血流灌注等。

(一)增加氧输送

增加氧输送是目前改善组织缺氧最可行的手段。氧输送是单位时间内心脏泵出的血液所携带的氧量,由心脏泵血功能、动脉氧分压/血氧饱和度和血红蛋白浓度决定,因此增加氧输送也就需要通过心脏、血液和肺交换功能三个方面来实现。

1.支持动脉氧合

提高动脉氧分压或动脉血氧饱和度是提高全身氧输送的基本手段之一。氧疗、呼吸机辅助通气和控制通气是支持动脉氧合的常用手段。

至于支持动脉氧合的目标,不同类型的患者有不同的要求。对于非急性呼吸窘迫综合征或急性呼衰患者,支持动脉氧合的目标是将动脉氧分压维持在 10.64 kPa 以上,或动脉血氧饱和度维持在 94% 以上。但对于急性呼吸窘迫综合征和急性呼衰患者,将动脉氧分压维持在10.64 kPa以上常常是困难的,往往需要提高呼吸机条件、增加呼气末正压水平或提高吸入氧浓度,这有可能导致气压伤或引起循环干扰,因此对于这类患者,支持动脉氧合的目标是将动脉氧分压维持在高于 6.65~7.98 kPa 的水平上,或动脉血氧饱和度高于 90% 以上。之所以将动脉氧分压维持在6.65~7.98 kPa 以上,与动脉血氧离曲线的"S"形特征有关:当动脉氧分压高于 6.65~7.98 kPa水平时,动脉血氧饱和度可达到 90%;进一步提高动脉氧分压,呼吸和循环的代价很大,但动脉血氧饱和度增加却并不明显,氧输送也就不会明显增加。

2.增加心排血量

增加心排血量也是提高全身氧输送的基本手段,保证适当的前负荷、应用正性肌力药物和降低心脏后负荷是增加心排血量的主要方法。

保证适当的前负荷是增加心排血量首先需要考虑的问题,也是最容易处理的环节。若前负荷不足,则可导致心排血量明显降低;而前负荷过高,又可能导致肺水肿和心脏功能降低。因此,调整心脏前负荷具有重要的临床意义。当然,对于急危重症患者,由于血管张力的改变及毛细血管通透性的明显增加,往往使有效循环血量明显减少,也就是说,前负荷减少更为常见。监测中心静脉压或肺动脉嵌顿压可指导调整前负荷。液体负荷试验后或利尿后,观察肺动脉嵌顿压与心排血量的关系(心功能曲线)的动态变化,比单纯监测压力的绝对值更有价值。补充血容量可选择晶体液和胶体液,考虑到危重症患者毛细血管的通透性明显增加,晶体液在血管内的保持时间较短,易转移到组织间隙,因此应适当提高胶体液的补充比例。

3.支持血液的携氧能力

维持适当的血红蛋白浓度是改善氧输送的重要手段之一。由于血红蛋白是氧的载体,机体依赖血红蛋白将氧从肺毛细血管携带到组织毛细血管,故维持适当的血红蛋白浓度实际上就是支持血液的携氧能力。但是,并非血红蛋白浓度越高,对机体就越有利。当血红蛋白浓度过高时(如高于14 g/dL),血液黏度将明显增加,这不但增加了心脏负荷,而且影响了血液在毛细血管内的流动,最终可影响组织氧合。一般认为,血红蛋白浓度的目标水平是80～100 g/L,或将血细胞比容维持在30%～35%。

(二)降低全身氧需

降低氧需在 MODS 治疗中常常被忽视。由于组织缺氧是氧供和氧需失衡的结果,故氧需增加也是导致组织缺氧和 MODS 的原因之一,因此降低氧需对 MODS 的防治具有重要意义。导致急危重症患者氧需增加的因素很多,针对不同的原因进行治疗,就成为防治 MODS 的重要手段。体温每增加 1 ℃,机体氧需增加 7%,氧耗可能增加 25%,因此及时降温对于发热患者就很有必要。可采用解热镇痛药物和物理降温等手段。物理降温时,要特别注意防止患者出现寒战。一旦发生寒战,机体氧需将增加 100%～400%,对机体的危害很大。疼痛和烦躁也是导致机体氧需增加的常见原因。有效的镇痛和镇静会使患者处于较为舒适的安静状态,对防止发生 MODS 有益。抽搐导致氧需增加也十分明显,故及时止痉是必要的。正常情况下,呼吸肌的氧耗占全身氧耗的 1%～3%,若患者出现呼吸困难或呼吸窘迫,则呼吸肌的氧耗将骤增,可能增加到占全身氧耗的 20%～50%。呼吸肌氧耗的明显增加势必会造成其他器官的缺氧。采取积极措施,如机械通气或提高机械通气条件,改善患者的呼吸困难,能明显降低患者的呼吸肌氧耗。

(三)改善内脏器官血流灌注

MODS 和休克可导致全身血流分布异常,肠道和肾脏等内脏器官常常处于缺血状态,持续的缺血缺氧将导致急性肾衰竭和肠道功能衰竭,加重 MODS。改善内脏灌注是 MODS 治疗的重要方向,早期液体治疗的目的是维持血液内容量(前负荷)和心排血量,保证重要器官灌注。应防止容量过负荷导致的心源性和(或)非心源性肺水肿,这类患者往往存在低蛋白血症,因此需要补充胶体液,如血浆或清蛋白。监测中心静脉压(CVP)和肺毛细血管楔压(PCWP)可作为液体输入的客观指标。在心室充盈压已达到理想水平而低血压仍持续时,应使用血管活性药物。在传统的血管活性药物应用中,关于药物对内脏器官灌注的影响认识十分模糊,甚至被忽视。我国

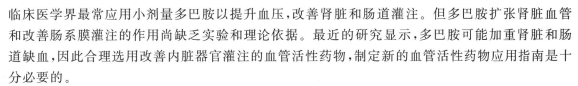

临床医学界最常应用小剂量多巴胺以提升血压,改善肾脏和肠道灌注。但多巴胺扩张肾脏血管和改善肠系膜灌注的作用尚缺乏实验和理论依据。最近的研究显示,多巴胺可能加重肾脏和肠道缺血,因此合理选用改善内脏器官灌注的血管活性药物,制定新的血管活性药物应用指南是十分必要的。

（姜诗谦）

第四节 中医治疗方法

一、辨证纲领

中医学的辨证论治体系包括八纲辨证、六经辨证、脏腑辨证、卫气营血辨证和三焦辨证等多种,对于任何一种疾病辨证体系的研究,都要在证候学的基础上开展。MODS 的辨证要点如下所述。

（一）八纲辨证

八纲辨证即阴阳、寒热、虚实、表里辨证,是各种辨证论治的总纲。阴阳是八纲的总纲,反映疾病状态下机体平衡状态的总趋势;表里反映正邪斗争的部位;寒热指疾病的病性;虚实反映正邪变化。正气虚损及偏差乃急症发生发展的至关要素。《灵枢·岁露》云:"三虚至,其死暴疾也。"《景岳全书·中兴汤》云:"常见今人之病,亦惟之有气有伤,而后邪气得以犯之,故曰:'邪之所凑,其气必虚'。"正气盛衰有量的虚损和质的偏差两方面的变化。正气量的虚损指气血阴阳虚衰,其中以真阴元阳虚损尤为关键;质的偏差指气血运行异常。气血运行异常的表现形式有二:一为气行失常,清浊乖张;二为气血逆乱,上下内外相隔。可见,正气量与质的异常是急危重症进退的病机主线和根本,而扶助正气是救治的理论基础。现行的各种 MODS 诊断和辨证分型标准大都未包括患者阴阳、虚实等整体病情的分析和判断,或重视不够,因此整体调控和全身治疗稍嫌不足。

（二）脏腑辨证

脏腑辨证是在认识脏腑功能、病变特点的基础上,对四诊所收集到的资料进行综合分析,从而判断疾病所在的脏腑部位、病因、病性等的辨证方法。脏腑辨证的特点之一即突出以五脏为中心和以虚实为纲。《灵枢·本神》云:"必审五脏之病形,以知其气之虚实,谨而调之。"临床应用脏腑辨证的具体形式,即在认定受累脏腑的基础上,按虚实进行证候分析。如心病、肺病、脾胃病、肝胆病和肾与膀胱病按脏腑辨证都分为虚证和实证两部分。这两类证候各有特点,易于辨认,更有益于辨证治疗。值得重视的是,中医学的脏腑不仅是形态学结构上的器官,而且还包括了某些特定的功能,故脏腑实为五脏与其相应的腑及其他组织(如窍)等组成的解剖生理病理功能系统。脏象中的"象"即脏腑的外在现象和比象,中医学即是通过观察"象"来研究、分析脏腑变化的。此即《灵枢·本藏》所云:"视其外应,以知其内脏。"以"心"为例,《素问·六节藏象论》云:"岐伯曰:心者,生之本,神之变(处)也,其华在面,其充在血脉,为阳中太阳,通于夏气。"《素问·宣明五气篇》中有"心藏神"之说,由此可见,中医学中"心"的概念远远大于解剖学中的心脏。近年来关于"心藏神"的研究证实,急危重症患者心功能严重受损时出现的"寻衣摸床"现象,即为"心藏神"的有力例证。

如此可以看出,脏腑辨证的临床意义远大于西医学 MODS 诊断标准所列内容。将脏腑辨证引入和融入 MODS 器官功能障碍中,必有助于 MODS 的早期诊断和使治疗更加全面有效。

(三)卫气营血辨证

卫气营血辨证体系是由清初名医叶天士创立的。"卫气营血"的名称在《黄帝内经》中早有记述,其均由水谷化生,是维持人体生命活动的精微物质。卫敷布于肌表,气充养全身,营则行于脉中,血乃营注入脉化赤而成。由此可见,卫、气分布层次较浅,营、血分布层次较深。卫气具有捍卫肌表、抗御外邪入侵、控制腠理开合、调节体温等作用。气是人体脏腑生命活动的动力,是整体防御的体现。营为精微物质,具有营养全身作用。血与营的作用相似,具有营养和滋润作用。一般而言,卫、气分的病机变化以功能失调为主,营、血分的病变以实质损害为主。卫气营血辨证用于重症感染可突出疾病进展变化的阶段性。卫分证为邪气初侵人体,体内卫气奋起与之抗争,驱邪外出的临床证候。病邪性质不同,表现也各不相同,但总以发热伴恶寒为特征。气分证为人体抗邪能力与病邪激烈抗争的阶段。此阶段人体阳气最盛,邪热亦最炽烈,虽然因病邪性质、病位不同,气分证表现错综复杂,但其主要特点为壮热、不恶寒和口渴。营分证为热邪进一步发展造成营阴受伤,营气通于心,又是化血的基础,故营分证的主要特点为神志失常、斑疹隐隐和舌质红绛。血分证为邪热在营分证的基础上进一步发展深入血分的阶段,其特点即如叶天士所云"入血即恐耗血动血"。血分证的证候主要特点为高热、躁扰昏狂、斑疹透露、出血倾向及舌色深绛。此外,热邪可耗伤人体阴气和阳气,或由阴损及阳,可致阳虚甚至亡阳。

脓毒症及其相关器官功能障碍的整个发展过程,实际上就是卫气营血证候的转变过程,体现了温病的发生发展规律。病变从卫分开始,按顺序依次传入气分、营分、血分即为顺传,体现了病邪由表入里,由浅入深,由轻而重,由实致虚的过程;若病邪不经气分阶段而从卫分直接深入营血分,即为逆传,表明病情更加急剧、重笃。若发病之初无卫分证,只见气分证或营分证;卫分证未罢,又兼见气分证,而致卫气同病;气分证尚存,又出现营分证和血分证,称"气营两燔"或"气血两燔"。

(四)三焦辨证

吴鞠通在叶天士卫气营血理论的基础上,考之《黄帝内经》,参以心得著成《温病条辨》一书,并提出了"三焦辨证"的概念,其核心即以三焦为纲,病名为目,对四时不同之温病进行辨证论治。三焦辨证与卫气营血辨证相辅而行,经纬交错,可将温病的病变性质、病变阶段、病变部位等辨析得更加准确。

三焦即上、中、下三焦,上焦主要包括手太阴肺经与手厥阴心包经;中焦主要包括足阳明胃经、手阳明大肠经及足太阴脾经;下焦主要包括足少阴肾经及足厥阴肝经。

上焦病证一般属于发病初期,感邪轻者,因正气抗邪,邪气受挫,邪从表解。感邪重者邪由表入里,使肺气受伤,严重者导致化源欲绝而危及生命。若患者心阴心气素虚,肺卫温邪可内陷心包,甚至内闭外脱而死亡。吴氏指出,温病死证在上焦者有二:"一曰肺之化源绝者死,二曰心神内闭,内闭外脱者死。"

中焦病证属温病中期或极期,此时邪热虽盛,正气亦已大伤,尚可祛邪外出而解。若腑实津伤,真阴耗竭殆尽,或温热秽浊偏盛,困阻中焦,弥漫上下,阻塞机窍,均可威胁患者生命。吴氏指出,中焦温病死证亦有二:"一曰阴明太实,土克水者死,二曰脾郁发黄,黄极则诸窍为闭,秽浊塞窍者死。"

下焦病证多属温病后期,一般邪少虚多。若正气渐复,至正能胜邪,尚可祛邪外出而逐渐痊愈;若阴精耗尽,阳气失于依附,则阴竭阳脱而死。

三焦证候的相互传变反映了温病的病程发展。吴鞠通《温病条辨》云："始上焦,终下焦。"但不全遵守此规律,如暑热病邪可直犯心包。诚如清朝王孟英《温热经纬》云："夫温热究三焦者,非谓病必上焦始,而渐及中下也。伏气自内而发,则病起于下者有之,暑邪夹湿者,亦犯中焦。又暑属火,而心为火脏,同气相求,邪极易犯,虽始上焦,亦不能必其在手太阴一经也。"

病邪自上焦手太阴肺经传至中焦阳明胃腑的过程称为"顺传",温邪自手太阴肺经传至手厥阴心包经的过程称为"逆传"。顺传的特点是病邪以脏传腑,正气逐邪外出,病趋好转,预后好;逆传的特点是发病急骤,来势凶猛,病情重笃凶险,预后差。逆传的临床表现方面,初病有短暂恶寒发热,旋即热势骤降,神昏肢厥,濒于死亡。可见,三焦辨证是感染性疾病的重要临床辨证方法,用于急性危重症不但有助于病情分析,辨证用药,而且有助于判断预后。

（五）六经辨证

六经辨证是东汉张仲景针对外感性疾病创立的辨证体系,该体系以阴阳为纲,将外感病过程中的不同证候归纳为三阳病证和三阴病证两大类。三阳病证以六腑病变为基础,包括太阳病、阳明病和少阳病;三阴病以五脏病变为基础,包括太阴病、少阴病和厥阴病,合称为"六经病"。六经病是脏腑病变的概括,而脏腑、经络之间相互联系,因此六经病证可以相互转变。病邪自外侵入,逐渐向里发展。由某一经病证转变为另一经病证,称为"传经",按六经顺序相传称为"循经传",隔一经或两经以上相传者称为"越经传",相互表里的两经相传称为"表里传变"。病变初起不从三阳经传入,病邪径入三阴经者,称为"直中";病变不经传经,而两经或三经同时出现病变者,称为"合病";凡一经之证未罢,现他经病证者,称为"并病"。可以认为,六经辨证基本上反映了脓毒症的证候演变过程和规律,故可将《伤寒论》看作是一部脓毒症中医学专著。掌握六经辨证并用于脓毒症的辨证治疗具有重要意义。近年来的肺与大肠相表里研究、阳明证的研究以及通里攻下治则的研究都与六经辨证紧密相关,为 MODS 的防治做出了重要贡献。

二、辨证论治

MODS 分为热证、血瘀证、腑气不通证和厥脱证四个证型,现分述如下。

（一）热证

热证的发热原因不外乎外感与内伤两个方面,与 MODS 有关的多为外感所致的发热。凡卒感六淫邪毒、疫疠之气,客于肌腠,正邪交争而致发热,是为实热证;若夹湿,则"壮热口渴舌黄,或焦红",是为湿热证(薛生白《湿热病篇》);若邪热耗伤人体阴精、津血,使阳盛阴虚,则发热迁延,是为热盛伤阴证。证见发热、舌红、舌少津液,少苔或无苔,口干思饮。

热证治疗总则方面,历代医家的论述极为精辟。清朝俞根初《通俗伤寒论·六经总诀》云："外风宜散,内风宜熄,表寒宜汗,里寒宜温,伤暑宜清,中暑宜开,伏暑宜下,风湿寒湿,宜汗宜温,暑湿芳淡,湿火苦泄,寒燥温润,上燥救津,中燥增液,下燥滋血,久必增精,郁火宜发,实火宜泻,虚火宜补,阴火宜引。"清朝秦之桢《伤寒大白·发热》云："发热无汗,表邪不得外泄者,宜发汗解表。发热有汗,里热蒸汗自出者,宜清里退热。又汗出身热,微恶风寒,脉见浮大者,此汗出邪不出,尚宜发表。又发热无汗,时或汗出,则热暂退,少顷汗干,或停一日半日,又复发热,……宜再发汗。更有发热无汗,不恶风寒,脉见沉数者,此里热火闭,不能作汗外解,清其里热,则汗出身凉。"清朝杨濬《伤寒瘟疫条辨》云："(温病)治法急以逐秽为第一义。上焦如雾,升而逐之,兼以解毒;中焦如沤,疏而逐之,兼以解毒;下焦如渎,决而逐之,兼以解毒。恶秽既通,乘势追拔,勿使潜滋。"清朝戴天章《广温疫论·汗法》云："总之,疫邪汗法,不专在乎升表,而在乎通其郁闭,和其阴阳。郁闭在表,辛凉辛寒以通之;郁闭在里,苦寒攻利以通之;阳亢者,饮水以济其阴,阴竭者,滋润以回其燥;气滞者开导,血凝者清淤,必察其表里无一毫阻滞,乃汗法之万全。"清朝王孟英《温热经纬·叶香岩外感温病篇》云:"在表初用辛凉轻剂,挟风则加入薄荷、牛蒡之属,挟湿加芦根、滑石之流,或透风于热外,或渗湿于热下,不与热相搏,势必孤矣。""在卫汗之可也,到气才可清气,入营犹可透热转气,如犀角、元参、羚羊角等物,入血就恐耗血动血,直须凉血散血,加生地、丹皮、阿胶、赤芍等物,否则前后不循缓急之法,虑其动手便错,反致慌张矣。"清朝高鼎汾《医学问对》云:"故治温病者,始终以救阴津为主。"

热证方药方面,发热在临床上可分为恶寒发热、但热无寒、潮热和寒热徐来四个证型,其治疗各异,分述于后。

恶寒发热包括八个证候:太阳伤寒证候,"头痛、发热、身疼腰痛,骨节疼痛,恶风无汗而喘者,麻黄汤主之"(《伤寒论·辨太阳病脉证并治》);寒疫证候,"其未化热而恶寒之时,则用辛温解肌"(《温病合编·寒疫论》);新感温病卫分证候,"但热不恶寒而渴者,辛凉平剂银翘散主之"(《温病条辨·上焦篇》);湿温在卫证候,"湿在表分宜藿香、香薷、羌活、苍术皮、薄荷、牛蒡子等味,头不痛者,去羌活""湿在肌肉,不为汗解,宜滑石、大豆黄卷、茯苓皮、藿香叶、鲜荷叶、白通草、桔梗等味,不恶寒者去苍术皮"(《温热经纬·薛生白湿热病篇》);暑温在卫证候,"手太阴暑温……但汗不出者,新加香薷饮主之"(《温病条辨·上焦篇》);春温兼寒(冷温)证候,"热重寒轻者,烦躁口臭症多,无汗恶寒必少,则当以荷杏石甘汤、葱豉白虎汤、栀豉芩葛汤选用,或六神通解散尤捷。寒重于热者,恶寒无汗必甚,烦躁必轻,则宜用苏羌饮、葱豉加葛根汤等……若在冬令,寒束于外,既无汗恶寒,邪郁于内,复见烦躁者,麻杏石甘汤亦可正用。若挟寒湿,九味羌活汤去生地,最为得当"(《重订广温热论·论温热兼证疗法·兼寒》);伏暑里热兼表证候,"其中太阴伏暑,舌白口渴,无汗者,银翘散去牛蒡、元参加杏仁、滑石主之""太阴伏暑,舌赤口渴,无汗者,银翘散加生地、丹皮、赤芍、麦冬主之"(《温病条辨·上焦篇》);温热痹聚证候,"宜宣痹汤主之"(《温病条辨·中焦篇》)。

但热无寒证,包括十二个证候:阳明气盛证候,"宜用大剂白虎汤辛寒清胃,如无汗而舌淡黄者,不可用也"(《六因条辨·春温条辨第二十》);阳明气分实火证候,"气分偏胜,壮火升腾……加味三黄汤主之"(《医醇剩义·火·实火》),"宜用大剂白虎汤加犀角、连翘、元参、人中黄、竹叶"(《六因条辨·春温条辨第二十一》);邪热壅肺证候,宜麻杏甘石汤加味(《医学见能·寒热》);湿温入气证候,"甘露消毒丹最妙""此太阴之温与阳明之热相合,宜白虎加苍术汤"(《温热经纬·薛生白湿热病篇》);痰热结胸证候,"小隐胸汤加枳实主之"(《温病条辨·中焦篇》);热阻胸膈、微兼腑实证候,"方用凉膈散,散其无形之热,再看其后转变"(《温热经结纬·叶香岩外感温热篇》);热烁营阴证候,"营分受热……即撤去气药,如从风热陷入者,用犀角、竹叶之属,如从湿热陷入者,犀角、花露之品,参入凉血清热方中,若加烦躁大便不能,金汁也可加入,老年或平素有寒者,以人中黄代之,急急透斑为要"(《温热经纬·叶香岩外感温热篇》),《六因条辨·春温条辨第六》云"此热传心营,宜用鲜生地、鲜石斛、鲜玉竹、元参心、连翘心、鲜菖蒲、竹叶、牛黄丸等味,清营透邪也";气血两燔证候,"热劫胃津,气血燔蒸,宜用玉女煎加鲜石斛、花粉、麦冬、梨汁、蔗浆等味,两清气血"(《六因条辨·伤暑条辨之第五》),"此邪既入营,气分犹炽,宜用犀角地黄汤加元参、人中黄、鲜石斛、青竹叶、牛黄丸等味,清营透邪也"(《六因条辨·伤暑条辨第七》);热入血分证候,"宜用犀角地黄汤加元参心、连翘心、鲜石斛、鲜菖蒲、紫草、至宝丹等味,凉血清热也"(《六因条辨·春温条辨第七》);瘟疫热毒充斥表里证候,"非石膏不能取效……故笔之于书,名曰清瘟败毒饮"(《温热经纬·余师愚疫病篇》);暑伤气津证候,"宜清暑益气以为治……治此等证,辄用西洋参、石斛、麦冬、黄连、竹叶、荷秆、知母、甘草、粳米、西瓜翠衣等以清暑热而益元气"(《温热经纬·薛生白湿热病篇》);温病壮热证候,"发热气喷如火、目赤舌黄、谵语、喘息,为热之重者,加味凉膈散,增损三黄石膏汤之类。如发热厥逆,舌见黑苔,则热之极矣,加味六一顺气汤、解毒承气汤,大清大下之"(《寒温条辨·发热》)。

潮热证候包括两个证候:一为热结阳明证候,《温病条辨·中焦篇》云:"(阳明温病)脉沉数有力,甚则脉体反小而实者,大承气汤主之。暑温、湿温、温疟不在此例。"《寒温条辨·潮热》云:"在伤寒,大柴胡汤或调胃承气汤;在温病,增损大柴胡汤或加味凉膈散加龙胆草。"二为暑温伏暑、湿热并重证候,《温病条辨·中焦篇》云:"暑温伏暑,三焦均受……杏仁滑石汤主之。"

寒热往来包括四个证候:一为伤寒少阳证候,《伤寒论·辨太阳病脉证并治》云"伤寒五六日中风,往来寒热……小柴胡汤主之";二为少阳病兼阳明腑实证,《伤寒论·辨太阳病脉证并治》云"……予大柴胡汤下之则愈";三为伏暑邪犯少阳、伏于肺胃证候,《六因条辨·伏暑条辨第六》云"宜用温胆汤加杏仁、通草、青蒿、黄芩等味,通胃泄邪也";四为郁热内结证候,《寒温条辨·往来寒热》云"温病伏邪内郁……增损大柴胡汤主之。如升降散乃此证妙药也"。

(二)血瘀证

急性血瘀证实际包括微循环障碍和弥散性血管内凝血(DIC)两部分。感染性疾病所致的血瘀证多为外部引起,起病多为热邪入里,热盛蒸熬津液,而致血液黏滞阻塞脉络;血不循经,溢于脉外加之邪热迫血妄行,故肌肤出现大片紫斑;多发创伤、大手术、肌肉挤压伤及病理产科多种情况都可致气滞、气虚、血虚及血液凝滞,导致弥散性血管内凝血。中医学早在《黄帝内经》中即有相关记载,如《灵枢·五禁》云:"淫而夺形,身热,色夭然白,及后下血衃;血衃笃重,是谓四逆。"这里的"血衃"即指血管内凝血。现代医家王宝恩、张淑文等人的研究认为,在感染合并脏器功能不全的患者中,60.4%的中医辨证为血瘀证。

(三)腑气不通证

本证可见腹胀肠鸣音减弱或消失、无自主排便等,因胃肠道是人体内最大的细菌和内毒素贮存库,在肠功能障碍时,可致肠源性二重感染,此即中医辨证的"胃气上逆,腑气不通",治则为通腑降逆。

(四)厥脱证

厥脱证可见肢端湿冷,脉细数,脉微欲绝、血压下降,治则为回阳救逆,活血化瘀。早期轻度休克多属于"厥症",严重休克则多归于"脱证"。厥脱证病因可归纳为阴血亏耗及阳气衰微两个方面,患者外感六淫之邪入里化热,热毒炽盛,耗伤阴液,阳无阴不生,阴损及阳;阳气失于温煦致厥症,严重者虚阳外越而致脱症。

(姜诗谦)

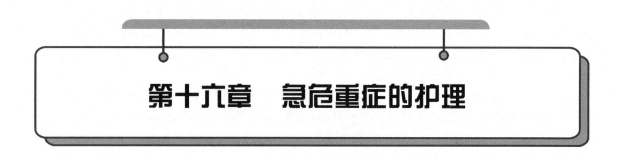

第十六章　急危重症的护理

第一节　急性呼吸窘迫综合征的护理

一、护理目标

(1)及早发现急性呼吸窘迫综合征(ARDS)的迹象,及早有效地协助抢救,维持患者生命体征的稳定,挽救患者生命。

(2)做好人工气道的管理,维持患者的最佳气体交换,改善低氧血症,减少机械通气并发症。

(3)采取俯卧位通气护理,缓解患者肺部压迫,改善心脏灌注。

(4)积极预防感染等各种并发症,提高救治成功率。

(5)加强基础护理,增加患者的舒适感。

(6)减轻患者的心理不适,使其合作、平静。

二、护理措施

(一)及早发现病情变化

ARDS通常在疾病或严重损伤的最初24~48小时后发生,患者首先出现呼吸困难,通常呼吸浅快,吸气时可存在肋间隙和胸骨上窝凹陷,皮肤可出现发绀和斑纹,吸氧不能使之改善。

护士发现上述情况要高度警惕,及时报告医师,进行动脉血气和胸部X线等相关检查。一旦诊断考虑ARDS,应立即积极治疗。若没有机械通气的相应措施,应尽早转至有条件的医院。患者在转运过程中应有专职医师和护士陪同,并准备必要的抢救设备,其中氧气必不可少。若有指征行机械通气治疗,可以先行气管插管后转运。

(二)监测生命体征

迅速连接监测仪,密切监护患者的心率、心律、血压等生命体征,尤其是呼吸的频率、节律、深度及血氧饱和度等。还要观察患者的意识、发绀情况、末梢温度等,注意有无呕血、黑粪等消化道出血的表现。

(三)氧疗和机械通气的护理

治疗ARDS最紧迫的问题在于纠正顽固性低氧,改善呼吸困难,为治疗基础疾病赢得时间。

需要对患者实施氧疗甚至机械通气。

护士应严密监测患者的呼吸情况及缺氧症状。若单纯面罩吸氧不能维持令人满意的血氧饱和度,应予辅助通气。首先可尝试采用经面罩持续气道正压吸氧等无创通气,但大多需要机械通气吸入氧气。可遵医嘱给予高浓度氧气吸入或使用 PEEP,并根据动脉血气分析值的变化调节氧浓度。

使用 PEEP 时应严密观察,防止患者出现气压伤。PEEP 是在呼气终末时给予气道以一恒定正压,使之不能回复到大气压的水平。PEEP 可以增加肺泡内压和功能残气量而改善氧合,防止呼气使肺泡萎陷,增加气体分布和交换,减少肺内分流,从而提高 PaO_2。由于 PEEP 使胸腔内压升高,静脉回流受阻,致心搏减少,血压下降,严重时可引起循环衰竭;另外,正压过高会使肺泡过度膨胀、破裂而有导致气胸的危险。所以在监护过程中要注意 PEEP,观察有无心率增快、突然胸痛、呼吸困难加重等相关症状,发现异常立即调节 PEEP 压力并报告医师处理。可帮助患者采取有利于呼吸的体位,如端坐位或高枕卧位。

人工气道的管理应注意以下几方面:

(1)妥善固定气管插管,观察气道是否通畅,定时对比听诊双肺呼吸音。经口插管者要固定好牙垫,防止阻塞气道。每班检查并记录导管刻度,观察有无脱出或误入一侧主支气管。套管固定度要松紧适宜,以能放入一指为准。

(2)气囊适量充气。充气过少易产生漏气,充气过多可压迫气管黏膜导致气管食管瘘。可以采用最小漏气技术,用来减少并发症的发生,方法是用 10 mL 注射器将气体缓慢注入,直至在喉及气管部位听不到漏气声,向外抽出气体(每次 0.25~0.5 mL),至吸气压力到达峰值时出现少量漏气为止,再注入 0.25~0.5 mL 气体,此时气囊容积为最小封闭容积,气囊压力为最小封闭压力,记录注气量。观察呼吸机上气道峰压是否下降及患者能否发音说话,长期机械通气的患者要观察气囊有无破损、漏气现象。

(3)保持气道通畅。严格无菌操作,按需适时吸痰,注意过多反复抽吸会刺激黏膜,使分泌物增加。吸痰时先吸气道,再吸口腔、鼻腔,吸痰前给予充分的气道湿化、翻身叩背,吸纯氧 3 分钟,吸痰管最大外径不超过气管导管内径的 1/2,迅速插吸痰管至气管插管,感到阻力后撤回吸痰管 1~2 cm,打开负压,边后退边旋转吸痰管,吸痰时间不应超过 15 秒。吸痰后密切观察痰液的颜色、性状、量及患者心率、心律、血压和血氧饱和度的变化,一旦出现心律失常和呼吸窘迫,立即停止吸痰,给予吸氧。

(4)用加温湿化器对吸入气体进行湿化,根据病情需要加入盐酸氨溴索、异丙托溴铵等,每天 3 次雾化吸入。湿化满意标准为痰液稀薄、无泡沫、不附壁,能顺利吸出。

(5)呼吸机使用过程要中注意电源插头要牢固,不要与其他仪器共用一个插座;机器外部要保持清洁,上端不可放置液体;开机使用期间定时倒掉管道及集水瓶内的积水,集水瓶安装要牢固;要定时检查管道是否漏气、有无打折,压缩机工作是否正常。

(四)维持有效循环,维持出入液量轻度负平衡

循环支持治疗的目的是恢复和提供充分的全身灌注,保证组织的灌流和氧供,促进受损组织的恢复,在能保持酸碱平衡和肾功能的前提下达到最低水平的血管内容量。对此,护士应迅速帮助完成该治疗目标,可选择大血管,建立 2 个以上的静脉通道,正确补液,改善循环血容量不足;严格记录出入量、每小时尿量,出入量管理的目标是在保证血容量、血压稳定的前提下,让 24 小时出量大于入量 500~1 000 mL,有利于肺内水肿液的消退。充分补充血容量后,护士遵医嘱给

予患者利尿剂,消除肺水肿。观察患者对治疗的反应。

（五）俯卧位通气护理

由仰卧位改变为俯卧位可使75％的ARDS患者改善氧合,这可能与血流重新分布,改善背侧肺泡的通气,使部分萎陷肺泡再膨胀达到"开放肺"的效果有关。随着通气/血流比例的改善,进而改善了氧合。但要注意,存在血流动力学不稳定、颅内压增高、脊柱外伤、急性出血、骨科手术、近期腹部手术、妊娠等禁忌实施俯卧位。患者发病24～36小时后取俯卧位,翻身前给予纯氧吸入3分钟,预留足够的管路长度,注意防止气管插管过度牵拉致脱出。为减少特殊体位给患者带来的不适,可用软枕垫高头部15°～30°,嘱患者双手放在枕上,并在髋、膝、踝部放软枕,每1～2小时更换1次软枕的位置,每4小时更换1次体位,同时考虑患者的耐受程度。还要注意血压变化,因俯卧位时支撑物放置不当可使腹压增加,下腔静脉回流受阻而引起低血压,必要时在翻身前可提高吸氧浓度,并防止患者坠床。

（六）预防感染的护理

(1)注意严格行无菌操作,每天更换气管插管切口的敷料,保持局部清洁干燥,预防或消除继发感染。

(2)加强口腔及皮肤护理,以防护理不当而加重呼吸道感染及发生压疮。

(3)密切观察患者体温变化,注意呼吸道分泌物的情况。

（七）通过心理护理减轻患者的恐惧,增加患者的心理舒适度

(1)评估患者的焦虑程度,指导患者学会自我调整心理状态,调控不良情绪。护士可主动向患者介绍环境,解释治疗原则,解释机械通气、监测及呼吸机的报警系统,尽量消除患者的紧张感。

(2)耐心向患者解释病情,对患者提出的问题要给予明确、有效和积极的回答,消除患者的心理紧张和顾虑。

(3)护理患者时保持冷静和耐心,表现出自信和镇静。

(4)如果患者由于呼吸困难或人工通气不能讲话,可提供纸笔或以手势与患者交流。

(5)加强巡视,了解患者的需要,帮助患者解决问题。

(6)帮助并指导患者及其家属应用松弛疗法、按摩疗法等。

（八）营养护理

ARDS患者处于高代谢状态,应及时补充热量和高蛋白、高脂肪营养物质。能量的摄取既应满足代谢的需要,又应避免摄取的糖类过多,蛋白摄取量一般为每天1.2～1.5 g/kg。

尽早采用肠内营养,协助患者取半卧位,充盈气囊,证实胃管在胃内后,用加温器和输液泵匀速泵入营养液。若有肠鸣音消失或胃潴留应暂停鼻饲,给予胃肠减压。鼻饲管一般留置5～7天后拔除,更换到对侧鼻孔,以减少鼻窦炎的发生。

三、健康指导

在疾病的不同阶段,可根据患者的文化程度做好有关知识的宣传和教育,让患者了解病情的变化过程,具体包括以下几点。

(1)提供舒适安静的环境以利于患者休息,指导患者采取正确的卧位休息,讲解由仰卧位改变为俯卧位的意义,尽可能减少特殊体位给患者带来的不适。

(2)向患者解释咳嗽、咳痰的重要性,指导患者掌握有效咳痰的方法,鼓励并协助患者咳嗽、

排痰。

（3）指导患者自己观察病情变化，如有不适及时通知医护人员。

（4）嘱患者严格按医嘱用药，按时服药，不要随意增减药物剂量及种类。服药过程中需密切观察患者用药后的反应，以指导用药剂量。

（5）出院指导：指导患者出院后仍以休息为主，活动量要循序渐进，注意劳逸结合。此外，患者病后生活方式的改变需要家人的积极配合和支持，应指导患者家属给患者创造一个良好的身心休养环境。嘱患者出院后 1 个月内来院复查 1～2 次，出现情况随时来院复查。

（刘双全）

第二节　重症急性胰腺炎的护理

一、护理目标

（1）维持患者的生命体征稳定，降低病死率。

（2）减轻患者的身体痛苦，提高舒适度。

（3）帮助预防并发症。

（4）减轻患者的心理痛苦。

二、护理措施

在重症急性胰腺炎（SAP）的发病早期，尤其在发病 72 小时内，生命体征监护和生命支持是护理工作的主要内容，重点应放在有效循环和呼吸通气方面，纠正患者的循环障碍，改善患者的呼吸功能。

（一）维持有效循环的护理

SAP 早期，由于大量炎性介质释放、液体渗出、频繁呕吐等，导致患者的有效循环量严重不足，对此应做到以下几点。

（1）密切观察生命体征及意识变化，持续心电、血压、中心静脉压监护；严格记录 24 小时出入量，持续导尿，观察每小时尿量（尿量应不低于 30 mL/h），根据监测结果调节输液速度及液体成分，快速有效地补充体液。

（2）保持有效的静脉通道，深、浅静脉置管，连接三通接头，预留一通道用作抢救用药专用。应用输液泵，保证特殊用药安全和最佳效果。静脉置管处严格无菌操作，每天碘附消毒，更换敷贴，保持清洁干燥，输液器每 12 小时更换 1 次。观察置管处局部有无红肿、压痛等。

（3）维持呼吸功能的护理：SAP 时 ARDS 的发生率高达 60%，病死率极高。应早期给予呼吸支持、机械通气等措施，密切观察患者呼吸频率、节律、形态、呼吸困难、发绀的程度，动态观察脉搏血氧饱和度、动脉血气分析结果，出现变化及时报告医师处理。轻者可给予面罩吸氧，流量 4～6 L/min；重者随时协助医师进行气管插管，正压机械通气。每 30 分钟抽血做 1 次血气分析，根据监测结果及时调整通气方式、通气量和吸氧浓度，病情稳定后改为每天测定 1～2 次。维持患者呼吸道通畅，及时清除气道分泌物，鼓励患者主动排痰，雾化吸入湿化呼吸道。帮助患者每小时变换体位 1 次，有助于改善通气和血流灌注，利于痰液排出，对治疗 ARDS 及预防肺部感染均有益。

（二）维持其他重要器官功能的护理

SAP 时可发生急性肝、肾功能损害，胃肠道出血，胰性脑病等。对此，除密切监测生命体征变化外，还应注意监测血糖、血常规、肝肾功能、电解质（尤其是钾、钙离子）的变化情况，观察皮肤黏膜黄染情况。要注意患者呕吐物及排泄物的颜色、性状和量，持续胃肠减压者观察引流物的颜色、性质和量，动态观察患者腹部体征和肠鸣音改变，注意胃肠道出血、麻痹性肠梗阻的征象。还要密切观察患者的意识、瞳孔变化，及时发现患者早期神志改变及神经系统的阳性体征。注意患者有无烦躁不安、情绪反常、谵妄、狂躁、情感异常及反应迟钝等，警惕胰性脑病发生。发现异常立即报告医师，并配合做相应的急救和处理。意识障碍患者要防止意外坠床或其他伤害。

（三）药物治疗护理

SAP 非手术治疗措施复杂，用药种类繁多，包括镇痛药、抗炎症介质药物、抗生素、抑制胰腺外分泌药物和胰酶抑制剂、血管活性物质等。护士要熟知药物的作用、剂量、给药方式、正确配制和输入方法、药物不良反应，观察患者对各种药物治疗的反应；对可能发生的不良反应要有预见性，及时采取护理措施或报告医师处理。生长抑素及其类似物（如奥曲肽等）应用时要现配现用，用输液泵持续、准确地给药，如果中断给药超过 5 分钟必须再次给予冲击量 1 次，以确保药物的疗效。

（四）营养支持疗法的护理

（1）SAP 患者早期需禁食，先施行肠外营养，待病情缓解后再经鼻饲给予肠内营养，可辅以肠外营养，并观察患者的反应，如能耐受则逐渐加大剂量。

（2）进行肠内营养时，可先试探性地滴注生理盐水 0.5～1.0 L/d，1～2 天后症状无加重，可给予要素膳或半要素膳，每天最好有 4～6 小时的肠道休息时间。输注肠内营养液时要掌握好浓度、速度、温度。应注意腹痛、肠麻痹、腹部压痛等胰腺炎症状和体征是否加重，并定期复查电解质、血脂、血糖、总胆红素、血清蛋白水平、血常规及肾功能等，评价患者的机体代谢状况，调整肠内营养的剂量。

（3）患者腹痛、腹胀减轻或消失，肠道动力恢复或部分恢复时可以考虑开放饮食，不以血清淀粉酶活性的高低作为开放饮食的必要条件。开始时以糖类为主，逐步过渡至低脂饮食。

（五）腹痛的护理

剧烈腹痛是 SAP 突出的症状，可导致患者不适、焦虑、恐惧。护士应帮助患者取舒适体位，安抚鼓励患者，疼痛剧烈时遵医嘱给予镇痛治疗，在严密观察下可注射盐酸哌替啶，不应用吗啡或胆碱能受体拮抗剂，如阿托品、山莨菪碱等，因前者会收缩奥狄氏括约肌，后者则会诱发或加重肠麻痹。

（六）发热的护理

根据病情定时测量体温，观察体温变化及伴随症状；遵医嘱给予患者冰袋、温水擦浴或降温药物；每天对患者进行皮肤清洁护理，及时擦干汗液，更换衣被，保持干燥舒适。

（七）基础护理

SAP 患者早期需禁食，高热患者每天行口腔清洁护理 2 次，保持口唇湿润，协助患者改变卧位姿势，翻身、拍背、按摩背部，增加舒适感。指导患者有效咳嗽及深呼吸，及时排除呼吸道分泌物，避免肺不张与坠积性肺炎。病房要保持适宜的温度、湿度。保持床面平整干燥，防止压疮。

（八）心理护理

由于本病危重并且容易反复波动，病痛剧烈，疗程长，治疗费用高，因此患者的心理压力很大，心理问题多见，主要表现为情绪不稳定、绝望、焦虑或抑郁。护士对患者的心理护理要适时、恰当，向患者介绍疾病的知识，解释及澄清其疑问，鼓励患者表达其担心及害怕的事情，为患者提供舒适温馨的环境，安排亲属探视，指导患者亲属做好精神支持。

（九）健康指导

应使患者及其家属了解 SAP 的基本诱因，如暴饮暴食、酗酒，帮助患者制定食谱和戒酒计划；指导患者掌握饮食卫生的基本知识；帮助患者掌握观察病情的方法；告知患者出院后定期复诊、随时复诊的指征及联系电话，发现有胰腺和十二指肠疾病应及时治疗，避免急性胰腺炎复发。

（刘双全）

第三节　脑卒中的护理

一、护理目标

（1）抢救患者生命，保证气道通畅。

（2）让患者摄取足够的营养。

（3）预防并发症。

（4）帮助患者达到自我照顾。

（5）指导患者及其家属共同参与。

（6）稳定患者的健康和保健。

（7）帮助患者达到期望。

二、脑卒中的护理措施

（一）脑卒中的院前救护

发生脑卒中时，要启动急救医疗服务体系，使患者得到快速救治，并能在关键的时间窗内获得有益的治疗。脑卒中处理的要点可归纳为"7D"，即检诊（Detection）、派送（Dispatch）、转运（Delivery）、收入急诊（Door）、资料（Data）、决策（Decision）、药物（Drug）。前 3 个"D"是基本生命支持阶段，后 4 个"D"是进入医院脑卒中救护急诊绿色通道的流程。在脑卒中紧急救护中，护理人员起着重要的作用。

1.分诊护士的职责

（1）鉴别下列症状、体征（为脑血管常见症状），是否需分诊至神经内科：①身体一侧或双侧，上肢、下肢或面部出现无力、麻木或瘫痪；②单眼或双眼突发视物模糊、视力下降或视物成双；③言语表达困难或理解困难；④头晕目眩，失去平衡，或任何意外摔倒、步态不稳；⑤头痛（通常是严重且突然发作的）或头痛的方式意外改变。

（2）出现下列危及生命的情况时，迅速通知神经内科医师，并将患者护送至抢救室：①意识障碍；②呼吸、循环障碍；③脑疝。

（3）对急危重症患者监测生命体征：如意识、瞳孔、血压、呼吸、脉搏。

2.责任护士的职责

（1）生命体征监测。

（2）开辟静脉通道，留置套管针。

（3）采集血标本，检查血常规、血生化（血糖、电解质、肝肾功能）、凝血四项。

（4）行心电图检查。

（5）静脉输注第一瓶液体：生理盐水或林格液。

3.护理员的职责

（1）对佩戴绿色通道卡片者，一对一地进行负责。

（2）运送患者行头颅 CT 检查。

（3）对无家属陪同者，必要时送血、尿标本。

（二）院中护理

1.观察患者病情变化，防止颅内压增高

（1）患者急性期要绝对卧床休息，避免不必要的搬动，保持环境安静。出血性脑卒中患者应将床头抬高 30°，缺血性脑卒中患者可平卧。意识障碍者头偏向一侧，如呼吸道有分泌物应立即协助吸出。

（2）评估颅内压变化，密切观察患者的生命体征、意识和瞳孔等变化，评估患者吞咽、感觉、语言和运动等情况。

（3）了解患者的思想情况，防止过度兴奋、情绪激动。对癫痫、偏瘫和有精神症状的患者，应加用床挡或适当约束，防止坠床发生意外。感觉障碍者在保暖时要注意防止烫伤。患者应避免用力咳嗽、用力排便等，保持大便通畅。

（4）若有发热，应设法控制患者的体温。

2.评估患者吞咽情况，给予营养支持

（1）暂禁食：首先评价患者吞咽和胃肠功能情况，如是否有呕吐、腹胀、排便异常、未排气及肠鸣音异常、应激性溃疡出血量在 100 mL 以上，必要时应暂时禁食。

（2）观察脱水状态：很多患者往往会出现相对脱水状态，脱水可致血细胞比容和血液黏稠度增加，血液明显减少，使动脉血压降低。护理者可通过观察颈静脉搏动的强或弱、周围静脉的充盈度和末梢体温来判断患者是否出现了脱水状态。

（3）营养支持：在补充营养时，应尽量避免静脉内输液，以免增加缺血性脑水肿的蓄积作用，最好的方法是鼻饲法。多数吞咽困难的患者需要 2 周左右的营养支持。有误吸危险的患者，则需将管道末端置于十二指肠。有消化道出血的患者应暂停鼻饲，可改用胃肠外营养。经口腔进食的患者要给予高蛋白、高维生素、低盐、低脂、富有纤维素的饮食，还可多吃含碘的食物。

（4）给予鼻饲喂养时预防误吸的护理：评估胃管的深度和胃潴留量，鼻饲前查看管道在鼻腔外端的长度，嘱患者张口查看鼻饲管是否盘卷在口中。用注射器注入 10 mL 空气，同时在腹部听诊，可听到气过水声；或从鼻饲管中抽吸胃内容物，表明鼻饲管在胃内。无肠鸣音或胃潴留量超过 100～150 mL 应停止鼻饲。患者抬高床头 30°，呈半卧位以减少反流，通常每天喂入总量以 2 000～2 500 mL 为宜，天气炎热或患者发热和出汗多时可适当增加。可喂入流质饮食，如牛奶、米汤、菜汁、西瓜水、橘子水等，药品要研成粉末。在鼻饲前后和注药前后应冲洗管道，以预防管道堵塞。对于鼻饲患者，要注意固定好鼻饲管。躁动患者的手要适当地加以约束。

（5）喂食注意事项：对面肌麻痹的患者，喂食时应将食物送至口腔健侧近舌根处。患者进食时宜采用半卧位、颈部向前屈的姿势，这样既可以利用重力使食物容易吞咽，又可减少误吸。每口食物量要从少量开始，逐步增加，寻找合适的"一口量"。进食速度应适当放慢，出现食物残留口腔、咽部而不能完全吞咽的情况时，应停止喂食并让患者多次重复吞咽动作，或配合给予一些流质来促进吞入残留食物。

3.心脏损害的护理

心脏损害是脑卒中引起的循环系统并发症之一，大都在发病1周左右发生，如心电图显示心肌缺血、心律不齐和心力衰竭等，故护理者应经常观察患者心电图变化。在患者应用脱水剂时，应注意尿量和血容量，避免脱水造成血液浓缩或入量太多而加重心脏负担。

4.应激性溃疡的护理

应注意患者的呕吐物和大便的性状，鼻饲患者于每天喂食前应先抽取胃液观察，同时定期检查胃中潜血及酸碱度。腹胀者应注意肠鸣音是否正常。

5.泌尿系统并发症的护理

对排尿困难的患者，应尽可能避免导尿，可用诱导或按摩膀胱区的方法以助者排尿。患者由于限制活动，处于某些妨碍排尿的体位而排尿减少，也可能是由于失语不能表达所致。护理者应细心观察，主动询问，定时给患者便器，在可能的情况下让患者尽量取直立姿势以解除排尿困难。

（1）尿失禁的男患者可用阴茎套连接引流尿袋，每天清洁会阴部，以保持会阴部清洁舒适。

（2）女性尿失禁患者留置导尿管虽然可影响情绪，但在急性期内短期的应用是必要的，因为其明显增加了患者的舒适感，并减少了发生压疮的机会。

（3）留置导尿管期间要每天进行会阴部护理。密闭式集尿系统除因阻塞需要冲洗外，集合系统的接头不可轻易打开。应定时查尿常规，必要时做尿培养。

6.压疮的护理

发生压疮时，可因感染引起骨髓炎、化脓性关节炎、蜂窝织炎，甚至迅速通过表浅组织引起败血症等，这些并发症往往会严重威胁患者的生命。

（1）压疮好发部位：压疮多发生在受压和缺乏脂肪组织保护、无肌肉包裹或肌层较薄的骨骼隆突处，如枕骨粗隆、耳郭、肩胛部、肘部、脊椎体隆突处、髋部、骶尾部、膝关节的内外侧、内外踝、足跟部等处。

（2）压疮的预防措施如下：①预防压疮要求做到"七勤"，即勤翻身、勤擦洗、勤按摩、勤换洗、勤整理、勤检查、勤交代。患者要定时变换体位，1～2小时翻身一次。如皮肤干燥且有脱屑者，可涂少量润滑剂，以免干裂出血。另外还应监测患者的清蛋白指标。②患者如有大小便失禁、呕吐及出汗等情况，应及时擦洗干净，保持干燥，及时更换衣服、床单，褥子应柔软、干燥、平整。③对肢体瘫痪的卧床患者，可配备气垫床以达到对患者整体减压的目的，使用气垫床时注意根据患者的体重调节充气量。骨骼隆突易受压处放置海绵垫或棉圈、软枕、气圈等以防受压水肿，肥胖者不宜用气圈，以软垫为更好，或软枕置于腿下并抬高肢体，变换体位更为重要。可疑压疮部位使用减压贴保护。④护理患者时动作要轻柔，不可拖拽患者，以防止关节牵拉、脱位或周围组织损伤。翻身后要仔细观察受压部位的皮肤情况，有无将要发生压疮的迹象（如皮肤呈暗红色）。检查鼻管、尿管、输液管等是否脱出、折曲或压在身下，取放便盆时动作要轻巧，防止损伤皮肤。

7.下肢深静脉血栓的护理

长期卧床者在护理中首先应帮助其减少形成静脉血栓的因素,如抬高下肢 20°～30°,下肢远端高于近端,尽量避免膝下垫枕、过度屈髋而影响静脉回流。另外,肢体瘫痪者要增加患肢活动量,并督促患者在床上主动屈伸下肢,做跖屈和背屈运动、内外翻运动、足踝的"环转"运动;被动按摩下肢腿部比目鱼肌和腓肠肌,下肢应用弹力长裤,以防止血液滞留在下肢。还应减少在下肢输血、输液,并注意观察患肢的皮温、皮色,倾听患者的疼痛主诉,因为下肢深静脉是静脉血栓形成的好发部位。要鼓励患者深呼吸及咳嗽,早期下床活动。

8.发热的护理

急性脑卒中患者常伴有发热,主要原因为感染性发热、中枢性发热、吸收热和脱水热。

(1)感染性发热:感染性发热多在急性脑卒中后数天开始,患者体温逐渐升高,常不规则,伴有呼吸、心率增快,白细胞总数升高。应做细菌培养,应用有效的抗生素治疗。

(2)中枢性发热:中枢性发热是病变侵犯了下丘脑,患者的体温调节中枢失去调节功能所致,主要表现为两种情况:其一是持续性高热,发病数小时后体温升高至 39～40 ℃,持续不退,躯干和肢体近端大血管处皮肤灼热,四肢远端厥冷,肤色灰暗,静脉塌陷等,患者表现为深昏迷、去大脑强直、阵挛性或强直性抽搐、无汗、肢体发凉,常在 1～2 天内死亡;其二是持续性低热,患者表现为昏迷、阵发性大汗、血压不稳定、呼吸不规则、血糖升高、瞳孔大小多变,体温多在 37～38 ℃。对中枢性发热主要是对病因进行治疗,同时给予物理降温,如乙醇擦浴、头置冰袋或冰帽等。但应注意,缺血性脑卒中患者禁用物理降温法,可行人工冬眠。

物理降温方面,乙醇、温水擦浴可通过在皮肤上蒸发、吸收而带走机体大量的热;冰袋可放置在前额或体表大血管处(如颈部、腋下、腹股沟、窝等处);冰水灌肠要保留 30 分钟后再排出,便后 30 分钟测量体温。

人工冬眠疗法:人工冬眠疗法分冬眠Ⅰ号和冬眠Ⅱ号,应用人工冬眠疗法可降低组织代谢,减少氧的消耗,并增强患者脑组织对创伤和缺氧的耐受力,减轻脑水肿和降低颅内压,改善脑缺氧,有利于损伤后的脑细胞功能恢复。

人工冬眠疗法的注意事项有:①用药前应测量体温、脉搏、呼吸和血压。②注入冬眠药半小时内不宜翻身和搬动患者,防止发生直立性低血压。③用药半小时后患者进入冬眠状态,方可行物理降温,因镇静降温作用较强。④冬眠期间应严密观察生命体征变化及神经系统的变化,如有异常及时报告医师处理。冬眠期间每 2 小时测量生命体征一次并详细记录,警惕颅内血肿引起脑疝。结束冬眠后仍应每 4 小时测体温一次,保持观察体温的连贯性。⑤冬眠期间应加强基础护理,防止并发症的发生。⑥减少输液量,并注意水、电解质和酸碱平衡。⑦停用冬眠药物和物理降温时,首先停止物理降温,然后逐渐停用冬眠药物,以免引起寒战或体温升高。如有体温不升者要适当保暖,增加盖被和热水袋保温。

(3)吸收热:吸收热是脑出血或蛛网膜下隙出血时,红细胞分解后吸收而引起的反应热,常在患者发病后 3～10 天发生,体温多在 37.5 ℃左右。吸收热一般不需特殊处理,但要观察记录出入量,并加强生活护理。

(4)脱水热:脱水热是由于应用脱水剂或补水不足,使血浆渗透压明显升高,脑组织严重脱水,脑细胞和体温调节中枢受损导致发热。患者表现为体温升高,意识模糊,皮肤黏膜干燥,尿少或比重高,血清钠升高,血细胞比容增高。治疗时可给予补水或静脉输入 5% 的葡萄糖,待缺水症状消失后,根据情况补充电解质。

9.神经介入治疗的护理

神经介入治疗是指在 X 线下,经血管途径,借助导引器械(针、导管、导丝)递送特殊材料进入中枢神经系统的血管病变部位,治疗各种颅内动脉瘤、颅内动静脉畸形、颈动脉狭窄、颈动脉海绵窦瘘、颅内血管狭窄及其他脑血管病。治疗技术分为血管成形术(狭窄血管的球囊扩张、支架植入)、血管栓塞术(固体材料栓塞术、液体材料栓塞术、可脱球囊栓塞术、弹簧圈栓塞术等)和血管内药物灌注(超选择性溶栓、超选择性化疗、局部止血)。广义的神经介入治疗还包括经皮椎间盘穿刺髓核抽吸术、经皮穿刺椎体成形术、微创穿刺电刺激等,以及在影像仪器的定位下进行与神经功能治疗有关的各种穿刺、活检技术等。相比于常规的开颅手术,神经介入治疗的优点是创伤小、恢复快、疗效好(图 16-1)。

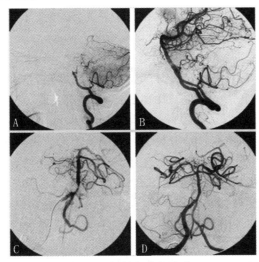

图 16-1　神经介入治疗

A 为大脑后动脉栓塞,B 为大脑后动脉栓塞溶栓治疗后,C 为大脑基底动脉不全栓塞,D 为大脑基底动脉栓塞溶栓治疗后。

(1)治疗前护理:①遵医嘱查血、尿、便常规,血型及生化,凝血四项和出凝血时间等。②准备好物品,如注射泵、监护仪器、药品(如甘露醇、天普乐新)等。③建立可靠的静脉通路(套管针),尽量减少对患者的穿刺,防止出血及瘀斑。④需手术者术前手术区域备皮,沐浴,更衣。遵医嘱局麻4~6 小时、全麻 9~12 小时前,需禁食、禁水、禁药。遵医嘱给予留置导尿,监测生命体征,遵医嘱给术前药。⑤心理护理:术前了解患者的思想动态,减轻患者的心理负担,创造安静的休养环境,使患者得到充分的休息。

(2)治疗中护理:①密切观察给药时间及患者的病情变化,遵医嘱调节好给药的速度及浓度,并做好详细记录,以利于了解病情。②注意血压的变化,溶栓过程中每 15 分钟测量 1 次,如出现异常应及时处理。③患者如在溶栓过程中出现烦躁、意识障碍加重、瞳孔异常等生命体征的改变,并伴有鼻出血和四肢肌力瘫痪加重等各种异常反应时,应及时通知医师停止溶栓。④患者如在用药过程中出现寒战、高热等不良反应,应停止溶栓。⑤护理者应准确、熟练地遵医嘱给药。

(3)治疗后护理:①监测神经系统,严密观察病情变化,如意识、瞳孔、生命体征、感觉、运动、语言等,特别是血压、心率的异常变化。②行腹股沟穿刺者穿刺区加压包扎制动 24 小时,观察有无出血及血肿。避免增加腹压的动作,嘱患者咳嗽时用手压迫穿刺部位,防止出血。观察穿刺肢体皮肤的色泽、温度,15 分钟测量1 次足背动脉搏动,共 2 小时。保持动脉鞘通畅,防止脱落。鼓励患者多饮水,增加血容量,促进造影剂的排泄。③注意观察患者四肢的肌力,防止血栓再形成而引起的偏瘫、偏身感觉障碍。④24 小时监测出/凝血时间、凝血酶原时间、纤维蛋白原,防止血栓再形成。⑤应用抗凝药前完成凝血功能以及肝、肾功能测定。应用肝素初期应每小时测定出/凝血时间,稳定后可适当延长。注意观察穿刺处及切口是否渗血过多或有无新的渗血,有无皮肤、黏膜、消化道、泌尿道出血,反复检查大便潜血及尿中有无红细胞。⑥应用肝素时主要观察活化部分凝血活酶时间,应为正常的 1.5～2.5 倍;用法华林时主要监测 AT,应降至正常的20%～50%。注意观察药物的其他不良反应,如应用肝素注意有无过敏,如荨麻疹、哮喘、发热、鼻炎等;应用华法林注意有无皮肤坏死、脱发、皮疹、恶心、腹泻等不良反应。⑦使用速避凝皮下注射时,应选择距肚脐 4.5～5 cm 处的皮下脂肪环行注射,并捏起局部皮肤垂直刺入,拔出后应按压片刻。注射前针头排气时要避免肝素挂在针头外面,造成皮下组织微小血管出血。⑧术后遵医嘱行颈动脉超声检查,观察支架的位置及血流情况。

10.患者行早期康复训练,提高生活质量

(1)早期康复训练的内容有:①保持良好的肢体位置;②体位变换;③关节的被动活动;④预防吸入性肺炎;⑤床上移动训练;⑥床上动作训练;⑦起坐训练;⑧坐位平衡训练;⑨日常生活活动能力训练;⑩移动训练等。

(2)早期康复训练的时间:康复治疗开始的时间应为患者生命体征稳定,神经病学症状不再发展后 48 小时。有人认为,康复应从急性期开始,只要不妨碍治疗,则康复训练开始越早,功能恢复的可能性越大,预后就越好。脑卒中后,只要不影响抢救,马上就可以进行康复治疗,保持良好的肢位、体位变换和适宜的肢体被动活动等,而主动训练则应在患者神志清醒、生命体征平稳且精神症状不再进展后 48 小时开始。由于蛛网膜下腔出血近期再发的可能性很大,故对未手术的患者,应观察 1 个月左右再谨慎地开始康复训练。

(3)影响脑卒中预后和康复的主要因素包括:①影响脑卒中预后和康复的不利因素有发病至开始训练的时间较长,病灶较大,以前发生过脑血管意外,年龄较大,严重的持续性弛缓性瘫痪,严重的感觉障碍或失认症,二便障碍,完全失语,严重认知障碍或痴呆,抑郁症状明显,以往有全身性疾病(尤其是心脏病),缺乏家庭支持。②对脑卒中患者预后和康复的有利因素有发病至开始训练的时间较短,病灶较小,年轻,轻偏瘫或纯运动性偏瘫,无感觉障碍或失认症,反射迅速恢复,随意运动有所恢复,能控制小便,无言语困难,认知功能完好或损害甚少,无抑郁症状,无明显复发性疾病,家庭支持。

(4)早期的康复治疗和训练:正确的床上卧位关系到康复预后的好坏。为预防并发症,应使患者肢体处于良好体位,即良肢位。这样既可使患者感觉舒适,又可使患者的肢体处于功能位置,预防压疮和肢体挛缩,为进一步康复训练创造条件。

保持抗痉挛体位的目的是预防或减轻之后易出现的痉挛模式。取仰卧位时,患者的头枕枕头,不要有过伸、过屈和侧屈;患肩垫起防止肩后缩,患侧上肢伸展、稍外展,前臂旋后,拇指指向外方;患髋垫起以防止后缩,患腿股外侧垫枕头以防止大腿外旋。本体位是护理上最容易采取的体位,但容易引起紧张性迷路反射及紧张性颈反射所致的异常反射活动,为"应避免的体位"。推荐体位是侧卧位,患者取健侧侧卧位时,头用枕头支撑,不向后扭转;躯干大致垂直,患侧肩胛带充分前伸,肩屈曲 90°～130°,肘和腕伸展,上肢置于前面的枕头上;患侧髋、膝屈曲似踏出一步,置于身体前面的枕头上,足不要悬空。取患侧侧卧位时,患者头部用枕头舒适地支撑,躯干稍后仰,后方垫枕头,避免患肩被直接压于身体下;患侧肩胛带充分前伸,肩屈曲 90°～130°;患肘伸展,前臂旋后,手自然地呈背屈位;患髋伸展,膝轻度屈曲;健肢上肢置于体上或稍后方,健腿屈曲置于前面的枕头上,注意足底不放任何支撑物,手不握任何物品(图16-2)。

体位变换的主要目的是预防压疮和肺感染,另外由于仰卧位可强化伸肌优势,健侧侧卧位可强化患侧屈肌优势,患侧侧卧位可强化患侧伸肌优势,因此不断变换体位可使肢体的伸屈肌张力达到平衡,预防痉挛模式的出现。一般每60~120分钟变换体位一次。

关节被动运动主要是为了预防关节活动受限(挛缩),另外可能有促进肢体血液循环和增加感觉输入的作用。先从健侧开始,然后参照健侧关节的活动范围进行患侧运动。一般按从肢体近端到肢体远端的顺序进行,动作要轻柔、缓慢。重点进行肩关节外旋、外展和屈曲,肘关节伸展,腕和手指伸展,髋关节外展和伸展,膝关节伸展,足背屈和外翻运动。在急性期每天做2次,每次每个关节做3~5遍,以后视肌张力情况确定被动关节运动次数,肌张力越高,被动关节运动次数应越多。较长时间卧床者尤其要注意做此项活动。

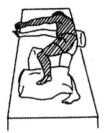 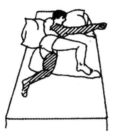 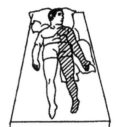

右侧卧位（推荐体位）　左侧卧位（推荐体位）　仰卧位（应避免的体位）

图 16-2　抗痉挛体位

11.心理护理措施

护理者对患者要热情关心,多与患者交流,在病情允许的情况下鼓励患者做自己力所能及的事情,减少过多、过细的照顾,让患者从心理上树立战胜疾病的信念。要注意发挥药物的生理效应,在患病急性期要及时向患者通报疾病好转的消息,减少患者过分的担心和不必要、不准确的对自身疾病的猜疑等。还要鼓励患者参与治疗护理计划,教育患者重建生活、学习和工作内容,开始新的生活,使患者能早日回归家庭、回归社会。

12.语言沟通障碍的护理

护理者需要评估患者失语的性质、理解能力,记录患者能表达的基本语言;观察患者的手势、表情等,及时满足患者的需要。护理者向患者解释语言锻炼的目的、方法,促进患者语言功能的恢复,如鼓励患者讲话、不耻笑患者,消除其羞怯心理,为患者提供练习机会。

训练包括肌群训练、发音训练、复述训练。

(1)肌群训练是指进行唇、舌、齿、软腭、咽、喉与颌部肌群运动,包括缩唇,叩齿,卷舌,上下跳举舌,弹舌,鼓腮,吹气-叹气,咳嗽-清嗓子等活动。

(2)发音训练时,先练习易发或能够发的音,由无意义的词过渡到有意义的词、短语、句子,如"你→你好→你住院→你配合医师治疗"。发单音后训练发复音,可教患者先做吹气的动作,然后发"p"音。

(3)复述训练是让患者复述单字和词汇,如说出常用物品的名称;给患者一个字音,让其组成各种词汇造句并与其会话交流;让患者听语指图、指物、指字,并接触实物叫出物名。

具体方法包括:①手势法,与患者共同约定手势意图,如上竖拇指表示大便,下竖拇指表示小便;张口是吃饭,手掌上下翻动是翻身;手捂前额表示头痛,手在腹部移动表示腹部不适。除偏瘫或双侧肢体瘫者和听力或听理解力障碍患者不能应用外,其他失语患者均可应用。②实物图片法,利用一些实物图片,与患者进行简单的思想交流以满足生理需要,解决实际困难。利用常用物品如茶杯、便器、碗、人头像、病床等,反复教患者使用,如茶杯表示要喝水,人头像表示头痛,病床表示翻身。此种方法最适合与听力障碍患者的交流。③文字书写法适用于文化素质高、无机械书写障碍和视空间书写障碍的患者。在认识疾病的特点后,医护人员有什么要求可用文字表达,根据病情和需要对患者进行卫生知识宣教。

对理解能力有缺陷的患者(感觉性失语),交谈时要减少外来的干扰。若患者不注意,他将难以了解对方说了些什么,所以需将患者精神分散的情形减至最低。自患者视野中除去不必要的东西,如关掉收音机或电视。应一次只有一人对患者说话,若患者精神分散,则重复叫患者的名字或拍其肩膀,走进其视野,使其注意。

对表达能力有缺陷的患者(运动性失语),可用简短的"是"或"不是"的问题让患者回答。说话的时候语速要缓慢,并给予患者充分的时间以回答问题。可设法了解患者的某些需要,主动询问他们是否需要哪一件东西。若听不懂患者所说的话,则应加以猜测并予以澄清。可让患者说有关熟悉的事物,如家人的名字、工作的性质,则患者较易表达。可教导患者用手势或用手指出其需要或身体的不适,利用所有的互动方式刺激患者说话。患者若说出物体的名称有困难,则可先对患者说一遍,例如先对患者说出"水"这个字,然后写下"水"给患者看,让患者跟着念或拿实物给患者看。

13.控制危险因素,建立良好的生活方式

(1)了解脑卒中的危险因素。脑卒中不可改变的危险因素包括:①年龄是主要的危险因素,脑卒中发病率随年龄的增加而增高,55 岁以上的人中,每增加 10 岁,脑卒中危险加倍,60～65 岁后急剧增加,发病率和死亡率分别是 60 岁以前的 2～5 倍。②性别:一般男性高于女性。③家族史:有脑卒中家族史是易发生脑卒中的一个因素。父母双方直系亲属发生卒中或心脏病时年龄小于 60 岁即为有家族史。④种族:不同种族的脑卒中发病率不同,可能与遗传因素有关。社会因素(如生活方式和环境)也可能起一部分作用。如有研究表明,非洲裔的发病率大于亚洲裔;我国北方各少数民族脑卒中发生率高于南方。⑤出生低体重:出生体重低于 2 500 g 者发生脑卒中的概率高于出生体重不低于 4 000 g 者两倍以上(中间出生体重者有显著的线性趋势)。

明确且可以改变的危险因素包括:①高血压是脑卒中的主要危险因素,大量研究资料表明,90%的脑卒中归因于高血压,70%～80%的脑卒中患者都患有高血压,无论是缺血还是出血性脑卒中,都与高血压密切相关。在有效控制高血压后,脑卒中的发病率和死亡率随之下降。②吸烟是缺血性脑卒中独立的危险因素,长期吸烟者发生脑卒中的危险性是不吸烟者的 6 倍。戒烟者发生脑卒中的危险性可减少 50%。吸烟会促进狭窄动脉的血栓形成,加重动脉粥样硬化,可使不明原因脑卒中的发生风险提高将近 3 倍。③心房纤颤是发生缺血性脑卒中重要的危险因素,随年龄的增长,心房纤颤患者血栓栓塞性脑卒中的发生率迅速增长。心房颤动可使缺血性脑卒中的年发病率增加 0.5%～12%。其他血管危险因素调整后,单独心房颤动可以增加患脑卒中的风险 3～4 倍。④冠心病:心肌梗死后发生脑卒中的危险性为每年 1%～2%。心肌梗死后 1 个月内发生脑卒中的危险性最高,可达 31%。有冠心病史患者发生脑卒中的危险性增加了 2～2.2 倍。⑤高脂血症:总胆固醇每升高 1 mmol/L,脑卒中发生率就会增加 25%。⑥无症状颈动脉狭窄:50%～99%的无症状性颈动脉狭窄者脑卒中的年发病率在 1%～3.4%。⑦短暂性脑缺血发作/脑卒中史:短暂性脑缺血发作是早期脑卒中的危险因素,高达10%的未经治疗的缺血性脑卒中患者将在1个月内发生再次脑卒中,高达15%的未经治疗的缺血性脑卒中患者将在1年内发生再次脑卒中,高达40%的未经治疗的缺血性脑卒中患者将在5年内发生再次脑卒中。⑧镰状细胞病:5%~25%的镰状细胞性贫血患者有发生短暂性脑缺血发作/脑卒中的风险。

明确且潜在可改变的危险因素包括:①糖尿病是缺血性脑卒中独立的危险因素,2型糖尿病患者发生脑卒中的危险性增加了2倍。②高同型半胱氨酸血症患者的血浆同型半胱氨酸每升高 5 μmol/L,脑卒中发生风险增高1.5倍。

证据较少的危险因素有肥胖、过度饮酒、凝血异常、缺乏体育锻炼、口服避孕药、激素替代治疗和口服替代治疗、呼吸暂停综合征。

(2)脑卒中危险因素的干预建议:①控制高血压,定时测量血压,合理服用降压药。全面评估缺血性事件的病因后,对高血压的治疗应以收缩压低于140 mmHg,舒张压低于90 mmHg为目标。对于患有糖尿病的患者,建议血压低于130/85 mmHg。降压不能过快,可选用平稳降压的降压药,降压药要长期规律服用,并且最好在早晨起床后立即服用,不要在睡前服用。②冠状动脉疾病、心律失常、充血性心衰及心脏瓣膜病应予以治疗。③严格戒烟:可采取咨询专家、烟碱替代治疗及制定正规的戒烟计划等戒烟措施。④禁止酗酒,建议制定正规的戒酒计划。轻到中度的乙醇摄入(1~2杯),可减少脑卒中的发生率。饮酒者男性每天饮酒的乙醇含量不应超过20 g(相当于葡萄酒100~150 mL,啤酒250~500 mL,白酒25~50 mL,果酒200 mL),女性不应超过15 g。⑤治疗高脂血症,限制食物中的胆固醇含量,减少饱和脂肪酸,增加多烯脂肪酸;适当增加食物中的混合碳水化合物,降低总热量;假如血脂维持在较高水平(高于130 mg/dL),建议应用降脂药物。治疗目标是使血脂低于100 mg/dL。⑥控制糖尿病,监测血糖,空腹血糖应小于 7 mmol/L,可通过控制饮食、口服降糖药物或使用胰岛素控制高血糖。⑦控制体重,适度锻炼,维持理想体重,成年人每周至少进行3~4次适度的体育锻炼活动,每次活动的时间不少于30分钟。运动后感觉自我良好且能保持理想体重,则表明运动量和运动方式合适。⑧合理膳食。根据卫计委发布的《中国居民膳食指南》及"平衡膳食宝塔",建议每天的食物以谷薯类及豆类为主,辅以蔬菜和水果,适当进食蛋类、鱼虾类、畜禽肉类及奶类,少食菜用油和盐。

(3)注意脑卒中的先兆,及时就诊:脑卒中虽然多为突然发病,但有些脑卒中在发病前有先兆,在生活中要多加注意,如发现一侧手脚麻木、无力、全身疲倦、头痛、头昏、颈部不适、恶心、剧烈呕吐,视力模糊,口眼歪斜,要立即到医院就诊。

(刘双全)

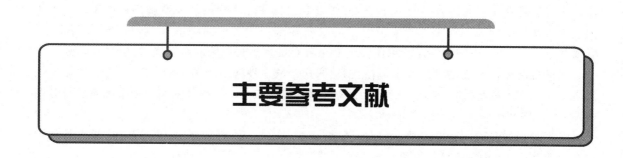

主要参考文献

[1] 杨帅君.现代急危重症临床新进展[M].上海交通大学出版社,2019.

[2] 付蓉.临床常见急危重症诊断与处理[M].上海:上海交通大学出版社,2019.

[3] 宋磊.急危重症诊断与处置[M].北京:科学技术文献出版社,2019.

[4] 逯萍.现代临床急危重症学[M].上海:上海交通大学出版社,2018.

[5] 顾怀金.现代临床急危重症监护治疗学[M].上海:同济大学出版社,2019.

[6] 单怡.新编急危重症诊断与急救处置[M].北京:科学技术文献出版社,2018.

[7] 王大冰.实用临床急危重症学[M].上海:上海交通大学出版社,2018.

[8] 朱桂云,张素燕,李军尧,等.急危重症医学救治理论与措施[M].北京:科学技术文献出版社,2018.

[9] 万健.现代急危重症诊断与治疗[M].北京:科学技术文献出版社,2019.

[10] 陈耀武.现代危重症临床诊疗与监测[M].北京:科学技术文献出版社,2018.

[11] 闫怀军,郇志磊,贾建华,等.新编急危重症学[M].北京:科学技术文献出版社,2018.

[12] 赵伟,杨红年,邓元友.急危重症诊治精要[M].上海:上海交通大学出版社,2018.

[13] 王新花,张力,李金霞,等.临床危重症诊治与监护[M].北京:科学技术文献出版社,2018.

[14] 陈英杰.现代急危重症医学[M].北京:科学技术文献出版社,2018.

[15] 申红玲.危重症临床救护精要[M].长春:吉林大学出版社,2019.

[16] 任宏生.实用临床急危重症监测治疗学[M].西安:西安交通大学出版社,2018.

[17] 牟万宏.新编临床急危重症学[M].上海:上海交通大学出版社,2018.

[18] 曲海.新编急危重症疾病临床诊治[M].北京:科学技术文献出版社,2019.

[19] 王爽.临床急危重症诊治与护理[M].北京:科学技术文献出版社,2018.

[20] 赵海霞,王云霞,朱国超,等.实用急危重症学[M].上海:上海交通大学出版社,2018.

[21] 李晓剑.新编急危重症诊疗新进展[M].上海:上海交通大学出版社,2018.

[22] 尤汉萍.临床急危重症诊疗与护理[M].长沙:中南大学出版社,2018.

[23] 姜铁超.危重症诊断与救治学[M].长春:吉林大学出版社,2019.

[24] 赵伟,姚莉,孙斌,等.新编实用急危重症诊疗学[M].北京:科学技术文献出版社,2018.

[25] 窦辉.临床危重症诊疗概论[M].北京:科学技术文献出版社,2019.

[26] 张美齐,郭丰,洪玉才.实用急危重症处理流程[M].杭州:浙江大学出版社,2017.

［27］王迎春.危重症监护学［M］.北京:科学技术文献出版社,2017.

［28］游浩元.急危重症处置要点与救治关键［M］.开封:河南大学出版社,2019.

［29］陈磊.急危重症监护与治疗［M］.北京:科学技术文献出版社,2017.

［30］彭德飞.临床危重症诊疗与护理［M］.青岛:中国海洋大学出版社,2020.

［31］张念亮.急危重症诊疗与监护［M］.北京:科学技术文献出版社,2017.

［32］吴立强.常见危重症诊治与护理［M］.北京:科学技术文献出版社,2017.

［33］张衡中.呼吸内科危重症诊疗［M］.北京:科学技术文献出版社,2019.

［34］杨阳.急危重症诊治进展［M］.北京:科学技术文献出版社,2017.

［35］唐小丽,王晓蕾,郭鑫,等.新编急危重症诊治与救护［M］.北京:科学技术文献出版社,2017.

［36］许英,黄兵,杨洁,等.重症监护室多重耐药菌感染的临床药学监护［J］上海医药,2019,40(3):49-51.

［37］彭娇,唐旭毛,王导新.内质网应激与急性呼吸窘迫综合征的研究进展［J］.基础医学与临床,2019,39(12):1763-1766.

［38］郭磊磊,秦红英,张艺,等.重症监护病区医院感染风险预测模型构建［J］.中华医院感染学杂志,2019,29(8):1239-1244.

［39］刘涉洪,周干.急性呼吸窘迫综合征的诊断及呼吸支持治疗进展［J］.中国中西医结合急救杂志,2019,26(2):247-250.

［40］陈丽.经鼻高流量氧气湿化治疗呼吸衰竭患者疗效研究［J］.临床军医杂志,2019,47(2):209-210.